《病原生物学与免疫学》编委会

主　编

管俊昌　夏　惠

副主编

张　涛　杨小迪　郑庆委　陶志勇

编　委（以姓氏笔画为序）

马丽娜　王小莉　王雪梅　王媛媛　韦　莉
方　强　吕　杰　刘　勇　刘婷婷　杨小迪
李江艳　闵宏林　张　涛　陈艺林　陈　勇
陈兴智　陈登宇　周　平　郑庆委　赵芳芳
胡守锋　夏　惠　徐志本　高淑娴　陶志勇
常雪莲　管俊昌

普通高等医学院校规划教材

病原生物学与免疫学
BINGYUAN SHENGWU XUE YU MIANYI XUE

主　编　管俊昌　夏　惠
副主编　张　涛　杨小迪
　　　　郑庆委　陶志勇

中国科学技术大学出版社

内 容 简 介

本书介绍了病原生物学与免疫学两门学科的基本理论、基本知识和基本技能,理论联系实际,基础与临床结合,并适当介绍了相关学科的一些新进展及研究成果。在内容编排上,注意由浅入深,难点之处配有示意图或照片。文字简明流畅,内容丰富,实用性强。

本书适合作为高等医学院校四年制、五年制本科学生的教材,也可作为相关专业大专学生、成人教育学生以及临床工作者的参考用书。

图书在版编目(CIP)数据

病原生物学与免疫学/管俊昌,夏惠主编. —合肥:中国科学技术大学出版社,2018.1
ISBN 978-7-312-04284-3

Ⅰ.病… Ⅱ.①管…②夏… Ⅲ.①病原微生物②医药学—免疫学 Ⅳ.①R37②R392

中国版本图书馆 CIP 数据核字(2018)第 006693 号

出版	中国科学技术大学出版社 安徽省合肥市金寨路 96 号,230026 http://press.ustc.edu.cn https://zgkxjsdxcbs.tmall.com
印刷	安徽国文彩印有限公司
发行	中国科学技术大学出版社
经销	全国新华书店
开本	787 mm×1092 mm 1/16
印张	33
字数	844 千
版次	2018 年 1 月第 1 版
印次	2018 年 1 月第 1 次印刷
定价	68.00 元

前　言

为适应新世纪高等教育改革及医学相关专业培养方案的需要,需要将病原微生物、人体寄生虫和免疫学三方面的知识融合进一本教材,定名为《病原生物学与免疫学》。"病原生物学与免疫学"属于基础医学课程中的骨干课程,主要研究与医学有关的病原体的生物学特性、致病性、病原学诊断方法及防治原则;研究人体免疫系统的组成、结构、功能,探讨相关疾病的免疫机制以及特异性诊断、防治措施,以控制、消灭感染性疾病和与之有关的免疫损伤等疾病,达到保障和提高人类健康水平的目的。"病原生物学与免疫学"课程注重理论教学与实验教学并重,要求学生通过本课程的学习,能够重点掌握好病原生物学与免疫学两门学科的基本理论、基本知识和基本技能,为进一步学习有关专业课程奠定基础。

《病原生物学与免疫学》主体分为医学免疫学、医学微生物学、人体寄生虫学三大部分。编写时在保持各学科知识的系统性和完整性的基础上,突出基本理论、基本知识和基本技能的介绍,贯彻理论联系实际、基础与临床结合的原则,适当地引入各学科的新进展以及研究成果。在内容编排上,注意由浅入深,难点之处辅以示意图或配有照片,以增强直观感。文字简明流畅,教师易"教",学生易"学",内容丰富,实用性强。

本书可作为高等医学院校四年制、五年制本科专业学生学习的通用教材,也可作为相关专业大专学生、成人教育学生及临床工作者的参考书。

由于我们学术水平和写作能力的有限,书中难免有不足或错误,恳请广大师生和读者提出宝贵意见。

编　者

目 录

前言 ·· (i)
绪论 ·· (1)
 第一节 医学免疫学 ··· (1)
 第二节 医学微生物学 ·· (4)
 第三节 人体寄生虫学 ·· (7)

第一篇 医学免疫学

第一章 抗原 ··· (10)
 第一节 抗原的概念和特性 ·· (10)
 第二节 抗原的异物性与特异性 ··· (12)
 第三节 影响抗原诱导免疫应答的因素 ·· (14)
 第四节 医学上重要的抗原物质 ··· (15)
 第五节 非特异性免疫刺激剂 ··· (18)

第二章 主要组织相容性抗原 ··· (20)
 第一节 MHC 基因结构 ·· (20)
 第二节 MHC 抗原 ·· (24)
 第三节 MHC 分子的功能 ··· (26)
 第四节 HLA 的医学意义 ·· (27)
 第五节 HLA 分型技术 ··· (28)

第三章 免疫球蛋白 ·· (31)
 第一节 免疫球蛋白的结构与功能 ·· (31)
 第二节 各类免疫球蛋白的特性与功能 ·· (35)
 第三节 免疫球蛋白的生物学活性 ·· (37)
 第四节 免疫球蛋白的血清型 ··· (38)
 第五节 抗体的制备 ··· (39)

第四章 补体系统 ·· (41)
 第一节 补体系统的组成和理化性质 ··· (41)
 第二节 补体系统的激活 ··· (42)
 第三节 补体激活过程的调节 ··· (47)
 第四节 补体的生物学活性及临床意义 ·· (48)
 第五节 补体系统异常与疾病 ··· (50)

第五章 免疫系统 ·· (52)
 第一节 免疫器官 ·· (52)

第二节　免疫细胞 ………………………………………………………………（54）
第三节　细胞因子 ………………………………………………………………（59）

第六章　免疫应答 …………………………………………………………………（60）
第一节　概述 ……………………………………………………………………（60）
第二节　适应性免疫应答的基本过程 …………………………………………（61）
第三节　T细胞介导的细胞免疫应答 …………………………………………（62）
第四节　B细胞介导的免疫应答 ………………………………………………（63）
第五节　免疫耐受 ………………………………………………………………（65）
第六节　免疫应答的调节 ………………………………………………………（66）

第七章　超敏反应 …………………………………………………………………（67）
第一节　Ⅰ型超敏反应 …………………………………………………………（67）
第二节　Ⅱ型超敏反应 …………………………………………………………（75）
第三节　Ⅲ型超敏反应 …………………………………………………………（79）
第四节　Ⅳ型超敏反应 …………………………………………………………（82）

第八章　免疫缺陷病与自身免疫病 ………………………………………………（86）
第一节　免疫缺陷病 ……………………………………………………………（86）
第二节　自身免疫病 ……………………………………………………………（89）

第九章　免疫学的检测 ……………………………………………………………（94）

第二篇　医学微生物学

第十章　细菌的基本性状 …………………………………………………………（103）
第一节　细菌的形态与结构 ……………………………………………………（103）
第二节　细菌的生理 ……………………………………………………………（114）
第三节　细菌的分布 ……………………………………………………………（122）
第四节　细菌感染的检查方法与防治原则 ……………………………………（125）

第十一章　细菌的遗传与变异 ……………………………………………………（129）
第一节　细菌的变异现象 ………………………………………………………（129）
第二节　细菌遗传变异的物质基础 ……………………………………………（130）
第三节　细菌变异的发生机制 …………………………………………………（132）
第四节　细菌变异的实际应用 …………………………………………………（138）

第十二章　消毒灭菌 ………………………………………………………………（139）
第一节　概述 ……………………………………………………………………（139）
第二节　物理消毒灭菌法 ………………………………………………………（139）
第三节　化学消毒灭菌法 ………………………………………………………（141）

第十三章　细菌的感染与免疫 ……………………………………………………（145）
第一节　细菌的致病性 …………………………………………………………（145）
第二节　细菌感染的种类与类型 ………………………………………………（149）
第三节　抗细菌感染的类型 ……………………………………………………（152）

第十四章　球菌 ……………………………………………………………………（156）

第一节	葡萄球菌属	(156)
第二节	链球菌属	(161)
第三节	肠球菌属	(167)
第四节	奈瑟菌属	(168)

第十五章 肠杆菌科 (173)
第一节	埃希菌属	(174)
第二节	志贺菌属	(179)
第三节	沙门菌属	(182)
第四节	其他菌属	(187)

第十六章 弧菌属 (190)
| 第一节 | 霍乱弧菌 | (190) |
| 第二节 | 副溶血性弧菌 | (194) |

第十七章 厌氧性细菌 (196)
第一节	破伤风梭菌	(196)
第二节	产气荚膜梭菌	(198)
第三节	肉毒梭菌	(200)
第四节	无芽胞厌氧菌	(202)

第十八章 分枝杆菌属 (204)
| 第一节 | 结核分枝杆菌 | (204) |
| 第二节 | 麻风分枝杆菌 | (209) |

第十九章 其他细菌 (210)
第一节	棒状杆菌属	(210)
第二节	假单胞菌属	(212)
第三节	军团菌属	(213)
第四节	芽胞杆菌属	(215)

第二十章 其他原核细胞型微生物 (218)
第一节	支原体	(218)
第二节	衣原体	(220)
第三节	立克次体	(224)
第四节	螺旋体	(226)

第二十一章 真菌学 (231)
第一节	真菌的生物学特性	(231)
第二节	真菌的致病性与免疫性	(234)
第三节	真菌感染的检查与防治原则	(235)
第四节	常见病原性真菌	(236)

第二十二章 病毒的基本性状 (240)
第一节	病毒的形态结构与化学组成	(240)
第二节	病毒的增殖	(243)
第三节	理化因素对病毒的影响	(248)
第四节	病毒的遗传与变异	(249)

第五节　病毒的分类 …………………………………………………………… (251)
第二十三章　病毒的感染与免疫 ………………………………………………… (253)
　　第一节　病毒的感染 …………………………………………………………… (253)
　　第二节　抗病毒免疫 …………………………………………………………… (259)
第二十四章　病毒感染的检查与防治原则 ……………………………………… (264)
　　第一节　病毒感染的检查 ……………………………………………………… (264)
　　第二节　病毒感染的防治原则 ………………………………………………… (268)
第二十五章　呼吸道病毒 …………………………………………………………… (273)
　　第一节　流行性感冒病毒 ……………………………………………………… (273)
　　第二节　麻疹病毒 ……………………………………………………………… (276)
　　第三节　冠状病毒 ……………………………………………………………… (278)
　　第四节　腮腺炎病毒 …………………………………………………………… (279)
　　第五节　风疹病毒 ……………………………………………………………… (280)
　　第六节　呼吸道合胞病毒 ……………………………………………………… (280)
第二十六章　肠道感染病毒 ………………………………………………………… (281)
　　第一节　脊髓灰质炎病毒 ……………………………………………………… (282)
　　第二节　柯萨奇病毒、埃可病毒、新型肠道病毒 …………………………… (285)
　　第三节　轮状病毒 ……………………………………………………………… (287)
第二十七章　肝炎病毒 ……………………………………………………………… (291)
　　第一节　甲型肝炎病毒 ………………………………………………………… (291)
　　第二节　乙型肝炎病毒 ………………………………………………………… (294)
　　第三节　丙型肝炎病毒 ………………………………………………………… (302)
　　第四节　其他肝炎病毒 ………………………………………………………… (304)
第二十八章　虫媒病毒 ……………………………………………………………… (308)
　　第一节　流行性乙型脑炎病毒 ………………………………………………… (309)
　　第二节　出血热病毒 …………………………………………………………… (313)
第二十九章　疱疹病毒 ……………………………………………………………… (317)
　　第一节　单纯疱疹病毒 ………………………………………………………… (318)
　　第二节　水痘-带状疱疹病毒 ………………………………………………… (320)
　　第三节　其他疱疹病毒 ………………………………………………………… (322)
第三十章　逆转录病毒 ……………………………………………………………… (327)
　　第一节　人类免疫缺陷病毒 …………………………………………………… (327)
　　第二节　人类嗜T细胞病毒 …………………………………………………… (334)
第三十一章　其他病毒及朊粒 ……………………………………………………… (336)
　　第一节　狂犬病病毒 …………………………………………………………… (336)
　　第二节　人乳头瘤病毒 ………………………………………………………… (339)
　　第三节　朊粒 …………………………………………………………………… (341)

第三篇 人体寄生虫学

第三十二章 人体寄生虫学概述 (346)
第一节 寄生虫与宿主 (346)
第二节 寄生虫与宿主的相互作用 (348)
第三节 寄生虫病的流行与防治 (350)

第三十三章 医学蠕虫 (354)
第一节 线虫 (354)
第二节 吸虫 (401)
第三节 绦虫 (418)

第三十四章 医学原虫 (441)
第一节 医学原虫概述 (441)
第二节 叶足虫 (443)
第三节 鞭毛虫 (450)
第四节 孢子虫 (461)

第三十五章 医学节肢动物 (483)
第一节 概述 (483)
第二节 常见医学节肢动物 (487)

第三十六章 寄生虫学实验诊断技术 (503)
第一节 粪便检查 (503)
第二节 血液检查 (508)
第三节 排泄物与分泌物的检查 (510)
第四节 活组织检查 (511)
第五节 寄生虫体外培养和动物接种 (513)

参考文献 (515)

绪 论

第一节 医学免疫学

一、免疫的概念及功能

免疫(immunity)的传统概念是指机体接触抗原性异物后,产生特异性免疫应答以排除异物的抗感染防御能力。现代免疫学研究认为:免疫是机体识别"自己"或"非己"抗原并排除非己的能力,正常情况下,免疫功能维持机体内环境的稳定和平衡,具有保护性作用,在异常情况下,免疫功能可能导致某些病理过程的发生和发展,造成机体损害。

免疫系统发挥的功能如下:

1. 免疫防御(immune defence)

指机体排斥外源性抗原异物的能力,这是使机体免受外来物质干扰的生理机制。在正常情况下发挥抗感染、排斥异种或同种异体细胞和器官的功能;在异常情况下,防御能力低下或缺损可发生免疫缺陷病,而过高时易出现超敏反应。

2. 免疫自稳(immune homeostasis)

指机体识别和清除自身衰老细胞的能力,是藉以维持正常内环境稳定的重要机制。若功能异常可导致自身免疫病。

3. 免疫监视(immune surveillance)

指机体杀伤和清除异常突变细胞的能力。若功能异常,容易发生肿瘤或持续性感染。

二、免疫学及其分支学科

免疫学(immunology)是一门既古老又年轻的学科。早期的免疫学主要是研究机体对病原微生物的免疫力,属于微生物学的一个分支。随着科学理论和实验技术的进展,免疫学逐渐发展成为一门独立的学科。现代免疫学是研究机体免疫系统组织结构和生理功能的一门基础科学,包括免疫系统的组织结构,免疫系统对抗原的识别及应答,免疫系统对抗原的排异效应及其机制,免疫功能异常所致疾病过程及其机制,免疫耐受性的诱导、维持、打破及其机制,免疫学理论和方法在疾病预防、诊断和治疗中的应用等。

20世纪60年代,随着免疫学科学技术的发展,又派生出许多与现代生物学和医学有密切关系的独立分支学科,例如分子免疫学、免疫生物学、免疫遗传学、免疫血液学、免疫药理学、免疫病理学、生殖免疫学、移植免疫学、肿瘤免疫学、感染免疫学、临床免疫学等。

三、免疫学的发展历史

免疫学科的形成与发展大致经历了三个时期。

1. 经验免疫学时期(11～17世纪)

我国早在南宋时期(11世纪),就创造性地发明了人痘苗,用人工轻度感染的方法,达到预防天花的目的,这是医学史上的一项伟大贡献。到了16世纪,人痘法有了重大进展,人们将人痘苗反复传代,连种7次,即为种苗,种苗既保留了抗原性又降低了毒性,使用时危险性降低。17世纪,人痘苗预防天花很快传入俄国、朝鲜、日本、土耳其等国家。

2. 科学免疫学时期(18世纪末到20世纪中叶)

随着微生物学的发展,人们对免疫功能的认识从人体现象的观察进入到了科学实验时期,免疫学成为微生物学的一个分支。这一时期的重要成就有:

(1) 人工主动和被动免疫的研究 Jenner创造牛痘苗之后,19世纪末法国科学家巴斯德(Louis Pasteur)和德国科学家郭霍(Robert Koch)发现传染病的病原主要是细菌,并实现了对病原细菌的分离培养,从而奠定了制备疫苗的基础。1880年,巴斯德发现鸡霍乱杆菌的陈旧培养物能预防鸡霍乱,首先创造了减毒疫苗,兴起了主动免疫的方法(active immunization)。1888年,Roux和Yersin发现了白喉的致病机制是由白喉杆菌产生的外毒素所致,培林(von Behring)和北里(Kitasato)用白喉杆菌外毒素免疫马,然后用这种免疫血清即抗毒素来治疗白喉,首先在人体获得成功,开辟了人工被动免疫的方法(passive immunization)。

(2) 免疫应答机制的研究 最早探讨免疫机制的有两派学说:① 细胞学说,又称细胞免疫性(cellular immunity)。俄国科学家梅契尼可夫(Elie Metchnikoff)发现了白细胞的吞噬作用并提出了细胞学说。② 体液学说。德国欧立希(Paul Ehrlich)为首的学者们提出血清中的抗体是抗感染免疫的重要因素,从而确立了体液免疫学说。当时的两派学说有很大争论,直到20世纪初英国医师A. Wright发现了调理素,才将两种学说统一起来。

(3) 抗体形成机制的研究 机体经抗原刺激后在体液中出现的特异性反应物质即为抗体(antibody)。关于抗体形成的公认研究为1959年Burnet提出的克隆选择假设(clonal selection postulate),该假设认为体内有很多针对各种抗原的相应细胞系(克隆),抗原进入机体选择相应细胞系与之结合,活化该细胞系,使之增殖并产生特异性抗体;若在胚胎期间某种抗原选择接触相应细胞系后,这些细胞系即被排除或失去活性,处于抑制状态,为禁忌克隆(forbidden clone),而机体就失去针对这种抗原的反应性,形成耐受(tolerance)。此假设不仅能说明抗体形成的机制,而且能解释不少免疫生物学现象,如对抗原的识别、免疫的记忆、免疫耐受性和自身免疫等。

(4) 免疫病理概念的形成 20世纪初,Richet和Portier在用海葵触角的甘油提取液给狗注射的实验中,观察到过敏反应,后来证明免疫应答的效应是双重的,一种是生理性的保护作用,另一种是造成机体免疫病理损伤作用,表现为各种超敏反应和多种免疫性疾病。

3. 现代免疫学时期(20世纪60年代至今)

20世纪60年代后,免疫学进入了现代免疫学时期,免疫学的研究取得了巨大进展,免疫学开始发展成为一门独立于微生物学之外的重要学科。

(1) 免疫系统的研究 主要证实了淋巴系统在免疫应答中的主导实体,淋巴细胞按其成熟时的来源可分为T细胞和B细胞两大类。在抗原的作用下,T细胞可转化为淋巴母细胞,分化为致敏淋巴细胞,在转化过程中释放各种生物活性因子即淋巴因子及表达相应的受体,完成细胞免疫应答。B细胞可转化为浆母细胞,最后成为浆细胞,产生免疫球蛋白(immunoglobulin, Ig),完成体液免疫应答。在免疫系统的研究中,发现胸腺是中枢免疫器官,并证明来自骨髓的干细胞,通过胸腺作用发育成T细胞,T细胞的成熟与胸腺微环境及一系列胸腺激素有关。同时发现胚胎期T淋巴细胞迅速增殖后又迅速凋亡(apoptosis),这与自身免疫耐受的形成有关。

(2) **抗体的研究** 自从发现抗体后,除了利用抗原抗体特异性反应作为诊断或用免疫血清作为治疗外,人们对抗体的本质进行了大量研究。1949年,Astrid Fagreus证明了浆细胞产生抗体。Tiselius和Kabat于1938年创建了血清蛋白电泳技术,并证明抗体活性部分主要在丙种球蛋白组分中。20世纪50年代,Porter及Edelman等利用多发性骨髓瘤患者的血清及尿液作为材料,用酶切等多种化学方法,阐明了抗体的基本化学结构。1964年,世界卫生组织将其统一命名为免疫球蛋白。20世纪70年代,S. Tonegawa(利根川进)进一步阐明了免疫球蛋白的基因结构,其重排和突变是抗体多样性的根据。

(3) **免疫遗传学的研究** 免疫应答的强弱具有个体差异性和种系特异性,并受遗传基因控制。现已证明人类免疫应答基因存在于第6对染色体(小鼠在第17对染色体)的短臂上,即主要组织相容性复合体(major histocompatibility complex,MHC)中。MHC是由高度多态性基因座位组成的染色体上的一个遗传区域,其基因产物能在各种细胞表面表达,称为MHC分子或抗原。现已证明MHC在免疫应答如排斥反应、识别抗原、细胞活化和杀伤靶细胞等过程中均起了重要作用,在许多临床疾病、法医学乃至人类学、古生物学中均占有重要地位。

(4) **单克隆抗体技术的发展** 每个B细胞系表面的抗原受体只能特异地识别一种抗原决定簇,由此产生的为单克隆抗体(monoclonal antibody,McAb)。要获得大量的单克隆抗体,必须借助体外繁殖的方法获得能分化成产生抗体的B细胞系,但淋巴细胞很难在体外生长繁殖。1975年,Koehler及Milstein用杂交瘤技术解决了此问题,并能大量制备单克隆抗体,这对免疫学的研究起到了极大的推动作用。

(5) **免疫学技术的发展** 20世纪80年代之后,人类开创了许多新的生物学技术用于免疫学研究,如细胞融合技术、T细胞克隆技术、转基因技术及分子杂交技术等,大大促进了免疫学的发展。

四、展望

目前,免疫学正以一种崭新的"基础研究-应用研究-高技术开发"模式蓬勃向前发展,表现为基础免疫学研究更加深入和广泛,临床免疫学作用更加广泛和明显,基础与临床结合及其与其他学科的交叉更加紧密。

1. 基础免疫学

免疫应答的机制得到更深入的阐明,必将推动对免疫应答本质的了解,并将理论研究的成果应用于医学实践。越来越多的免疫新分子被克隆,如新的CD分子、黏附分子、细胞因子及其受体、模式识别受体及其胞内信号分子,同时它们的结构和功能得到阐明;小鼠转基因和基因敲除技术,促进了对免疫分子体内功能的研究;计算机技术模拟分子、X晶体衍射技术等结构生物学技术,促进了对免疫分子相互作用的理解;造血或胚胎干细胞的培养和定向分化技术,促进了对免疫细胞群和亚群谱系发育过程中转录因子、生长因子调控的研究;细胞分析和分选技术的发展使得对免疫细胞亚群表面标志和功能的研究越来越精确;固有免疫、调节性细胞、记忆性淋巴细胞的作用机制也得到全面阐明。

2. 临床免疫学

应用免疫学理论和方法诊断、预防和治疗免疫相关疾病,成为现代医学的重要手段。

(1) 诊断　新的免疫学诊断方法不断涌现,常规的免疫学诊断技术向着微量、快速、自动化方向发展,各种芯片技术已经引入到免疫学的诊断技术之中。

(2) 预防　疫苗仍是消灭传染病的最重要手段。人类虽然征服了许多危害人类健康和生存的传染病,但如艾滋病、丙型肝炎等传染病仍无有效的疫苗进行预防。人们正在通过现代技术,研制新型的疫苗如 DNA 疫苗、重组疫苗、亚单位疫苗等,并不断研制新型高效疫苗佐剂。近年来,非传染性疫苗尤其是肿瘤疫苗的研究也得到了重视和发展。

(3) 治疗　免疫治疗的发展非常迅速,主要包括:① 单克隆抗体制剂治疗肿瘤、移植排斥反应和自身免疫性疾病等已取得突破性进展;② 基因工程细胞因子在临床某些疾病治疗中显示出独特的疗效,已广泛应用于感染性疾病、肿瘤和血液系统疾病的治疗;③ 造血干细胞移植有效地挽救了白血病等血液系统和肿瘤病人的生命;④ 效应 T 细胞和树突状细胞在肿瘤、感染性疾病等免疫治疗中崭露头角。

第二节　医学微生物学

一、微生物与微生物学

(一) 微生物

微生物(microorganism)是存在于自然界的一群体积微小、结构简单、肉眼不能直接看见,必须借助光学显微镜或电子显微镜放大数百倍、数千倍甚至数万倍才能观察到的微小生物。

微生物的种类繁多,有数十万种以上。按其大小、结构、组成等可分为三大类。

1. 非细胞型微生物 (acellular microbe)

是最小的一类微生物。无典型的细胞结构,无产生能量的酶系统,只能在活细胞内生长增殖。核酸类型为 DNA 或 RNA,两者不同时存在。病毒属于此类微生物。

2. 原核细胞型微生物 (prokaryotic microbe)

有细胞结构,但无核膜、核仁,细胞器很不完善,只有核糖体。位于胞质中的原始核为环状 DNA 团块结构,称为拟核或核质。DNA 和 RNA 同时存在。此类微生物众多,有细菌、支原体、衣原体、立克次体、螺旋体和放线菌。

3. 真核细胞型微生物 (eukaryotic microbe)

细胞分化程度高,有核膜和核仁,细胞器完整。真菌属于此类微生物。

微生物在自然界的分布极为广泛。江河、湖泊、海洋、土壤、矿层、空气中都有数量不等、种类不一的微生物存在。其中以土壤中的微生物最多,例如 1 g 肥沃土壤中可生存有几亿到几十亿个。在人类、动物和植物的体表,以及与外界相通的人类和动物的呼吸道、消化道等腔道中,亦有大量的微生物存在。

微生物与人类的关系:绝大多数微生物对人类和动物是有益的,而且有些是必需的。在元素循环方面,自然界中 N、C、S 等元素的循环要靠有关微生物的代谢活动来进行,例如土壤中的微生物能将死亡动、植物的有机氮化物转化为无机氮化物,以供植物生长的需要,而植物又为人类和动物所食用。此外,空气中的大量游离氮,也只有依靠固氮菌等作用后才能被植物吸收。在农业方面,可利用微生物制造菌肥、植物生长激素、生物农药。在工业方面,微生物用于食品、皮革、纺织、石油、化工、冶金等行业日趋广泛。在医药工业方面,有许多抗生素是微生物的代谢产物,也可选用微生物来制造一些维生素、辅酶、ATP 等药物。在环境治理方面,利用微生物可有效降解有机磷、氰化物等。在基因工程方面,微生物不仅提供了必不可少的多种工具酶和载体系统,还可人为地定向创建有益的工程菌及新品种。

正常情况下,寄生在人类和动物皮肤、耳、呼吸道、消化道和泌尿生殖道中的微生物是无害的,甚至是有益的,此类称为正常微生物。但在特定情况下,正常微生物也能导致疾病,此时称为条件致病微生物。仅有少数微生物能引起人类和动物的疾病,称为病原微生物。

(二) 微生物学

微生物学(microbiology)是生命科学的一个重要分支,是研究微生物的类型、分布、形态、结构、代谢、生长繁殖、遗传、进化,及其与人类、动物、植物等相互关系的一门科学。微生物学工作者的任务是将对人类有益的微生物用于生产实际,将对人类有害的微生物予以改造、控制和消灭,使微生物学朝人类需要的方向发展。

微生物学已形成了许多分支,根据研究微生物学基础层次及角度的不同,分为普通微生物学、微生物分类学、微生物生理学、微生物生态学、微生物遗传学、细胞微生物学、分子微生物学等;根据应用领域不同,分为农业微生物学、工业微生物学、医学微生物学、诊断微生物学、兽医微生物学、食品微生物学、海洋微生物学、石油微生物学、土壤微生物学等。

二、医学微生物学及其发展简史

(一) 医学微生物学

医学微生物学(medical microbiology)是一门基础医学课程,是研究引起人类疾病的病原微生物的生物学性状、致病性、免疫性、检测方法、防治措施的微生物学分支学科。学习医学微生物学的基础理论、基本知识和基本技能,将为传染性或感染性疾病的临床防治及控制奠定基础。

(二) 医学微生物学的发展简史

医学微生物学历史悠久,其发展过程大致可分为三个时期。

1. 经验微生物学时期

古代人类虽未观察到具体的微生物,但早已将微生物知识用于工农业生产和疾病防治之中。公元前两千多年的夏禹时代,就有仪狄作酒的记载。北魏贾思勰《齐民要术》一书中,详细记载了制醋方法。11 世纪时,北宋刘真人提出肺痨由虫引起之说。意大利人 Fracastoro 认为传染病可通过接触、媒介和空气等三种途径传播,并提出了传染生物学说。明朝李时珍《本草纲目》中已有消毒的记载,指出病人的衣服蒸煮再穿就不会感染到疾病。16 世纪明隆庆年间,我国开始采用人痘接种法预防天花,并先后传至俄国、朝鲜、日本、土耳其、英国等国家。

2. 实验微生物学时期

荷兰人列文虎克(Antony Van Leeuwenhoek)于1676年用自磨镜片,创制了一架能放大266倍的原始显微镜,从污水、齿垢、粪便等中正确地描述了微生物的形态有球形、杆状和螺旋样等,为微生物的存在提供了科学依据。

法国科学家巴斯德(Louis Pasteur)首先证明由微生物引起的有机物质发酵和腐败是酒类变质的原因,巴斯德为防止酒类发酵成醋而创用的巴氏消毒法,至今仍用于酒类和牛奶的消毒。在巴斯德的影响下,英国外科医生李斯特(Joseph Lister)创用石炭酸喷洒手术室和煮沸手术用具,以防止术后感染,从而创立了外科无菌消毒方法。

德国科学家郭霍(Robert Koch)不仅创立了固体培养基、细菌纯培养、染色方法和实验动物感染等基本实验体系,还提出了著名的郭霍法则(Koch postulates,1884):① 某一特定的病原微生物应在同一种疾病中查见,在健康人中不存在;② 该病原微生物能被分离培养并获得纯培养;③ 该纯培养物接种至易感动物,能产生同样病症;④ 从人工感染的实验动物体内能重新分离到该病原微生物的纯培养。在郭霍法则的指引下,许多重要病原菌如结核分枝杆菌、霍乱弧菌、炭疽杆菌、白喉棒状杆菌、痢疾杆菌等相继被发现和确定。

1892年俄国伊凡诺夫斯基(Dmitri Iwanovski)发现了第一个病毒即烟草花叶病病毒。1901年,美国科学家吕特(Walter Reed)证实了对人致病的第一个病毒——黄热病病毒。英国学者陶尔特(Twort)于1915年发现细菌病毒(噬菌体)。随后又相继分离出许多人类和动植物致病性病毒。

18世纪末,英国医生琴纳(Edward Jenner)创用牛痘预防天花,开创了抗感染免疫的时代。随后巴斯德成功研制炭疽和狂犬病疫苗,德国学者贝林(Emit von Behring)于1890年研制出白喉抗毒素并创立抗血清疗法,均成为近代预防医学及抗感染免疫学的基石。

1910年,德国化学家艾立希(Paul Ehrlich)合成了用于治疗梅毒的砷凡纳明,开创了微生物性疾病的化学治疗时代。1935年,德国生物化学家多马克(Gerhard Domagk)发现百浪多息可治疗致病性球菌感染后,一系列磺胺药物相继合成并用于临床。1929年,英国细菌学家弗莱明(Alecander Fleming)发现青霉菌产生的青霉素能抑制金黄色葡萄球菌的生长,之后奥地利的弗洛里(Howard Florey)和英国的钱恩(Ernst Boris Chain)于1940年提纯了青霉素并用于临床抗感染治疗,开创了抗生素研究、生产及应用的先河,随后链霉素、氯霉素、金霉素、土霉素、红霉素等相继被发现。

3. 现代微生物学时期

20世纪中期,随着生物化学、遗传学、物理学、细胞生物学、免疫学和分子生物学等学科的发展,以及电子显微镜技术、细胞培养、组织化学、标记技术、核酸杂交、色谱技术和电子计算机等新技术的建立和应用,医学微生物学得到了极为迅速的发展。

经过人类的不懈努力,不少传染病的发病率得到有效控制,少数传染病(如脊髓灰质炎)在许多国家和地区消失。然而,20世纪70年代以来新发传染病(emerging infectious diseases)和再发传染病(re-emerging infectious diseases)不断发现,使得传染病再次成为威胁人类健康和生命的重大公共卫生问题。迄今,新发现的病原微生物已有40多种,主要有军团菌,幽门螺杆菌,霍乱弧菌O139血清群,大肠埃希菌O157:H7血清型,肺炎衣原体,伯氏疏螺旋体,人类免疫缺陷病毒,人类疱疹病毒6、7、8型,肝炎病毒(丙、丁、戊型),汉坦病毒,轮状病毒,SARS冠状病毒,西尼罗病毒,中东呼吸综合征冠状病毒,寨卡病毒等。重要的再现传染病有结核、甲型副伤寒、霍乱、鼠疫、麻疹和狂犬病等。

病原微生物基因组研究已取得重大进展，目前完成了200多个微生物全基因测序工作，包括与人类有关的近百株病毒和30余种病原菌。

病原微生物致病机制研究取得了重大进步。早期研究主要集中于确定某一病原微生物基因表达产物的致病性。近年来研究主要体现在：病原微生物基因组学和蛋白质组学，某一致病性基因产物的表达调控，基因群及其产物不同致病作用及协同关系，不同微生物基因型及其产物的异质性与致病性关系，致病性基因产物分子的病理功能表位研究，病原微生物与宿主相互作用，以及病原微生物相关信号转导与调控对感染性疾病发生、发展和结局的影响等。

一大批快速、特异的微生物学诊断方法相继建立，如单克隆抗体、免疫标记或化学发光、酶联免疫吸附试验（ELISA）、聚合酶链反应（PCR）、分子杂交、基因或抗体芯片、液相色谱-质谱技术等，这些技术不仅为检测病原微生物提供了敏感、特异和高通量的方法与手段，也使医学微生物学研究从细胞水平深入到分子及亚分子水平。

病原微生物的防治措施不断提高。接种疫苗是预防和控制传染病最为有效的手段，以往常用全菌死菌苗进行预防接种，近年来研制出不少高效低毒或无毒的减毒活疫苗、亚单位疫苗、基因工程疫苗和核酸疫苗等。疫苗剂型也发展成为多联疫苗、黏膜疫苗、缓释疫苗等。疫苗接种途径亦实现了注射、口服、雾化吸入等的多样化。多种抗生素的发现对细菌性感染的防治起着极大作用，但不少病原菌的单元和多重耐药株随之出现，给治疗带来了很大困难。抗病毒和真菌药物突破性进展较少，但近年来生物工程产生的干扰素、白介素2等，在试治某些病毒性疾病中取得了一定效果。

（三）医学微生物学面临的挑战与发展趋势

在医学微生物学领域，国内外虽已取得不小成绩，但距离控制和消灭传染病的目标尚有较大差距。主要表现为：由病原微生物引起的多种传染病仍严重威胁人类的健康，有些病原体的致病和免疫机制有待阐明，不少疾病尚缺乏有效防治措施等。因此，医学微生物学今后要继续加强对新发与再发传染病病原体研究、病原微生物的致病因子及其致病机制和免疫机制研究、病原微生物诊断新方法和新技术研究、病原微生物耐药机制研究、安全与有效疫苗的研制、抗病原微生物的新型药物研究与开发等。只有这样，才能有效提升人类控制传染及感染性疾病的能力。

第三节 人体寄生虫学

一、寄生虫的概念

寄生虫（parasite）是指过寄生生活的低等无脊椎动物和单细胞原生生物。

寄生虫由三部分组成：

（1）**医学蠕虫** 为多细胞无脊椎动物，体软，借肌肉伸缩蠕动。寄生于人体的有160多种，其中重要的有20～30种。如蛔虫、钩虫、血吸虫和绦虫。

（2）**医学原虫** 为单细胞真核动物，具有独立和完整的生理功能。寄生于人体的原虫约40种，其中致病的主要有溶组织阿米巴、疟原虫、刚地弓形虫和阴道毛滴虫等。

(3) 医学节肢动物　主要有蚊、蝇、虱、蚤、螨和蜱等。

二、人体寄生虫学的概念和范畴

人体寄生虫学(human parasitology)是研究人体寄生虫的形态结构、生活史、致病机制、实验诊断、流行规律与防治措施的一门科学。由医学蠕虫学、医学原虫学和医学节肢动物学三部分组成。

人体寄生虫学作为病原生物学的重要内容，几乎涉及预防医学和临床医学各学科。临床医学专业学生学习人体寄生虫学，其目的在于认识寄生虫与人体的相互关系，掌握相应的致病机制、诊断和防治基本知识和技能，为今后各门临床课程的学习打下基础。

三、人体寄生虫学的发展概况与现状

人类对寄生虫的认识由来已久，显微镜的问世对寄生虫学的发展起到了极大的推动作用，寄生虫学作为一门独立的学科始于1860年。近40年来，由于各种新技术的开发应用，特别是电子显微镜和分子生物学的研究，使得对寄生虫的研究进入亚细胞、分子和基因水平。对寄生虫致病机制、诊断和防治方面的研究均取得了显著成绩。

中华人民共和国成立初期，我国寄生虫病流行广泛，危害严重，不仅对广大群众的身体健康造成危害而成为突出的公共卫生问题，而且严重制约社会经济发展。之后国家对多种寄生虫病有针对性地开展防治工作，把疟疾、血吸虫病、丝虫病、黑热病和钩虫病列为重点防治的"五大寄生虫病"。经过几十年的艰苦奋斗，上述重大寄生虫病均已得到全面有效的控制，取得了举世瞩目的成就。然而我国寄生虫病防治的任务还十分艰巨，如有些寄生虫病的防治虽已取得显著成绩但疫情不稳定，局部地区有反复；疟疾与血吸虫病均存在输入性病例及疫情反复的风险；丝虫病、黑热病面临监测新感染者和媒介昆虫的艰巨任务；肠道线虫病、带绦虫病和囊虫病、包虫病、旋毛虫病、肝吸虫病等在全国或局部地区成为亟待引起足够重视的寄生虫病，机会致病寄生虫和其他寄生虫感染尚未列入防治工作的整体规划，等等。近年在全国范围的寄生虫感染调查中发现，我国有人体内寄生报告的人体寄生虫有229种，其中线虫35种，吸虫47种，绦虫16种，原虫41种，其他寄生动物90种。上述情况显示，我国目前寄生虫病的流行还相当严重。因此，我国寄生虫病的防治仍然是公共卫生中的重要课题。根据目前情况，国家已提出了寄生虫病的防治目标，制定了某些虫种防治的国家标准。要达到这一目标，必须采取全社会和专业人员结合、各种防治措施并重、从防治实际需要出发综合治理的措施，才能最终实现控制和消灭寄生虫病的目的。

(管俊昌)

第一篇 医学免疫学

第一章 抗 原

第一节 抗原的概念和特性

一、抗原的概念

在免疫学发展的早期,人们应用细菌或其外毒素给动物注射,经一定时期后,由体外实验证明,在实验动物血清中存在一种能使细菌发生特异性凝集反应的物质,称之为凝集素,或能特异性中和外毒素毒性的物质,称之为抗毒素。其后将血清中这类具有特异性反应的物质统称为抗体,而将能刺激机体的物质统称为抗原。

现代免疫学的发展已经证明,当抗原分子进入机体后,能触发免疫细胞一系列的复杂的生物学过程,称之为免疫应答。既能诱导正免疫应答,也能诱导负免疫应答。因此,上述抗原的概念已不能完全概括其含义。目前认为凡能与T淋巴细胞、B淋巴细胞的特异性抗原受体(TCR或BCR)结合,促使T、B细胞发生免疫应答,并能与其产生的免疫应答产物(即效应性T细胞或抗体)在体内或体外发生特异性反应的物质,称之为抗原(antigen,Ag)。

二、抗原的特性

根据现代抗原的概念,抗原必须具备两种特性,即免疫原性和抗原性(图1-1)。

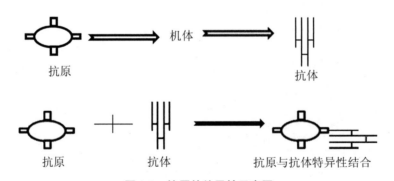

图1-1 抗原的特异性示意图

(一)免疫原性

抗原的免疫原性(immunogenicity)是指抗原分子刺激机体产生免疫应答,诱导机体产生致敏性淋巴细胞或抗体的能力。它涉及抗原分子与免疫细胞间的相互作用,即它必须经过抗原递呈细胞的加工、处理和递呈作用,以及能被T和B细胞的抗原识别受体所识别。因此抗原的免疫原性与抗原分子的化学性质相关,更与机体的免疫应答特性相关。

(二) 抗原性

抗原的抗原性(antigenicity)是指抗原分子能与免疫应答产物,即抗体或效应 T 细胞发生特异反应的特性,故亦称之为抗原的反应原性(reactivity)。它只涉及抗原分子与抗体分子或 T 细胞的抗原受体分子(TCR)间的相互作用,即分子与分子间的相互作用。

凡具免疫原性和反应原性的物质称为完全抗原(complete antigen),只有反应原性而无免疫原性的物质称为半抗原(hapten)或不完全抗原(incomplete antigen)。结构复杂的蛋白质大分子通常是完全抗原,而某些小分子物质(分子量小于 4 kDa)属于半抗原。半抗原如能与大分子物质或非抗原物质如多聚赖氨酸等载体(carrier)交联或结合,则成为完全抗原。例如,许多小分子化合物及药物属于半抗原,其与血清蛋白结合可成为完全抗原。青霉素的降解物即为半抗原,如与体内蛋白质结合成为完全抗原,可引起超敏反应。能诱导超敏反应的抗原又称为变应原(allergen),可诱导机体产生免疫耐受的抗原又称为耐受原(tolerogen)。

抗原刺激是引起机体产生适应性免疫应答的先决条件。抗原曾经也被称为免疫原(immunogen),但根据现代免疫学的概念,免疫原应指所有能启动和激发免疫应答(包括固有免疫和适应性免疫)的物质,即免疫原包括启动固有免疫应答的模式识别分子和启动适应性免疫应答的抗原。

三、抗原的分类

抗原的分类方法不一,一般按以下几种方法分类。

(1) 根据抗原刺激机体发生免疫应答过程中是否需要 T 细胞的辅助分为:

① 胸腺依赖性抗原(thymus dependent antigen,TD-Ag)。

这类抗原需要 T 细胞的协助,才能刺激 B 细胞产生抗体。TD-Ag 分子既有 T 细胞决定簇又有 B 细胞决定簇,绝大多数蛋白质抗原(如血细胞、细菌、血清蛋白等)属于此类。TD-Ag 刺激机体产生的抗体有 IgM 和 IgG,同时还可引起细胞免疫应答,并有免疫记忆。

② 胸腺非依赖性抗原(thymus independent antigen,TI-Ag)。

此类抗原只含有 B 细胞决定簇,不需要 T 细胞的协助,能直接刺激 B 细胞产生抗体。如细菌脂多糖、荚膜多糖、聚合鞭毛素等少量抗原。TI-Ag 刺激 B 细胞产生的抗体主要为 IgM,不引起细胞免疫应答,也无免疫记忆。

(2) 根据抗原与机体的亲缘关系分为:

① 异种抗原(xenoantigen)。

指来源于另一物种的抗原物质,如各种微生物及其代谢产物、异种动物血清、植物花粉等。

② 同种异型抗原(alloantigen)。

指来自同种生物不同个体的抗原物质,如人类红细胞血型抗原、主要组织相容性抗原等。

③ 自身抗原(autoantigen)。

正常情况下,机体自身的组织细胞无抗原性,但在病理情况下,它们可能成为自身抗原,引起自身免疫病。

(3) 其他分类方法:根据抗原递呈细胞内抗原的来源分为外源性抗原(exogenous

antigen)、内源性抗原(endogenous antigen);根据抗原产生的方式分为天然抗原和人工抗原;根据抗原物理性状的不同,分为颗粒性抗原和可溶性抗原;根据抗原的化学性质的不同,可分为蛋白质抗原、多糖抗原和多肽抗原等;根据抗原诱导的免疫应答的不同,可分为移植抗原、肿瘤抗原、变应原及耐受原等。

第二节 抗原的异物性与特异性

自然界中物质种类繁多,抗原物质必须具备异物性和特异性。异物性是抗原物质的首要性质,特异性是抗原物质的最重要的特点。异物性是抗原特异性的基础,也是免疫学诊断和防治的理论依据。

一、抗原的异物性

正常情况下,免疫细胞具有高度精确的识别"自己"和"非己"物质的能力,异物即非己物质。在化学结构上与机体自身成分相异的物质以及在胚胎期未与发育成熟免疫细胞充分接触的物质都被机体视为异物。

一般来说,抗原与机体间的亲缘关系越远,组织结构差异越大,异物性越强,其免疫原性就越强。如鸡卵蛋白对鸭是弱抗原,但对哺乳动物则是强抗原;非人灵长类(猴或猩猩)组织成分对人是弱抗原,而对啮齿类动物则是强抗原。异物性可存在于不同种属之间,如各种病原体、动物蛋白制剂等对人是异物,为强抗原;亦可存在于同种异体之间,如同种异体移植物是异物,也具有免疫原性;自身成分发生改变,也可被机体视为异物;即使是自身成分未发生改变,但在胚胎期未与免疫活性细胞充分接触,也具有免疫原性,如精子、脑组织、眼晶状体蛋白等在正常情况下被相应的屏障所隔离,并不与机体的免疫系统接触,如因外伤逸出,免疫活性细胞可视其为异物,导致自身免疫性疾病。

二、抗原的特异性

抗原的特异性(specificity)表现为免疫原性和反应原性的特异性,前者是指特定的抗原刺激机体只能产生与之相对应的效应 T 细胞或抗体,后者是指抗原只能与对应的效应 T 细胞或抗体发生反应。决定抗原特异性的物质基础是抗原分子的抗原表位。

(一)抗原表位

抗原表位(epitope)是抗原分子上决定抗原特异性的特殊化学基团,是与 TCR/BCR 或抗体特异性结合的部位,又称为抗原决定簇(antigennic determinant)。通常 5~15 个氨基酸残基、5~7 个多糖残基、6~8 个核苷酸即可构成一个抗原表位。天然抗原的化学成分及构成十分复杂,由多种抗原表位组成。抗原表位中所含化学基团的性质、数目、位置和空间构象决定着抗原表位的特异性。

抗原分子上能与抗体分子结合的抗原表位总数称为抗原结合价(antigenic valence)。天然抗原一般是大分子,含多种、多个抗原表位,是多价抗原,可以和多个抗体分子结合。

（二）抗原表位的类型

根据抗原表位的结构特点，可将其分为顺序表位（sequential epitope）和构象表位（conformational epitope）。前者由连续线性排列的短链构成，又称为线性表位（linear epitope）；后者指短肽或多糖残基在空间上形成特定的构象，又称为非线性表位（non-linear epitope）。T 细胞仅识别由抗原递呈细胞处理加工的线性表位，而 B 细胞则可识别线性和构象表位。亦可根据 T 细胞、B 细胞所识别抗原表位的不同，将其分为 T 细胞表位和 B 细胞表位。B 细胞表位多位于抗原分子的表面，可直接刺激 B 细胞；T 细胞表位可存在于抗原分子的任何部位。T 细胞表位和 B 细胞表位的不同特点见表 1-1。

表 1-1 T 细胞表位和 B 细胞表位的不同特点

	T 细胞表位	B 细胞表位
识别受体	TCR	BCR
抗原性质	蛋白质	蛋白质、多糖、核酸
APC 参与	需 APC 加工成肽段	不需 APC 加工，是天然构象
表位类型	顺序表位	构象表位
表位位置	抗原内部	抗原表面
表位大小	8 到 18 个 aa	5 到 15 个 aa、单糖或核苷酸残基

（三）共同抗原和交叉反应

天然抗原（如细菌、病毒和细胞等）一般是复杂的大分子，表面含有多种抗原表位，每种抗原表位都能刺激机体产生一种相对应的特异性抗体。在两种或两种以上的天然抗原中，可能既有相同或构型相似的抗原表位，也有各自特有的抗原表位，前者称为共同抗原表位（common epitope），后者称为特异性抗原表位（specific epitope）。具有共同抗原表位的不同抗原称为共同抗原（common antigen）或交叉抗原（cross antigen）。一种抗原诱生的抗体不仅可与该抗原特异性结合，还可与和其具有共同抗原表位的抗原结合，这种反应称为交叉反应（cross-reaction）（图 1-2）。交叉反应对阐明某些疾病的发病机制及在疫苗研制中具有重要意义。而在血清学诊断时，应注意交叉反应在表位构型相似的情况下，两者之间并不完全吻合，结合力较弱，为低亲和力，以免造成误诊。

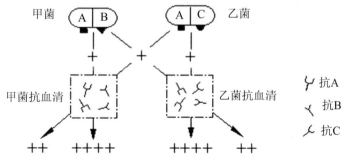

图 1-2 共同抗原和交叉反应

第三节 影响抗原诱导免疫应答的因素

抗原诱导机体发生免疫应答的类型和强度，一方面取决于抗原本身的性质，另一方面取决于接受抗原刺激的机体因素以及抗原进入机体的方式。

一、抗原的理化性质

1. 化学性质

大多数蛋白质为大分子胶体，具有复杂结构，是良好抗原，其他如糖蛋白、脂蛋白、脂多糖等都具有免疫原性，而核酸、类脂等均为半抗原。

2. 分子质量大小

具有免疫原性的物质分子质量一般在 10 kDa 以上。一般分子质量越大，免疫原性越强，大于 100 kDa 为强抗原，小于 10 kDa 为弱抗原，甚至无免疫原性。抗原为大分子物质是因为分子质量越大，其抗原表位越多，对淋巴细胞的激活作用越强；大分子物质的化学结构稳定，不易被破坏和清除，能持续刺激淋巴细胞。

3. 结构的复杂性

分子量大小并非是决定免疫原性的绝对因素。如明胶分子量为 100 kDa，但免疫原性却很弱，因为明胶由直链氨基酸组成，缺乏含苯环的氨基酸，稳定性差。若在明胶分子中加入 2% 的酪氨酸，其免疫原性会大大增强。胰岛素分子量仅为 5.7 kDa，但其序列中含芳香族氨基酸，其免疫原性较强。

4. 分子构象 (conformation)

某些抗原分子在天然状态下可诱生特异性抗体，但经变性改变构象后，却失去了诱生同样抗体的能力。因此，抗原分子的空间构象很大程度上影响抗原的免疫原性。

5. 易接近性 (accessibility)

是指抗原表位被淋巴细胞抗原受体所能接近的程度。因抗原分子特殊化学基团所处侧链间距不同，与 BCR 的易接近性不同，故免疫原性也不同。人工合成的多聚丙氨酸、多聚赖氨酸复合物，其分子量超过 10 kDa，但缺乏免疫原性。若将酪氨酸和谷氨酸连接在多聚丙氨酸外侧，即可表现出较强的免疫原性；如连接在内侧，则免疫原性并不增强。如图 1-3 所示。这是因为抗原分子内部的氨基酸残基不易与淋巴细胞表面的 BCR 靠近，不能启动免疫应答；如将抗原侧链的间距增大，造成较理想的易接近性，则可表现出免疫原性。

6. 物理状态

聚合状态的蛋白质较其单体有更强的免疫原性；颗粒性抗原的免疫原性强于可溶性抗原，因此如将免疫原性弱的物质吸附在某些大颗粒表面，可增强其免疫原性。

二、宿主方面的因素

1. 遗传因素

机体对抗原的应答是受遗传（主要是 MHC）调控的。研究发现不同遗传背景的小鼠对特定抗原的应答能力不同，对某一抗原呈高反应的小鼠品系对其他抗原可能呈低反应性。不同遗传背景的豚鼠对白喉杆菌的抵抗力各异，且有遗传性。多糖抗原对人和小鼠具有免

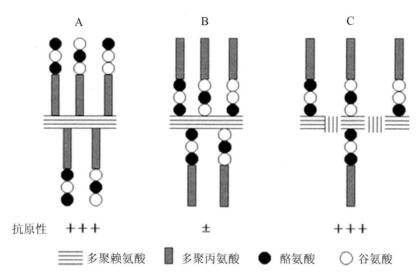

图 1-3 氨基酸残基在多肽骨架侧链中的位置和侧键间距与免疫原性的关系

疫原性,而对豚鼠则无免疫原性。个体遗传基因不同,对同一抗原的免疫应答与否及应答的程度也不同。

2. 年龄、性别、健康状态与应激

一般来说,青壮年动物比幼年和老年动物免疫应答能力强,新生动物或婴儿对多糖类抗原不应答故易发生细菌感染。雌性动物比雄性动物抗体生成水平高,但妊娠期除外。手术、有创检查、精神打击、心理创伤等应激刺激可降低机体对抗原的免疫应答能力。

三、抗原进入机体的方式

抗原进入机体的数量、途径、次数,两次免疫的间隔时间以及免疫佐剂的应用和佐剂类型等都明显影响机体对抗原的应答。一般而言抗原剂量要适中,太低或太高则可诱导免疫耐受。动物实验显示,同一抗原物质经不同途径进入机体,所产生的免疫应答强度依次为皮内注射>皮下注射>肌内注射>腹腔注射>静脉注射。口服蛋白质抗原,可因消化道内酶的降解作用而失去免疫原性,有的抗原口服可引起耐受。注射间隔时间要适当,次数不要太频。要选择好免疫佐剂,弗氏佐剂主要诱导 IgG 类抗体产生,明矾佐剂易诱导 IgE 类抗体产生。

第四节 医学上重要的抗原物质

一、病原生物及其代谢产物

各种病原生物如细菌、病毒、螺旋体、寄生虫等对机体均有较强的免疫原性。微生物虽然结构简单,但化学组成却相当复杂。因此,微生物是一个含有多种抗原表位的天然抗原复合物。以细菌为例,就具有表面抗原、鞭毛抗原、菌毛抗原、菌体抗原等,这些抗原成分均可作为微生物鉴定、分型的依据。寄生虫的抗原结构更为复杂。

一些病原生物的代谢产物也是典型抗原。如细菌外毒素（exotoxin）化学本质为蛋白质，具有很强的免疫原性，刺激机体产生相应的抗体即抗毒素（antitoxin）。外毒素经0.3%~0.4%甲醛处理后，可失去毒性而保留免疫原性，称为类毒素（toxoid）。类毒素可作为人工自动免疫制剂，在预防相应疾病中起重要作用。

二、动物血清

用类毒素免疫动物（如马、牛等）后，动物血清中可含有大量的相应抗毒素，即动物免疫血清。临床上常用抗毒素对相应疾病进行特异性治疗及紧急预防。这种来源于动物血清的抗毒素，对人体具有二重性：一方面可向机体提供特异性抗体（抗毒素），可以中和细菌产生的相应外毒素，起到防治疾病的作用；另一方面对人而言又是一种具有免疫原性的异种蛋白质，可以刺激机体产生抗动物血清的抗体，当机体再次接受此种动物血清时，有可能发生超敏反应。目前，随着动物免疫血清纯化技术的提升，发生超敏反应的几率也随之减少。

三、异嗜性抗原

异嗜性抗原（heterophilic antigen）是一类与种属特异性无关，存在于人、动物及微生物之间的共同抗原。异嗜性抗原最初由 Forssman 发现，故又名 Forssman 抗原。如溶血性链球菌的多糖和蛋白质抗原与人体的心肌、心瓣膜或肾小球基底膜之间存在共同抗原，当机体感染了溶血性链球菌并产生抗体后，可以与含有异嗜性抗原的上述组织结合，通过免疫反应造成组织损伤，临床表现为风湿病或肾小球肾炎；大肠杆菌O14型的脂多糖与人的结肠黏膜之间也存在异嗜性抗原，有可能导致溃疡性结肠炎的发生。

有些异嗜性抗原的存在可以协助疾病的诊断。例如某些立克次体与变形杆菌之间有异嗜性抗原，临床上可用变形杆菌OX19和OX2代替立克次体作为抗原，进行斑疹伤寒的辅助诊断，称为外斐反应（Weil-Felix reaction）。

四、同种异型抗原

在同一种属的不同个体之间，由于遗传基因的不同，细胞表面的抗原结构也存在差异。常见的人类同种异型抗原有红细胞血型抗原（ABO血型系统和Rh血型系统）和组织相容性抗原（人主要为HLA）。

（一）红细胞抗原（血型抗原）

1. ABO血型系统

根据人类红细胞表面A、B抗原的不同，可将血型分为A型、B型、AB型和O型。

ABO血型不符的血液在体外混合可出现凝集现象，如输入体内可引起溶血反应。临床输血前均要进行交叉配血试验（供血者红细胞加患者血清、患者红细胞加供血者血清），以防止错误输血引起严重的输血反应。目前在A、B血型抗原中均发现有亚型存在，在临床配血工作时应予以注意。

2. Rh血型系统

Landsteiner 和 Wiener（1940年）发现将恒河猴（Macacus rhesus）的红细胞免疫家兔后得到的抗体可以与多数人的红细胞发生凝集，表明人类红细胞上有一种与恒河猴红细胞相同的抗原，命名为Rh抗原。根据红细胞表面Rh抗原的存在与否可将人类红细胞分为Rh

阳性(Rh+)和 Rh 阴性(Rh-)两种。人类血清中不存在抗 Rh 的天然抗体,抗 Rh 的抗体仅在接受免疫的情况下产生。例如将 Rh+的血液输给 Rh-的患者;或 Rh-的母亲妊娠而胎儿为 Rh+,将导致体内产生抗 Rh 抗体,如再次输入 Rh+红细胞或再次妊娠 Rh+胎儿时,则可能产生输血反应或新生儿溶血症。

(二)组织相容性抗原(人类白细胞抗原)

人类白细胞抗原(human leukocyte antigen,HLA)存在于白细胞、血小板和一切有核细胞表面,尤其淋巴细胞密度最高。HLA 是人体中最为复杂的同种异型抗原。此类抗原参与免疫应答、免疫调节,且与移植排斥及某些疾病相关。

五、自身抗原

能引起免疫应答的自身成分称为自身抗原(autoantigen)。在正常情况下,机体对自身组织细胞不产生免疫应答,即自身耐受。但在某些情况下,自身成分可成为抗原,诱导自身免疫应答。例如,眼晶状体蛋白、甲状腺球蛋白、精子、脑组织等处于"免疫豁免区",与免疫系统相对隔绝,免疫细胞从未与其接触过,但当感染、外伤或服用某些药物等使被隔离的隐蔽抗原释放,即成为自身抗原;又如物理、化学或生物(如感染)因素使自身组织的成分、结构发生改变和修饰而成为自身抗原。

六、肿瘤抗原

肿瘤抗原是细胞在癌变过程中出现的新抗原及过度表达抗原物质的总称。肿瘤抗原分为肿瘤特异性抗原和肿瘤相关抗原两大类。

(一)肿瘤特异性抗原(tumor specific antigen,TSA)

只存在于肿瘤细胞表面,为某一肿瘤细胞所特有的抗原。TSA 在实验动物肿瘤中业已证实。近年来应用单克隆抗体技术已在黑色素瘤、结肠癌、乳腺癌等肿瘤细胞表面检测到肿瘤特异性抗原。

(二)肿瘤相关抗原(tumor associated antigen,TAA)

非肿瘤抗原特有,正常细胞也可表达的抗原,但在肿瘤癌变时,其含量明显增加,此类抗原只表现出量的变化而无严格的肿瘤特异性,胚胎抗原就是其中的典型代表。胚胎抗原系指在胚胎发育阶段由胚胎细胞产生的正常成分,在胚胎发育后期减少,出生后逐渐消失或残留极微量,而细胞癌变时重新生成。目前研究最为深入的胚胎抗原有两种:

1. 甲胎蛋白(alpha fetoprotein,AFP)

是胎儿肝细胞合成的一种糖蛋白,可抑制母体的免疫排斥。成年人几乎检测不到,肝细胞癌变时大量表达。

2. 癌胚抗原(carcinoembronic antigen,CEA)

是一种与细胞膜疏松结合的抗原,容易脱落,如肠癌细胞产生的癌胚抗原。

AFP 和 CEA 的免疫性弱,因它们在胚胎时期均已出现,机体的免疫系统已对其产生免疫耐受,不会产生免疫应答。但 AEP 和 CEA 可作为肿瘤性标志物,通过检测患者血清中 AFP 和 CEA 水平,有助于原发性肝癌和结肠癌的早期诊断。

七、其他

某些药物如抗生素、磺胺以及油漆、染料、塑料等化学物质作为半抗原,进入机体与蛋白质结合成为完全抗原,可刺激机体发生超敏反应。植物花粉、某些中药也是重要的抗原,可引起超敏反应。

第五节 非特异性免疫刺激剂

一、超抗原

1. 超抗原的概念

超抗原(super antigen,SAg)属于多克隆激活剂,是一类用极少量(1~10 ng/mL)即能非特异性活化大量(2%~20%)的 T 细胞或 B 细胞,并诱导强烈免疫应答的物质。而普通抗原只能活化少数 T 细胞或 B 细胞。

2. 超抗原激活 T、B 细胞的特点

T 细胞超抗原主要与 $CD4^+$ T 细胞结合。其作用特点是既能与 APC 细胞上的 MHC Ⅱ 类分子结合,也能与 TCR Vβ 链结合。如 T 细胞超抗原热休克蛋白(heat shock protein,HSP),一端直接与 TCR 的某些 Vβ 区的互补决定区的 CDR2 及 CDR1 结合,不涉及 Vβ 的 CDR3 及 TCRα 的识别;另一端和 APC 表面的 MHC Ⅱ 类分子非多态区外侧结合,而不是与抗原肽结合槽结合,故 T 细胞超抗原无需经 APC 加工,可直接与 MHC Ⅱ 类分子结合,不受 MHC Ⅱ 类分子型别的限制,即无 MHC 限制性。超抗原诱导 T 细胞应答产生的效应并非针对超抗原的特异性反应,而是通过非特异性激活多克隆 T 细胞分泌大量细胞因子参加某些病理过程。

B 细胞超抗原如金黄色葡萄球菌蛋白 A(staphylococcus protein A,SPA)和人类免疫缺陷病毒的 gp120 可直接结合 BCR H 链的 VH 区。一种 B 细胞超抗原只能选择性地结合一至数种 VH 亚型,激活具有该亚型的 B 细胞产生大量抗体。

3. 超抗原的生物学意义

SAg 可能参与了机体的多种病理和生理效应。例如,SAg 可大量激活 T 细胞并诱导产生促炎细胞因子,引起休克、多器官功能衰竭等严重临床表现;SAg 可激活体内的自身反应性 T 细胞,诱发自身免疫疾病;大量 T 细胞受 SAg 刺激过度增殖而耗竭,诱导机体的免疫抑制状态;内源性 SAg 作用于胸腺细胞,可通过克隆选择清除 SAg 反应细胞,从而建立免疫耐受;CTL 被 SAg 刺激而大量激活后发挥对肿瘤细胞的杀伤效应,可用于抗肿瘤生物治疗。

二、免疫佐剂

某些物质若先于抗原或与抗原一起注入机体,能非特异性地增强抗原的免疫原性和机体对该抗原的特异性免疫应答,或改变免疫应答类型,此类物质称为免疫佐剂(immunoadjuant),简称佐剂(adjuvant)。

1. 佐剂的种类

① 无机佐剂,如氢氧化铝、明矾等。② 有机佐剂,包括微生物及其代谢产物,如卡介苗、

短小棒状杆菌、百日咳杆菌、革兰阴性杆菌的内毒素等。③ 合成佐剂,如人工合成的双链多聚肌胞苷酸(poly I:C)、双链多聚腺苷酸(poly A:U)及胞壁酰二肽等。④ 油剂,如弗氏佐剂、花生油乳化佐剂、矿物油、植物油等。

弗氏佐剂是动物实验中最常用的佐剂,分为不完全佐剂(incomplete Freund's adjuvant,IFA)和完全佐剂(complete Freund's adjuvant,CFA)两种。前者是将抗原和油剂(液状石蜡或花生油)混合,再加入乳化剂(羊毛脂或吐温),使之成为油包水乳剂。在IFA中再加入死的分枝杆菌即可成为CFA。CFA作用较强,易在注射部位形成肉芽肿和持久性溃疡,故不适用于人体。

目前在研的有多种新型佐剂,如人工合成的含CpG序列的寡核苷酸、免疫刺激复合物、TLR激动剂等纳米佐剂等。新型佐剂因其作用强、易制备、对机体无不良反应等优点,有着广阔的应用前景。

2. 佐剂的作用原理

佐剂增强免疫应答的机制尚未阐明,不同佐剂的作用也不尽相同。其作用机制可能是:① 改变抗原物理性状,形成抗原储存库,有利于抗原缓慢释放,延长抗原在体内的停留时间;② 被佐剂吸附的抗原(尤其是可溶性抗原)易被巨噬细胞所吞噬,局部形成炎症反应,促进对抗原的处理和递呈;③ 预防接种时增强机体细胞和体液免疫应答;④ 用于肿瘤或慢性感染患者的辅助治疗,如临床上常将卡介苗作为非特异性免疫增强剂。

三、丝裂原

丝裂原(mitogen)也称有丝分裂原,是非特异的淋巴细胞多克隆激活剂,能使某一群淋巴细胞的所有克隆都被激活而转化为淋巴母细胞,并发生有丝分裂而增殖。常用的T细胞有丝分裂原有植物血凝素(phytohemagglutinin,PHA)、刀豆球蛋白A(concanavalin A,ConA),可用于测定T细胞功能;B细胞有丝分裂原有SPA和脂多糖,可分别用于测定人和小鼠B细胞功能。美洲商陆是T、B细胞的有丝分裂原,可用于同时测定T、B细胞的免疫功能。对丝裂原的反应下降,表明T细胞或B细胞功能障碍。

(徐志本,刘婷婷)

第二章 主要组织相容性抗原

20世纪初,人们发现在不同种属或同种不同系的动物个体间进行正常组织或肿瘤移植会出现排斥,它是供者与受者组织不相容的反映。其后证明,排斥反应本质上是一种免疫反应,是由组织表面的同种异型抗原诱导的。这种代表个体特异性的同种抗原称为组织相容性抗原(histocompatibility antigen)或移植抗原(transplantation antigen)。机体内与排斥反应有关的抗原系统多达20种以上,其中能引起强而迅速排斥反应者称为主要组织相容性抗原,其编码基因是一组紧密连锁的基因群,称为主要组织相容性复合体(major histocompatibility complex,MHC),位于哺乳动物的某一染色体上。现已证明,控制机体免疫应答能力与调节功能的基因(immune uesponse gene, Ir gene)也存在于MHC内。因此,MHC不仅具有递呈抗原、制约免疫细胞间的相互作用,与移植排斥反应有关,也广泛参与免疫应答的诱导与调节。MHC还与某些疾病的发生、发展密切相关,在医学研究领域和医疗实践中具有重要意义。

不同种属的哺乳类动物的MHC及其编码抗原系统的命名不同,大多数MHC以白细胞抗原(leukocyte antigen,LA)命名,如人类为HLA,恒河猴为RhLA,黑猩猩为ChLA,狗为DLA,豚鼠为GPLA,家兔为RLA,小鼠为H-2系统,但它们的组成、结构、分布和功能等却很相似。

第一节 MHC 基因结构

众多基因组成了MHC,但不同动物的MHC在组成和定位上有所不同。小鼠由于具有繁殖快、易于饲养等特点成为研究MHC的最重要动物。迄今对人类MHC的认识在很大程度上也来自对小鼠MHC即H-2复合体的研究。本章仅介绍人类的HLA复合体的基因组成。

对人主要组织相容性抗原系统及其基因复合体的认识比小鼠约晚10年,法国学者Dausset在1958年首先发现,肾移植后出现排斥反应的患者以及多次输血的患者血清中含有能与供者白细胞发生反应的抗体,后者所针对的抗原即人类主要组织相容性抗原。由于该抗原首先在白细胞表面被发现且含量最高,故名白细胞抗原(human leucocyte antigen,HLA)。现在一般将人类的MHC称为HLA基因或HLA复合体,其编码的基因产物称为HLA分子或HLA抗原。

一、HLA复合体定位及结构

人类的HLA复合体位于第6号染色体短臂一个狭小的区域内(6p21.31),该区DNA片段含$3.5 \times 10^3 \sim 4.0 \times 10^3$个碱基对,共有200多个基因座位,占人体整个基因组的1/3000。图2-1显示了HLA复合体结构。HLA复合体共有数十个座,传统上按其产物的结构、表达方式、组织分布与功能将这些基因座分为Ⅰ类、Ⅱ类和Ⅲ类共三类,其中Ⅰ类和Ⅱ类基因均有经典的 HLA 基因。所谓经典 HLA 基因是指其编码的产物直接参与抗原递呈,并决定个体组织相容性的基因。

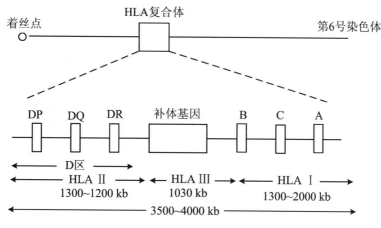

图 2-1 人类 HLA 复合体结构示意图

1. HLA Ⅰ类基因

位于远离着丝点的一端,由数十个基因座位组成。在Ⅰ基因区内存在多达 31 个有关的Ⅰ类基因座,其中 HLA-A、HLA-B 和 HLA-C 为经典的 HLA Ⅰ类基因,编码 HLA Ⅰ类分子的重链(α链)。非经典的 HLA Ⅰ类基因含有 E、F、G 等基因座位,其编码产物与免疫调控相关。MHC Ⅰ类链相关基因(MHC class Ⅰ chain-related, MIC)编码的 MIC-A 和 MIC-B 分子是 NK 细胞和 CTL 细胞上集活性受体 NKG2D 的配基,参与细胞毒作用。

2. HLA Ⅱ类基因

位于着丝点一侧,经典的 HLA Ⅱ类基因区包括近 30 个基因座,其中经典的Ⅱ类基因一般指 DR、DP 和 DQ,它们编码的产物均为双肽链(α、β)分子。

近年来,陆续发现了一些位于Ⅱ类基因区的新基因座,其中某些基因的产物与内源性抗原的处理与递呈有关。包括:① HLA-DM 基因(DMA 和 DMB 基因座),其编码产物 HLA-DM 分子参与 APC 对外源性抗原的加工递呈;② HLA-DO 基因(DOA 和 DOB 基因座),其编码的 HLA-DO 分子参与对 HLA-DM 功能的负向调节;③ β型蛋白酶体亚单位(proteasome subunit beta type, PSMB)基因,旧称低分子质量多肽(low molecular weight polypeptide, LMP)基因,包括 PSMB9 和 PSMB8(旧称 LMP7 和 LMP2),其编码产物为蛋白酶体成分,参与内源性抗原的酶解;④ 抗原加工相关转运体(transporter associated with antigen processing, TAP)基因,编码的 TAP 分子参与内源性抗原肽由胞质溶胶向内质网腔的转运;⑤ TAP 相关蛋白(TAP-associated protein,又称 tapasin)基因,编码的分子参与 HLA Ⅰ类分子在内质网腔的转配,进行内源性抗原的加工和递呈。

3. HLA Ⅲ类基因

HLA Ⅲ类基因位于 HLA Ⅰ和 HLA Ⅱ类基因之间,含有很多基因座位,其编码产物的功能尚未完全清楚,大多数可能与固有免疫和炎症有关。HLA Ⅲ类基因区域至少已发现 36 个基因座,其中 C2、C4、Bf 座编码相应的补体成分,另外还有 21 羧化酶基因(CYP 21A、B)、肿瘤坏死因子基因(TNF A、B)以及热休克蛋白 70(heat shock protein70,HSP70)基因。补体 C4 由 2 个不同的基因(C4A 与 C4B)编码。近期还发现了另外一些炎症相关基因,如转录调节(I-κB)基因/转录因子基因家族等。HLA Ⅲ类基因区结构见图 2-2。

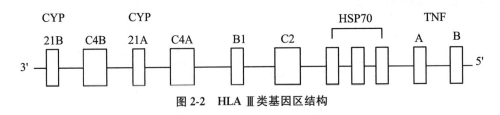

图 2-2　HLA Ⅲ类基因区结构

二、HLA 的遗传特征

(一) 高度多态性

1. MHC 多态性的基本概念

位于一对同源染色体上对应位置的一对基因称为等位基因(allele)。对一个个体来说,染色体上的任一基因座位只能有两个等位基因,分别来自父、母双方的同源染色体。MHC 的多态性是对群体而言的,指染色体上的同一基因座位有两个以上的等位基因,可编码两种以上的产物。MHC 复合体具有复杂的多态性。

MHC 的多基因性和多态性是从不同角度对 MHC 多样性进行的描述,多基因性指在同一个体中,其 MHC 复合体上的基因座位在数量和结构上的多样性;多态性是指在一群体中,MHC 复合体上各基因座位的等位基因及其产物在数量上的多样性。

2. MHC 多态性形成的机制

MHC 多态性形成的机制尚未完全研究清楚。一般认为,是生物体在长期进化过程中,通过 MHC 复合体的基因突变、基因重组和基因转换等机制,导致其基因结构发生变异,再通过自然选择在群体中积累而成。多态性现象的表现是由于 MHC 复合体的多数基因座位存在复等位基因(multiple alleles)以及等位基因共显性(codominance)表达所致。

(1) 复等位基因　在众多群体中,位于同一基因座位的不同基因系列称为复等位基因。MHC 表现出多态性的主要原因是 MHC 复合体的多数基因座位存在较多的复等位基因。对 HLA 复合体的基因座位和同一座位不同等位基因的命名原则是:星号(*)前表示基因座位,星号后表示等位基因;再根据等位基因的结构,将其分为若干主型。例如,HLA-A*0103 代表 HLA Ⅰ类基因 A 座位基因。

(2) 等位基因共显性表达　共显性是指一对等位基因同为显性,均能编码表达出相应的产物。在 HLA 复合体中,每一对等位基因均为共显性。例如,在杂合状态下,一个个体的细胞最多可表达 6 种不同的 HLA Ⅰ类分子。等位基因的共显性表达大大增加了人群中 HLA 表型的多样性。

3. MHC 多态性的生物学意义

(1) 导致不同个体免疫应答能力的差别　由于不同 MHC 等位基因编码产物的分子结构不同,递呈抗原肽的能力也不一样,所以个体的遗传背景决定其对特定抗原是否发生应答以及应答能力的强弱。

(2) 赋予种群适应环境变化的潜在能力　MHC 的多态性使种群具有极大的基因储备,造成了对病原体等抗原具有不同应答能力的个体。这一现象的群体效应,可以使种群应对各种病原体侵袭和适应环境条件的变化。

(2) 使MHC成为个体的一种遗传标志　由于MHC具有极为复杂的多态性,在无血缘关系的个体之间MHC型别完全相同的可能性极小,且每个个体的MHC等位基因型别一般终生不变,故可把其作为个体的一种终生遗传标志。

此外,由于MHC及其编码分子具有高度多态性,不同个体的MHC基因型和表型不同,在器官移植过程中,这为选择合适的器官供体带来极大的困难。

(二) 单元型遗传

HLA复合体具备某些有别于其他真核基因系统的特征,是一组紧密连锁的基因群。这些连锁在一条染色体上的等位基因很少发生同源染色体间的交换,构成一个单体型(haplotype)。在遗传过程中,HLA单体型作为一个完整的遗传单位由亲代传给子代。有必要区分HLA表型、基因型与单体型这三个概念。某一个体的HLA抗原特异性型别称为表型(phenotype);HLA基因在体细胞两条染色体上的组合称为基因型(genotype);HLA基因在同一条染色体上的组合称为单体型(haplotype)。

二倍体(diploid)生物的每一细胞均有两个同源染色体组,分别来自父、母双方。故子女的HLA单体型也是一个来自父方,一个来自母方。在同胞之间比较HLA单体型型别只会出现下列三种可能性:二个单体型完全相同或完全不同的几率各占25%;有一个单体型相同的几率占50%。至于亲代与子代之间则必然有一个单体型相同,也只能有一个单体型相同(图2-3)。

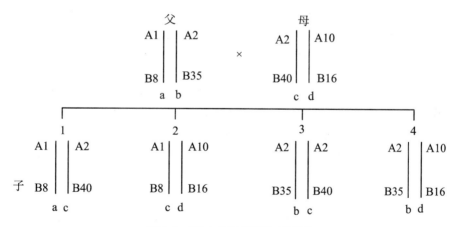

图2-3　HLA单体型遗传示意图

注:a、b、c、d代表单体型;A1、B8、A2、B35等代表HLA基因座等位基因

据粗略估算,人群中单元型数目超过5×10^8个,而由两个单元型所编码的表型更为复杂。一条染色体上MHC各座位之间的距离很近,在遗传过程中一般不发生同源染色体的交换。在亲代遗传信息传给子代时,把单元型作为一个基本单元传给下一代,在子女的HLA基因型中汇总,两个单元型分别来自父、母,所以亲代与子代之间有一个单元型是相同的。在同胞间,两个单元型完全相同或完全不相同的概率均为25%,一个单元型相同的概率为50%。单元型遗传的规律已应用于从家庭内寻找器官移植的供者以及亲子关系的鉴定。

（三）连锁不平衡

两个或两个以上基因座位的等位基因同时出现在一条染色体上的概率高于或低于随机出现概率的现象称为连锁不平衡(linkage disequilibrium)。HLA 复合体各等位基因均有其各自的基因频率。基因频率是指某一特定等位基因与该基因座中全部等位基因总和的比例。随机婚配的群体中，在无新突变和自然选择的情况下，基因频率可以代代维持不变，由于 HLA 复合体和各基因座是紧密连锁的，理论上，若各座的等位基因随机组合构成单体型，则某一单体型出现的频率应等于该单体型各基因频率的乘积。但实际上，各基因并非随机地组成单元型，某些等位基因经常或更少地连锁在一起，从而出现连锁不平衡(linkage disepuilibrium)。例如，在北欧白人中 HLA-A1 和 HLA-B8 的频率分别为 0.17 和 0.11，若随机组合，则单体型 A1-B8 的预期频率为 $0.17 \times 0.11 = 0.019$，但实际两者同时出现的频率是 0.088，为理论值的 4.63 倍，即 HLA-A1 和 HLA-B8 并非随机组合分布，故 A1-B8 处于连锁不平衡，实测频率与预期频率间的差值（$\Delta = 0.088 - 0.019 = 0.069$）为连锁不平衡参数。这表明 MHC 各等位基因并非完全随机地组成单元型。在 HLA 复合体中已发现有 50 对以上等位基因显示连锁不平衡，产生连锁不平衡的机制尚不清楚。

第二节　MHC 抗原

本节主要以 HLA 分子为例，介绍经典 MHC Ⅰ 类和 MHC Ⅱ 类分子的结构、分布和功能。

一、HLA 抗原的分子结构

1987 年，Bjorkman 等首先借助 X 线晶体衍射技术弄清了 HLA-A2 分子的立体结构。其后，其他 HLA Ⅰ、Ⅱ 类分子结构的研究也取得了进展，从而对这些分子的生物学功能提供了较确切的解释。

（一）HLA Ⅰ 类分子

HLA Ⅰ 类分子为糖蛋白，由 2 条分离的分别被称为 α 链和 β 链的多肽链以非共价键连接而成。其中 α 链称为重链(44 kD)，由 HLA Ⅰ 类基因编码，其胞外部分有 α1、α2 和 α3 三个结构域；β 链又称为轻链(12 kDa)或 β2 微球蛋白(β2m)，由第 15 号染色体相应基因编码。

根据对 HLA-A2 和 Aw68 分子的晶体结构分析，Ⅰ 类分子可分为氨基端胞外多肽结合区、胞外 Ig 样区、跨膜区、胞浆区 4 个区（图 2-4）。

（二）HLA Ⅱ 类分子

所有的 Ⅱ 类分子均由以非共价键连接的 2 条多肽链(α、β)组成。2 条链的基本结构相似，但分别由不同的 MHC 基因编码，且均具有多态性。虽然 Ⅱ 类分子的晶体衍射结构尚未得到，但光谱分析已证明其与 Ⅰ 类分子具有某种相似性。Ⅱ 类分子的 2 条多肽链也可分为肽结合区、Ig 样区、跨膜区和胞浆区等 4 个区。

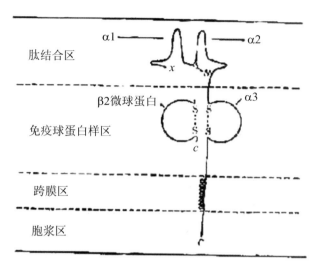

图 2-4　HLA Ⅰ 类分子结构示意图

二、HLA 抗原的组织分布

各类 HLA 抗原的组织分布不同。Ⅰ类抗原广泛分布于体内各种有核细胞表面,包括血小板和网织红细胞。除某些特殊血型者外,成熟的红细胞一般不表达Ⅰ类抗原。不同的组织细胞表达Ⅰ类抗原的密度各异。外周血白细胞和淋巴结、脾细胞所含Ⅰ类抗原量最多,其次为肝、皮肤、主动脉和肌肉。但神经细胞和成熟的滋养层细胞不表达Ⅰ类抗原。Ⅱ类抗原主要表达在某些免疫细胞表面,如 B 细胞、单核-巨噬细胞、树突状细胞、激活的 T 细胞等,内皮细胞和某些组织的上皮细胞也可检出 HLA Ⅱ 抗原。另外,某些组织细胞在病理情况下也可异常表达Ⅱ类抗原。Ⅰ、Ⅱ类抗原主要分布在细胞表面,但也可出现于体液中,血清、尿液、唾液、精液及乳汁中均已检出过可溶性 HLA Ⅰ、Ⅱ 类抗原。HLA Ⅲ 类抗原一般指几种补体成分,均分布于血清中。

三、HLA 抗原表达的调控

影响 HLA 分子表达的因素有：① 组织细胞的分化阶段。HLA 分子是造血干细胞和某些免疫细胞的分化抗原,在细胞分化、成熟的不同阶段,各类 HLA 抗原的表达可有改变。例如 HLA-DQ 分子是人单核细胞的成熟标记；Ⅱ类抗原仅表达在激活的 T 细胞表面。② 某些疾病状态。某些传染性疾病、免疫性疾病、造血系统疾病以及肿瘤均可影响 HLA 抗原表达。如 AIDS 病患者单核细胞 HLA Ⅱ 类抗原表达明显减少,某些肿瘤细胞表面 HLA Ⅰ 类抗原表达减少。③ 生物活性物质。某些细胞因子,例如三类 IFN(α、β、γ)以及 TNF-α、TNF-β 均可增强不同类型细胞 HLA Ⅰ 类抗原表达；具有Ⅱ类抗原诱生能力的细胞因子包括 IFN-γ、TNF-α、IL-6 及 GM-CSF 等。此外,某些激素、某些神经递质和神经肽也可影响 HLA 分子表达。

HLA 分子在免疫应答与免疫调节中是一类关键的分子,故各种因素对 HLA 分子表达的调控可能是体内免疫调节网络的重要组成部分。同时,受各种调节因子的影响,HLA 分子的异常表达也参与某些疾病的发病机制。

第三节 MHC 分子的功能

MHC 最初是在研究排斥反应的过程中发现的。MHC 分子作为代表个体特异性的主要组织抗原，在排斥反应中起重要作用。自从 20 世纪 60 年代发现了 Ir 基因，70 年代发现了细胞毒性 T 细胞与靶细胞间相互作用的 MHC 限制性后，对 MHC 的生物学作用有了更深入的认识。MHC 的主要功能包括：

一、参与抗原的加工处理并递呈抗原

MHC 分子最主要的生物学功能是参与抗原的加工处理并递呈抗原，从而激活 T 细胞启动适应性免疫应答。内源性抗原和外源性抗原在 APC 内被加工成抗原肽后，分别与 MHC Ⅰ类分子和 MHC Ⅱ类分子的抗原凹槽结合，形成稳定的抗原肽- MHC 分子复合物，进而转运至 APC 表面，分别被递呈给 $CD8^+$ T 细胞和 $CD4^+$ T 细胞的 TCR 识别。

抗原结合槽与抗原肽的结合虽有一定选择性，但并不像抗原和抗体结合那样高度特异，只要抗原肽上有 2~3 个关键的氨基酸能与槽内特定的部位结合，抗原肽即可结合到抗原结合槽上，对抗原肽上其他序列氨基酸的要求并不严格，所以每种 MHC 分子能结合并递呈多种抗原肽。20 世纪 80 年代末还发现，内源性抗原在靶细胞中须与胞浆中的一种蛋白酶体（proteasome）结合才能进一步分解为免疫原性多肽片段，后者再在一种肽链转运蛋白的参与下被转运到内质网腔与新合成的 MHC Ⅰ类分子结合。已证明蛋白酶体相关基因及肽链转运基因均位于 MHC Ⅱ类基因区内。

二、约束免疫细胞间的相互作用

20 世纪 70 年代中期，Zinkernagel 等发现，细胞毒性 T 细胞只杀伤具有同一 MHC 表型的病毒感染的靶细胞。这意味着 T 细胞识别细胞表面抗原决定簇的同时，还须识别细胞上的 MHC 分子。以后证实，不仅 TC 与靶细胞间，而且 Mφ-TH、TH-B 以及 TH-TC 间的相互作用也受 MHC 约束。这一现象，即具有同一 MHC 表型的免疫细胞才能有效地相互作用，称为 MHC 的限制性（MHC restriction）。

巨噬细胞（Mφ）与 TH 细胞间的相互作用受 MHC Ⅱ类抗原的约束。TH 的 TCR 联合识别免疫原性多肽片段的表位以及 MHC Ⅱ类分子 α1、β1 功能区的多态性决定簇。同时，TH 细胞表面的 CD4 分子识别 MHC Ⅱ类分子 α2、β2 功能区的非多态性决定簇，由此启动免疫应答。因此，只有 MHC Ⅱ类分子阳性细胞才具有抗原递呈能力，且细胞表面Ⅱ类分子密度与其抗原递呈能力呈正相关。

TC 与病毒感染的靶细胞的相互作用受 MHC Ⅰ类抗原的约束。TC 的 TCR 联合识别靶细胞表面的病毒抗原以及 MHC Ⅰ类分子 α2 和 β2 功能区的多态性决定簇。同时，TC 表面的 CD8 分子识别Ⅰ类分子 α3 区的非多态性决定簇。

三、参与对免疫应答的遗传控制

不同机体对某种抗原物质是否产生免疫应答以及应答的强弱是受 MHC 基因控制的。控制免疫应答的基因称为 Ir 基因，该基因位于经典 MHC Ⅱ类基因区。有证据表明，某些Ⅰ

类基因也参与免疫应答的遗传控制。其机制可能是：MHC 呈高度多态性，群体中不同个体携带的 MHC 型别不同，其所编码的 MHC 分子上抗原结合槽的结构、与抗原肽的亲和力也有差别。若 MHC 分子的抗原结合槽与某些抗原肽结合，则机体可对该抗原发生免疫应答，反之则不发生免疫应答；若抗原结合槽与抗原肽的亲和力强，介导的免疫应答也强，否则介导的免疫应答也弱。

四、诱导自身或同种淋巴细胞反应

MHC 分子可作为自身或同种反应的刺激分子从而诱导免疫应答或参与免疫调节。

1. 参与免疫调节

非 T 细胞（Mφ、B 细胞等）在体外能诱导自身 T 细胞发生增殖反应，即自身混合淋巴细胞反应（autologous mixed lymphocyte reaction, AMLR）。在 AMLR 中非 T 细胞表面的刺激决定簇是 HLA-DQ（小鼠 H-2I-A）分子。自身反应性 T 细胞增殖后可表达 HLA-DR（小鼠 H-AI-E）抗原，后者又作为刺激分子激活某些 T 细胞。AMLR 代表体内免疫细胞间的一种调节机制，有助于维持免疫自稳，故 MHC Ⅱ 类分子通过诱发 AMLR 而参与免疫调节。

2. 诱导免疫反应

MHC 分子是一种同种异型抗原，可诱导同种反应的发生，典型的例子是体外的同种异型混合淋巴细胞反应和体内同种移植排斥反应。在这两种情况下，反应性 T 细胞对非己 MHC 抗原的识别不受自身 MHC 限制。

五、参与 T 细胞分化过程

早期 T 细胞在胸腺发育为成熟 T 细胞的过程中，伴随着一系列表面标志的变化。MHC 分子对 T 细胞的分化发育起着重要作用，早期 T 细胞必须与表达 MHC Ⅰ 或 Ⅱ 类抗原的胸腺上皮细胞接触才能分别分化成 $CD8^+$ T 细胞或 $CD4^+$ T 细胞。

第四节　HLA 的医学意义

HLA 领域的研究工作在医学实践中有十分重要的意义。

一、HLA 与疾病相关性

不同个体对疾病易感性的差异在很大程度上是由遗传因素所决定的。在群体调查中比较患者与正常人某些特定等位基因及其产物的频率，这是研究遗传决定对疾病易感性的主要方法。

HLA 是目前已知的具有最复杂多态性的人类基因系统，且 Ir 基因正位于 HLA 复合体内。目前已发现 60 余种疾病与 HLA 有关联，这些疾病多属于病因或发病机制未知、与免疫异常有关或有家族倾向及环境诱发因素的疾病。

迄今已检出了众多的 HLA 基因多态性标志。因此，有可能在 DNA 水平上探讨 HLA 与疾病的相关性，甚至发现一些与经典 HLA 抗原未表现出关联，但与 HLA 基因型别关联的疾病。可以预期，随着 DNA 水平研究的不断深入，最终有可能在 HLA 复合体中发现某些疾病的易感基因，甚至测出这些基因的核苷酸序列。这将有助于阐明某些疾病的发病机制,并在此基础上制定全新的防治措施。

二、HLA 表达异常与疾病的关系

HLA 表达异常即细胞表面 HLA 分子质与量的异常,可参与疾病发生。

(一) HLA Ⅰ类抗原表达异常

在小鼠及许多人类肿瘤或肿瘤衍生的细胞株中均已发现 MHC Ⅰ类抗原表达缺失或密度降低。若将Ⅰ类基因转染给肿瘤细胞株,则恶变细胞可发生逆转,且浸润性与转移性消失或降低。这可能是由于 MHC Ⅰ类抗原缺失的肿瘤细胞不能被 TC 细胞识别并攻击,从而导致肿瘤免疫逃逸(sneaking through)。

(二) HLA Ⅱ类抗原表达异常

器官特异性自身免疫疾病的靶细胞可异常表达 HLA Ⅱ类抗原。诸如 Graves 病患者的甲状腺上皮细胞、原发性胆管肝硬化患者的胆管上皮细胞、Ⅰ型糖尿病患者的胰岛 β 细胞等均发现 HLA Ⅱ类抗原异常表达。其机制可能是局部感染诱生 IFN-γ,后者诱导Ⅱ类抗原表达。一旦靶细胞异常表达Ⅱ类抗原,就可能以组织特异性方式把自身抗原递呈给自身反应性 T 细胞,从而启动自身免疫反应。激活的自身反应性 TH 又可分泌大量 IFN-γ,诱导更多的靶细胞表达Ⅱ类抗原,加重和延续自身免疫反应,最终导致迁延不愈的自身组织损伤。

三、HLA 与排斥反应

移植物存活率很大程度上取决于供者和受者之间 HLA 型别吻合的程度。在肾移植中,各 HLA 座配合的重要性依次为 HLA-DR、HLA-B、HLA-A。近年来特别重视 HLA-DP 对移植器官长期存活的意义。在骨髓移植中,为预防严重的移植物抗宿主反应(graft versus host reaction,GVHR),一般要求从同胞中选择 HLA 全相同的个体作为供者。此外,某些输血反应以及习惯性流产也与 HLA 不相容所导致的排斥反应有关。

四、HLA 与法医

由于 HLA 复合体的高度多态性,在无关个体间 HLA 表型全相同的几率极低,故 HLA 复合体被看作是伴随个体终生的特异性遗传标记。借助 HLA 基因型和(或)表型检测,可用于法医上的个体识别。另外,由于 HLA 复合体具有高度多态性以及单倍型遗传的特点,使 HLA 分型成为鉴定亲子关系的重要手段。

第五节 HLA 分型技术

20 世纪 60 年代建立的并不断完善的血清学及细胞学分型技术主要侧重于分析 HLA 产物特异性,80 年代起建立的 DNA 分型方法则侧重于基因的分型。

一、血清学分型技术

（一）HLA Ⅰ类抗原的检测

HLA A、B、C 抗原型别鉴定均借助微量淋巴细胞毒试验或称补体依赖的细胞毒试验。原理为取已知 HLA 抗血清加入待测外周血淋巴细胞，作用后加入补体，再加入染料，在倒置显微镜下判断结果，着染的细胞为死亡细胞，表示待检淋巴细胞表面具有已知抗血清所针对的抗原。

（二）HLA DR、DQ 抗原检测

HLA DR、DQ 抗原分型方法同 HLA Ⅰ类抗原，但所用抗血清须经过血小板吸收以去除针对Ⅰ类抗原的抗体。待测细胞须是经纯化的 B 细胞。

血清学分型是一项古老的技术，虽然近年来已建立许多新的分型技术，但血清学方法目前仍是 HLA 分型的基础。

二、细胞学分型技术

HLA-Dw 特异性与 HLA-DP 特异性可分别通过纯合分型细胞（homozygote typing cell，HTC）及预致敏淋巴细胞试验（primed lymphocyte test，PLT）检测。两种方法的基本原理均是判断淋巴细胞在识别非己 HLA 抗原决定簇后发生的增殖反应。由于分型细胞来源困难以及操作手续繁琐，细胞学分型技术正逐渐淘汰。

三、HLA 的 DNA 分型技术

上述传统的 HLA 分型方法有许多不足之处，近年来国内外已将 HLA 分型技术由抗原水平发展到基因水平。

（一）限制性片段长度多态性检测技术

这是首先建立的对多态性进行检测的 DNA 分析技术。个体间抗原的特异性来自氨基酸顺序的差别，后者由编码基因的碱基顺序不同所决定。这种碱基顺序的差别造成限制性内切酶识别位置及酶切位点数目的不同，从而产生数量和长度不一的 DNA 酶切片段。用特异性探针对整个基因组 DNA 酶切片段进行杂交，即可分析限制性片段长度多态性（restriction fragment length polymorphism，RFLP）。一定的内切酶组合所得到的 HLA-RFLP 可以和传统方法测定的 HLA 特异性型别相关。20 世纪 80 年代末发展起来的 PCR 技术已被用于 RFLP 分析，即用等位特异限制酶裂解 PCR 扩增的片段，然后再进行分析，从而大大提高了灵敏度。

（二）PCR/SSO 技术

用人工合成的 HLA 型别特异的寡核苷酸序列作为探针，与待检细胞经 PCR 扩增的 HLA 基因片段杂交，从而确定 HLA 型别。PCR 技术可将 HLA 复合体上指定基因片段特异性地扩增 5~6 个数量级，而专门设计的 SSO（sequencedpecific oligonucleotide，序列特异的寡核苷酸）探针又能探测出等位基因间 1~2 个核苷酸的差异，故 PCR/SSO 技术具有灵敏

度高、特异性强、需样本量少等优点。

（三）PCR/SSP 技术

目前常规的 HLA-DNA 分型技术，包括上述的 PCR/RFLP、PCR/SSO 等，最终均需用标记的特性探针与扩增产物进行杂交，再分析结果。PCR/SSP 方法则设计出一整套等位基因组特异性引物(sequence specific primer, SSP)，借助 PCR 技术获得 HLA 型别特异的扩增产物，可通过电泳直接分析带型决定 HLA 型别，从而大大简化了实验步骤。

由于传统方法在 II 类抗原分型方面困难较大，故上述几种基因分型方法目前主要用于 II 类基因座。此外，目前已建立的 HLA 基因分型技术还包括 PCR 单链构像多态性分析 (PCR-single strand conformational polymorphism, PCR-SSCP) 和 PCR 异源二聚体电泳多态即 PCR 指纹图分析。DNA 分型技术的应用，使 HLA 型别分析达到了更精细的水平，并由此发现了更多的 HLA 多态性。HLA 的 DNA 分型技术现已成为血清学方法的竞争者，并可能在不久的将来完全取而代之。

（徐志本）

第三章 免疫球蛋白

抗体(antibody,Ab)是指B细胞识别抗原后活化、增殖分化为浆细胞,由浆细胞合成和分泌的能与相应抗原发生特异性结合的球蛋白。抗体主要存在于血清中,但也见于其他体液及外分泌液中,故将抗体介导的免疫称为体液免疫。1890年德国学者Bchring用白喉外毒素免疫动物后,在其血清中发现了能够中和这种外毒素的物质,称之为抗毒素,其后人们将血清中这类能够发生特异性反应的组分称之为抗体。1937年Tiselius等在血清蛋白电泳试验中,发现抗体活性主要存在于γ区,故认为抗体即是γ球蛋白(图3-1)。1968年和1972年,WHO和国际免疫学会联合会的专门委员会决定,将具有抗体活性或化学结构与抗体相似的球蛋白统称为免疫球蛋白(immunoglobulin,Ig)。免疫球蛋白分为分泌型(secreted Ig, sIg)和膜型(membrane Ig, mIg),前者存在于血液及组织液中,具有抗体的功能;后者构成B细胞表面的抗原受体。免疫球蛋白是化学结构的概念,而抗体是生物学功能上的概念,所有抗体均是免疫球蛋白,但并非所有免疫球蛋白都具有抗体活性。

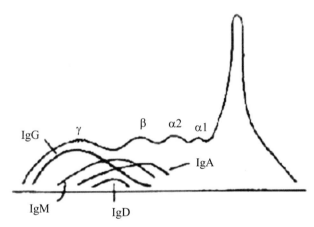

图 3-1 不同类免疫球蛋白的电泳分离图

第一节 免疫球蛋白的结构与功能

一、免疫球蛋白分子的基本结构

Porter等对血清IgG抗体的研究证明,Ig分子的基本结构是由四条肽链组成的,各肽链间由数量不等的链间二硫键连接。在结构上Ig可分为三个大小大致相同的片段,其中两个大小完全一致的片段位于分子的上方,通过一易弯曲的区域与主干连接,形成一"Y"字形结构(图3-2),组成Ig单体,是免疫球蛋白分子的基本单位。

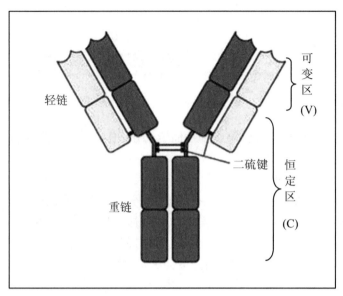

图 3-2　Ig 的基本结构

(一) 重链和轻链

任何一类天然免疫球蛋白分子均含有四条肽链,其中,分子量较大的长链称为重链(heavy chain,H 链),而分子量较小的短链称为轻链(light chain,L 链)。同一天然 Ig 分子中的两条 H 链或 L 链的氨基酸组成完全相同。

1. 重链

分子量为 50～75 kD,每条有 450～550 个氨基酸残基,重链间由二硫键相连。各类免疫球蛋白重链恒定区的氨基酸组成和排列顺序不尽相同,因此其抗原性也不同,可将重链分为五类或五个同种型(isotype),分别用希腊字母 γ、α、μ、δ 和 ε 表示,根据免疫球蛋白所含的重链类别不同,免疫球蛋白相应地分为 IgG、IgA、IgM、IgD 和 IgE。不同类的免疫球蛋白具有不同的特征,如链内二硫键的数目和位置、连接寡糖的数量、结构域的数目及铰链区的长度等均不完全相同。即使是同一类 Ig,其铰链区氨基酸组成和重链二硫键的数目、位置也不同,据此又可将同一类 Ig 分为不同的亚类(subclass)。例如人 IgG 可分为 IgG1～IgG4,IgA 可分为 IgA1 和 IgA2,IgM、IgD 和 IgE 尚未发现有亚类。

2. 轻链

分子量约为 25 kD,由 214 个氨基酸残基组成。轻链有两种,分别为 κ 链与 λ 型链,据此可将 Ig 分为两型,即 κ 型和 λ 型。一个天然 Ig 分子上两条轻链的型别总是相同的,但同一个体内可存在分别带有 κ 链和 λ 链的抗体分子。五类 Ig 中每类 Ig 都可以有 κ 链和 λ 链,两型轻链的功能无差异。不同种属生物体内两型轻链的比例不同,正常人血清免疫球蛋白 κ:λ 约为 2:1,而小鼠则为 20:1。κ:λ 比例的异常可能反映出免疫系统的异常,例如人类免疫球蛋白 λ 链过多,提示可能发生 B 细胞肿瘤。根据 λ 链恒定区个别氨基酸的差异,又可分为 λ1、λ2、λ3 和 λ4 四个亚型。

(二) 可变区和恒定区

免疫球蛋白单体中每条多肽链两端游离的氨基酸或羧基的方向是一致的,分别命名为氨基酸端(N端)和羧基端(C端)。通过分析不同免疫球蛋白重链和轻链的氨基酸序列,发现重链和轻链靠近N端的约110个氨基酸的序列变化很大,该区域称为可变区(variable region,V区),分别占重链的1/4和轻链的1/2;而靠近C端氨基酸序列相对稳定的区域,称为恒定区(constant region,C区),分别占重链的3/4和轻链的1/2。

1. 可变区

重链和轻链的V区分别称为VH和VL。VH和VL各有3个区域的氨基酸组成和排列顺序高度可变,称为高变区(haypervariable region,HVR)或互补决定区(complementarity determining region,CDR),分别用HVR1(CDR1)、HVR2(CDR2)和HVR3(CDR3)表示,一般CDR3变化程度更高。VH的3个高变区分别位于29~31、49~58和95~102位氨基酸,VL的3个高变区位于28~35、49~56和91~98位氨基酸。VH和VL的3个CDR共同组成Ig的抗原结合部位,决定着抗体的特异性,负责识别及结合抗原,从而发挥免疫效应。V区中CDR之外区域的氨基酸组成和排列顺序相对不易变化,称为骨架区(framework region,FR)。VH和VL各有四个骨架区,分别用FR1、FR2、FR3和FR4表示。

2. 恒定区

重链和轻链的C区分别称为CH和CL。不同型(κ或λ)Ig的CL的长度基本一致。但不同类Ig的CH的长度不一,IgG、IgA和IgD重链C区有CH1、CH2和CH3三个结构域,IgM和IgE重链C区有CH1、CH2、CH3和CH4四个结构域。同一种属的个体,所产生针对不同抗原的同一类别Ig,尽管其V区各异,但其C区氨基酸组成和排列顺序比较恒定,其免疫原性相同。

(三)铰链区

铰链区不是一个独立的功能区,位于CH1和CH2之间。五类Ig或亚类的铰链区所含氨基酸数目不等,因此铰链区也不尽相同,例如α1、α2、γ1、γ2和γ4链的铰链区较短,只有10多个氨基酸残基;γ3和δ链的铰链区较长,约含60多个氨基酸残基,其中γ3铰链区含有14个半胱氨酸残基。IgM和IgE缺乏铰链区。铰链区包括H链间二硫键,该区富含脯氨酸,形成α-螺旋,易发生伸展及一定程度的转动,能改变两个结合抗原的Y形臂之间的距离,有利于两臂同时结合两个抗原表位。CH2和CH3构型变化,显示出活化补体、结合组织细胞等生物学活性。铰链区对木瓜蛋白酶、胃蛋白酶敏感,当用这些蛋白酶水解免疫球蛋白分子时此区常发生裂解。

(四)结构域

Ig分子的两条重链和两条轻链都可折叠为数个球形结构域(domain),每个结构域一般具有其对应功能。轻链有VL和CL两个结构域;IgG、IgA和IgD重链有VH、CH1、CH2和CH3四个结构域;IgM和IgE重链有VH、CH1、CH2、CH3和CH4五个结构域。这些结构域结构相似而功能不同。每个结构域约由110个氨基酸组成,其氨基酸的序列具有相似性或同源性,二级结构是由几股多肽链折叠组成的两个反向平行的β片层,两个β片层中心的两个半胱氨酸残基由一个链内二硫键垂直连接,可稳定结构域,形成一个"β桶状"结构。具有这类独特折叠结构的分子不仅有Ig,其他许多膜型和分泌型分子也含有该类结构。因此,这类分子被统称为免疫球蛋白超家族。

二、免疫球蛋白的其他成分

除重链和轻链组成的基本结构外,某些类别 Ig 还含有其他辅助成分。

1. J 链(joining chain)

J 链分子量约为 15 kD,由浆细胞合成的酸性糖蛋白,以二硫键的形式共价结合到免疫球蛋白的重链上,富含半胱氨酸。主要功能是将单体 Ig 分子连接为二聚体或五聚体以及在体内转运中具有一定的作用。2 个 IgA 单体由 J 链连接成二聚体,5 个 IgM 单体由二硫键相互连接并与 J 链连接形成五聚体。IgG、IgD 和 IgE 常为单体,无 J 链。

2. 分泌成分(secretory component, SC)

又称分泌片(secretory piece),是分泌型 IgA 上的一个辅助成分,分子量约为 75 kD 的糖蛋白,由黏膜上皮细胞合成和分泌,以共价形式结合到由 J 链连接的二聚体 IgA 分子上,形成分泌型 IgA(SIgA)。分泌片具有保护分泌型 IgA 的铰链区免受外分泌液中蛋白水解酶降解的作用,并介导 SIgA 分泌到黏膜表面,发挥黏膜免疫作用。

三、免疫球蛋白的水解片段

在一定条件下,免疫球蛋白分子肽链的某些部分易被蛋白酶水解成各种片段。木瓜蛋白酶和胃蛋白酶是最常用的两种 Ig 蛋白水解酶,可用于研究 Ig 的结构和功能,分离和纯化特定的 Ig 多肽片段(图 3-3)。

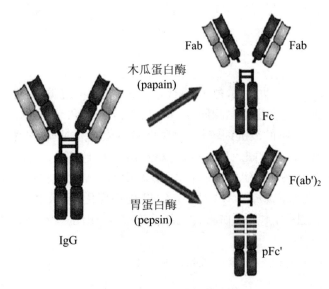

图 3-3 Ig 的水解片段

(一) 木瓜蛋白酶水解片段

Porter 等最早用木瓜蛋白酶水解兔 IgG,从而获得了 Ig 四条肽链的基本结构和功能。

(1) 裂解部位　木瓜蛋白酶水解 IgG 的部位是在铰链区二硫键的两条重链的近 N 端。

(2) 裂解片段　共裂解为三个片段:① 两个抗原结合段(fragment of antigen binding, Fab),相当于抗体分子的两个臂,每个 Fab 段由一条完整的轻链和重链的 VH、CH1 结构域组成,Fab 段分子量为 54 kD。一个完整的 Fab 段可与抗原结合,表现为单价,但不能形成凝集或沉淀反应。Fab 段中约 1/2 H 链部分称为 Fd 段,约含 225 个氨基酸残基,包括 VH、CH1 和部分铰链区。② 一个可结晶段(fragment crystallizable,Fc),由连接 H 链的二硫键和近羧基端约 1/2 的两条 H 链所组成,相当于 IgG 的 CH2 和 CH3 结构域,分子量约 50 kD。Fc 段无抗原活性,是 Ig 与效应分子或细胞相互作用的部位。

(二) 胃蛋白酶的水解片段

Nisonoff 等最早用胃蛋白酶裂解免疫球蛋白。

(1) 裂解部位　胃蛋白酶作用于铰链区二硫键所连接的两条重链的近 C 端,水解 Ig 后可获得 1 个 $F(ab')_2$ 片段和一些小片段 pFc′。

(2) 裂解片段

① $F(ab')_2$ 包括一对完整的 L 链和由链间二硫键相连的一对略大于 Fab 中 Fd 的 H 链,称为 Fd′,约含 235 个氨基酸残基,包括 VH、VH1 和铰链区。$F(ab')_2$ 具有双价抗体活性,与抗原结合可发生凝集和沉淀反应。双价的 $F(ab')_2$ 与抗原结合的亲合力要大于单价的 Fab。由于应用 $F(ab')_2$ 时保持了结合相应抗原的生物学活性,又减少或避免了 Fc 段抗原性可能引起的副作用,因而它在生物制品中有较大的实际应用价值。如白喉抗毒素、破伤风抗毒素经胃蛋白酶水解后精制提纯的制品,因去掉了 Fc 段而减少了发生超敏反应的几率。$F(ab')_2$ 经还原等处理后,H 链间的二硫键可发生断裂而形成两个相同的 Fab′片段。

② 胃蛋白酶水解 Ig 后产生的 pFc′最终被降解,无生物学活性。

第二节　各类免疫球蛋白的特性与功能

同一种属的个体可以产生五类 Ig,不同的 Ig 在体内含量、分子结构、主要功能等方面均不相同,显示出各自特性。

(一) IgG

IgG 主要由脾脏、淋巴结中的浆细胞合成和分泌,以单体形式存在。个体出生后 3 个月开始合成,3~5 岁接近成人水平。人 IgG 有 4 个亚类(IgG1~IgG4)。半衰期相对较长,为 20~30 天。其亲和力高,在体内分布广,是血清和胞外液中含量最高的 Ig 成分,分布于全身所有组织和体液(包括脑脊液),在血清和组织液中各约占 50%。IgG 是机体抗感染的主要抗体(抗感染的"主力军"),同时也是机体再次免疫应答产生的主要抗体。IgG 与外毒素结合能中和其毒性;IgG1、IgG2 和 IgG3 与抗原形成免疫复合物后,其 CH2 结构通过经典途径活化补体,发挥溶菌、溶细胞等作用;IgG 通过 Fc 段与吞噬细胞、NK 细胞等表面的 FcR 结合,发挥调理作用及 ADCC 作用;IgG 是唯一能通过胎盘的 Ig,IgG1、IgG2、IgG4 可通过胎盘屏障,形成新生儿的天然被动免疫,在新生儿抗感染免疫中发挥重要作用;人 IgG1、IgG2、IgG4 可通过其 Fc 段与葡萄球菌蛋白 A 结合,用于免疫诊断。此外,许多自身抗体如抗甲状腺球蛋白抗体、抗核抗体,均属于 IgG,参与自身免疫性疾病的病理损伤过程。引起Ⅱ、Ⅲ型超敏反应的抗体也属于 IgG。

(二) IgM

血清中的 IgM 由 5 个单体通过一个 J 链和二硫键连接成五聚体,分子量最大,为 970

kD,沉降系数为 19 S,称为巨球蛋白。主要在脾脏和淋巴结产生,一般不能通过血管壁。主要分布在血液中,IgM 占血清总 Ig 的 5%～10%,血清浓度约 1 mg/mL,具有较强的抗全身感染的作用。IgM 具有较高的结合价,属于高效能抗微生物抗体,具有强大的激活补体经典途径的作用,其杀菌、溶菌、溶血、促吞噬及凝集作用比 IgG 高 500～1000 倍。IgM 可中和毒素和病毒,人体缺乏 IgM 可能发生致死性败血症。IgM 是初次体液免疫应答早期阶段产生的主要 Ig,在感染早期即可产生,是机体抗感染的"先头部队",所以检测 IgM 水平可用于传染病早期诊断。IgM 也是个体发育中最早出现的抗体,胚胎晚期已能合成,且不能通过胎盘。所以新生儿脐带血中若出现针对某种病原微生物的 IgM,表示胚胎期有相应病原微生物的感染,提示胎儿在子宫内就受到感染(如梅毒螺旋体、风疹病毒或巨细胞病毒等感染)。IgM 参与Ⅱ、Ⅲ型超敏反应。巨球蛋白血症、系统红斑狼疮等患者血清中有较高浓度的 IgM。类风湿因子、凝集素、天然血型抗体也为 IgM,血型不符的输血,易发生严重的溶血反应。膜型 IgM(mIgM)是 B 细胞抗原受体的主要成分,只表达 mIgM 是未成熟 B 细胞的标志。

(三) IgA

1. 血清型 IgA

为单体结构,含量占血清总 Ig 的 10%左右,半衰期为 5～6 天。具有抗菌、抗毒素、抗病毒作用,对支原体和某些真菌可能也有作用。近年来研究发现,IgA 与组织抗原具有特殊结合力从而消除进入循环中的此类抗原,防止其诱导炎症或自身免疫应答。

2. 分泌型 IgA(secretory IgA,SIgA)

由 J 链连接形成的二聚体,通过黏膜或浆膜上皮细胞向外分泌时,与上皮细胞所产生的分泌片连接成完整的 SIgA,释放到分泌液中。SIgA 由呼吸道、消化道、泌尿生殖道等处黏膜固有层中浆细胞所产生,主要存在于初乳、唾液、泪液、胃肠液、支气管分泌液等外分泌液中。SIgA 具有阻止和抑制黏附、中和毒素(如霍乱弧菌毒素和大肠杆菌毒素)和病毒(如脊髓灰质炎病毒)、介导 ADCC 作用等功能,是机体黏膜防御感染的重要因素,故称为机体抗感染的"地方部队"。SIgA 水平较低的幼儿易患呼吸道或消化道感染,老年性支气管炎也可能与呼吸道 SIgA 合成功能降低有关。产妇初乳中 SIgA 含量很高,新生儿可通过母乳喂养获得母体 SIgA,形成自然被动免疫。

(四) IgD

IgD 于 1995 年从人骨髓瘤蛋白中发现,分子量为 175 kD,主要由扁桃体、脾等处浆细胞产生,人血清中 IgD 浓度为 3～40 μg/mL,不到血清总 Ig 的 1%,在个体发育中合成较晚。IgD 铰链区很长,且对蛋白酶水解敏感,因此 IgD 半衰期很短,仅 2.8 天。血清中 IgD 确切免疫功能尚不清楚。膜结合型 IgD(mIgD)构成 BCR,是 B 细胞分化发育成熟的标志,未成熟 B 细胞仅表达 mIgM,成熟 B 细胞可同时表达 mIgM 和 mIgD。成熟 B 细胞活化后或者变成记忆 B 细胞时,mIgD 逐渐消失。

(五) IgE

IgE 是 1966 年发现的一类 Ig,分子量为 188 kD,血清中含量极低,仅占血清总 Ig 的 0.002%,在个体发育中合成较晚。ε链有 4 个 CH(Cε1～Cε4),无铰链区,含有较多的半胱氨酸和甲硫氨酸。对热敏感，56 ℃、30 min 可使 IgE 丧失生物学活性。IgE 主要由鼻咽部、扁桃体、支气管、胃肠等黏膜固有层的浆细胞产生，这些部位常是变应原入侵和 I 型超敏反应发生的场所。IgE 为亲细胞抗体，Cε2 和 Cε3 功能区可与嗜碱性粒细胞、肥大细胞膜上高亲和力 FcεR I 结合。变应原再次进入机体与已固定在嗜碱性粒细胞、肥大细胞上的 IgE 结合，可引起 I 型超敏反应。寄生虫感染或过敏反应发作时，局部的外分泌液和血清中 IgE 水平都明显升高。

第三节　免疫球蛋白的生物学活性

免疫球蛋白的功能与其结构密切相关，其 C 区和 V 区的作用构成了免疫球蛋白的生物学功能。

一、免疫球蛋白 V 区的功能

识别并特异性结合抗原是免疫球蛋白的主要功能。执行该功能的结构是免疫球蛋白的 V 区，V 区的 CDR 组成其特异性的抗原结合位点，可与相应抗原上的表位互补结合，这种结合具有特异性和可逆性。免疫球蛋白分子有单体、二聚体和五聚体，因此结合抗原表位的数目也不相同。Ig 结合抗原表位的个数称为抗原结合价。单体 Ig 可结合 2 个抗原表位，为双价，分泌型 IgA 为 4 价，五聚体 IgM 理论上为 10 价，但由于立体构型的空间位阻，一般只能结合 5 个抗原表位，故为 5 价。

免疫球蛋白的 V 区可与抗原结合，如在体内可结合病原体（如细菌、病毒等）及其产物（如外毒素），发挥阻抑细菌黏附及中和病毒、中和毒素等免疫防御功能；B 细胞膜表面的 IgM 和 IgD 等 Ig 构成 B 细胞的抗原识别受体，能特异性识别抗原分子。在体外各种抗原、抗体结合可出现凝集、沉淀等反应，有利于抗原或抗体的检测或功能判断。

二、免疫球蛋白 C 区的功能

1. 激活补体

IgM、IgG1、IgG2 和 IgG3 与相应抗原结合后，可因构型改变而使 IgG 的 CH2 和 IgM 的 CH3 结构域内的补体结合位点暴露，从而通过经典途径活化补体，产生多种效应功能。其中 IgM、IgG1 和 IgG3 激活补体系统的能力强于 IgG2。IgA、IgE 和 IgG4 本身难于激活补体，但形成聚合物后可通过旁路途径激活补体系统。通常 IgD 不能激活补体。

2. 结合细胞表面 Fc 受体

不同细胞表面具有不同 Ig 的 Fc 受体，分别用 FcγR、FcεR、FcαR 等来表示。当 Ig 与相应抗原结合后，由于构型的改变，其 Fc 段可与具有相应受体的细胞结合。IgE 抗体由于其 Fc 段结构特点，可在游离情况下与有相应受体的细胞（如嗜碱性粒细胞、肥大细胞）结合，称为亲细胞抗体。抗体与 Fc 受体结合可发挥不同的生物学作用。

（1）调理吞噬作用（opsonization）　调理作用是指抗体如 IgG（特别是 IgG1 和 IgG4）的 Fc 段与中性粒细胞、巨噬细胞等上的 Fc 受体结合，从而增强吞噬细胞吞噬细菌等颗粒性抗原，此即调理作用。如细菌特异性的 IgG 抗体可以其 Fab 段与相应的细菌抗原结合，以其 Fc 段与巨噬细胞或中性粒细胞表面相应 Fc 受体结合，通过 IgG Fab 段和 Fc 段的"桥联"作用,促进吞噬细胞对细菌的吞噬,发挥调理作用。抗体的调理机制一般认为是:① 抗体在抗原颗粒和吞噬细胞之间"搭桥",从而加强了吞噬细胞的吞噬作用;② 抗体与相应颗粒性抗原结合后,改变抗原表面电荷,降低吞噬细胞与抗原之间的静电斥力;③ 抗体可中和某些细菌表面的抗吞噬物质如肺炎双球菌的荚膜,使吞噬细胞易于吞噬;④ 吞噬细胞 FcR 结合抗原抗体复合物,使吞噬细胞被活化。

(2) 抗体依赖的细胞介导的细胞毒作用(antibody-dependent cell-mediated cytotoxicity, ADCC) 指 IgG 的 Fab 段与靶细胞(如病毒感染的细胞或肿瘤细胞)上相应抗原结合后,其 Fc 段与具有杀伤作用的效应细胞(如 NK 细胞、单核细胞、巨噬细胞、中性粒细胞等)表面相应的 Fc 受体(FcγR)结合,从而触发和增强效应细胞对靶细胞的杀伤作用,发挥抗体依赖的细胞介导的细胞毒作用。NK 细胞是介导 ADCC 的主要细胞。目前已知,NK 细胞发挥 ADCC 效应主要是通过其膜表面低亲和力 FcγRⅢ(CD16)所介导的,IgG 不仅起到连接靶细胞和效应细胞的作用,同时还刺激 NK 细胞合成和分泌肿瘤坏死因子和 γ 干扰素等细胞因子,并释放颗粒,溶解靶细胞。嗜酸性粒细胞发挥 ADCC 作用是通过其 FcεRⅡ 和 FcαR 介导的,嗜酸性粒细胞可脱颗粒释放碱性蛋白等,在杀伤寄生虫如蠕虫中发挥重要作用。

(3) 介导Ⅰ型超敏反应 IgE 是亲细胞抗体。变应原刺激机体产生 IgE,可通过其 Fc 段与嗜碱性粒细胞、肥大细胞表面 IgE 高亲力 Fc 受体(FcεRⅠ)结合,使其致敏。若相同变应原再次进入机体与致敏靶细胞表面特异性 IgE 结合,刺激细胞脱颗粒,促使细胞合成和释放生物活性介质如组胺、白三烯、前列腺素、血小板活化因子等,引起Ⅰ型超敏反应。

三、通过胎盘和黏膜

在人类中,IgG 是唯一可通过胎盘从母体转移给胎儿的免疫球蛋白。胎盘母体一侧的滋养层细胞表面表达一种 IgG 输送蛋白,称为新生 Fc 段受体(neonatal Fc receptor, FcRn)。IgG 可选择性与 FcRn 结合,从而转移到滋养层细胞内,并主动进入胎儿血循环中。IgG 的这种功能与 Fc 片段结构有关,如切除 Fc 段后所剩余的 Fab 并不能通过胎盘。IgG 通过胎盘的作用是一种重要的自然被动免疫,对于新生儿抗感染有重要作用。另外,分泌型 IgA 可通过其 Fc 段,与表达于呼吸道和消化道的黏膜上皮细胞基底面的多聚-IgA 受体结合,转运到黏膜腔面,发挥黏膜局部免疫功能,是黏膜局部免疫的最主要因素。

第四节 免疫球蛋白的血清型

Ig 本身具有抗原性,可作为免疫原免疫异种动物、同种异体或在自身体内引起不同程度的免疫性。根据 Ig 不同抗原决定簇存在的不同部位以及在异种、同种异体或自体中产生免疫反应的差别,可把 Ig 的抗原性分为同种型、同种异型和独特型等三种不同抗原决定簇。

一、同种型

不同种属来源的抗体分子对异种动物来说具有免疫原性,可刺激机体产生抗该异种抗体的免疫应答。同种型(isotype)是指同一种属内所有个体共有的 Ig 抗原特异性,不同种属,其同种型抗原特异性不同。用同种型抗原免疫机体而产生的抗体可与同种属所有个体的同类 Ig 结合,但不能与其他种属个体的同类 Ig 结合。换句话说,同种型抗原特异性因种属而异。同种型的抗原性位于 CH 和 CL,同种型主要包括 Ig 的类和亚类,型和亚型。

1. 免疫球蛋的类和亚类

（1）类　决定 Ig 不同类的抗原性差异存在于 CH 上。根据 CH 抗原性的差异(即氨基酸组成、排列、构型、二硫键等的不同),H 链可分为 μ、γ、α、δ 和 ε 五类,不同 H 链与 L 链组成完整的 Ig 分子分别为 IgG、IgM、IgA、IgD 和 IgE。在基因水平上,不同类的 H 链恒定区是由不同的恒定区基因片段所编码的。不同类 Ig 在理化性质及生物学功能上可有较大差异。

（2）亚类　同一类 Ig 中由于铰链区氨基酸组成和二硫键数目的差异,可分为不同的亚类,亚类间抗原性的差异要小于不同类之间的差异。目前已发现人的 α 重链有 α1 和 α2 两个亚类,分别与 L 链组成 IgA1 和 IgA2。γ 重链有 4 个亚类,分别命名为 IgG1、IgG2、IgG3 和 IgG4。μ 重链有 μ1 和 μ2 两个亚类,分别命名为 IgM1 和 IgM2 两个亚类。目前尚未发现 IgD 和 IgE 存在不同的亚类。Ig 不同亚类也是由不同的恒定区基因片段编码的。

2. 免疫球蛋白的型和亚型

（1）型　决定 Ig 型的抗原性差异存在于 CL 上。根据 CL 抗原性的差异(氨基酸的组成、排列和构型的不同)分为 κ 和 λ 轻链,其之比约为 2∶1;而对于小鼠,97% 轻链为 κ 型,λ 型只占 3% 左右。

（2）亚型　根据 λ 轻链恒定区(C2)个别氨基酸的差异又可分为 λ1、λ2、λ3 和 λ4 四个亚型。

二、同种异型

同种异型(allotype)是指同一种属不同个体间 Ig 分子抗原性的不同,在同种异体间可诱导免疫反应。同种异型抗原性的差别往往只有一个或几个氨基酸残基的不同,可能是由于编码 Ig 的结构基因发生点突变所致,并被稳定地遗传下来,因此 Ig 同种异型可作为一种遗传标记,主要分布在 CH 和 CL 上。

三、独特型

独特型(idiotype)为同一个体内各特异性 Ig 分子 V 区上的抗原特异性,主要由 VL 和 VH 中高变区的氨基酸排列顺序和构型决定。不同 B 细胞克隆产生的 Ig 分子,结合抗原的特异性不同,其独特型也各不相同。独特型的抗原表位称为独特位(idiotope),Ig 分子每一 Fab 段均有 5~6 个独特位。独特位不仅存在于 Ig 分子中,也存在于 B 细胞和 T 细胞的抗原受体上。独特型可在异种、同种异体以及自身体内引起特异性免疫应答,产生相应的抗体,称为抗独特型抗体(antiidiotypic antibody,AId),独特型和抗独型抗体可形成一个复杂的网络,在免疫调节中占有重要地位。

第五节　抗体的制备

抗体的生物学特性使得其在疾病的诊断、免疫防治以及其基础研究中发挥着重要的作用,人类对抗体的需求也随之增大。为了研究抗体的理化性质、分子结构与功能,以及应用抗体于临床疾病的诊断、治疗及预防,都需要人工制备抗体。

一、多克隆抗体

一种天然抗原性物质(如细菌或其分泌的外毒素以及各种组织成分等)往往具有多种不

同的抗原表位,以该抗原物质刺激机体免疫系统,体内多个B细胞被激活,产生的抗体中实际上含有针对多种不同抗原表位的免疫球蛋白,即为多克隆抗体(polyclonal antibody,pcAb)。

获得多克隆抗体的途径主要是动物免疫血清、恢复期病人血清或免疫接种人群。多克隆抗体的优点是作用全面,具有中和抗原、免疫调理、介导补体依赖的细胞毒作用等重要作用,来源广泛,制备容易;缺点是特异性不高,易发生交叉反应,也不宜大量制备。

二、单克隆抗体

1975年德国学者Kohler和英国学者Milstein将可产生特异性抗体但寿命短的B细胞与无抗原特异性但寿命长的恶性骨髓瘤细胞融合,建立了可产生单克隆抗体的B淋巴细胞杂交瘤细胞和单克隆抗体技术。通过该技术融合形成的杂交细胞系及杂交瘤,既有骨髓瘤细胞大量扩增和永生的特性,又具有B细胞合成和分泌特异性抗体的能力。每个杂交瘤细胞由一个B细胞融合而成,而每个B细胞克隆仅识别一种抗原表位,故经筛选和克隆化的杂交瘤细胞仅能合成和分泌抗单一抗原表位的特异性抗体,即为单克隆抗体(McAb)。其优点是结构均一、纯度高、特异性强、效价高、少或无血清交叉反应、制备成本低可大量生产,已广泛应用于生物医学各领域。例如,用于检测各种抗原,包括肿瘤抗原、细胞表面抗原、激素、神经递质以及细胞因子等活性物质;McAb与放射性物质、抗癌药物或毒素偶联,用于肿瘤患者的肿瘤体内定位诊断和免疫导向治疗;应用抗T细胞的McAb可防治气管移植排斥反应等。但目前应用于临床的均为鼠源性McAb,其可引起超敏反应。

三、基因工程抗体

基因工程抗体兴起于20世纪80年代早期。这一技术是将对Ig基因结构与功能的了解同DNA重组技术结合,根据研究者的意图在基因水平对Ig分子进行切割、拼接或修饰,甚至是人工合成后导入受体细胞表达,产生新型抗体,也称为第三代抗体。基因工程抗体既保留了单克隆抗体均一性和特异性高的特点,又具有一些新功能或能减少不良反应,在临床上已应用于肿瘤、病毒性疾病、自身免疫病和某些神经系统疾病等的治疗。但目前制备的基因工程抗体亲和力弱、效价低、价格昂贵,尚未能在实际工作中广泛应用。

迄今已成功构建的基因工程抗体有人-鼠嵌合抗体、改型抗体、双特异性抗体、Fv抗体、单链抗体、小分子抗体、噬菌体抗体和胞内抗体等。人-鼠嵌合抗体是将鼠源性抗体的V区与人抗体的C区融合而成的抗体,此类抗体保留了鼠源性抗体的特异性和亲和力,显著减少了其对人体的免疫原性,并可对抗体进行不同亚类的转换,从而产生特异性相同、可介导不同效应的抗体分子。改型抗体也称人源化抗体,是将鼠源性抗体CDR植入人源抗体的V区,取代人源抗体的CDR而重构的抗体,此类抗体分子中异源性蛋白质的含量较低,免疫原性比嵌合抗体显著减少。小分子抗体是由Fab或Fv(由VH和CH1组成)或单一肽链形成的抗体,其大小仅为IgG分子的1/12～1/3,免疫原性低,穿透力强。噬菌体抗体是将克隆的人Ab的V区基因与一种丝状噬菌体DNA上的特定基因连接,转染细菌后,在其膜表面表达的Fab段(或单链抗体)-噬菌体外壳蛋白(基因Ⅲ或Ⅷ产物)融合物,具有抗体活性。胞内抗体是应用基因工程抗体技术获得的仅在细胞内表达并仅作用于胞内靶分子的抗体或其片段。

(徐志本)

第四章 补体系统

补体(complement)是存在于任何脊椎动物血清、组织液中的一组经活化具有酶活性的蛋白质。早在19世纪末,在研究免疫溶菌现象时,发现如将免疫血清加热至60 ℃下30 min将丧失溶菌能力,进一步证明免疫血清中含有2种物质与溶菌现象有关。其后又证实了抗各种动物红细胞的抗体加入补体成分亦可引起红细胞的溶解现象。自此建立了早期的补体概念。即补体为正常血清中的单一组分,是辅助特异性抗体溶菌作用的补充物质,故而得名。后发现补体是由30多种可溶性蛋白和膜结合蛋白组成的。具有精密调控机制的蛋白反应系统,被称为补体系统。

正常情况下,补体成分是以无活性的蛋白酶前体形式存在的。在某些激活物(如抗原抗体复合物、某些微生物成分及其他外源性和内源性物质等)的参与下,补体蛋白依次被激活,其活化过程表现为一系列丝氨酸蛋白酶的级联酶解反应。所形成的活化产物具有调理吞噬、溶解细菌、介导炎症、调节免疫应答和清除免疫复合物等生物学功能。补体不仅是机体固有免疫防御的重要部分,也是抗体发挥免疫效应的主要机制之一,并对免疫系统的功能具有调节作用,补体缺陷、功能障碍或过度活化与多种疾病的发生和发展密切相关,是体内具有重要生物学作用的效应系统。

第一节 补体系统的组成和理化性质

一、补体分子的组分和命名

1. 补体系统的组成

补体系统由30多种成分组成,按其生物学功能可以分为补体固有成分、补体调节蛋白和补体受体等三类。

(1) 补体固有成分 是存在于血浆和体液中,参与补体激活(活化)级联反应的基本成分,包括:① 经典激活途径的C1q、C1r、C1s、C2、C4;② 旁路激活途径的B因子、D因子、备解素(properdin,P因子);③ 甘露糖结合凝集素途径(MBL途径)的MBL、MBL相关丝氨酸蛋白酶(MASP);④ 补体活化的共同成分C3、C5、C6、C7、C8、C9。

(2) 补体调节蛋白(complement regulatory protein) 指存在于血浆中和细胞膜表面,通过调节补体激活途径中关键酶而控制补体活化强度和范围的蛋白分子,包括血浆中H因子、I因子、C1INH、C4bp、S蛋白、Sp40、羧肽酶N(过敏毒素灭活因子)、H因子样蛋白(FHL)、H因子相关蛋白(FHR);存在于细胞膜表面的衰变加速因子(DAF)、膜辅助蛋白(MCP)、CD59等。

(3) 补体受体(complement receptor,CR) 指存在于不同Ⅰ型包膜表面、能与补体激活过程所形成的活性片段结合、介导多种生物效应的受体分子。目前已发现CR1、CR2、

CR3、CR4、CR5 及 C3aR、C4aR、C5aR、C1qR、C3eR、H 因子受体(HR)等。

2. 补体系统的命名

参与补体经典激活途径的固有成分,按其被发现的先后分别被命名为 C1(q、r、s)、C2、C3、C4、C5、C6、C7、C8、C9;参与旁路激活途径起始的成分以因子(英文大写字母)表示,如 D 因子、P 因子、B 因子;补体调节蛋白多按其功能命名,如 C1 抑制物、促衰变因子、C4 结合蛋白等;补体活化后的裂解片段,以本成分的符号后附加小写英文字母表示,如 C3a、C3b 等,一般以 a 和 b 分别表示小片段和大片段(C2 除外),同时有的 b 片段(如 C3b)还可以进一步裂解(如 C3c、C3d);具有酶活性的成分或复合物可在其符号上划一横线表示;灭活的补体片段,在其符号前加英文字母 i 表示,如 iC3b。

二、补体的生物合成

人类胚胎发育早期即可合成补体,出生后 3~6 个月达到成人水平。成人血清补体蛋白总量占血清总蛋白的 5%~6%。补体蛋白可由体内多种组织细胞合成,出生后肝细胞和巨噬细胞是产生补体的主要细胞,约 90%的血浆补体成分由肝脏合成,例如,C1 由肠上皮细胞和单核/巨噬细胞产生;D 因子由脂肪组织产生;其他器官和细胞(如内皮细胞、淋巴细胞、神经胶质细胞、肾脏上皮细胞、生殖器官等)也能合成补体的某些成分。

在感染、组织损伤急性期及炎症状态下,局部和血清补体水平升高,其机制可能为急性期促炎性细胞因子(如 TNF-α、IL-1、IL-6 等)促进肝细胞及局部浸润的单核/巨噬细胞等补体基因的转录与表达。

三、补体的理化性质

补体成分均为球蛋白,大多为 β 球蛋白,少数为 α 或 γ 球蛋白。其性质极不稳定,对热敏感,56 ℃ 30 min 即可灭活,室温下也易失去活性,用于检测或研究的补体标本应保存于 -20 ℃ 以下。此外,紫外线照射、机械震荡或某些添加剂均可破坏补体。

第二节 补体系统的激活

生理情况下,血清中补体成分大多数以无活性的酶前体形式存在。只有在某些活化物的参与下或在特定的固相表面,补体各成分才依次被激活。被激活的前一组分,具备了裂解下一组分的活性,由此形成了一系列放大的级联反应,最终发挥溶细胞效应。在补体活化过程中可同时产生多种水解片段,它们共同参与了机体的炎症反应与免疫调节等。

补体的激活主要有三条途径,即经典途径、旁路途径和凝集素途径。在进化和发挥抗感染作用的过程中,先出现或发挥作用的依次是旁路激活途径、凝集素激活途径,最后出现的是依赖抗体的经典激活途径。三条途径前期启动机制各异,但具有共同的末端通路(terminal pathway)。

一、经典激活途径

补体活化的经典途径(classical pathway)主要是指 C1q 与激活物(抗原抗体复合物)结合后,顺序活化 C1q、C1r、C1s、C4、C2、C3,形成 C3 转化酶($\overline{C4b2a}$)与 C5 转化酶($\overline{C4b2a3b}$),从而启动补体活化的级联酶促反应过程。因该途径的激活有赖于特异性抗体的形成,故主要在感染的中晚期,或抵抗病原体再次入侵时发挥作用。

1. 激活物与激活条件

免疫复合物(immune complex,IC)是经典途径的主要激活物。C1 与 IC 中抗体分子的 Fc 段结合是经典途径的始动环节,每一个 C1q 分子必须同时与免疫复合物中两个以上 Ig 分子的 Fc 段(如 IgM 的 CH3 区或 IgG1、IgG2、IgG3 的 CH2 区)结合后才能活化。IgM 分子为五聚体,含 5 个 Fc 段,故单个 IgM 分子即可激活 C1q;而 IgG 是单体,与抗原结合后需要相邻两个或两个以上 IgG 分子与 C1q 分子桥联,才能活化 C1q。此外,如肝素、多核苷酸等多聚分子,细菌脂多糖,C 反应蛋白,某些病毒蛋白(如 HIV 的 gp120)等也可激活经典途径,但其意义尚不清楚。

2. 激活过程

参与经典激活途径的固有成分包括 C1(C1q、C1r、C1s)、C2、C3、C4、C5、C6、C7、C8、C9,按其在激活过程中的作用,人为地分成三组,即识别单位(C1q、C1r、C1s)、活化单位(C4、C2、C3)和膜攻击单位(C5~C9),分别在激活的不同阶段即识别阶段、活化阶段和膜攻击阶段中发挥作用。

(一)识别阶段

抗原和抗体结合后,抗体发生构象改变,其 Fc 段的补体结合部位暴露,C1 是由三个单位 C1q、C1r 和 C1s 依赖 Ca^{2+} 结合成的牢固的非共价大分子,C1q 与之结合并被激活,即为补体激活的识别阶段。C1q 为六聚体,其每一亚单位的头部是 C1q 与 Ig 结合的部位,C1r 和 C1s 与 C1q 相连。当两个以上的 C1q 头部被 IC 中 IgM 或 IgG Fc 段的补体结合点结合后,C1q 的分子构象即发生改变,导致 C1r 裂解而活化,后者可进而激活 C1s,活化的 C1s 具有丝氨酸蛋白酶活性(图 4-1)。在经典途径中,一旦形成 $\overline{C1s}$,即完成识别阶段,并进入活化阶段。

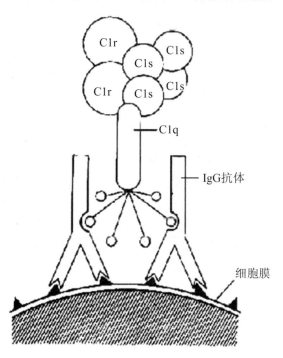

图 4-1　C1q 示意图

（二）活化阶段

活化的 C1s 依次酶解 C4、C2,形成具有酶活性的 C3 转化酶 $\overline{C4b2a}$,后者进一步酶解 C3 并形成 C5 转化酶 $\overline{C4b2a3b}$,即为经典激活途径的活化阶段。

在 Mg^{2+} 存在的情况下,$\overline{C1s}$ 将 C4 裂解为两个片段,小片段 C4a 释放入液相,大片段的 C4b(仅 5%左右)可与细胞膜或 IC 结合,未结合的 C4b 在液相中很快被灭活。C2 为丝氨酸蛋白酶原,血浆浓度很低,为补体活化级联酶促反应的限速成分。C2 与固相的 C4b 有较高的亲和力,C2 与 C4b 形成 Mg^{2+} 依赖性复合物,继而被 $\overline{C1}$ 裂解,所产生小片段 C2b 被释放入液相,而大片段 C2a 可与 C4b 形成稳定的 $\overline{C4b2a}$,此即经典激活途径 C3 转化酶。

C3 是血浆中含量最高的补体成分,为三条补体激活途径的共同组分。C3 的裂解是补体活化级联反应中的枢纽型步骤。$\overline{C4b2a}$ 中的 C4b 可与 C3 结合,其中具有丝氨酸蛋白酶活性的 C2a 可水解 C3 形成 C3a 和 C3b,前者释放入液相,10%左右的 C3b 分子可与细胞表面的 $\overline{C4b2a}$ 结合,形成 $\overline{C4b2a3b}$ 复合物,即经典激活途径的 C5 转化酶,继而进入补体激活的膜攻击阶段(图 4-2)。

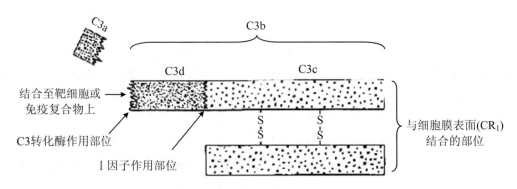

图 4-2　C3 分子及其裂解产物生物活性示意图

（三）膜攻击阶段

指膜攻击复合体(menmbrane attack complex,MAC)形成,引起细胞溶解的阶段。C5 与 C5 转化酶中的 C3b 结合,继而被裂解成 C5a 和 C5b。裂解产物 C5a 释放入液相,是重要的炎症介质;C5b 仍结合在细胞表面,并可依次与 C6 和 C7 结合,形成三分子的复合物 C5b67,插入胞膜脂质双层中,较稳定,不易从胞膜上解离。结合在膜上的 C5b67 可与 C8 结合形成 C5b678,后者继而与 12~15 个 C9 分子(poly-C9)结合,并形成 C5b6789n,即 MAC。插入的末端 MAC 可通过破坏局部磷脂双层而形成"渗漏斑",或形成穿膜的亲水性孔道。可溶性小分子物质、离子可自由透过胞膜,从胞内释出,而蛋白质类大分子滞留在细胞内,大量水分子内流致使细胞渗透压改变,导致细胞肿胀破裂。此外,末端补体成分插入胞膜,可使致死量钙离子被动地向胞内弥散,也导致靶细胞死亡。经典途径全过程见图 4-3。

二、旁路激活途径

旁路激活途径是指不经 C1、C4、C2,在 B 因子、P 因子等参与下,直接由微生物或其他激活物提供接触表面,从 C3 开始激活,形成 C3 与 C5 转化酶,激活补体级联酶促反应的活化

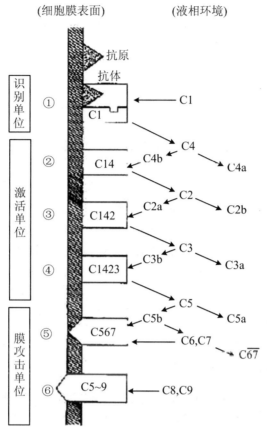

图 4-3 经典途径的激活

途径。与经典激活途径不同之处在于激活是越过了 C1、C4、C2 三种成分,直接激活 C3 继而完成 C5 至 C9 各成分的连锁反应,还在于激活物质并非抗原抗体复合物而是细菌的细胞壁成分——脂多糖,以及多糖、肽聚糖、磷壁酸、酵母多糖、葡聚糖和凝聚的 IgA 与 IgG4 等物质。旁路激活途径在细菌性感染早期,尚未产生特异性抗体时,即可发挥重要的抗感染作用。

1. 激活物

主要是可为补体激活提供接触表面或保护性环境的成分,如多糖、肽聚糖、磷壁酸、酵母多糖、葡聚糖和凝聚的 IgA 与 IgG4 等物质。

2. 激活过程

C3 是启动旁路途径并参与后续级联反应的关键分子。正常情况下,体内可缓慢而持久地自发产生低水平的 C3b。绝大多数 C3b 在液相中很快失活,少数 C3b 可与邻近颗粒表面形成共价键。若沉积在自身细胞表面,C3b 可被 I 因子、H 因子、MCP 等调节蛋白迅速灭活,并终止级联反应。反之,若与缺乏调节蛋白的微生物表面结合,则 C3b 可以 Mg^{2+} 依赖性方式与 B 因子结合。血清中 D 因子继而可将结合状态的 B 因子裂解为 Ba 和 Bb。Ba 释放入液相,Bb 仍附着于 C3b,形成 $\overline{C3bBb}$ 复合物,即旁路途径 C3 转化酶。若 $\overline{C3bBb}$ 与血清中备解素(P 因子)结合形成 $\overline{C3bBbP}$,可进一步增强其稳定性。其中的 Bb 片段具有丝氨酸蛋白酶活性,催化产生更多的 C3b 分子,部分新生的 C3b 可再次激活旁路途径功能,形成更多的 C3 转化酶，从而构成了旁路途径的反馈性放大机制。部分新生的 C3b 沉积在颗粒表面并与$\overline{C3bBb}$结合，进而形成$\overline{C3bBb3b}$（或称$\overline{C3bnBb}$），即旁路途径 C5 转化酶，后者裂解 C5，引起与经典途径相同的膜攻击效应。

三、凝集素激活途径

凝集素激活途径（lectin pathway）是指血浆中的甘露糖结合凝集素（mannnan-binding lectin, MBL）及纤维胶原素（ficolin, FCN）直接识别多种病原微生物表面的甘露糖、岩藻糖等，继而使 MBL 相关的丝氨酸蛋白酶（MBL-associated serine protease, MASP）活化，从而激活补体级联酶促反应。

表面表达特殊糖结构（以甘露糖、岩藻糖等为末端糖基，脊椎动物中罕见）的病原体，如细菌、真菌、寄生虫和某些病毒为凝集素途径的激活物。血浆中的 MBL（属于急性期蛋白）和 FCN 与 C1q 结构类似，与 MASP 2 结合成复合物。MBL 和 FCN 可与病原体表面的特殊糖基结合，并发生构象改变，使 MASP 1 和 MASP 2 被激活。活化的 MASP 2 以类似于 C1s 的方式水解 C4 和 C2，形成 C3 转化酶$\overline{C4b2a}$，后续补体级联酶促反应与经典途径基本相同。MASP 1 可直接裂解 C3，参与形成旁路途径的 C3 转化酶$\overline{C3bBb}$，加强旁路途径的正反馈环路。但 MASP 1 的作用比 MASP 2 弱很多。凝集素激活途径对补体激活的经典途径及旁路途径均有交叉促进反应。

四、三条补体激活途径的特点及比较

补体是一种相对独立的固有免疫防御机制，在种系进化中，三条激活途径出现的先后顺序依次是旁路途径、MBL 途径和经典途径。三条途径起点各异，但存在相互交叉，并具有共同的终末过程（图 4-4）。

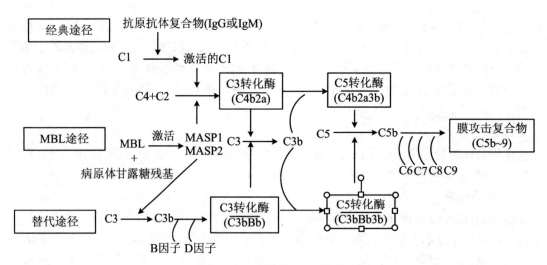

图 4-4　三条激活途径的比较

1. 经典途径

主要特点为：① 激活物主要是 IgG 或 IgM 结合膜型抗原或游离抗原所形成的免疫复合物（IC），C1q 识别抗原抗体复合物是该途径的起始步骤；② C3 转化酶和 C5 转化酶分别是$\overline{C4b2a}$和$\overline{C4b2a3b}$；③ 其启动有赖于特异性抗体的产生，故在感染后期（或恢复期）才能发挥作用,或参与抵御相同病原体再次感染机体。

2. 旁路途径

主要特点为:① "激活物"是细菌、真菌或病毒感染细胞等,直接激活 C3;② C3 转化酶和 C5 转化酶分别是 C3bBb 和 C3bBb3b;③ 存在正反馈放大环;④ 无需抗体存在即可激活补体,故在感染早期或初次感染即可发挥作用。

3. 凝集素途径

主要特点为:① 激活物非常广泛,主要是多种病原微生物表面的 N 氨基半乳糖或甘露糖,由 MBL 识别;② 除识别机制有别于经典途径外,后续过程基本相同;③ 对经典途径和旁路途径具有交叉促进作用;④ 无需抗体参与即可激活补体,可在感染早期或对未免疫个体发挥抗感染效应。

第三节 补体激活过程的调节

机体通过一系列的复杂的因素,调节补体系统的激活过程,使之反应适度。例如经 C3b 的正反馈途径即可扩大补体的生物学效应。但补体系统若过度激活,不仅无益地消耗大量补体成分,使机体抗感染能力下降;而且在激活过程中产生的大量无活性的物质,会使机体发生剧烈的炎症反应或造成组织损伤,引起病理过程。这种过度激活及其所造成的不良后果,可通过调控机制而避免。

一、补体固有成分的自身调节

补体固有成分在激活过程中产生的具有酶活性的片段极不稳定,称为级联酶促反应的重要自限因素。例如 C3 转化酶、C5 转化酶如不与下游底物结合,即发生衰变;只有与固相结合的 C4b、C3b 及 C5b 才能触发经典途径,而旁路途径 C3 转化酶则在特定的细胞或颗粒表面才能具有稳定性,故人体血循环中一般不会发生过强的自发性补体激活效应。

二、补体调节蛋白的作用

体内存在多种补体调节蛋白,包括体液中的可溶性调节蛋白和细胞膜表面的膜结合调节蛋白。补体调节蛋白通过调控补体激活途径的关键环节(C3 转化酶、MAC 的形成)而调控补体的活化。

1. 可溶性调节蛋白

(1) C1 抑制物(C1 inhibitor,C1-INH) C1-INH 与 C1 复合物结合,可防止 C1 自发性的活化,当 C1-INH 与活化的 C1r 及 C1s 牢固结合,则可抑制 C1r 及 C1s 的酶活性或使 C1s 灭活。此外,C1-INH 还可通过抑制 MASP 的活性,参与凝集素途径的调节。

(2) C4 结合蛋白(C4 binding protein,C4bp) C4bp 与 C2a 能竞争性地抑制 C4b 与 C2b 结合,抑制 C3 转化酶 C4b2a 的组装,并可加速其分解。C4bp 还能促进 I 因子对 C4b 的蛋白水解作用。

(3) I 因子 I 因子又称 C3b 灭活因子(C3b inactivator,C3b INA)。I 因子具有丝氨酸蛋白酶的活性,可将 C4b 降解为 C4c 和 C4d,而使其灭活;在 H 因子、CR1 等的辅助下可将 C3b 裂解为无活性的 iC3b。

(4) H因子 H因子可竞争性抑制B因子或Bb与C3b的结合,抑制旁路途径C3转化酶$\overline{\text{C3bBb}}$的组装。

(5) P因子 P因子对旁路途径具有正调节作用,与$\overline{\text{C3bBb}}$结合后发生构象改变,能使$\overline{\text{C3bBb}}$的半衰期延长10倍,加强C3转化酶裂解C3的效应。

2. 膜结合调节蛋白

(1) 补体受体1(CR1) CR1与C2a竞争结合C4b,抑制C3转化酶$\overline{\text{C4b2a}}$的组装,并可加速其分解,也能促进I因子对C4b的蛋白水解作用。

(2) 促衰变因子(decay acdelerating factor,DAF) DAF即CD55,可竞争性抑制B因子与C3b结合,阻止旁路途径C3转化酶的形成。同时也可竞争性抑制C2a与C4b结合,阻止经典途径与凝集素途径C3转化酶的形成。

(3) 膜辅助因子蛋白(membrane cofactor protein,MCP) MCP可与结合于细胞表面的C3b/C4b结合,协助I因子将C3b/C4b降解,抑制后续补体成分的活化。

(4) S蛋白(Sprotein) S蛋白能干扰C5b67与细胞膜的结合。C5b67虽能与C8、C9结合,但它若不结合到细胞膜(包括靶细胞的邻近的其他细胞)上,就不会使细胞裂解。

(5) C8结合蛋白(C8binding protein,C8bp) C8结合蛋白又称为同源性限制因子(homologous restriction factor,HRF)。C56与C7结合形成C567即可插入细胞膜的磷脂双层结构之中,但两者结合之前,可在体液中自由流动。因此,C567结合的细胞膜不限于引起补体激活的异物细胞表面,也有机会结合在自身的细胞上,再与后续成分形成C5~C9大分子复合物,会使细胞膜穿孔受损。这样会使补体激活部位邻近的自身细胞也被殃及。

第四节 补体的生物学活性及临床意义

一、补体的生物学功能

补体系统是人和某些动物种属,在长期的种系进化过程中获得的非特异性免疫因素之一,也在特异性免疫中发挥效应,它的作用是多方面的。补体系统的生物学活性,大多是由补体系统激活时产生的各种活性物质(主要是裂解产物)发挥的。

1. 溶菌、抗病毒和溶细胞的作用

补体激活产生MAC,形成穿膜的亲水性通道,破坏局部磷脂双层,最终导致细胞崩解。MAC的生物学效应为:溶解红细胞、血小板和有核细胞;参与宿主抗细菌和抗病毒防御机制。

2. 调理作用

补体的调节吞噬作用是机体抵御全身性细菌和真菌感染的主要机制之一。C3b、C4b、iC3b和C3b裂解片段(C3d、C3dg)与细菌或其他颗粒结合,再通过与吞噬细胞表面相应补体受体(CR1和CR3)的结合,促进吞噬细胞的吞噬作用,此为补体的调理作用。

3. 引起炎症反应

(1) 趋化作用(chemotaxis) C3a、C5a可吸引吞噬细胞向炎症部位移行、聚集,从而增强局部炎症反应,此即趋化作用。此外,趋化作用也加速了吞噬有病原体的细胞向淋巴结的移动,促进适应性免疫的发生。

（2）过敏毒素样作用　C3a、C5a 可激活肥大细胞、嗜碱性粒细胞脱颗粒，释放组胺等血管活性介质，引起毛细血管扩张、血管通透性增加，促进吞噬细胞等进入局部组织，介导局部炎症反应。因高浓度时可诱导类似过敏性休克的反应，故也被称为过敏毒素（anaphylatoxins）。

C3a、C5a 的其他效应机制还包括：引起器官平滑肌收缩；诱导血管内皮细胞表达黏附分子；C5a 还能增强吞噬细胞与血管内皮细胞的黏附，促进它们向异物存在部位移动，增强其吞噬能力以及促进吞噬细胞表达 CR1 和 CR3，加速对病原体的清除。

4. 清除免疫复合物

体内中等分子的循环免疫复合物（IC）可沉积于血管壁，经激活补体而造成周围组织损伤。补体与 Ig Fc 段结合，一方面可改变 Ig 的空间构象，抑制其结合新的抗原表位，继而抑制新的 IC 形成；另一方面，补体可借此插入免疫复合物的网络结构，在空间上干扰 Fc 段之间的相互作用，从而溶解已沉积的 IC。

另外，循环的可溶性 IC 活化补体后，产生的 C3b 一端结合于复合物中抗体分子上，另一端通过与表达 CR1 和 CR2 的红细胞、血小板结合，经血循环被带至肝脏、脾脏内，通过吞噬细胞的吞噬清除，此为免疫黏附（immune adherent）。因表达 CR1 的红细胞数量众多，故红细胞为清除循环 IC 的主要参与者。

二、补体的病理生理学意义

1. 补体抗感染防御的主要机制

在抗感染防御机制中，补体是固有免疫和适应性免疫间的桥梁。在生物进化过程中，补体作为相对独立的固有防御机制，其出现远早于适应性免疫。种系发生学研究证实，无脊椎动物和低等脊椎动物体内已能检出补体活性，且三条补体激活途径各具特点：① 旁路途径是最早出现的 C3 活化途径；② MBL 途径将原始的、凝集素介导的防御功能与补体相结合，进一步显示补体作为固有免疫防御机制的重要性；③ 补体经典途径在种系发生上出现最晚，它将非特异的补体与特异的适应性免疫应答相联系，成为体液免疫应答的重要效应机制。

病原微生物侵入机体后，在特异性抗体出现前数天内，机体有赖于固有免疫机制发挥抗感染效应。补体旁路途径或 MBL 途径通过识别微生物表面或其糖链组分而触发级联反应，所产生的裂解片段和复合物通过调理吞噬、炎症反应和溶解细菌等机制发挥抗感染作用。在特异性抗体产生后，可通过经典途径触发 C3 活化，与旁路途径中 C3 正反馈环路协同作用，形成更为有效的抗感染防御机制。

2. 参与适应性免疫应答

补体活化产物、补体受体及补体调节蛋白可通过不同机制参与适应性免疫应答。例如：① 补体介导的调理作用可促进抗原递呈细胞摄取和递呈抗原，启动适应性免疫应答；② 与抗原结合的 C3d 可介导 BCR 与 CR2/CD19/CD81 复合物交联，促进 B 细胞活化；③ 补体调节蛋白 CD55、CD46 和 CD59 能介导细胞活化信号，参与 T 细胞活化；④ 滤泡树突状细胞（FDC）表面的 CR1 和 CR2 可将免疫复合物固定于生发中心，从而诱导和维持记忆性 B 细胞；⑤ 感染灶的过敏毒素可招募炎症细胞，促进抗原的清除；⑥ 补体可抑制高分子量免疫复合物形成，并促进已沉淀的复合物溶解，从而在免疫复合物处理中发挥重要作用。

3. 补体系统与血液中其他级联反应系统的相互作用

补体系统与体内凝血系统、纤溶系统和激肽系统存在密切关系：① 四个系统的活化均依赖多种成分级联的蛋白酶裂解作用，且均借助丝氨酸蛋白酶结构域发挥效应；② 一个系统的活化成分可对另一个系统发挥效应，如C1INH不仅调节C1r和$\overline{C1s}$，也可抑制激肽释放酶、血浆纤溶酶、凝血因子Ⅶ和Ⅵ。某些疾病状态下（如弥散性血管内凝血、急性呼吸窘迫综合征等），四个系统的伴行活化具有重要病理生理意义。

总之，补体的生物学意义远远超过单纯的非特异性防御的范畴，而涉及包括免疫应答在内的广泛生理功能；补体系统既是固有免疫防御的一部分，又是特异性体液免疫应答的重要效应机制；补体可调节适应性免疫应答，并与体内其他蛋白系统相互协同、相互联系。

第五节 补体系统异常与疾病

补体系统异常包括先天性缺陷、补体含量的增高和降低等，补体系统任一成分的异常均可参与某些疾病的发生和发展。

一、遗传性补体缺损相关的疾病

几乎所有补体成分均可发生遗传性缺损，多为常染色体隐性遗传，少数为常染色体显性遗传，个别成分为X性联隐性遗传。遗传性补体缺陷所致疾病约占原发性免疫缺陷病的2%，以参与经典途径补体组分的缺陷较常见。

由于补体成分缺损，致使补体系统不能被激活，导致患者对病原体易感，同时由于体内免疫复合物清除障碍而易患相关的自身免疫病。

二、补体与感染性疾病

补体在病原微生物感染中起到重要作用。某些情况下，病原微生物可借助补体受体入侵细胞，其机制为：① 微生物促进补体活化后，微生物表面与C3b、iC3b和C4b等补体片段结合，通过CR1和CR2进入细胞，使感染播散；② 某些微生物可以补体受体或补体调节蛋白作为其受体而入侵细胞，如EB病毒以CR2为受体，麻疹病毒以MCP为受体，柯萨奇病毒和大肠杆菌以DAF为受体等。此外，微生物感染细胞后，可产生类似MCP、CD59、DAF样的补体调节蛋白，从而有效抑制补体的活化及溶解效应。

三、补体与炎症性疾病

补体激活是炎症反应中重要的早期事件。创伤、烧伤、感染、缺血再灌注、体外循环、器官移植等均可激活补体系统，所产生的炎性因子或复合物（如C3a、C5a和非溶解效应的C5b~C7、C5b~C8、C5b~C9等），可激活单核细胞、内皮细胞和血小板，使之释放炎症介质和细胞因子而参与炎症反应。另外，补体系统通过与凝血系统、激肽系统和纤溶系统间的相互作用，并与TNF-α、PAF、IL-1、IL-6、IL-8等细胞因子彼此协同或制约，在体内形成极为复杂的炎性介质网络，扩大并加剧炎症反应，从而参与多种感染和非感染炎症疾病的病理生理过程。所以，适时抑制补体功能可能是疾病防治的有效途径之一。

恶性肿瘤等少数疾病病人血清补体总量可较正常人高2~3倍，对其意义并不清楚。在某些传染病中亦可见到代偿性增高。

四、补体与异种器官移植

研究表明猪是异种器官移植最理想的供体。已发现人体内存在针对猪细胞表面某种成分的天然抗体,进行猪-人间的异种移植术后,该天然抗体可与猪器官血管内皮细胞结合,通过活化补体而造成内皮细胞损伤,引起超急性排斥反应。鉴于补体膜调节蛋白具有同源限制性,借助转基因技术使供体动物组织表达人的跨膜型补体调节蛋白(如 CD55/DAF、CD46/MC、CD59 等),有可能阻断猪-人异种器官移植所引起的超急性排斥反应。

(徐志本,闵宏林)

第五章 免疫系统

免疫系统(immune system)由具有免疫功能的免疫器官、免疫细胞和免疫分子组成,是执行机体免疫应答及免疫功能的物质基础。免疫系统的器官与细胞有着不同的作用,通过淋巴细胞再循环和各种免疫分子将各部分的功能协调统一起来。免疫系统与机体其他系统互相协调,尤其是受神经、体液调节,共同维持机体的生理平衡。

第一节 免疫器官

免疫器官按其功能不同,可分为中枢免疫器官和外周免疫器官,两者通过血液循环和淋巴循环相互联系。

一、中枢免疫器官

中枢免疫器官(central immune organ)又称初级免疫器官,是主导免疫活性细胞产生、增殖和分化、成熟的场所,对外周免疫器官发育和全身免疫功能起调节作用。人和其他哺乳类动物的中枢免疫器官包括骨髓和胸腺,鸟类腔上囊又称法氏囊,是鸟类动物特有的淋巴器官,功能相当于骨髓。

(一)骨髓(bone marrow)

骨髓是各类血细胞和免疫细胞的发源地,是机体重要的中枢免疫器官,其免疫功能的发挥与骨髓微环境关系密切。骨髓微环境是指造血细胞周围的微血管系统、末梢神经、网状细胞、基质细胞以及所表达的表面分子和所分泌的细胞因子等。多能造血干细胞在骨髓微环境作用下分化为形态和功能不同的髓系祖细胞和淋巴系祖细胞,前者是粒细胞、单核细胞、红细胞和血小板的前身,后者是淋巴细胞的前身。骨髓具有如下免疫功能:① 各类血细胞和免疫细胞发生、分化和成熟的场所:骨髓造血干细胞具有分化成不同谱系血细胞的能力,故又称为多能造血干细胞。② B细胞生成、分化和成熟的场所:骨髓中产生的淋巴样前体细胞循不同途径分化发育,一部分随血流进入胸腺,发育为功能性T细胞;另一部分在骨髓内分化成熟为B细胞,最终定居在外周免疫器官。③ 再次体液免疫应答中抗体产生的主要场所:初次免疫应答中产生的记忆性B细胞接受相同抗原刺激后分化为浆细胞,经淋巴液和血液进入骨髓中产生大量抗体,是血清抗体的主要来源。

(二)胸腺(thymus)

1. 结构组成

胸腺位于前纵膈、胸骨后。胸腺分为左、右两叶,表面有结缔组织被膜;被膜伸入胸腺实质内将胸腺分成若干基本结构单位即胸腺小叶,胸腺小叶包括皮质和髓质两部分。胸腺的实质主要由胸腺细胞和基质细胞组成,前者是胸腺内的主体细胞,包括原始 T 细胞向成熟 T 细胞分化过程中各种不同阶段的细胞;胸腺基质细胞属于非淋巴细胞,主要由上皮细胞、巨噬细胞、树突状细胞、成纤维细胞等组成,这些细胞一方面构成胸腺组织的支架,另一方面构成胸腺细胞营养和分化的微环境。

2. 功能

(1) T 细胞发育、分化和成熟的场所　来自骨髓的淋巴系祖细胞在胸腺微环境的诱导下,发育成为具有免疫活性的成熟 T 细胞,通过髓质小静脉进入血循环,最终定居于外周免疫器官,发挥细胞免疫功能。

(2) 免疫调节功能　主要通过分泌胸腺素、胸腺生成素和胸腺体液因子等促进 T 细胞的分化成熟,发挥免疫调节功能。

(3) 调节机体的免疫平衡,维持自身的免疫稳定性　新生动物摘除胸腺,可引起严重的细胞免疫缺陷和总体免疫功能降低,由此可见胸腺在免疫系统中的地位。

二、外周免疫器官

外周免疫器官(peripheral immune organ)包括淋巴结、脾和黏膜相关淋巴组织等,是成熟淋巴细胞定居和产生免疫应答的场所。

(一) 淋巴结(lymph node)

1. 结构和组成

淋巴结广泛分布于全身非黏膜部位的淋巴通道上。淋巴结表面有一层结缔组织被膜,被膜向外延伸出许多输入淋巴管;向内伸入实质形成许多小梁,将淋巴结分成许多小叶。淋巴结分为皮质和髓质两部分。浅皮质区有淋巴小结,又称淋巴滤泡,主要含有静止的成熟 B 细胞,又称非胸腺依赖区;淋巴结的皮质深层和滤泡间隙为副皮质区,因富含 T 细胞又称胸腺依赖区,是淋巴细胞再循环的门户,有大量 T 细胞和巨噬细胞分布在滤泡周围,是传递免疫信息的场所。髓质区的 B 细胞、浆细胞和网状细胞集结成索状,称髓索,髓索之间为髓窦,有较强的滤过功能。

2. 功能

(1) 淋巴细胞定居的场所　淋巴结是淋巴细胞栖息和增殖的场所,是成熟 B 细胞和 T 细胞的主要定居地。其中,B 细胞占淋巴结内淋巴细胞总数的 25%,T 细胞占 75%。

(2) 免疫应答发生的场所　淋巴结中富含各种类型的免疫细胞,利于捕捉抗原、传递抗原信息和细胞活化增殖。抗原递呈细胞摄取、加工和处理抗原并递呈给 T 细胞,使其活化增殖为致敏淋巴细胞;B 细胞受刺激活化后,分化为浆细胞,使生发中心增大。不管发生哪类免疫应答,都会引起局部淋巴结肿大,这与淋巴细胞受抗原刺激后大量增殖有关。

(3) 过滤和净化作用　淋巴结是淋巴液的有效滤器,通过淋巴窦内吞噬细胞的吞噬作用以及体液免疫作用,可以杀伤病原微生物、清除异物,从而起到净化淋巴液,防止病原体扩散的作用。

(4) 参与淋巴细胞再循环　正常情况下,只有少数淋巴细胞在淋巴结内分裂增殖,大部分细胞是再循环的淋巴细胞。血中的淋巴细胞通过毛细血管后经静脉进入淋巴结副皮质,再经淋巴窦汇入输出淋巴管,然后回到血液循环。

(二) 脾脏 (spleen)

1. 结构和组成

脾脏是人体内最大的淋巴器官,亦是重要的外周免疫器官,结构类似淋巴结,可分为白髓和红髓。白髓是淋巴细胞聚集之处,富含 T 细胞,相当于淋巴结的副皮质区。白髓中还有淋巴小结,是 B 细胞居留之处,受抗原刺激后可出现生发中心。红髓位于白髓周围,可分为脾索和脾窦,脾索含有大量 B 细胞、浆细胞、巨噬细胞和树突状细胞等。

2. 功能

(1) 血液滤过作用　大约 90% 的循环血液要经过脾脏,脾脏的巨噬细胞可吞噬和清除血流中的病原体、衰老死亡的自身细胞等,从而使血流得到净化。此外,脾脏也是机体贮存红细胞的"血库"。

(2) 免疫应答的场所　成熟淋巴细胞可定居于脾脏,其中 B 细胞占淋巴细胞总数的 60%,T 细胞约占 40%。血液中的抗原一旦进入脾脏即可发生 T 细胞和 B 细胞的活化和增殖,产生致敏 T 细胞和浆细胞。脾脏是对血源性抗原产生应答的主要场所,也是体内产生抗体的主要器官。

(3) 合成生物活性物质　脾脏还可以合成并分泌补体、干扰素等生物活性物质。

(三) 黏膜相关淋巴组织

在呼吸道、消化道和泌尿生殖道的黏膜固有层和上皮细胞下聚集着大量的淋巴组织,称为黏膜相关淋巴组织,在机体免疫防御方面发挥重要作用。黏膜相关淋巴组织没有包膜,不构成独立的器官,通过广泛的直接表面接触和体液因子与外界联系。黏膜相关淋巴组织中的 B 细胞多为 IgA 产生细胞,受抗原刺激后直接将分泌型 IgA (secretory IgA, SIgA) 分泌到附近黏膜,发挥局部特异性免疫作用,在抵御外界病原体侵袭中发挥重要作用。

三、淋巴细胞再循环

淋巴细胞在体内的迁移和流动是发挥免疫功能的重要条件,定居于外周免疫器官的淋巴细胞,可通过归巢受体 (homing receptor) 由输出淋巴管进入胸导管,再经上腔静脉进入血液循环,并重新分布于全身淋巴器官和组织。淋巴细胞在血液、淋巴液、淋巴器官和组织间周而复始有规律性的循环过程称为淋巴细胞再循环 (lymphocyte recirculation)。

淋巴细胞再循环对免疫应答有一定意义,带有各种特异性抗原受体的 T 细胞和 B 细胞,包括记忆细胞,不断在体内各处巡游,增加了与抗原和抗原递呈细胞接触的机会。这些细胞一旦接触相应的抗原,可立即进入淋巴组织发生增殖反应,产生初次或再次免疫应答。

第二节　免疫细胞

直接或间接参与免疫应答的细胞及其前体统称为免疫细胞,按其在体内免疫应答过程中的作用不同可分为三大类:第一类是指在免疫应答过程中起核心作用的免疫活性细胞,即淋巴细胞,包括 T 细胞、B 细胞和自然杀伤细胞 (natural killer cells, NK);第二类是指在免疫应答过程中起辅助作用的细胞,主要是血液中的单核细胞和组织中的巨噬细胞组成的单核-巨噬细胞系统；第三类是指参与免疫应答的相关细胞，包括中性粒细胞、嗜酸性粒细胞、嗜碱性粒细胞和肥大细胞等，它们在免疫应答的某一环节发挥作用。

一、T淋巴细胞

T淋巴细胞（T lymphocyte）简称T细胞，介导细胞免疫应答，它是在胸腺中发育成熟的淋巴细胞，故又称为胸腺依赖淋巴细胞（thymus-dependent lymphocyte）。成熟的T细胞经血液循环和淋巴循环运行定居于外周免疫器官，并通过淋巴细胞再循环发挥细胞免疫功能。

（一）T细胞表面标志

1. T细胞抗原受体（T cell receptor，TCR）

可表达于所有成熟T细胞表面，是T细胞识别外来抗原并与之结合的特异性受体。TCR有α、β、γ、δ四种肽链，根据TCR异二聚体的组成不同，将其分为TCRαβ和TCRγδ两种类型。外周血中大部分成熟T细胞表面TCR是由α/β链组成的，称为αβT细胞；一小部分成熟T细胞的表面TCR是由γ/δ链组成的，称为γδT细胞。TCR识别抗原时一般只结合由MHC分子递呈的抗原肽，这是由于TCR与抗原的结合力较弱，并且常常只有α链或β链单独表达的缘故，TCR识别抗原的这种特点构成了MHC限制性的基础。TCR与抗原结合后不能直接活化T细胞，而是依赖与其邻接的CD3分子向细胞内部传递活化信息，CD4和CD8分子能够协同和加强这种作用。在T细胞发育过程中，编码α及β链的基因经历突变和重排，因此TCR具有高度的多态性，以适应千变万化的抗原分子。

2. 分化簇抗原（cluster of differentiation，CD）

是不同谱系白细胞在分化、成熟及活化过程中，出现或消失的细胞表面标志。T细胞在分化成熟过程中，不同的发育阶段和不同亚类的淋巴细胞可表达不同的分化抗原，这是区分淋巴细胞的重要标志。检测CD抗原是实验室区别不同分化阶段细胞或细胞亚群的最主要方法。T细胞主要的CD抗原有以下几类：

（1）CD2分子　是黏附分子之一，表达于全部人T细胞和NK细胞表面，可与绵羊红细胞（SRBC）结合，又称绵羊红细胞受体。

（2）CD3分子　是T细胞共同的表面标志，主要功能是传导TCR特异性识别抗原所产生的活化信号，促使T细胞活化。

（3）CD4/CD8分子　是T细胞亚群的表面标志。$CD4^+$ T细胞主要是辅助性T细胞，$CD8^+$ T细胞主要是细胞毒性T细胞。CD4和CD8分子可增强CD3-TCR对MHC抗原的亲和力，CD4分子增强对MHC II类抗原的结合，CD8分子则增强对MHC I类抗原的结合。在再次免疫应答中，由于TCR-CD3与外来抗原-MHC复合分子结合的亲和力提高，即使细胞表面的CD4或CD8分子丢失，亦可发生免疫应答。

（4）其他CD分子　某些T细胞亚群（Th）表达CD28，该分子可传递协同刺激信号，与细胞活化相关。

3. 其他表面标志

（1）组织相容性抗原　T细胞主要表达MHC I类分子，个别活化的T细胞可表达MHC II类分子，故后者亦可视为T细胞活化标志。MHC抗原参与T细胞对抗原肽的识别与应答过程。

（2）丝裂原受体　丝裂原是有丝分裂原（mitogen）的简称，可通过相应受体刺激静止期淋巴细胞转化为淋巴母细胞,发生有丝分裂而增殖。丝裂原种类很多,常见的有植物血凝素(phytohemagglutinin,PHA)、刀豆素 A(concanavalinA,ConA)等。临床上常用 PHA 和 ConA 等活化 T 细胞,观察 T 细胞增殖程度,称为淋巴细胞转化试验,是一种体外检测细胞免疫功能的方法。

(3) 病毒受体　CD4 分子除了作为 TCR 识别抗原的共受体,与 APC 表面 MHC Ⅱ 类分子结合外,也是某些病毒的受体,通过这类受体,病毒可以选择性地感染某个 T 细胞亚群,例如 HIV 可以通过 CD4 感染辅助性 T 细胞引起艾滋病。

另外,T 细胞表面尚有多种细胞因子受体、黏附分子,这些均与 T 细胞活化有一定的关系。

(二) T 细胞亚群及功能

T 细胞是一个非均一性的复杂细胞群体,依据其表面标志及功能特性,可将其分为具有不同免疫活性的亚群(subset),各亚群 T 细胞有各自功能特点,共同完成免疫应答并发挥免疫调节功能。

1. 辅助性 T 细胞(help Tcell,Th)

是能够帮助 B 细胞分化成抗体产生细胞和放大细胞免疫应答的一个细胞群,表达 CD4 但不表达 CD8。Th 活化后可释放细胞因子,可以调节 T 细胞、B 细胞、单核-巨噬细胞和其他免疫细胞的活性。

根据产生细胞因子的不同,Th 可被分成 3 型:Th1,Th2 和 Th0。Th1 产生 IL-2 和 IFN-γ,可以增强细胞免疫应答,促进 B 细胞合成 IgM 和 IgG2,活化巨噬细胞;Th2 产生 IL-4 和 IL-5,增强 IgG1 和 IgE 的合成,增加局部和循环中嗜酸性粒细胞的数量;Th0 兼具 Th1 和 Th2 的生物活性。不同的抗原诱导的免疫应答可以由不同类型的 Th 控制,例如蠕虫感染的免疫应答由 Th2 控制,导致 IgE 血清水平升高和嗜酸性粒细胞数量增加;而原虫(如利什曼原虫)感染的免疫应答则由 Th1 控制,产生细胞免疫应答和清除原虫的感染。免疫应答的控制选择和 Th 类型分化的机制目前尚不清楚,但细胞发育过程中的局部环境可影响细胞的分化,例如已经证明 IL-4 可促进 Th2 型应答,而 IFN-γ 可抑制 Th2 型应答。

2. 细胞毒性 T 细胞(cytotoxic T cell,Tc 或 CTL)

是能特异性溶解靶细胞的一个细胞亚群,表达 CD8 但不表达 CD4。Tc 能够杀伤所有表达 MHC Ⅰ 类分子并向其递呈抗原的靶细胞,这种杀伤是抗原特异性的、MHC Ⅰ 类分子限制性的和卓有成效的。Tc 细胞在杀伤一个细胞后,可以转向另一个靶细胞,反复发挥杀伤功能。因此 Tc 细胞在抗病毒感染、抗肿瘤免疫、移植排斥反应和某些自身免疫病中起重要作用。

3. 其他 T 细胞亚群

(1) 抑制性 T 细胞(suppressor Tcell,Ts)　被描述为专门行使免疫抑制作用的 T 细胞亚群。然而,迄今为止尚未能确定该亚群特征性表面标志,也未能建立稳定的 Ts 细胞克隆。因此,体内是否存在具有抑制性调节作用的独立 Ts 细胞亚群,始终未有定论。

(2) 迟发型超敏反应性 T 细胞(delayed-type hypersensitivity Tcell,TDTH)　可引起迟发型超敏反应的 T 细胞。有关这个亚群的文献资料相对较少,更未有证明存在专门诱导迟发型超敏反应的 T 细胞群。实际上,迟发型超敏反应是由 Th 和 Tc 所引起的。

(3) γ/δT 细胞　表面 TCR 由 γ 和 δ 链组成而非通常 α/β 链的细胞群。这群细胞数量很少,不超过 T 细胞总数的 5%;它们可以是 CD4⁻/CD8⁻,也可以是 CD4⁻/CD8⁺;具有细胞毒活性,也能释放细胞因子。在皮肤中存在较多,参与机体针对某些病原体的免疫防御。

二、B 淋巴细胞

B 淋巴细胞(T lymphocyte)简称 B 细胞,是体内具有抗原递呈功能并能产生抗体的细胞,因其在人体骨髓内发育成熟,故又称为骨髓依赖性淋巴细胞(bone marrow dependent lymphocyte)。

(一) B 细胞表面标志

1. B 细胞抗原受体(B cell antigen receptor, BCR)

BCR 是嵌入细胞膜类脂分子中的表面膜免疫球蛋白(surface membrane immunoglobulin,SmIg),是 B 细胞最具特征性的表面标志。SmIg 随发育阶段不同而异,未成熟 B 细胞只表达 SIgM 分子,成熟 B 细胞膜表面同时表达 SIgM 和 SIgD。BCR 可与其相应抗原特异性结合,并将抗原内摄处理,使 B 细胞分化为浆细胞,从而产生特异性抗体,在体液免疫中发挥着重要作用。

2. 表面重要 CD 分子

B 细胞在分化成熟过程中可表达不同的 CD 分子,其中某些 CD 分子可作为 B 细胞的标志并与细胞功能相关。CD10 只出现在 B 前体细胞,CD19 在原始至成熟的 B 细胞中都存在,而 CD22 只表达在成熟 B 细胞表面,这些 CD 分子都是经常检测的 B 细胞的标志。活化 B 细胞可表达 CD23,与 B 细胞分化增殖密切相关。B 细胞表面表达的 CD40 是最重要的共刺激分子,可与 T 细胞表面相应配体(CD40L)结合而接受 T 细胞的辅助作用。

3. 其他表面标志

(1) 组织相容性抗原 成熟的 B 细胞表面表达 MHC II 类分子,这可使 B 细胞作为抗原递呈细胞,发挥免疫作用。

(2) Fc 受体 多数 B 细胞表面有 IgG 的 Fc 受体(FcγR),可与免疫复合物中的 IgG 的 Fc 段结合,从而促进 B 细胞活化和抗体产生。Fc 受体还可与抗体包被的红细胞相结合形成 EAC 玫瑰花环,是鉴别 B 细胞的传统方法之一。

(3) 补体受体(complement receptor,CR) 表达于成熟 B 细胞的表面,CR1 可与 C3b 和 C4b 结合,促进 B 细胞活化或抑制补体活化;另外 CR2 是 EB 病毒受体,与 EB 病毒选择性感染 B 细胞有关。

(4) 丝裂原受体 可与脂多糖(LPS)有丝分裂原结合,可导致 B 细胞活化、分化及增殖。

(5) 多种细胞因子(如 IL-1、IL-2、IL-4 和 IFN-γ 等)受体 与不同细胞因子的结合可使 B 细胞产生相应的生物活性。

(二) B 细胞亚群及功能

不同克隆的成熟 B 细胞表达不同特异性的抗原受体,很难找到其他的显著标志(例如像 T 细胞的 CD4 和 CD8 那样)将 B 细胞进行分群。未成熟 B 细胞都在骨髓内,成熟初期仍留在骨髓 2~3 天,待表面标志表达完全后便离开骨髓进入血循环,分布到外周免疫器官的非胸腺依赖区。B 细胞在血液中占 20%~30%,在胸导管中不超过 10%,在淋巴结中占 15%~35%,在脾中数量最多,可达 60%。B 细胞受抗原刺激后可在外周免疫器官中继续增殖分化为浆细胞,分泌抗体发挥体液免疫功能。此外,B细胞还有抗原递呈和免疫调节作用。

三、自然杀伤细胞

自然杀伤细胞(natural killer,NK)是不表达特异性抗原识别受体的不同于T细胞和B细胞的淋巴细胞,形体较大,胞浆内含有大量嗜苯胺颗粒。NK细胞不需要抗原预先致敏,也不需要识别靶细胞上的MHC分子,可以在靶细胞暴露的早期行使免疫功能,以非特异性杀伤肿瘤细胞及病毒感染的细胞。因此,NK细胞在机体免疫监视和早期抗感染免疫过程中发挥重要作用。

NK细胞的数量较少,也来源于骨髓前体细胞,其发育、成熟的过程依赖于骨髓微环境。成年人外周血中NK细胞占淋巴细胞总数的5%~25%,脾中占3%~4%,在肺、肝和肠黏膜中也有发现。

四、免疫辅助细胞

在特异性免疫应答过程中,淋巴细胞的活化及抗原信息的加工、处理均需要一些非淋巴细胞的参与,能够通过一系列作用帮助淋巴细胞活化的细胞统称为辅助细胞(accessory cell,AC)。最常见的辅助细胞主要有单核-巨噬细胞系统和树突状细胞,因其具有抗原递呈作用,故也称为抗原递呈细胞(antigen-presenting cell,APC)。

1. 单核-巨噬细胞系统

单核-巨噬细胞系统(mononuclear phagocyte system,MPS),包括外周血中的单核细胞和组织器官中的巨噬细胞,这些细胞在形态和功能上相似,并且具有同源性。单核-巨噬细胞来源于骨髓造血干细胞,在骨髓中发育成单核细胞,并不断进入血流。单核细胞在外周血液中做短暂停留后即移行到全身各组织器官内,发育为巨噬细胞。巨噬细胞在不同器官中名称各异,例如肝中的Kupffer细胞、神经组织中的小胶质细胞、肺中的肺泡巨噬细胞、骨组织中的破骨细胞、结缔组织中的组织细胞、脾和淋巴结中固定和游走的巨噬细胞等。这类细胞具有两大共同免疫学特点,即表达MHCⅡ类分子和吞噬作用。所有的单核-巨噬细胞都可表达MHCⅡ类分子,且在吞噬功能活跃时表达旺盛。在辅助免疫应答过程中,这类细胞先通过特定方式(如吞噬)摄入抗原,通过抗原递呈作用与细胞表面MHCⅡ类分子结合,将抗原信息传递给T细胞。此外,单核-巨噬细胞还可以分泌多种细胞因子,参与机体的免疫调节。

2. 树突状细胞

树突状细胞(dendritic cell,DC)是一类形状不规则的非单核-吞噬系统细胞,因其成熟时胞浆有许多树突样或触须状突起而得名,有丰富的MHCⅡ类分子,是目前所知的功能最强的抗原递呈细胞。树突状细胞来源于骨髓的前体细胞,与单核-吞噬细胞系统有不同的祖细胞,经血液循环进入非淋巴组织,分化为不成熟的树突状细胞。不成熟的树突状细胞具有很强的摄取、处理和加工抗原的能力,但此时抗原递呈能力较弱。在炎性因子和抗原物质的刺激下,树突状细胞逐渐成熟,其表面共刺激分子表达增加,功能发生变化,此时捕获和处理抗原的能力逐渐降低,但抗原递呈能力明显增强。因此,树突状细胞在启动免疫应答方面具有重要意义。

3. 其他辅助细胞

B细胞是产生抗体、主导体液免疫的免疫活性细胞,它可持续表达MHCⅡ类分子,在一定条件下可递呈抗原。B细胞通过BCR识别和摄入特异性蛋白抗原,降解处理后的多肽片段与表面MHCⅡ类分子结合,递呈给Th细胞。这种摄取和递呈抗原的方式不仅激活Th细胞,B细胞自身也得到活化。

另外,还有许多细胞通常不表达MHCⅡ类分子,但在一定的条件下受某些细胞因子诱导也可临时性地表达,例如一些上皮细胞和内皮细胞受IFN-γ的诱导可表达MHCⅡ类分子,临时性地起到抗原递呈细胞的作用。

除淋巴细胞和单核细胞外,血液中的其他细胞(例如中性粒细胞、嗜酸性粒细胞和嗜碱性粒细胞等)及组织中的肥大细胞也不同程度地参与免疫应答,但只作为效应细胞。

第三节 细 胞 因 子

细胞因子(cytokines)是由细胞分泌的能在细胞间传递信息、具有免疫调节和效应功能的蛋白质或小分子多肽。这些因子主要由免疫细胞产生,也可由非免疫细胞如血管内皮细胞产生。细胞因子的生物活性表现在调节特异性免疫应答、诱导炎症反应、影响造血功能、诱导细胞凋亡等方面,具有以下共同特性:① 多为小分子多肽。② 来源与分泌方式具有多样性。一种细胞因子可由多种细胞产生,一种细胞也可产生多种细胞因子,而且诱导细胞因子产生的因素也多种多样。细胞受到刺激后,启动细胞因子编码基因的转录,该过程十分短暂,mRNA分子不稳定、易降解,故细胞因子的合成具有自限性。合成后的细胞因子主要以自分泌、旁分泌或内分泌的方式分泌。③ 作用的多效性和重叠性。一种细胞因子可作用于多种靶细胞,产生多种效应;不同细胞因子可作用于同一靶细胞,发挥相同或相似作用,共同完成一种生理调节功能,此为重叠性。④ 网络性。细胞因子发挥着广泛多样的生物学功能,它们与靶细胞膜表面的受体相结合并将信号传递到细胞内部,各种细胞因子与细胞因子受体之间存在复杂的调节网络。

随着对细胞因子受体的深入研究,发现了细胞因子受体不同亚单位中有共享链现象,这为阐明众多细胞因子生物学活性的相似性和差异性从受体水平上提供了依据。绝大多数细胞因子受体存在着可溶性形式,掌握可溶性细胞因子受体产生的规律及其生理和病理意义,必将扩展人们对细胞因子网络作用的认识。检测细胞因子及其受体的水平对了解机体的免疫状态和了解细胞功能具有重要的意义,已成为基础和临床免疫学研究中一个重要的方面。

(韦莉)

第六章 免疫应答

第一节 概 述

免疫应答(immuneresponse，Ir)是指免疫系统识别和清除抗原的整个过程。多数情况下，免疫应答是机体维持体内环境稳定的重要保护机制，但在一定条件下也可以导致免疫病理损伤和免疫耐受。免疫应答有两种类型，即固有性(非特异性)免疫应答及适应性(特异性)免疫应答。机体一旦遭受病原微生物的侵袭或抗原的刺激，首先由固有性免疫应答迅速发挥防御及清除作用，但通常不能完全清除病原体或抗原，之后，机体启动适应性免疫应答，从而更有效地彻底清除病原体或抗原。

一、固有性免疫应答

固有性免疫应答是机体在长期种系发育及进化过程中逐步建立起的一系列防御功能，是由遗传而得到的生理防御功能，亦称天然免疫，构成机体抵御病原微生物入侵的第一道防线。其特点是：① 先天固有，受遗传基因控制，能遗传给后代，故又称先天性免疫；② 其强弱有个体差异，有种属特异性；③ 作用无特异性，对大多数病原体均有不同程度的防御作用，故又称非特异性免疫；④ 维持时间短且无记忆性。

参与固有免疫应答的组分主要包括：① 组织屏障，如皮肤黏膜屏障、血－脑脊液屏障、胎盘屏障。② 免疫细胞，包括吞噬细胞、树突状细胞、自然杀伤细胞等。③ 免疫分子，主要有补体、溶菌酶、防御素等。在机体对入侵的抗原异物进行固有性免疫应答的同时，适应性免疫应答很快开始。适应性免疫应答建立在固有性免疫应答基础之上，适应性免疫应答过程中产生的免疫效应分子(抗体、补体及细胞因子等)又可加强固有性免疫应答，两者相辅相成，共同维持机体内环境平衡和稳定。

二、适应性免疫应答

适应性免疫应答是指T、B淋巴细胞识别抗原，自身活化、增殖、分化，进而表现出一系列生物学效应的全过程，即抗原进入机体，通过APC摄取、加工、处理，再递呈给T、B细胞，并使之活化，产生免疫效应物质，导致一系列效应。根据参与适应性免疫应答的细胞类型和效应机制的差异，分为B细胞介导的体液免疫应答和T细胞介导的细胞免疫应答。

根据免疫活性细胞对刺激的反应状态，适应性免疫应答可分为正免疫应答和负免疫应答。正常时，机体对非己抗原产生排异效应，表现为正免疫应答，如抗感染免疫和抗肿瘤免疫；对自身组织产生免疫耐受，表现为负免疫应答(特异性无应答)。无论正应答还是负应答，两者都是正常应答。某些异常情况可引起自身耐受消失而出现自身免疫病；或某些原因造成免疫功能缺陷，使机体抗感染、抗肿瘤能力降低，导致感染或肿瘤发生。

适应性免疫应答的主要特性：① 高度特异性，与某种抗原接触后，只产生针对该抗原的特异性免疫应答，不会对其他抗原产生免疫应答。② 有效识别"自身"与"非己"抗原。③ 有免疫记忆性，部分抗原特异性淋巴细胞在增殖分化过程中，停止分化成为静止状态的免疫记忆细胞，参与再次接触相同抗原时的反应。

第二节 适应性免疫应答的基本过程

适应性免疫应答是由多种免疫细胞和细胞因子相互作用、共同完成的复杂生理过程，为便于理解，人为地将其分为三个阶段：识别启动（感应）阶段、增殖分化阶段、效应阶段，实际上三者是紧密相关和不可分割的连续过程。

一、抗原递呈与识别阶段

APC吞噬、加工、处理、递呈抗原和T、B淋巴细胞识别抗原阶段。B细胞经BCR(mIg)识别、吞噬抗原，其他APC可通过吞噬（吞饮）或其他方式摄取抗原，APC对不同性质和来源抗原的加工处理及递呈方式如下：

1. 对内源性抗原的加工、处理和递呈

凡能表达MHC I 类分子的体细胞均可参与对内源性抗原的递呈，为广义的APC，也是被杀伤的靶细胞。内源性抗原一般是指由机体细胞合成的肿瘤抗原或病毒蛋白，在机体细胞胞浆蛋白酶体内被降解为抗原肽片段（6~30个氨基酸多肽片段），进入内质网后与I类分子结合，形成抗原肽-MHC I 类分子复合物，运送至细胞表面，递呈给$CD8^+$T细胞。

2. 对外源性抗原的加工、处理和递呈

外源性抗原是指入侵的微生物或其他蛋白质抗原。它们被APC通过吞噬、吞饮或受体介导的内吞作用摄入形成内体并与溶酶体融合形成吞噬溶酶体。被摄入的外源性抗原在酸性环境中，被降解为抗原肽片段（13~18个氨基酸肽段）。在吞噬溶酶体中，抗原肽与新合成的MHC II 类分子结合，形成抗原肽-MHC II 类分子复合物，转运至APC表面，供$CD4^+$T细胞识别。

3. B细胞摄取抗原的方式

B细胞与其他APC不同，它通过BCR分子可变区直接识别抗原，以内吞作用将抗原摄入胞内，经降解后的肽段与胞内的MHC II 类分子结合形成复合物，表达于B细胞表面，供$CD4^+$T细胞识别。

二、活化、增殖、分化阶段

T、B淋巴细胞特异性识别抗原后，自身活化、增殖、分化的阶段。在多种细胞间黏附分子和细胞因子协同作用下，B细胞分化为浆细胞，T细胞分化为效应细胞，并分泌免疫效应分子（各种细胞因子和抗体）。有部分淋巴细胞分化成为记忆细胞（Tm、Bm），再次接触同一抗原后，可迅速增殖分化为效应淋巴细胞和浆细胞，产生免疫记忆。

三、效应阶段

免疫效应细胞和效应分子共同作用，发挥体液免疫效应和细胞免疫效应的阶段。其结果是清除非己抗原物质或诱导免疫耐受,从而维持机体正常生理状态,病理情况下也可能引发免疫相关疾病。

第三节 T细胞介导的细胞免疫应答

细胞免疫应答(cellular immune response)是指初始T细胞识别APC递呈的特异性抗原,转化成为效应T细胞(效应Th1细胞和效应CTL细胞)发挥适应性免疫效应的过程。

一、T细胞的活化、增殖和分化

1. T细胞的活化

T细胞接受抗原刺激后需要双信号和细胞因子的作用才能够完全活化。

T细胞活化的第一信号:TCR特异性识别APC表面的抗原肽-MHC分子中的抗原肽,CD4或CD8分子与APC表面MHCⅡ或Ⅰ类分子结合(即双识别),产生活化的第一信号。

T细胞活化的第二信号:T细胞与APC表面的多种黏附分子对,如CD28与B7(CD80/86)、ICAM-1与LFA-1、LFA-3(CD58)与LFA-2(CD2)等结合,均可向T细胞提供第二刺激信号,从而使T细胞完全活化。

细胞因子参与T细胞活化:除上述双信号外,T细胞充分活化还有赖于多种细胞因子的参与。

2. T细胞的增殖和分化

激活的T细胞迅速进入细胞周期,大量增殖并分化为效应T细胞,然后离开淋巴器官到达感染部位发挥效应。

(1) $CD4^+$ T细胞的增殖分化 Th0在双信号作用下活化后,在细胞膜表面表达多种细胞因子受体,同时分泌产生细胞因子与受体结合,导致细胞增殖分化为Th1和Th2。活化的Th0细胞在以IL-12为主的细胞因子作用下,可增殖分化为Th1细胞,主要介导细胞免疫;IL-4可促使Th0细胞转化为Th2细胞,主要介导抗胞外病原体的免疫。

(2) $CD8^+$ T细胞的增殖分化 双信号作用下,$CD8^+$ T细胞开始活化,表达IL-12等细胞因子受体,接受以IL-12为主的细胞因子刺激后,增殖分化为效应 $CD8^+$ CTL细胞,即致敏CTL细胞。

二、T细胞的应答效应

(一) CTL介导的细胞毒效应

CTL主要杀伤胞内病原体(病毒、某些胞内寄生菌等)的宿主细胞、肿瘤细胞等。CTL对靶细胞的杀伤作用具有抗原特异性,并受MHCⅠ类分子限制,其过程如下:

1. 特异性识别及结合靶细胞

效应CTL细胞膜上的TCR-CD3及CD8分子分别特异性识别APC(靶细胞)表面抗原肽及MHCⅠ类分子,并通过CTL细胞膜上的黏附分子与靶细胞表面相应配体互相识别,使效应CTL与靶细胞紧密结合。

2. 致死性作用

当效应 CTL 与靶细胞通过 TCR 及黏附分子相互识别、紧密结合后,可激发效应 CTL 细胞脱颗粒,释放穿孔素/颗粒酶。在钙离子存在的情况下,穿孔素可插入靶细胞膜,多个单体聚合形成跨膜孔道,Ca^{2+}、Na^+ 及水分子迅速大量进入胞内,而 K^+ 和大分子物质从胞内逸出,导致靶细胞崩解;加之颗粒酶进入胞内,活化 DNA 内切酶,使 DNA 断裂,导致靶细胞凋亡。此外,效应 CTL 表面可高效价表达 FasL(Fas 配体),它与靶细胞表面跨膜受体分子 Fas(CD95)结合,可启动细胞的凋亡信号,介导靶细胞凋亡。

(二) Th1 细胞介导的细胞免疫效应

Th1 细胞可产生多种细胞因子,诱导巨噬细胞、中性粒细胞活化并发挥杀伤病原体的作用;还可促进 Th1 细胞、CTL 增殖,从而放大免疫效应。

(三) 细胞免疫应答的效应

1. 细胞内抗感染作用

T 细胞效应主要针对胞内感染的病原体,如结核分枝杆菌、麻风分枝杆菌、伤寒沙门菌、病毒、真菌及某些寄生虫等,从而成为机体抗感染的主要防御机制。

2. 抗肿瘤作用

效应 CTL 可特异性杀伤带有相应抗原的肿瘤细胞。多种细胞因子,如 TNF、IFN、IL-2 等既是效应分子,又可活化、增强巨噬细胞、NK 细胞的杀伤效应。

3. 免疫损伤作用

Th1 细胞可参与迟发型超敏反应、移植排斥反应及某些自身免疫病的发生和发展过程,造成免疫损伤。

第四节 B 细胞介导的免疫应答

体液免疫应答(humoral immunity)是 B 细胞接受抗原刺激后,发生活化、增殖并分化成浆细胞,分泌抗体而发挥适应性免疫效应的过程。胸腺依赖性抗原(TD 抗原)和胸腺非依赖性抗原(TI 抗原)均可诱发体液免疫应答,B 细胞对它们的免疫应答方式各不相同。TD 抗原刺激的 B 细胞应答必须有 Th 细胞参与,而 TI 抗原可直接刺激 B 细胞诱发体液免疫应答。

一、B 细胞对 TD 抗原的应答

(一) 抗原递呈与识别阶段

TD 抗原被 APC 吞噬、加工处理并递呈及 $CD4^+$ T 细胞和 B 细胞对抗原识别阶段。B 细胞针对 TD 抗原的应答需抗原特异性 T 细胞的辅助。通常,TD 抗原进入机体诱发初次免疫应答时,对抗原的递呈多由 Mφ 细胞完成,再次发生免疫应答时,则主要由已扩增的 B 细胞克隆承担。经 APC 加工处理的 TD 抗原以抗原肽-MHC II 类分子复合物的形式表达于 APC 细胞膜表面,供 $CD4^+$ T 细胞识别。

（二）活化、增殖、分化阶段

B细胞既是体液免疫应答的效应细胞，又是抗原递呈细胞。B细胞的活化、增殖也需要双信号刺激。

B细胞活化的第一信号：B细胞通过BCR结合抗原肽后，所产生的识别信号由穿膜蛋白Igα/Igβ传入B细胞内，从而激活蛋白酪氨酸激酶（PTK）。

B细胞活化的第二信号：B细胞的激活有赖于T细胞的辅助，通过B细胞与Th细胞间复杂的相互作用，B细胞获得其活化所必需的共刺激信号。B细胞将加工处理的TD抗原以抗原肽-MHCⅡ类分子复合物形式递呈给Th细胞，与Th细胞相互作用，使Th细胞活化、增殖。B细胞表面表达的CD40分子与活化Th细胞表面的CD40L结合，向B细胞提供共刺激信号。

在双信号刺激下，B细胞活化。其主要效应为：促进B细胞进入增殖周期；增强B细胞对Th细胞的激活作用；促进抗体类别转换。部分B细胞停止分化，成为记忆细胞（Bm）。再次接触相同抗原时，Bm迅速增殖分化为浆细胞，合成分泌更多抗体，扩大免疫效应。

二、B细胞对TI抗原的应答

TI抗原刺激B细胞产生抗体，无需Th细胞辅助，但必须有双信号刺激。TI抗原分为：① TI-1抗原：如细菌脂多糖、聚合鞭毛素等，又称B细胞丝裂原，可直接诱导B细胞增殖。② TI-2抗原：如细菌荚膜多糖等。TI-2具有高密度重复性B细胞表位，可与抗原特异性B细胞的BCR广泛交联，诱导B细胞活化并产生低亲和力IgM类抗体。B细胞对TI抗原的应答过程中无记忆细胞形成，无再次应答反应发生。

三、抗体产生的一般规律

初次应答是抗原物质初次刺激机体引起的免疫应答。其特点有：① 潜伏期长，通常需要经过一定的潜伏期（2～3周）血清中才出现特异性抗体；② 抗体效价低；③ 抗体在体内维持时间较短；④ 先产生IgM，随后产生IgG，主要为低亲和力的IgM类抗体。

再次应答或称回忆应答，是相应抗原再次侵入机体时，免疫系统迅速、高效产生的一种特异性应答。其特点有：① 潜伏期短，机体受到相同抗原的再次刺激后1～2天血清中即可出现抗体；② 抗体效价迅速提高；③ 抗体在体内维持时间较长，可维持数年；④ 抗体类型主要为IgG类高亲和力抗体。

抗体产生的规律具有重要临床意义：① 可利用这一规律指导制定最佳预防接种方案，使被免疫机体产生高效价、高亲和力抗体，以获得较强的免疫力；② 运用IgM在免疫应答中最早出现这一现象，将检测特异性IgM抗体作为传染病早期诊断或胎儿宫内感染的诊断指标之一；③ 也可根据抗体含量变化掌握患者病程及评估疾病转归，如临床上常以恢复期血清抗体效价明显高于发病初期（增高4倍以上）作为诊断疾病的一项指标。

四、B细胞应答效应

1. 细胞外抗感染作用

对细胞外寄生的各种病原体可通过激活补体发挥溶细胞作用，也可经IgG和补体C3b调理吞噬作用促进吞噬细胞的吞噬效应。

2. 中和作用

抗毒素可作为中和抗体与病毒或外毒素结合以减轻病毒侵入易感细胞和外毒素的毒性作用。

3. 免疫病理损伤

在某些情况下,抗体还参与免疫病理损伤,如参与Ⅰ、Ⅱ、Ⅲ型超敏反应及某些自身免疫性疾病的发生。

第五节 免疫耐受

一、免疫耐受的概念

免疫耐受(immunological tolerance)是机体免疫系统接触某种抗原刺激后所表现出的特异性免疫无应答或低应答现象。免疫无应答分为非特异性无应答和特异性无应答两大类。非特异性无应答是指机体对任何抗原刺激均不产生免疫应答的状态,多为病理性,主要因先天或后天性免疫系统缺陷或免疫功能障碍所致。特异性无应答是机体仅对特定抗原不产生免疫应答(形成了免疫耐受),但对其他抗原刺激仍具有正常应答能力。对某种抗原已建立免疫耐受的个体,再次接受相同抗原刺激后不能产生体液或细胞免疫应答。机体对由自身正常组织诱导产生的免疫耐受称为自身耐受或天然耐受。应该明确,免疫耐受有别于免疫缺陷和免疫抑制所致的非特异性免疫抑制或无反应,后者无抗原特异性,对各种抗原均呈无应答或低应答。自身免疫耐受的建立对维持机体自身稳定和进行免疫调节具有重要作用。一旦这种机制失调,必会产生对机体不利的后果,引起自身免疫性疾病发生。

二、诱导产生免疫耐受的条件

诱导免疫耐受能否成功,主要取决于抗原和机体两方面的因素。

1. 抗原因素

① 抗原的种类和理化性质:分子小且结构简单的抗原易诱导免疫耐受。可溶性小分子、非聚合体抗原易成为耐受原,而颗粒性大分子蛋白易被APC摄取、处理并有效递呈,为良好的免疫原。② 抗原剂量:适当的抗原剂量免疫机体易诱导正免疫应答,而过低或过高抗原刺激均易诱导免疫耐受。抗原浓度过低可导致T细胞介导的免疫耐受,也称低带耐受;抗原浓度过高,则T、B细胞共同介导免疫耐受,也称高带耐受。③ 抗原免疫途径:静脉注射和口服最易导致免疫耐受,而皮内、皮下和肌内注射易诱导免疫应答。

2. 机体方面

① 机体免疫功能状态:在胚胎期或新生期机体免疫系统不成熟,易产生免疫耐受,免疫功能成熟的成年个体则不易致耐受。成年后如果机体长期患消耗性疾病(肿瘤、结核病等)或使用免疫抑制剂造成机体免疫力低下时,则较易诱导形成免疫耐受。② 动物种属和品系:研究表明,不同动物建立免疫耐受的难易程度有所差异,如家兔、有蹄类和灵长类通常在胚胎期才能诱导建立免疫耐受。

三、免疫耐受的意义

免疫的核心问题是免疫系统对"自己"和"非己"的有效识别,建立对"自己"的免疫耐受，对非己抗原产生特异性免疫应答。免疫耐受的意义有：① 生理性免疫耐受使免疫系统对自身组织不应答，可避免发生自身免疫性疾病，对机体有利。病理性免疫耐受则是对感染的病原体或肿瘤细胞无应答，可导致持续性感染或肿瘤发生，对机体有害。② 人工诱导建立或终止免疫耐受，可用于防治某些因免疫功能异常所致的疾病，如自身免疫病、超敏反应和器官移植排斥等。

第六节 免疫应答的调节

机体免疫系统在长期进化过程中形成了多层面、多系统的免疫调节机制，控制免疫应答的质量。免疫调节是维持机体内环境稳定的关键因素，若免疫调节机制失常，将会导致免疫病理性疾病或肿瘤的发生。

不同个体对同一抗原的免疫应答能力存在差异的现象提示机体免疫应答受遗传（基因）控制。参与免疫活动的基因包括 MHC、TCR、BCR、细胞因子、黏附分子及其配体基因等。MHC 是调控免疫应答质量的关键分子，可调节 T 细胞发育、T 细胞对抗原的识别，以及在群体水平对免疫应答发挥调控作用。

T 细胞是重要的免疫调节细胞，特定 T 细胞亚群的免疫调节作用取决于机体病理生理状况以及 T 细胞所处微环境。Th1 细胞分泌 IL-2、IFNγ、TNF-β，主要参与细胞免疫；Th2 细胞可分泌 IL-4、IL-10，主要参与体液免疫。两者各自分泌的细胞因子可相互增强或拮抗，维持正常的生物学功能。

免疫系统的各种细胞克隆通过自我识别，相互刺激或相互制约，构成了动态平衡的网络结构，对免疫应答进行自我调节。构成网络结构的物质基础是淋巴细胞表面抗原受体（TCR、BCR）的独特型决定簇和抗独特型抗体。抗体分子或淋巴细胞的抗原受体 V 区存在的独特型决定簇，又能被体内另一些淋巴细胞克隆识别并产生抗独特型抗体，联结成相互制约的整体应答，这就是独特型-抗独特型网络的免疫调节。

现已证实，胸腺、骨髓、脾脏、淋巴结等免疫器官有交感神经、副交感神经和肽能神经纤维的分布并受其支配。免疫系统执行的功能与神经-内分泌系统通过神经纤维、神经递质、激素和细胞因子会发生相互作用，形成神经-内分泌-免疫调节网络。

（韦莉，陈艺林）

第七章 超敏反应

超敏反应(hypersensitivity)又称变态反应(allergic reaction),是已致敏机体再次接触相同抗原的刺激后引起的生理功能紊乱或组织损伤,其本质上是一种病理性的免疫应答反应。机体免疫系统在正常情况下可通过识别"自己"和"异己",并可排除"异己",从而维持机体内环境的稳定。但在某些异常情况下,免疫系统在清除抗原的同时,对自身组织也造成一定的影响,如生理功能紊乱或病理性组织损伤等,目前在临床上将此类疾病统称为超敏反应性疾病(hypersensitivity disease)。

根据超敏反应的发生机制和临床特点,可将超敏反应性疾病分为四种类型,即Ⅰ型(速发型)、Ⅱ型(细胞毒型)、Ⅲ型(免疫复合物型)和Ⅳ型(迟发型)。

第一节 Ⅰ型超敏反应

Ⅰ型超敏反应(type Ⅰ hypersensitivity),又称为速发型超敏反应,也被人们俗称为过敏反应(anaphylaxis)。Ⅰ型超敏反应的发病起因十分复杂,除了外界变应原的刺激之外,个体的遗传背景因素也不可忽视。临床上将那些接触了某变应原后易于发生Ⅰ型超敏反应的个体称之为过敏体质者或特异性体质者(atopy)。Ⅰ型超敏反应的发作可局限于单一组织器官,也可出现于全身。它具有四个明显的特点:① 发生很快,经治疗后缓解也快;② 需要IgE抗体和肥大细胞或嗜碱性粒细胞的参与;③ 患者具有明显的家族遗传性;④ 通常只引起机体生理功能的紊乱,而不引起组织的损伤。可引起Ⅰ型超敏反应的变应原均为外源性的变应原,其种类繁多。变应原可通过呼吸道、消化道、皮肤接触以及注射等方式进入机体引起机体过敏,其常见临床症状如支气管哮喘、腹泻腹痛、皮肤荨麻疹以及全身过敏性休克等。临床常见的可引起Ⅰ型超敏反应的变应原种类及其所导致的临床疾病见表7-1。

表7-1 引起Ⅰ型超敏反应的变应原种类及其引起的临床疾病

变应原种类	进入途径	生物学效应	临床疾病
药物,血清,毒素,花生	静脉注射(直接或者口服后吸收进入血液)	水肿,血管通透性增加,气管痉挛,循环衰竭,死亡	全身性过敏
昆虫叮咬,变态反应试验	皮下进入	局部充血,血管通透性增加	急性荨麻疹(水疱和潮红)
植物花粉,尘螨排泄物	吸入	鼻黏膜水肿,鼻黏膜发炎	过敏性鼻炎(枯草热)
宠物皮屑,花粉,尘螨排泄物	吸入	支气管分泌增加,支气管炎症	哮喘
坚果,蛋类,花生,贝壳类,奶类,鱼	食入	呕吐,腹泻,瘙痒,荨麻疹,过敏反应(少)	食物过敏反应

一、发生机制

I 型超敏反应的发生过程大致分为两个阶段,即致敏阶段和发敏阶段。变应原刺激机体产生特异性 IgE,IgE 通过与肥大细胞或嗜碱性粒细胞表面的 IgE Fc 受体结合使机体处于致敏的状态,即为致敏阶段。当相同变应原再次进入致敏机体,立即与肥大细胞或嗜碱性粒细胞表面的 IgE 结合,使靶细胞脱颗粒,释放生物活性介质,后者作用于邻近靶器官而导致临床症状的出现,即为发敏阶段。I 型超敏反应的发生过程见图 7-1。

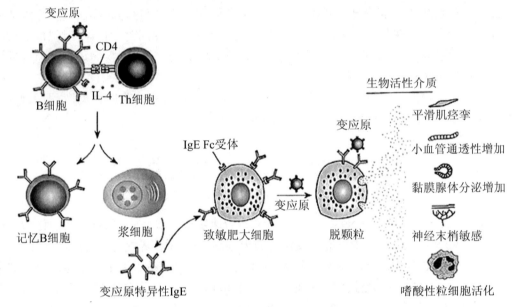

图 7-1 I 型超敏反应的发生过程

(一) 参与成分

1. 变应原

I 型超敏反应的变应原种类很多,化学成分也各异。多数天然变应原的分子量为 10～70 kDa。按照其进入机体的途径不同可将引起 I 型超敏反应的变应原分为:① 吸入性变应原。此类变应原广泛分布于自然界中,一般为大分子的蛋白质物质,如种类繁多的植物性花粉蛋白、屋尘螨或粉尘螨以及其排泄物、死亡蟑螂或昆虫碎片及排泄物、霉菌的菌丝及孢子、猫狗等宠物的脱落皮屑及毛发蛋白、动物羽毛,以及某些喷雾吸入型化学药物等。在北美,豚草是主要的致敏花粉,在我国北方地区秋季主要是野生蒿草属植物性花粉,而在南方地区春季主要是法国梧桐等植物性花粉变应原。据统计,0.1 克被褥、枕巾中含有的屋尘螨数量可高达 3000 个。② 食入性变应原。如蛋白质含量较高的牛奶、鸡蛋、坚果、无鳞鱼类、虾类、海蟹、海贝类,某些食品添加物(如香料、染料、防腐剂、保鲜剂或调味剂等),以及某些口服药物等。③ 注射或接触输入性变应原。大多数为化学药物,如青霉素、磺胺、水杨酸盐、无机碘类、某些有机小分子,以及某些昆虫如蜜蜂、黄蜂尾刺叮刺皮肤释放的昆虫毒液蛋白等。这些变应原多为小分子物质,本身单独存在时并无免疫原性,但当其进入机体后,可作为半抗原而吸附到某些组织蛋白上而形成修饰性变应原-蛋白复合物,从而引起过敏反应的发生。在某些情况下,一些用于临床治疗的疫苗制剂如动物免疫血清(一般系抗原人工主动免疫马而制备的抗白喉或抗破伤风外毒素的免疫血清)输入机体时也可引起Ⅰ型超敏反应的发生。

上述的各类变应原,在进入过敏体质者体内后均可刺激其变应原特定性T细胞和B细胞活化,并可产生特异性IgE抗体。

2. 抗体

可引起Ⅰ型超敏反应的最主要抗体是IgE类,极少数为IgG4类。过敏体质者经变应原刺激后产生的血清IgE水平可显著地高于正常人。由于血清中游离的IgE易于发生降解,其血清半衰期仅为2~3天,因此大多数人血清IgE水平很低。IgE还表现出独特的强效亲细胞特性,当其与某些免疫细胞(如肥大细胞或嗜碱性粒细胞)膜表面的FcεRⅠ结合后,可使其稳定性显著被延长,其免疫活性可持续半年甚至数年之久。IgE主要由呼吸道(鼻、咽和支气管)、扁桃体和胃肠道等处的固有层浆细胞合成与分泌,而这些部位往往也是肥大细胞定居聚集的区域,同时这些也是变应原容易侵入或接触人体组织的部位,从而在此引起局部或全身性过敏反应症状。

3. 效应细胞

参与Ⅰ型超敏反应的效应细胞包括肥大细胞、嗜碱性粒细胞和嗜酸性粒细胞。前两种细胞的胞浆内储存着大量富含过敏介质的嗜碱性颗粒,是启动超敏反应症状发生的关键细胞,嗜酸性粒细胞主要发挥负向抑制Ⅰ型超敏反应的作用,但其活化后所释放的某些慢反应性物质也可导致组织产生某些炎症性损伤。肥大细胞或嗜碱性粒细胞表面含有两种IgE Fc受体,一种是高亲和力IgE Fc受体(又称为FcRⅠ),另一种是低亲和力IgE Fc受体(又称为FcRⅡ)。其中的FcRⅠ在Ⅰ型超敏反应的发生过程中发挥作用。另外,有研究表明过敏体质者的肥大细胞与嗜碱性粒细胞的表面所含有的FcRⅠ数量可明显高于正常人。

(二)发生过程

Ⅰ型超敏反应的反应过程一般可分为两个阶段,即初次应答产生的致敏阶段和变应原再次进入引发的发敏阶段。

1. 致敏阶段

该阶段是指初次应答过程中,变应原侵入呼吸道、消化道、皮肤或经注射等侵入机体,立即被抗原递呈细胞所摄取、加工和递呈,激活变应原特异性的T淋巴细胞和B淋巴细胞,从而刺激机体产生特异性IgE抗体,该IgE随后优先和肥大细胞及嗜碱性粒细胞膜上的FcεRⅠ结合,使其进入致敏状态。此时如不再接触相应的变应原则不会出现任何临床症状。

2. 发敏阶段

一旦变应原再次进入机体,上述的致敏细胞表面的膜结合状态的IgE立即与该变应原结合,两个IgE可同时结合到同一个变应原上,从而引起致敏细胞发生活化变为发敏细胞,随后发生一系列的活化效应反应。其具体过程包括如下三个反应步骤:

(1) 变应原与肥大细胞或嗜碱性粒细胞表面的IgE结合 处于致敏阶段的肥大细胞或嗜碱性粒细胞的细胞膜表面,大量的膜结合型IgE以单个形式相对独立地均匀分布在细胞表面,一旦变应原再次进入致敏机体,立即和致敏细胞相接触,并立即与致敏细胞膜上的膜结合型IgE的抗原结合区特异性结合,两个膜结合型IgE可同时结合一个变应原,使得相邻的两个IgE形成"桥联"聚集的现象,这种"桥联"聚集反应可继发引起与IgE相连的FcRⅠ也发生相互聚集的现象。FcRⅠ的聚集可触发细胞内一系列的生物化学反应,主要包括:① 当相邻FcRⅠ发生聚集后,可激活下游其胞浆区邻近的甲基转移酶,使靶细胞膜的磷脂被催化甲基化,进而再引起钙离子通道活化而导致胞外Ca^{2+}内流;② FcRⅠ的聚集还可引起其胞浆区邻近的腺苷酸环化酶的催化活性被抑制,使胞浆内cAMP的含量降低,从而促使胞浆内质网中贮存的内源性Ca^{2+}释放;③ FcRⅠ的聚集还可通过与胞膜G蛋白相互作用而激活其下游的磷脂酶C,后者再激活下游的磷脂酰肌醇信号传导途经,继而引起胞浆内蛋白激酶C(PKC)的活化和游离Ca^{2+}浓度的升高。这些综合活化反应最终导致发敏细胞的胞膜通透性显著增大,以及细胞内储存的嗜碱性颗粒快速外排,被称为脱颗粒现象,从而造成发敏细胞周围邻近组织间隙中含有大量的过敏介质。

(2) 致敏肥大细胞或嗜碱性粒细胞的活化和脱颗粒 致敏肥大细胞或嗜碱性粒细胞内预先储存了一些嗜碱性颗粒,其内充满了各种过敏介质,被称为原发性介质,种类包括组胺、肝素、蛋白水解酶及趋化因子等过敏介质成分。变应原与致敏肥大细胞或嗜碱性粒细胞表面的IgE的作用,可导致这些发敏细胞快速排完内含的过敏介质,随后细胞因胞内颗粒完全耗竭而使机体暂时处于一种完全脱敏的状态。大约24~48 h后该发敏细胞才可重新合成出新的颗粒,即使机体再次恢复可外排过敏性颗粒的能力。另外,发敏肥大细胞等在活化状态下也可继发合成一些以前从未合成过的新过敏介质并向外释放。这些新的活性介质被称之为继发性介质,其成员包括白三烯类(LTs)、前列腺素类(PGs)、血小板活化因子(PAF),以及某些炎症性细胞因子如肿瘤坏死因子-a(TNF-a)、白介素-1(IL-1)、白介素-6(IL-6)等,这些继发性介质与Ⅰ型超敏反应迟缓相时期所特有的过敏症状的发生存在密切联系。过敏原刺激效应细胞释放过敏介质的示意图见图7-2。

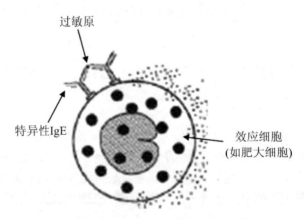

图 7-2 过敏原刺激效应细胞释放过敏介质的示意图

在Ⅰ型超敏反应发生的局部常常也可见大量嗜酸性粒细胞的聚集,而且患者外周血中含有的嗜酸性粒细胞数量也可明显增高。这些嗜酸性粒细胞是被早期活化的肥大细胞所释放的趋化因子诱导而发生定向聚集的,这些继发聚集的嗜酸性粒细胞可以直接吞噬肥大细胞所释放的嗜碱性颗粒,以及释放多种酶类以灭活过敏介质,如组胺酶可水解灭活组胺,芳香基硫酸酯酶可灭活LTs分子,磷脂酶D可灭活PAF分子等。所以嗜酸性粒细胞对Ⅰ型超敏反应发挥一定的负向调节作用。但继发聚集并活化的嗜酸性粒细胞也可大量释放一些炎症介质,如阳离子蛋白、神经毒素和主要碱性蛋白类等,这些介质与Ⅰ型超敏反应造成炎症性损伤的发生密切相关。

(3) 释放生物活性介质，产生生物学效应　虽然肥大细胞或嗜碱性粒细胞具有的生物活性介质种类繁多，其介导的免疫学效应却大体相似，均主要表现为：① 能促进毛细血管扩张和通透性增加；② 能刺激平滑肌的收缩痉挛；③ 能促进黏膜表面黏液分泌增加，以及导致黏膜肿胀；④ 能趋化吸引嗜酸性粒细胞浸润。

1) 预先储存于颗粒内的过敏介质。

① 组胺(histamine)。它是引起Ⅰ型超敏反应的主要活性物质。当其与效应细胞表面的组胺受体结合，可引起平滑肌收缩，毛细血管扩张、通透性增加和黏膜腺体分泌增多。临床表现为皮肤和黏膜组织充血、水肿以及消化道腹泻或呼吸道哮喘等症状。若组胺快速大量释放入血，可使全身组织内毛细血管扩张和通透性增高，引起血管内有效血容量减少而导致过敏性休克的发生。其作用并不持久，很快易被血浆中或嗜酸性粒细胞释放的组胺酶分解灭活。

② 激肽原酶(kininogenase)。刚从颗粒中释放出的激肽原酶，可迅速催化血浆中的激肽原蛋白转变为多种活性激肽类物质，尤其是其中的缓激肽能引起平滑肌尤其是支气管平滑肌发生收缩，血管发生强烈扩张以及刺激局部毛细血管的通透性显著增加，另外还具有显著刺激痛觉神经纤维而引起局部疼痛的作用。

③ 嗜酸性粒细胞趋化因子(eosinophil chemotactic factor，ECF)和中性粒细胞趋化因子(neutrophil chemotactic factor，NCF)。这两类趋化因子分别可吸引相应的粒细胞定向聚集至过敏发生局部，并与过敏反应中迟缓相症状的发生有关。

2) 活化后续发新合成的介质。

① 白三烯(leukotriene，LT)。其主要种类包括 LTC4、LTD4 和 LTE4 三种。白三烯刺激支气管平滑肌收缩的能力可比组胺强 100~1000 倍，而且效应持续时间长，是在哮喘过程中引起支气管持续痉挛的主要物质。此外，白三烯还具有促进毛细血管扩张和通透性增加，以及刺激腺体分泌的作用。

② 前列腺素(prostaglandin，PG)。活化的肥大细胞或嗜碱性粒细胞可后续合成多种 PG 类分子，主要包括 PGD2、PGE2、PGF2α 和 TXA2 分子等。其中 PGD2、PGF2α 和 TXA2 分子均具有较强的刺激人支气管平滑肌收缩的作用。TXA2 分子还具有促进中性粒细胞活和刺激毛细血管通透性升高的作用，从而诱导呼吸道黏膜水肿。

③ 血小板活化因子(platelet activating factor，PAF)。具有凝聚和活化血小板的作用，并能刺激其释放组胺、5-羟色胺等血管活性介质，从而介导增强毛细血管持续扩张和通透性增加。另外，PAF 还具有刺激中性粒细胞活化的作用，在迟缓相的发生中也发挥一定的作用。

④ 细胞因子(cytokine)。初期活化的肥大细胞或嗜碱性粒细胞，以及后续激活的嗜酸性粒细胞和中性粒细胞均可新合成和释放一些细胞因子，主要包括 IL-1b、IL-3、IL-4、IL-5、IL-6、IL-13、GM-CSF 和 TNF-a 等。其中的 IL-4 可显著促进 Th2 型淋巴细胞的活化增殖和诱导 B 细胞发生 IgE 类型转换；IL-5 则可显著增强嗜碱性粒细胞活化作用，同时可选择性诱导人骨髓中嗜酸性粒细胞系的增殖分化，并可维持成熟嗜酸性粒细胞存活与功能发挥；而 IL-6 可显著诱导中性粒细胞表达诱导型一氧化氮合成酶(iNOS)，后者能催化炎症细胞产生高浓度的炎症介质即一氧化氮(NO)，高浓度的 NO 能显著诱导血管扩张和通透性增加，以及刺激中性粒细胞合成更多的炎症细胞因子如 TNF-a 和 IL-1b 等。

3) 过敏介质所引起的生物学效应。

位于不同部位的肥大细胞或嗜碱性粒细胞作用于其邻近的组织器官，产生一系列的病理学变化，主要症状包括：

① 平滑肌的收缩，尤其以气管、支气管、胃肠道的平滑肌收缩更加显著，能引起哮喘、腹痛及腹泻等不适反应。

② 小血管的扩张，以及毛细血管通透性增大，血浆外渗增多，局部水肿以及伴随以嗜酸性粒细胞为主的炎症细胞浸润反应。

③ 黏膜腺体分泌增加，如组胺在过敏反应的早期即可显著促进黏膜腺体分泌。

由 IgE 介导肥大细胞或嗜碱性粒细胞活化所产生的生物活性介质作用于对应组织和器官后，可引起局部或全身过敏反应。根据 I 型超敏反应发作的快慢，又可将其分为即刻相反应和迟发相反应两个阶段。目前认为，即刻相反应通常在发敏反应后的数秒至数十分钟内出现，主要是由组胺、激肽原酶以及前列腺素所介导的，主要特征性的表现为血管扩张和通透性增加、平滑肌收缩、腺体分泌。一般在数小时后即可消退，但严重者如发生过敏性休克时则可能致死。迟发相反应则是在发敏反应发生后 4~8 h 内出现，可持续 1~2 天甚至更久的时间。其主要是由活化的肥大细胞等新合成的白三烯、趋化因子、细胞因子以及聚集活化的嗜酸性粒细胞等释放的介质所诱导的炎症反应。其特点是局部出现以嗜酸性粒细胞为主的炎症细胞浸润，同时还伴有一些中性粒细胞和淋巴细胞等细胞的浸润，好发于局部性组织，如皮肤、支气管黏膜、鼻黏膜和胃肠道黏膜等。其主要表现为平滑肌收缩、持续性的局部水肿以及慢性持续性的哮喘。总体而言，迟发相反应在临床症状和损伤程度上一般要比即刻相反应更加明显。活化效应细胞所释放的活性介质种类及其发挥的效应见表 7-2。

表 7-2 活化效应细胞释放的活性介质种类及其发挥的效应

活性介质种类	具体成分	生物学效应
蛋白水解酶类	糜蛋白酶，类胰酶和丝氨酸酶，组织蛋白酶 G，羧肽酶	降解结缔组织基质物质
毒性介质类	组胺，肝素	对寄生虫的毒性作用，增加血管通透性，引起平滑肌收缩
细胞因子类	IL-4，IL-13	刺激和放大 TH2 效应过程
	IL-3，IL-5，GM-CSF	促进嗜酸粒细胞产生和活化
	TNF-a，IL-1b	促进炎症反应，刺激多种细胞产生细胞因子，激活内皮细胞
趋化因子类	MIP-1a	吸引单核细胞、巨噬细胞和嗜中性粒细胞
脂类代谢产物类	白三烯-C4、D4、E4	引起平滑肌收缩，增加血管通透性，刺激黏膜分泌
	血小板活化因子	吸引白细胞，促进脂性介质的产生，激活中性粒细胞、嗜酸粒细胞和血小板

二、影响和调节 I 型超敏反应的因素

对不同人群,影响因素不一。

1. 缺乏分泌型 IgA 者

当肠道表面的分泌型 IgA 缺乏或减少时,肠黏膜易被肠道微生物所侵袭与损伤,若同时伴有蛋白分解酶缺乏时,食物中未被消化的蛋白质抗原就易于进入血流,刺激机体产生 IgE 抗体,导致过敏反应的发生。

2. 易产生 IgE 的过敏体质者

对于反复发作 I 型超敏反应的临床患者,其血清中 IgE 的含量可比正常人高 100~1000 倍不等。

3. 胆碱能神经兴奋性增高或缺乏胆碱酯酶者

前者易于释放乙酰胆碱,而后者则只需要少量乙酰胆碱就能引起平滑肌收缩、支气管痉挛等过敏反应症状。

4. 缺乏某些补体成分者

如缺乏补体 C1 酯酶抑制因子,使得补体 C2 不断发生裂解,最终积累产生过多的激肽类物质,而导致血管神经性水肿。

5. 支气管高反应性者

呼吸道高反应性的患者易于发生反复呼吸道感染,或者当易感者吸入大量变应原时,极易从"隐匿性哮喘"发展为"症状性哮喘"。

三、临床常见疾病

(一)全身过敏反应

多见于患者再次注射药物或动物抗毒素血清所导致的过敏性休克。这是一种症状严重的 I 型超敏反应疾病。致敏患者通常在接触变应原后几分钟内即可出现症状。表现为烦躁不安、鼻咽发痒、胸闷、气急、恶心、呕吐、腹痛、腹泻、呼吸困难,以及出现出冷汗、面色苍白、血压下降等循环衰竭的症状,严重者出现意识障碍、昏迷、抽搐等。若抢救不及时,甚至可导致患者的死亡。

1. 药物过敏性休克

以青霉素引起者最为常见,其他如头孢霉素、链霉素、先锋霉素、磺胺类、呋喃妥因、氨基比林、普鲁卡因、利多卡因、有机碘、维生素 B1 和 B12 等也可引起类似的药物过敏性休克。

以青霉素为例,它是一种分子量小于 1000 的小分子物质,本身并无免疫原性,青霉素单独并不能刺激机体产生抗体。当其进入机体后,在碱性环境中可被降解生成青霉噻唑醛酸和青霉烯酸,这两种半抗原都能与机体血清蛋白结合形成修饰抗原而获得免疫原性,就能刺激机体产生 IgE 抗体,因此青霉噻唑醛酸和青霉烯酸在青霉素过敏反应中具有重要的作用。

2. 血清过敏性休克(血清过敏症)

由于动物免疫血清制剂(如马破伤风抗毒素和马白喉抗毒素)中存在对人体而言是异种蛋白的物质,有可能使某些过敏体质的人产生特异性 IgE 抗体,当临床上再次给患者注射同样的动物免疫血清治疗或紧急预防时,即可引起过敏性休克,因此又被称为血清过敏症。

(二) 局部过敏反应

1. 呼吸道过敏反应

患有此类疾病的个体有明显的遗传倾向，80%的患者具有家族史。呼吸道吸入是变应原入侵的最常见方式，过敏体质者经吸入性变应原刺激后常出现打喷嚏、流鼻涕等呼吸道症状，被称为过敏性鼻炎（allergic rhinitis）。过敏性鼻炎的典型表现是患者产生强烈的鼻腔发痒、打喷嚏、局部水肿、鼻塞和鼻腔分泌物增加，在鼻腔分泌物中可检出嗜酸性粒细胞等。它是由空气中变应原所诱发，并具有特定的季节性，例如某些草类或树类的花粉，以及豚草花粉变应原所引起的枯草热多发于秋季。过敏性鼻炎虽能引起人体不适，但其持续时间不长，损伤也极为有限。另一种呼吸道过敏症状更加严重的疾病是过敏性哮喘（allergic asthma），其实质是支气管平滑肌被刺激后收缩痉挛而引起呼吸道出现气喘、呼吸困难等症状，如长期发作可导致肺气肿。该病是由低位气道黏膜下的肥大细胞被变应原激活后所导致。这种哮喘常常在再刺激后数秒钟内即可发生。其最重要的局部特征表现为气道慢性炎症，在炎症区中含有大量的 Th2 淋巴细胞、嗜酸性粒细胞、中性粒细胞和其他白细胞。虽然过敏性哮喘在最初阶段主要针对特异性变应原，但随后被慢性炎症逐渐取代，持续时间也很长，即使没有新的变应原再次刺激也会一如既往地发生与发展。患有气管高反应性的个体比直接暴露于抗原下的个体更加容易被激发哮喘，他们对环境化学刺激物如香烟、二氧化硫等非常敏感。某些病毒或细菌的感染也可通过诱导 Th2 型局部免疫应答反应而加重哮喘的病情。

2. 消化道过敏反应

当摄入一种食源性变应原后，胃肠道黏膜中的肥大细胞被激活，可出现消化道上皮细胞液体丧失和平滑肌收缩，引起腹泻和呕吐。此外，位于真皮和皮下组织中的肥大细胞也可被激活，从而导致荨麻疹的发生，其机制可能与变应原被吸收入血有关。对已经存在抗青霉素特异性 IgE 抗体的患者来说，当再次口服青霉素后，荨麻疹是其最常见的过敏症状。摄入食物性变应原有时也可引起全身性过敏反应，并伴发心血管系统衰竭和急性哮喘等，严重者可致死。

3. 皮肤过敏反应

皮肤是抵御外来变应原的有效屏障之一，当局部皮肤受损时，变应原直接侵入到达表皮和真皮层而激活此部位的肥大细胞，可造成局灶性过敏反应，症状如血管通透性增高，血管液体外渗增多，产生皮肤水肿。活化的肥大细胞也能刺激局部神经末梢，通过神经轴突反射释放化学物质，最终导致周围皮肤血管扩张，皮肤发红，这种皮肤损伤被称为水疱和潮红反应。某些个体还可表现出红疹面积扩散和持续性水肿。当水疱和潮红反应区面积扩大相连成片时即称为荨麻疹（urticaria），严重者则转变为湿疹。有时食入性变应原进入血液，最后到达并滞留于皮肤时也可造成上述反应。皮肤注射少量变应原引起速发型反应的现象可用于临床上的过敏试验诊断。虽然皮下注射变应原仅限于局部，但也有引发全身性过敏反应的危险。常见变应原如药物、食物、羽毛、花粉、油漆、肠道寄生虫以及寒冷刺激等均可能引起。

四、防治原则

对 I 型超敏反应的防治主要是从变应原和发病机制两方面进行考虑。

1. 寻找变应原，避免再次接触

通过询问有无既往过敏史及家族中有无过敏史，或者借助皮肤试验检出变应原，如临床治疗中在使用青霉素或抗毒素血清时必须要做皮试，如患者皮试阳性则必须避免使用该药物。

2. 药物防治

（1）抑制生物活性介质的合成与释放　如色甘酸二钠、肾上腺素、异丙肾上腺素、氨茶碱、甲基黄嘌呤、阿司匹林、儿茶酚胺等。

（2）竞争性拮抗生物活性介质作用　如苯海拉明、扑尔敏、异丙嗪等具有拮抗组胺作用；阿司匹林具有拮抗缓激肽作用；赛庚啶具有拮抗组胺和5-羟色胺的作用。

（3）改善效应细胞的反应性　如肾上腺素能解除支气管痉挛，还可使外周血毛细血管收缩升高血压，以及减少腺体的分泌作用，因此在抢救过敏性休克患者过程中必不可少；葡萄糖酸钙、氯化钙、维生素C等除了可解痉，还具有降低毛细血管通透性和减少渗出的作用。

（4）免疫学治疗方法　还可采用抑制机体产生变应原特异性IgE的方法来治疗Ⅰ型超敏反应性疾病，目前已经在动物实验和初步临床研究中获得初步有效的结果。如将IL-12分子与变应原共同使用，可显著诱导机体由原先的Th2优势免疫应答转变为Th1优势免疫应答，从而抑制IgE类抗体的产生。

第二节　Ⅱ型超敏反应

Ⅱ型超敏反应，又称细胞溶解型或细胞毒型超敏反应，是抗体（IgG或IgM）与靶细胞的表面抗原结合后，在补体、吞噬细胞及NK细胞的参与下造成靶细胞死亡的一类超敏反应。其中抗原物质可以是靶细胞表面先天存在的成分，也可以是某些可吸附于靶细胞表面的外来成分。而被杀伤的靶细胞主要是血细胞或者其他组织细胞（如肾小球基底膜细胞、心肌细胞等）。Ⅱ型超敏反应的最终结局是造成靶细胞的死亡，因此这是一种较为严重的不可逆性组织病理性反应。Ⅱ型超敏反应发生的基本过程见图7-3。

一、发生机制

（一）靶细胞表面抗原的分类

能引起Ⅱ型超敏反应发生的靶细胞表面抗原主要分为以下四类：① 同种异体抗原，如ABO血型抗原、Rh血型抗原和MHC抗原等。② 可引起交叉免疫反应的共同抗原，如A族溶血性链球菌的某些成分与人心肌、人肾小球基底膜之间存在相似的共同抗原。③ 发生改变的自身抗原，即自身组织成分由于受到各种理化生物因素作用而发生抗原性质的改变，或由于外伤或手术等原因引起某些隐蔽性自身抗原进入血流。④ 外来的抗原或半抗原，此类抗原或半抗原种类很多，某些抗原如沙门氏菌的脂多糖能吸附到人体红细胞表面，刺激机体产生的抗脂多糖抗体能在补体的参与下造成红细胞的溶解；某些药物（如青霉素、皮拉米洞、奎宁等）可以直接吸附到人体内不同血细胞的表面，形成的修饰抗原可刺激机体产生抗药物抗体，最终在补体参与下造成血细胞减少症。

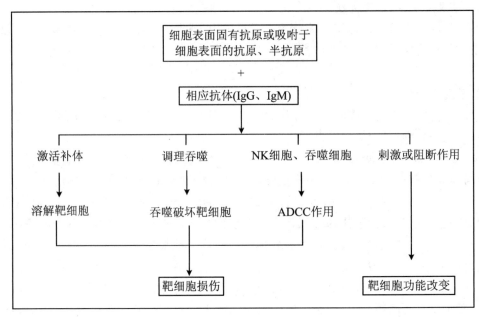

图 7-3　Ⅱ型超敏反应发生的基本过程

(二) 抗体及其所致的细胞毒作用

参与Ⅱ型超敏反应的抗体主要是 IgG 和 IgM。这些抗体可以与靶细胞表面吸附的抗原、半抗原或靶细胞表面天然含有的抗原成分结合,有的也可以循环抗原-抗体免疫复合物的形式黏附于靶细胞的表面,继而通过三个途径介导靶细胞的损伤:① 经激活补体途径。特异性抗体与靶细胞上的抗原结合后可激活补体的经典活化途径,最终形成攻膜复合体,导致靶细胞的裂解。② 经调理作用和免疫黏连作用激活吞噬细胞对靶细胞的吞噬杀伤途径。抗体与靶细胞表面的抗原结合后,抗体借助其 Fc 片段区通过调理作用激活吞噬细胞;或者吞噬细胞通过其表面的补体 C3b 受体与抗原-抗体-补体复合物中的 C3b 结合,从而激活吞噬细胞,表现出免疫黏连作用,从而激活吞噬细胞,促进其对靶细胞的吞噬与杀伤。③ 经 ADCC 作用途径。即 IgG 抗体借助其 Fab 片段区与靶细胞表面的抗原结合,其 Fc 片段区与 NK 细胞表面的 Fc 受体结合,从而激活 NK 细胞,增强其对靶细胞的细胞毒作用。

Ⅱ型超敏反应有时也可引起一些独特的生物学效应,如:④ 刺激活化靶细胞的类型。这是一种特殊的Ⅱ型超敏反应,称为抗体刺激型。如甲状腺细胞上的甲状腺素受体与自身抗此受体的抗体结合后,刺激甲状腺细胞代谢增强,分泌功能亢进,产生过多甲状腺素(T_4),引起甲状腺功能亢进症。⑤ 阻断靶细胞功能的类型。这是另一种特殊的Ⅱ型超敏反应,称为抗体阻断型。如在某种情况下机体内产生抗乙酰胆碱受体的 IgG 类自身抗体,当其与运动神经-肌肉接头处的乙酰胆碱受体结合后,表现出受体阻断剂的效应,导致乙酰胆碱受体生理功能降低,产生肌无力的症状。

二、临床常见疾病

(一) 输血反应

一般发生于 ABO 血型系统不相容者之间的输血。在人体内存在天然的 ABO 血型抗体(IgM 类的抗 A 型抗体或抗 B 型抗体),如将 A 型者血液输给 B 型患者时,由于 A 型者血液红细胞的胞膜上存在 A 型抗原,B 型血的患者血清中存在高浓度的抗 A 型抗体,两者相遇时即可迅速发生特异性抗原抗体结合反应,在补体的参与下,快速引起 A 型红细胞的溶血反应。有时也可因反复输入异型 HLA 供者的血液(如血友病患者等),在受者体内也能诱导出抗供者白细胞或血小板同种异体蛋白抗原的对应抗体,从而导致供者白细胞和血小板的溶解破坏。

(二) 新生儿溶血症

主要系由于母子间 Rh 血型抗原不同所引起。即当第 1 次怀孕时,母体血型为 Rh 阴性,胎儿血型为 Rh 阳性。当新生儿分娩时总是有少量的 Rh 阳性胎儿红细胞进入母体(如胎盘早剥等),可刺激母体产生抗 Rh 的抗体(IgG 类);当母体第 2 次怀孕时,胎儿血型若仍为 Rh 阳性者,则母体外周血循环中的 IgG 类抗 Rh 抗体就能穿过胎盘进入胎儿体内,与胎儿红细胞结合,激活补体系统,导致胎儿红细胞破坏,引起新生儿溶血症。虽然母子间出现 ABO 血型不符的情况极其普遍,但其所致新生儿溶血症的发生并不常见,即使发生也表现轻微,其原因可能在于:① 母亲的天然血型抗体为 IgM 型,不能通过胎盘进入胎儿体内。② ABO 血型抗原除存在于红细胞表面外,在其他组织的细胞也可表达,且血清中有游离的血型抗原,故进入胎儿体内的血型抗体首先与游离血型抗原结合,减少了对胎儿红细胞的影响。

(三) 免疫性血细胞减少症

使用某些药物或者因病原微生物的感染,能引起血细胞表面的某些蛋白抗原发生改变,使机体产生抗自身血细胞的抗体。这种自身抗体随即与自身血细胞结合,再通过 II 型超敏反应机制造成血细胞的破坏。在临床上可出现的症状如溶血性贫血、粒细胞减少症和血小板减少性紫癜等。其具体机制分为如下三种类型:

1. 半抗原吸附型

常见于多次使用某些药物而引起的溶血性贫血症,见图 7-4。这些小分子药物通过注射或静脉输入至体内,可作为半抗原吸附到相应的血细胞表面的某些蛋白上,从而形成修饰完全抗原,并可刺激机体产生相应的抗药物半抗原的抗体,当同样药物再次进入机体并吸附于相应血细胞上,并与血清特异性抗体结合时,在补体等参与下最终导致血细胞的溶解。

2. 免疫复合物型

药物等小分子半抗原进入体内后与血浆蛋白结合成完全抗原,从而刺激机体产生相应的抗体。当再次使用相同药物时,药物和体内已存在的抗体结合形成免疫复合物,激活补体,导致血细胞的溶解。

3. 自身免疫溶血型

即某些药物或病毒感染机体后,作用于红细胞,使其表达蛋白抗原性发生改变,诱导机体产生抗红细胞自身抗体,当反复用药或感染时,不断刺激机体产生该抗红细胞的自身抗体,最终在补体的参与下导致溶血性贫血。如流感病毒感染或甲基多巴反复使用可导致自身免疫溶血性贫血。

(四) 肺-肾综合征

又称为"Goodpasture"综合征。本病病因尚未明确,其可能机制是由于肺泡壁基底膜和

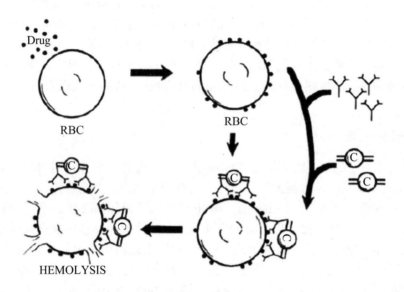

图 7-4　药物吸附于红细胞引起的免疫溶血反应作用示意图

肾小球基底膜的表面存在着某种相同的自身抗原成分,当某种病毒(如 A2 型流感病毒)感染或有机溶剂等进入肺部而造成肺泡壁的损伤,使得肺泡壁基底膜的抗原性发生改变时,诱导机体产生特异性自身抗体,该自身抗体在补体等参与下同时损伤肺泡壁和肾小球组织而引起疾病。该病的临床表现为咳嗽、咯血、贫血和进行性肾功能衰竭,有的伴有明显的血尿和蛋白尿,严重者可因肺出血或尿毒症造成死亡。通过免疫荧光方法检测,可见在患者肾小球及肺泡壁基底膜存在线性沉积的抗自身抗体免疫复合物。

(五) Graves 病

又称为毒性弥漫性甲状腺肿。患者临床表现为甲状腺功能亢进症。发生机制可能是在某种特殊的情况下,机体被某种未知抗原刺激后产生一种促甲状腺激素(TSH)类似物样的 IgG 抗体物质,该种抗体与甲状腺细胞上的促甲状腺激素受体结合后,并不引起甲状腺细胞损伤,而是刺激该细胞持续活化和分泌过多的甲状腺激素,故又被称为长效甲状腺刺激素(LATS),LATS 分子的生物学活性并不受体内神经－内分泌系统的负反馈调节,因而导致患者甲状腺功能亢进。因此有学者将此类疾病称为刺激型超敏反应或 V 型超敏反应。

(六) 重症肌无力

重症肌无力是一种由于持续或重复的肌肉收缩不能而致活动后加重、休息后减轻的,采用注射胆碱酯酶抑制剂治疗可部分缓解症状的一类神经肌病。重症肌无力的发生往往伴生于机体内发生的其他免疫障碍性自身免疫病的发病过程之中,如常出现于系统性红斑狼疮、类风湿性关节炎、干燥综合征等疾病中。其机制在于患者体内产生可针对性攻击神经肌肉接头处膜乙酰胆碱受体的抗体,导致神经肌肉接头传导障碍。其病理表现为由于免疫介导的组织破坏或组织修复的抑制和/或功能的抑制,这些作用可单独或合并存在而致神经肌肉接头处突触后膜上功能性乙酰胆碱受体的损耗。临床表现为渐进性骨骼肌无力和各种受累器官的相应症状。重症肌无力发生的免疫机制示意图见图 7-5。

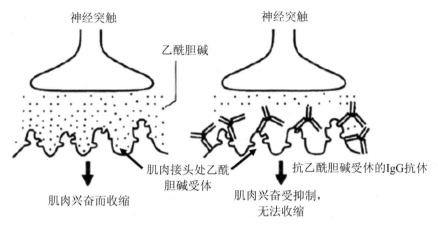

图 7-5 重症肌无力发生的免疫机制示意图

第三节 Ⅲ型超敏反应

Ⅲ型超敏反应又称免疫复合物型或血管炎症型超敏反应,是指可溶性抗原与体内相应的抗体(IgG 或 IgM)结合,在某些条件下形成中等大小的免疫复合物,并沉积于毛细血管壁等组织,在补体和中性粒细胞的参与下造成血管炎症性损伤的一种超敏反应。引起Ⅲ型超敏反应的抗原种类较多,既可以是外源性抗原,也可以是内源性抗原,如某些细菌、病毒、寄生虫、异种动物免疫血清、变性的自身抗原等。参与的抗体主要是 IgG 和 IgM,有时也可由 IgA 介导。Ⅲ型超敏反应发生的基本过程见图 7-6。

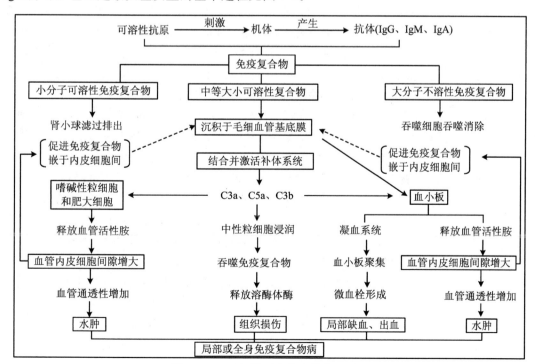

图 7-6 Ⅲ型超敏反应发生的基本过程

一、发生机制

一般情况下，当机体受到某些可溶性抗原刺激后可产生特异性抗体，这种可溶性抗原与其相应抗体结合后能形成可溶性的免疫复合物，在机体循环中该免疫复合物有利于被脾脏或淋巴结中的巨噬细胞捕获和清除，不会对机体造成免疫性损害。但在某些条件下，这种免疫复合物无法被及时清除，从而在外周血循环体系中不断累积，并易于在某些特定的部位发生沉积，最终导致产生血管炎症性的损伤。

（一）中等大小免疫复合物形成和沉积的条件

循环免疫复合物的致病作用，取决于其沉积于某些组织的程度以及其激活补体的能力。这些均与免疫复合物的理化性质如其大小、形成免疫复合物抗体的类和亚类及其对抗原的亲和力有关。一般认为，免疫复合物之所以能在外周循环中持续存在与累积受到六个方面的因素决定：① 可溶性抗原在体内持续存在。如持久或反复性病原微生物的感染，以及类风湿关节炎相关自身抗原的持久存在等，这是体内能够形成一定数量免疫复合物的必要条件。这不但有利于该抗原能持续不断刺激机体产生抗体，同时也利于所产生的抗体与该抗原形成大量的免疫复合物。② 免疫复合物的大小。过大的抗原如颗粒性抗原与对应抗体结合后，易于被巨噬细胞捕获和降解，而较小的可溶性复合物虽不易被巨噬细胞所捕获，但其易于经肾小球滤除。中等大小的可溶性复合物，其分子量约为100万，沉降系数约为19 S，其既不能被巨噬细胞所吞噬，也不易被滤除，因而才能沉积于特定部位而致病。③ 抗原抗体间数量比例。当可溶性抗原数量明显高于抗体量，或者抗体量显著高于其对应抗原时，形成的均是小分子的可溶性免疫复合物，易被肾小球滤除；当抗原抗体间比例适宜时，则往往形成不溶性的大分子免疫复合物，则易于被吞噬细胞捕获和清除；当只有单价或双价可溶性抗原，其数量与抗体比例又轻度过剩时，此时易于形成中等大小（约19 S）的可溶性复合物，该免疫复合物既不容易被吞噬，也不易于被滤除，因而可在循环中沉积致病。④ 抗体的特点。这与抗体的性质以及抗体亲和力的高低有关。高亲和力抗体能与抗原牢固结合，形成稳定的不溶性免疫复合物，这有利于其被吞噬清除，而低亲和力抗体与相应抗原结合后，则易于形成小分子的可溶性免疫复合物，易于被滤除；只有中等亲和力的抗体与抗原结合时，易于形成中等大小即19 S的免疫复合物。另外，由于IgG为双价，而且其能够穿过血管壁而与血管外的稍过量的抗原发生结合，从而容易形成中等大小即19 S的复合物。而IgM属于五聚体，当其与抗原结合后容易形成较大的不溶性免疫复合物，从而易于被吞噬清除。⑤ 沉积部位的组织结构特点。免疫复合物最容易发生沉积的部位包括主动脉的分枝处和心瓣膜、肾小球基底膜、关节等部位。这些部位具有独特的组织结构和血流动力学的特点，如在主动脉的分枝处，血流缓慢，有利于免疫复合物的沉积；而在血流量较大且易于形成涡流的某些血流部位，如肾小球和关节滑膜腔内，毛细血管中有大量血浆通过，血流快，也容易导致中等大小免疫复合物的沉积。另外，在肾小球内皮细胞的表面含有大量C3b受体，容易和含有补体C3b的免疫复合物发生结合反应。另外，关节滑膜细胞表面含有IgG Fc受体，可通过该受体而捕获含有IgG抗体的免疫复合物。⑥ 免疫复合物的大体浓度。高浓度的中等大小免疫复合物在体内可引起全身性的血管炎症反应，而低浓度的中等大小免疫复合物则常引起局部的组织病变如肾小球肾炎。另外，当某些非免疫因素导致局部血管通透性增高时，也有利于循环免疫复合物在该部位的沉积。

（二）免疫复合物引起组织损伤的免疫机制

中等大小免疫复合物并不直接损伤组织，而是通过启动下游多个途径介导其病理性免疫损伤效应。其中最主要的效应介导物是补体和中性粒细胞，其次是血小板、嗜碱性粒细胞也发挥一定的效应。

1. 补体的活化

在血管壁沉积的免疫复合物可激活补体的经典活化途径，产生大量的过敏毒素如 C3a、C5a 等，后者可进一步激活肥大细胞和嗜碱性粒细胞，促进其大量释放生物活性介质，如组胺、血小板活化因子等，并诱导局部血管壁的通透性增高，血浆渗出增加。另外，C3a、C5a、C5b67 还发挥趋化因子的活性，能够吸引中性粒细胞在免疫复合物沉积部位发生聚集和活化。

2. 中性粒细胞的活化

聚集的中性粒细胞在吞噬局部沉积的免疫复合物时，可将其一部分胞浆溶酶体酶向外释放，从而造成组织损伤。如其中的蛋白水解酶、胶原酶和弹力纤维酶能水解血管基底膜、内弹力膜和结缔组织。另外，中性粒细胞释放的碱性蛋白还能增强血管壁的通透性；激肽原酶能水解血浆中的激肽原而产生血管活性肽；而前凝固物质则能激活血小板。

3. 嗜碱性粒细胞和血小板的作用

嗜碱性粒细胞在受到补体活化片段 C3a、C5a 激活后，能大量释放胞内的过敏介质，引起血管通透性增加；局部血管壁因受中性粒细胞蛋白酶消化所导致的损伤能诱导血小板显著活化，活化的血小板一方面通过释放血管活性胺类而加剧局部血管的血浆渗出，同时还可激活凝血系统而在局部形成微血栓，最终导致局部水肿、缺血、出血和组织坏死。

二、临床常见疾病

（一）局部免疫复合物病

抗原在入侵局部与体内已产生的对应抗体相遇，两者结合形成中等大小的免疫复合物时，可引起局部组织发生炎症性病变。

1. Arthus 反应

这是一种动物实验性的局部超敏性疾病。使用马血清在家兔皮下多次注射，在第 4 至 6 次注射后，在注射的局部会出现强烈的炎症反应，表现为注射部位皮肤红肿、出血，甚至出现坏死，即称为 Arthus 现象。其机制是由于异种蛋白质抗原在注射局部与已产生的相应抗体结合，在注射部位形成大量免疫复合物的沉积，并在补体等参与下导致皮下组织急性炎症反应。

2. 人类局部免疫复合物病

临床常见的如给患者反复注射猪胰岛素、生长激素、狂犬疫苗或者细菌类毒素等生物制品后，可在注射局部出现急性炎症性损伤。其发生机制类似于动物的 Arthus 反应。另外，当反复吸入霉菌孢子、植物性蛋白或动物性蛋白时，也可在患者肺部出现大量免疫复合物沉积，最终可导致过敏性肺泡炎的发生。

（二）全身免疫复合物病

这是因机体循环中的免疫复合物沉积于血管壁而导致的疾病。

1. 血清病

患者初次接受大剂量异种动物免疫血清进行治疗,在治疗第 7~14 天后,某些患者可出现注射局部红肿、皮疹、关节肿痛,以及淋巴结肿大、发热、蛋白尿等症状,被称为血清病。其发生机制在于机体经动物血清异种蛋白抗原刺激而产生特异性抗体,该抗体与患者机体内还残存着的抗原相结合,并在抗原稍过量的情况下形成中等大小可溶性免疫复合物,并随着血流运行至全身,最终沉积于皮肤、关节、滑囊和肾小球基底膜等部位,随后在补体和中性粒细胞的参与下而导致出现全身性免疫复合物病。一般随着时间推移,当体内残存的抗原含量逐渐减少直至完全消除时,该疾病即可自行恢复。

2. 链球菌感染后的肾小球肾炎

一般多发生于 A 族溶血性链球菌感染后的 2~3 周时。某些患者可发生急性肾小球肾炎疾病。这是由于该链球菌胞壁的 M 蛋白抗原与人肾小球基底膜上的蛋白成分在结构上存在一定的相似性,两者属于共同抗原。当机体感染该种属的链球菌后,体内可产生抗链球菌胞壁 M 蛋白抗原的特异抗体。该抗体与链球菌经崩解释放的可溶性胞壁 M 蛋白抗原结合形成免疫复合物,并可沉积于肾小球基底膜的表面,从而导致肾小球炎症性损伤。该类免疫复合物也可沉积于关节滑膜腔等组织局部,从而导致风湿性关节炎疾病的发生。其他病原体如金黄色葡萄球菌、肺炎球菌、某些支原体、病毒或者疟原虫等的感染也可引起机体出现类似的肾小球肾炎症状。

(三) 慢性自身免疫性免疫复合物病

1. 系统性红斑狼疮(SLE)

该类疾病的病因尚未完全弄清。在患者的体内可出现多种抗自身不同胞核成分(双链 DNA、单链 DNA 或组蛋白)的抗体(即抗核抗体),该抗体与循环中存在的游离性胞核抗原结合成可溶性免疫复合物,可广泛沉积于肾小球、关节、皮肤和其他多种器官的毛细血管壁,引起多部位脉管炎症。

2. 类风湿性关节炎

该类疾病的病因也尚未完全弄清。可能由于某些病毒或支原体的持续感染,诱导机体内出现一种抗自身变性 IgG 的特异性抗体,临床上将其称为类风湿因子(RF),大多属于 IgM 类,这种 RF 可以与体内变性 IgG 结合形成免疫复合物,并可沉积于小关节滑膜处而导致关节炎症损伤,也可沉积于皮下组织而引起局部血管炎症损伤。

第四节 Ⅳ型超敏反应

Ⅳ型超敏反应又称迟发型超敏反应(delayed-type hypersensitivity,DTH)。此类超敏反应不需抗体和补体参与,只由变应原刺激活化的致敏 T 细胞所介导,可导致局部出现单个核细胞浸润和靶细胞变性坏死为特征的免疫病理性反应。Ⅳ型超敏反应具有三个特点:① 发敏阶段起步缓慢,一般需要 18~24 h 才出现明显反应,在 48~72 h 局部症状才达高峰;② 介导超敏反应发生并可引发组织损伤的 T 细胞主要包括 $CD4^+$ Th1 细胞和 $CD8^+$ Tc 细胞;② 受损局部往往出现以单个核细胞浸润和局部坏死为特征的组织炎症损伤。引起Ⅳ型超敏反应的抗原主要包括某些微生物(如结核杆菌、麻风杆菌、麻疹病毒、乙肝病毒等)、寄生虫(如血吸虫等)和某些小分子化学物质(如药物、染料、油漆、塑料、农药、青霉素、重金属盐类以及二硝基氟苯、二硝基氯苯等)。Ⅳ型超敏反应发生的基本过程见图7-7。

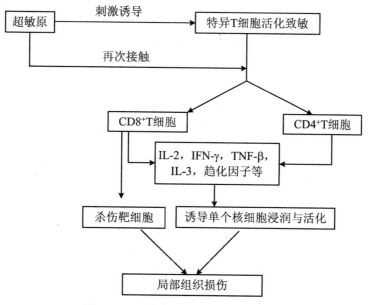

图7-7 Ⅳ型超敏反应发生的基本过程

一、发生机制

Ⅳ型超敏反应的发生机制与正常细胞免疫应答完全相同,只是前者在免疫应答效应阶段给机体造成严重的组织炎症损伤,而后者是给机体带来有利无害的结果。当相应的变应原进入机体后,可选择性刺激特异性初始T细胞发生活化、增殖与分化,并最终形成对该种变应原表现致敏的 $CD4^+$ Th1 细胞或 $CD8^+$ Tc 细胞,机体进入致敏状态。当相同变应原再次进入机体,可激活相应的致敏T细胞,从而导致局部发生单个核细胞浸润和组织炎症损伤。变应原致敏性 $CD4^+$ Th1 细胞和 $CD8^+$ Tc 细胞被刺激进入发敏状态时的表现完全不同。发敏状态的 $CD4^+$ Th1 细胞能通过释放多种细胞因子而产生免疫效应,导致局部组织出现单个核细胞的浸润,局部组织出现红肿、硬结、变性和坏死等炎症反应;其中的肿瘤坏死因子-a等细胞因子还可促进血管通透性增加和血浆渗出增多,从而有利于单个核细胞浸润至炎症反应部位。而发敏状态的 $CD8^+$ Tc 细胞可通过直接与靶细胞接触,在两者相邻接触部位释放穿孔素和颗粒酶,破坏和杀伤靶细胞。另外,其活化后所释放的肿瘤坏死因子-b等细胞因子还可发挥直接杀伤靶细胞的作用。

二、临床常见疾病

(一)传染性超敏反应

当某些胞内寄生菌、病毒、真菌以及某些寄生虫感染人体时,机体可对这些病原体产生迟发型超敏反应。这是机体对病原体发生免疫应答时的一种特殊表现模式。由于这是在病原体传染人体的过程中所发生的反应,故被称为传染性超敏反应。如结核菌素皮肤试验检测呈阳性者,表明被检者已感染过结核杆菌或已接种过卡介苗,因此机体对结核杆菌分泌蛋白经皮肤刺激能出现明显的皮肤硬结反应。

传染性超敏反应参与相应的疾病所导致的组织损伤,同时也影响着该传染性疾病的临床预后。如再次感染结核杆菌时,局部肺组织反应强烈,可导致组织发生坏死,但病灶易于局限而减少播散,结核杆菌的增殖也受到抑制。一般把前者效应归之为超敏反应,后者效应归之为细胞免疫,实质上这两种不同后果都是活化的发敏T细胞介导的免疫应答的表现。

(二) 接触性皮炎

此类变应原通常为小分子的半抗原物质,这类半抗原与人体皮肤接触后,可与表皮细胞内的角质蛋白结合形成完全抗原,从而使机体致敏;当再次接触相同变应原时,24 h 后即可在接触局部出现红斑、丘疹、水泡等皮炎反应,并在48~96 h 时达到高峰,严重者可发生剥脱性皮炎。这种局部症状通常在病因去除后一周内恢复正常。

(三) 其他相关的疾病

Ⅳ型超敏反应在同种异体移植排斥反应中也发挥重要的作用。同种不同个体之间(除了同卵双生子外)的细胞表面存在不同的 MHC 蛋白分子,在异体间进行组织移植时,由于供者组织上存在的 MHC 分子能有效刺激受者体内 T 淋巴细胞活化与致敏,其中包括致敏性 $CD4^+$ Th1 细胞和致敏性 $CD8^+$ Tc 细胞,这些致敏淋巴细胞在体内持续不断地浸润和攻击移植物组织,最终导致移植物受损而无法发挥正常的生理功能。

上述对四种超敏反应的划分,主要是从其发生机制和参与反应的主要免疫效应产物上进行区别归类,但在实际工作中往往发现很多超敏反应性疾病并非是由单一的免疫机制所介导的,可能存在多种类型反应过程同时存在,并以其中某一种类型为主而导致疾病的发生。甚至同一个体疾病发病的不同阶段,造成免疫损伤的机制也可能不同。如系统性红斑狼疮患者出现肾小球、皮肤等部位的血管炎病变属于Ⅲ型超敏反应,若还同时出现因自身抗体吸附而引起贫血、粒细胞减少症等病理损伤时,则表明此时患者机体内还同时存在着Ⅱ型超敏反应。又如某些个体因注射青霉素而导致过敏性休克归属于Ⅰ型超敏反应;在其他个体体内可因青霉素吸附红细胞而导致贫血症,则归属Ⅱ型超敏反应;若因反复使用青霉素而引起注射局部血管炎症,则归属Ⅲ型超敏反应。因此,在临床上遇到具体病例时,应根据其具体情况进行客观分析与判断。四种超敏反应的比较见表7-3。

表7-3 四种超敏反应的比较

	Ⅰ型超敏反应	Ⅱ型超敏反应	Ⅲ型超敏反应	Ⅳ型超敏反应
别名	速发型	细胞毒型,细胞溶解型	免疫复合物型	迟发型,T 细胞介导型
参与抗体或细胞	IgE	IgG,IgM	IgG	$CD4^+$ Th1 细胞,$CD8^+$ T 细胞
超敏原	可溶性抗原	细胞性抗原	可溶性抗原	可溶性抗原,细胞性抗原

续表

	Ⅰ型超敏反应	Ⅱ型超敏反应	Ⅲ型超敏反应	Ⅳ型超敏反应
免疫效应机制	超敏原与肥大细胞/嗜碱性粒细胞表面的IgE结合并使其桥联,从而激活效应细胞快速释放过敏介质,引起平滑肌收缩,血管扩张,腺体分泌增加等	抗体与靶细胞表面的超敏原结合,通过激活补体、中性粒细胞和NK细胞而发挥溶细胞的作用	抗原抗体复合物沉积于组织血管壁,通过活化补体、中性粒细胞聚集和活化血小板而导致局部组织血管发生炎症性损伤	致敏$CD4^+$ T细胞和$CD8^+$ T细胞在超敏原的刺激下发生过度活化,导致局部组织发生单个核细胞浸润为特征的炎症损伤
临床常见疾病	药物过敏反应,食物过敏症,花粉性哮喘,荨麻疹	输血反应,新生儿溶血症,免疫性血细胞减少症,肺－肾综合征	Arthus输血反应,血清病,链球菌性肾小球肾炎,类风湿性关节炎	传染性超敏反应,接触性皮炎

(陈勇)

第八章 免疫缺陷病与自身免疫病

第一节 免疫缺陷病

一、概述

免疫缺陷病(immunodeficiency disease,IDD)又称免疫缺陷综合征,是免疫系统先天发育不全或后天受到抑制而导致机体免疫功能降低或缺损的一类疾病。其临床特征是患者极易出现反复而严重的感染,具有难治性和迁延不愈;且通常情况下无致病性的或致病力弱的病原微生物也可对此类患者造成严重感染。自1952年Bruton首次报道该类疾病以来,目前已发现了数百种此类疾病。患者往往以呼吸道感染最为常见,有的伴发全身多部位感染,有的可伴发自身免疫性疾病或超敏反应性疾病,并有发生恶性肿瘤的倾向。

免疫缺陷病可划分为原发性和继发性两类,前者主要是由于免疫系统先天性基因缺陷或先天性发育不全所致,患者多见于婴幼儿。后者则是指机体先天免疫功能正常,但因受到后天因素如感染、肿瘤、药物、脾脏或胸腺切除、代谢性疾病、营养不良、蛋白丢失、衰老甚至其他疾病等因素导致其免疫功能缺损。这种受损的免疫功能有的是暂时性和可逆的,但有的是不可逆的,而且可以发生于各年龄组。根据具体发生缺陷的免疫细胞或免疫分子的不同,又可将免疫缺陷病分为B细胞免疫缺陷病、T细胞免疫缺陷病、联合免疫缺陷病、吞噬细胞功能缺陷病和补体缺陷病等五大类。据统计在原发性免疫缺陷病患者中,上述各型所占的比例依次为50%、18%、20%、10%和2%。临床常见的原发性免疫缺陷病的种类见图8-1。

二、免疫缺陷病的基本特征

1. 易患感染

即患者对各种感染的易感性显著增加。感染也是造成患者死亡的主要病因,患者年龄越小,感染次数越高,病情也就越重。感染的病原体主要是化脓性细菌、病毒、真菌、胞内寄生菌和原虫。另外,免疫缺陷患者还易患机会菌感染。

2. 易患肿瘤

凡是发生T细胞免疫缺陷的患者,其患恶性肿瘤的风险显著升高,其中又以患白血病和淋巴系统肿瘤者居多。

3. 易患自身免疫病

免疫缺陷病患者体内往往出现免疫调节紊乱,尤其是原发性免疫缺陷病患者往往伴发自身免疫病。据估计,在正常人群中发生自身免疫性疾病的几率为0.001%~0.01%,而原发性免疫缺陷病患者同时伴有此类疾病的发生率可达14%,主要临床表现为系统性红斑狼

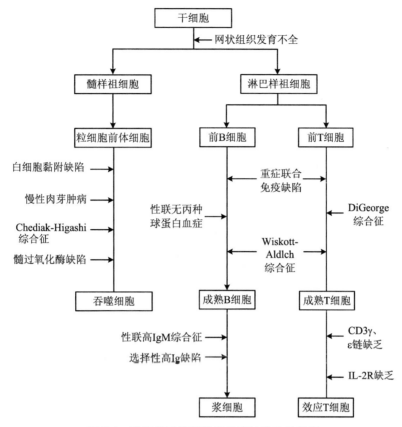

图 8-1 临床常见的原发性免疫缺陷病的种类

疮、类风湿性关节炎和恶性贫血等。

4. 病理损伤部位复杂多样

常伴有多个系统(如呼吸、消化、造血、内分泌、骨关节或神经系统)以及皮肤黏膜组织的受累。

5. 病因机制复杂

在免疫细胞发育成熟、活化增殖以及分化过程中的任何某一环节若出现异常均可导致该病的发生。

三、原发性免疫缺陷病

(一)原发性 B 细胞免疫缺陷病

原发性 B 细胞免疫缺陷病是因 B 细胞发育缺陷或 B 细胞对 T 细胞传递的信号无法产生有效应答所致的以抗体生成障碍为特征的一组疾病,在原发性免疫缺陷病中最为多见。患者多有免疫球蛋白的类别的异常,但外周血中 T 细胞的数量和功能正常。该类疾病主要有 Bruton 病(性联低丙种球蛋白血症)、选择性免疫球蛋白缺陷病(选择性 IgA 缺陷病、选择性 IgM 缺陷病、选择性 IgG 亚类缺陷病、IgM 升高伴 IgG 和 IgA 缺陷病)。

（二）原发性 T 细胞免疫缺陷病

是由于胸腺缺乏或发育不全导致外周 T 细胞显著减少，细胞免疫功能严重低下，但血清免疫球蛋白的水平正常的一组疾病。临床表现为患者容易发生病毒、真菌、原虫或结核杆菌等胞内寄生菌的感染，同时容易合并发生自身免疫病和恶性肿瘤。外周血 T 细胞数量减少；T 细胞对多克隆激活剂（如丝裂原 PHA）的刺激增殖反应低下；皮肤迟发型超敏反应表现阴性；输血或器官移植后可发生移植物抗宿主反应。由于 B 细胞免疫功能的发挥依赖 Th 细胞的参与，因此此类患者常常伴有体液免疫功能的异常。该类疾病主要有 Digeoge 综合征、T 细胞激活和功能缺陷病。

（三）原发性联合免疫缺陷病

联合免疫缺陷病是由于 T 细胞和 B 细胞的免疫功能均有障碍而引起的一组免疫缺陷病，主要包括严重联合免疫缺陷病（Swiss 型无丙种球蛋白血症、腺苷脱氨酶缺乏型、T 细胞缺乏型和网状组织发育不全型）、伴酶缺失性联合免疫缺陷病、主要组织相容性复合物分子表达缺陷病、Wiskott-Aldrich 综合征、免疫缺陷伴运动失调毛细血管扩张综合征等。

（四）原发性吞噬细胞功能缺陷病

吞噬细胞是机体发挥抗感染免疫的重要因素，此类细胞缺陷性疾病在原发性和继发性免疫缺陷病患者中均可出现，前者可表现出吞噬细胞数量缺乏或功能障碍，后者主要表现为功能缺损。原发性吞噬细胞系统缺陷病多见于中性粒细胞，包括两类，一类是中性粒细胞绝对数减少，如婴儿遗传性中性粒细胞减少症等；另一类是吞噬细胞功能不全综合征，是由于吞噬细胞本身先天性酶的缺陷或亚细胞结构异常导致吞噬细胞趋化、黏附、内吞以及杀灭微生物功能低下，如慢性肉芽肿病、葡萄糖－6－磷酸脱氢酶缺乏症等。

（五）原发性补体缺陷病

补体系统不仅参与直接溶解细胞及杀菌作用，还具有促进巨噬细胞的吞噬杀菌、协助抗体及增强炎症性反应的作用。补体成分的缺乏或功能缺陷可增加机体对病原微生物感染的易感性。补体缺陷病大多属于常染色体隐性遗传，少数为常染色体显性遗传病。几乎所有的补体成分都可能发生基因缺陷，原发性补体缺陷病可以是单种补体固有成分（C1q、C1r、C1s、C2~C9）的异常，也可以是补体调控蛋白（I 因子、C1 抑制物）的异常。

四、继发性免疫缺陷病

获得性免疫缺陷病是继发于其他疾病或由于其他因素所导致的免疫缺陷病，其临床表现和相应的原发性免疫缺陷病十分相似。很多外源性因素和内源性因素均可导致机体出现继发性免疫缺陷病，如长期使用免疫抑制剂（如激素、换胞霉素 A）、恶性肿瘤、放射线照射、化疗药物（如环磷酰胺等）、某些病毒感染（如 HIV 病毒、麻疹病毒、巨细胞病毒和人类 T 细胞白血病病毒等）、细菌感染（结核杆菌、麻风杆菌）等可造成继发性 T 细胞功能免疫缺陷病；某些淋巴细胞白血病、EB 病毒感染，以及营养不良、慢性肾炎、严重烧伤等因素可造成继发性 B 细胞功能免疫缺陷病；长期使用某些抗生素（如匹拉米洞等）、放射线照射、化疗药物、感染以及脾功能亢进者可导致继发性吞噬细胞功能免疫缺陷病；类风湿性关节炎、SLE、肾小球肾炎、某些感染性风湿病(如链球菌引起的)、慢性肝炎以及严重烧伤、肾病综合征等均可导致继发性补体免疫缺陷病。

第二节 自身免疫病

正常情况下,机体免疫系统能识别"自我"成分,形成自身耐受(self-tolerance),其生理意义在于可使机体内含有自身成分的靶细胞免遭免疫系统的攻击和排斥。同时,正常机体也可对自身成分如衰老细胞和某些受损自身成分发生自身免疫反应(autoimmune reaction),不引起机体出现明显的组织损伤,也无临床疾病表现。但在异常情况下,机体会对自身成分产生过强或失控的免疫应答反应,而导致疾病即自身免疫病(autoimmune disease,AID)发生。

一、自身免疫应答反应与自身免疫病的关系

现在已发现许多疾病的发生与自身免疫应答反应密切相关,自身免疫疾病已逐渐形成一组独立的疾病。但是在体内出现自身免疫应答与疾病发生的关系中有几种情况值得注意:

① 体内出现自身免疫应答并非全都会导致组织的病理性损伤或疾病。

② 自身免疫应答反应既是直接造成自身免疫病发展的主要原因,也是某些疾病发展过程中的伴随现象。如严重烧伤、心肌梗死或心脏大手术等可产生自身抗体,这些抗体不是直接引起组织损伤的主要原因,而是疾病过程中组织损伤所导致的结果,在原发疾病恢复后就会自然消退,不属于自身免疫病的范畴,在判断自身免疫病时应该把两者区别开。

二、自身免疫病的基本特征

虽然自身免疫性疾病的种类很多,涉及临床各科,每种疾病在发病原因、发病机制和临床表现上均存在一定的差异,但也存在着一些共同特性。

① 自身免疫病患者血液中常常出现高滴度的自身抗体和(或)能与自身组织成分反应的淋巴细胞。这虽是临床判断自身免疫病的重要依据,但不是唯一的依据,还必须结合临床的其他资料才能做出正确诊断。

② 组织器官的病理性损伤和相应的功能障碍。自身免疫疾病患者体内产生的自身抗体或T淋巴细胞,与相应的自身组织抗原结合,通过不同方式可造成组织器官的免疫损伤和功能障碍。

③ 自身免疫病常可在动物中复制出类似的疾病模型,或者通过将患者血清或淋巴细胞注入正常动物体内而引起相应的疾病或表现。

④ 除少数继发性自身免疫病外,大多数自身免疫疾病的病因尚未能确定。

⑤ 自身免疫应答的强度与自身免疫病的病情关系密切。

⑥ 自身免疫病的临床经过常呈现反复发作和慢性迁延的过程,这在某些慢性活动性肝炎患者中表现得更为突出。

⑦ 自身免疫病的发生有一定的遗传倾向性。

值得注意的是,并非每一种自身免疫病都同时具备上述特点。总的来说,第①、②项特

点是最重要的,其他各项可作为临床诊断自身免疫病的参考。

三、自身免疫病的分类

目前已被确认归属于自身免疫病的临床疾病约有30余种,对其分类方法主要有两种,一是根据病损器官的特异性,可分为器官特异性和非特异性自身免疫病,见表8-1;二是根据疾病累及系统划分,见表8-2。器官特异性自身免疫性疾病的病变常局限于某一特定器官,由对器官特异性抗原的免疫应答反应所致,主要疾病有胰岛素依赖的糖尿病、多发性硬化。而器官非特异性自身免疫性疾病,也称为全身性或系统性自身免疫性疾病,其病变可见于多种器官,结缔组织多受累,故又常称为结缔组织病,主要疾病有系统性红斑狼疮和类风湿关节炎等。但有时血清检查时也可出现两者之间交叉重叠的情况。

表8-1 器官特异性自身免疫病的种类

分类	疾病名称	相应的自身抗原	主要的自身抗体
器官特异性自身免疫病	慢性甲状腺炎	甲状腺球蛋白和甲状腺微粒体	抗甲状腺球蛋白和抗甲状腺微粒体抗体(Ⅱ、Ⅳ型)
	甲状腺机能亢进症(Graves病)	TSH受体	抗TSH受体抗体(特殊的Ⅱ型)
	艾迪生病	肾上腺细胞	抗肾上腺皮质细胞抗体(Ⅱ型)
	胰岛素抵抗性糖尿病	胰岛素受体	抗胰岛素受体抗体(特殊Ⅱ型)
	胰岛素依赖性糖尿病	胰岛B细胞	抗胰岛B细胞抗体(Ⅱ型)
	慢性溃疡性结肠炎	结肠黏膜细胞	抗结肠黏膜细胞抗体(Ⅱ型)
	原发性胆汁性肝硬变	肝细胞膜脂蛋白	抗肝细胞膜脂蛋白抗体(Ⅱ、Ⅳ型)
	重症肌无力	乙酰胆碱受体	抗乙酰胆碱受体抗体(Ⅱ、Ⅳ型)
	肺出血肾炎综合征	曳小球和肺泡的毛细血管基底膜	抗毛线血管基底膜抗体(Ⅱ型)
	自身免疫性溶血性贫血	红细胞膜蛋白	抗红细胞蛋白抗体(Ⅱ型)
器官非特异性自身免疫病	系统性红斑狼疮	细胞核抗原(DNA)	抗核抗体(Ⅲ型)
	类风湿性关节炎	变性IgG	类风湿因子(Ⅲ Ⅳ型)
	多发性肌炎	细胞核蛋白	抗PM-1抗体(Ⅱ型)

表8-2 按疾病受累系统不同而划分的自身免疫病种类

分类	相关的临床疾病
结缔组织病	系统性红斑狼疮、类风湿性关节炎、皮肌炎、硬皮病、结节性多动脉炎、混合结缔组织病
内分泌疾病	桥本甲状腺炎、毒性甲状腺功能亢进症、原发性肾上腺皮质萎缩、幼年型糖尿病
消化系统疾病	溃疡性结肠炎、萎缩性胃炎、慢性活动性肝炎、原发性胆汁性肝硬化、恶性贫血

续表

分类	相关的临床疾病
血液系统疾病	自身免疫性溶血性贫血、特发性血小板减少性紫癜、特发性白细胞减少症
心、肾疾病	风湿热、肺出血肾炎综合征
神经肌肉系统疾病	多发性硬化症、视神经脊髓炎、重症肌无力
其他	交感性眼炎、自发性男性不育症、天疱疮等

四、自身免疫病的致病机制

（一）刺激性自身抗原的产生

1. 隐蔽抗原的释放

隐蔽抗原是指机体内存在的一些在正常情况下终身不与免疫系统发生接触的自身成分。这些成分在胚胎期起始就与免疫系统相互隔绝，或者是出生后才开始在发育的组织细胞上表达，而且在解剖位置上也表现出与免疫系统相互隔绝，这些抗原主要有成熟精子蛋白、脑神经髓鞘碱性蛋白、甲状腺球蛋白和眼晶状体蛋白等。正常机体免疫系统对隐蔽抗原常产生免疫耐受现象，但在手术、外伤或感染等异常情况下，局部组织屏障破裂，可导致隐蔽抗原释放，并与免疫活性细胞接触即可诱发免疫应答，导致自身免疫病的发生。

2. 自身抗原发生改变

在某些特定的生物因素（细菌、病毒、寄生虫感染）、物理因素（冷、热、电离辐射等）、化学因素（药物等）的作用下，机体某些自身抗原的决定簇可发生分布位置改变，或者被外来半抗原结合而形成修饰性自身抗原。这些变性或修饰性抗原能够刺激机体免疫系统产生应答，导致自身免疫病的发生。如类风湿性关节炎患者体内的自身变性 IgG、某些药物（非那西丁等）与红细胞表面蛋白结合形成修饰性蛋白抗原等。

3. 分子模拟

多种病原体和人体内的自身组织成分之间存在交叉抗原（即结构相类似的抗原成分）的现象，宿主针对病原微生物产生的免疫应答产物能与被模拟的宿主自身组织成分发生交叉反应，引起炎症和组织破坏，导致自身免疫病。如柯萨奇病毒感染可攻击与其具有共同抗原的胰岛 β 细胞，引发 Ⅱ 型糖尿病；链球菌感染可攻击与其具有共同抗原的肾小球基底膜和心肌纤维，引发急性肾小球肾炎和风湿性心脏病。

4. 表位扩展

在自身免疫病发生的过程中，抗原递呈细胞摄取发生损伤的自身组织碎片，并可能将这些自身抗原的隐蔽抗原决定簇递呈给机体内自身反应性 T 细胞克隆结合，这种现象称为表位扩展。随着疾病的进程，机体免疫系统不断扩大所识别自身抗原决定簇的范围，致使自身抗原不断受到免疫攻击，导致疾病慢性迁延并不断加重。

（二）自身免疫活性细胞的异常或免疫调节网络的异常

1. 禁忌细胞株突变

体内通过自体细胞自发或诱发突变，可使已遭克隆清除的自身反应性 T 细胞和 B 细胞复生而发挥作用。

2. T细胞和B细胞辅助刺激因子表达异常

正常人体内存在的一些自身免疫反应性T细胞克隆和B细胞克隆,由于缺乏足够的辅助激活信号而处于无应答的状态,一旦当其获得足够的辅助激活信号,就可启动正向免疫应答,导致组织损伤。如在某些自身免疫病中受累的靶细胞表面出现原先并不表达的HLA-DR/I-A抗原。

3. 淋巴细胞识别抗原能力改变

受到外界理化、生物因素的影响或者自体淋巴细胞发生突变,使得淋巴细胞克隆失去对特定抗原肽的识别能力,将自身抗原误认为是非已抗原,从而发生异常的免疫应答。

4. 多克隆刺激剂的旁路活化

在某些情况下,多克隆刺激剂成分(如EB病毒、细菌内毒素)和微生物超抗原(如金黄色葡萄球菌肠毒素类蛋白抗原等)可直接强力激活处于耐受状态的自身反应性T细胞,使其能有效辅助刺激自身反应性B细胞发生活化和产生自身抗体,最终引发自身免疫病。

5. Th细胞和调节性T细胞功能失衡

不同病原微生物感染或组织损伤等因素所产生的炎症反应,能通过分泌细胞因子而影响Th0细胞向Th1或Th2细胞分化。Th1细胞和Th2细胞比例失调和功能失衡与自身免疫病的发生密切相关。Th1细胞功能亢进能促进某些器官特异性自身免疫病如胰岛素依赖性糖尿病的发生,Th2细胞功能亢进则促进全身性自身免疫病如系统性红斑狼疮的发展。另外,人体内存在对自身反应性T细胞(或相应B细胞)具有负向免疫调控作用的调节性T细胞,当其数量过少或功能过低时,体内即可产生大量的自身抗体,从而导致自身免疫病。

6. MHC Ⅱ类分子表达异常

正常情况下,大多数组织细胞仅表达MHC Ⅰ类分子,而不表达MHC Ⅱ类分子。在某些诱导因素(如IFN-γ)的作用下,某些组织细胞的表面可异常表达MHC Ⅱ类分子,从而导致自身免疫病。

7. 自身反应性淋巴细胞逃避"克隆删除"

由于胸腺(骨髓)出现功能障碍或者其淋巴细胞前体的发育微环境发生改变,使得某些自身反应性淋巴细胞逃避阴性选择的命运,这些淋巴细胞就可顺利进入外周血,启动应答攻击,引起自身免疫病。

8. 淋巴细胞发生突变

由于理化因素、生物因素或某些原发因素的影响,可能导致淋巴细胞突变,其抗原识别能力异常,可对自身抗原产生免疫应答。

9. 淋巴细胞表面Fas或FasL分子表达异常

淋巴细胞表面Fas/FasL分子表达异常和自身免疫病的发生也密切相关。

(三)遗传方面的因素

多种自身免疫性疾病的发生和个体的遗传背景有关。不同基因型对应的MHC分子结合和递呈抗原的能力存在差异,如某些个体表达的MHC分子适合递呈某些自身成分的抗原肽,因而易于患某些自身免疫病。如携带HLA-DR3的个体易患重症肌无力、系统性红斑狼疮、胰岛素依赖性糖尿病或突眼性甲状腺肿,HLA-DR1、HLA-DR4与类风湿性关节炎及寻常性天疱疮有关。

（四）其他的相关因素

自身免疫病的发生随年龄增长而升高。经临床研究发现,老年人自身抗体检出率高。这可能是由于老年人胸腺功能低下或衰老导致免疫系统功能紊乱,容易发生自身免疫病。另外,性别也与自身免疫病有关。如 SLE 患者多发生于女性,特别是青春期和生育期的年轻女性,患者中男女比例约为 1∶9,表明体内性激素水平对自身免疫病的发病具有一定的影响。

五、临床常见的自身免疫病

1. 类风湿关节炎(rheurnatoid arthritis,RA)

RA 是一种以关节滑膜炎为特征的慢性全身性自身免疫疾病,由机体遗传易感因素、环境因素以及免疫系统紊乱失调等多种因素综合作用所致,因主要累及手、足小关节致炎性损伤,故得名。关节区受损的临床特征包括:① 关节肿胀,表现为对称性,主要累及周围关节,可出现关节积液。② 关节痛,常见指间、掌指、腕及足关节对称性疼痛,以夜间、晨起及关节启动时为重。③ 晨僵现象,一般可持续至少半小时以上,晨僵持续时间和关节炎症程度成正比。④ 关节畸形,手的畸形呈梭形肿胀、尺侧偏斜、天鹅颈样畸形、纽扣花样畸形等。RA 大多以缓慢而隐匿的方式起病,患者在出现明显关节炎症状之前可有数周的低热体征,少数患者也可伴有高热、乏力、全身不适、体重下降等临床症状,以后逐渐出现典型性关节炎性损伤症状。由于该病炎症的加剧和缓解反复交替进行,引起关节软骨和关节囊的破坏,如未经适当治疗,病情可逐渐加重发展,最终导致关节强直畸形。另外,关节以外的其他组织器官也可伴发出现病变。本病呈全球性分布,发病年龄大多为 20~30 岁,多见于妇女,也可见于儿童。患者血清中出现类风湿因子及其免疫复合物。

2. 系统性红斑狼疮(systemic lupus erythematosus,SLE)

SLE 是一种以体内产生大量抗核抗体为主要特征的系统性弥漫性结缔组织病,常可侵犯身体多种器官,因常常在患者的面部形成环状斑疹样皮损,故名。SLE 患者主要临床特征是其血清中出现以抗核抗体为代表的多种自身抗体和机体出现多系统受累的临床症状,如 70%~90% 的患者出现皮肤损害,常见于皮肤暴露部位,多为对称性皮疹,如面部蝶形红斑;1/4~2/3 的患者可出现肾脏损害,表现为水肿、高血压、蛋白尿、血尿、管型尿、肾病综合征、肾功能损害,称为狼疮性肾炎;80%~90% 的患者可有关节受累表现,如关节痛、关节肿胀,但一般无关节畸形;几乎所有的 SLE 患者都会出现发热现象,其热型多不规则。患者多发生于育龄期妇女,且多见于 15~45 岁期间。

六、自身免疫病的治疗原则

由于大多数自身免疫病的病因均未完全清楚,其治疗主要是减轻疾病的病理变化和组织损伤的对症治疗,另外也可通过对免疫应答的不同环节通过血浆置换、免疫抑制剂等进行调节,以阻断疾病进程,达到治疗目的。

（陈勇）

第九章 免疫学的检测

免疫学检测是指采用免疫学、细胞生物学和分子生物学技术,对临床标本中的抗原、抗体、免疫细胞、细胞因子以及炎症介质等进行定性或定量分析,以利于对疾病的诊断与治疗。本节介绍常用的免疫学检测方法的原理和基本操作过程。

一、抗原或抗体的检测

(一)抗原抗体检测的原理

抗原或抗体检测是根据抗原与抗体在体外可发生特异性结合现象,从而对样品中的抗原或抗体进行定性、定量或定位的检测。抗原与抗体的结合过程可大致分为两个阶段,第一阶段是抗原抗体两者发生特异性的结合阶段,可在数秒钟至几分钟内完成;第二阶段是许多较小的抗原抗体复合物依靠正、负电荷吸引而逐渐积聚形成较大复合物的过程,此阶段所需的时间从数分钟至数日不等,直到这种抗原抗体结合物积累到可用肉眼可见的程度。为了达到第2阶段能够形成明显的肉眼可见的聚合物,不但对抗原或抗体的浓度有一定要求,还要求抗原抗体间的比例要合适。若抗原明显过剩或者抗体明显过剩,都难以形成较大的抗原抗体复合物,仅当两者比例合适时才可形成明显的肉眼可见的复合物。抗原-抗体比例对抗原抗体结合反应的影响示意图见图9-1。

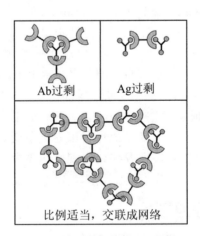

图9-1 抗原-抗体比例对抗原抗体结合反应的影响示意图

(二)常见的抗原抗体反应种类

根据抗原和抗体性质的不同和反应体系的差别,抗原抗体反应的基本类型包括凝集反应、沉淀反应、补体结合反应、中和反应以及各种免疫标记技术。

1. 凝集反应

当颗粒性抗原(如细菌或细胞)与相应的血清抗体相遇时发生结合,在合适的条件下形成肉眼可见的凝集物,称为凝集反应(agglutination reaction)。目前凝集反应已经广泛应用于临床疾病的诊断和各种抗原性质的定性分析。可以采用已知的标准免疫血清来检查未知的抗原,也可以使用已知的标准颗粒性抗原来检测患者血清中是否产生了对应特异性的抗体。根据参与反应的颗粒不同,凝集反应分为直接凝集反应和间接凝集反应两大类。一般情况下,凝集反应大多为定性检测,有时也可以设计成半定量的检测方法。

(1)直接凝集反应　天然的颗粒抗原与相应的抗体相互结合而形成肉眼可见的凝集物。主要分为玻片法和试管法两种,前者就是将已知抗体与相应天然颗粒性抗原在载玻片上进行的凝集反应,它是一种定性的试验,此法操作便捷。常用于细菌的鉴定和分型,以及人类ABO血型的检测等。直接凝集反应示意图见图9-2。

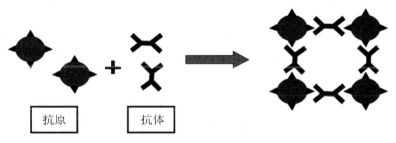

图9-2　直接凝集反应示意图

(2)间接凝集反应　使用人工方法将可溶性抗原吸附或偶联在一种与免疫无关的颗粒载体上,形成致敏颗粒抗原,然后再与相应的抗体进行特异结合,并在合适的条件下形成肉眼可见的凝集物。常用的载体颗粒包括正常人O型红细胞、绵羊红细胞、细菌、活性炭颗粒或乳胶颗粒等。间接凝集反应示意图见图9-3。此外,也可将已知标准抗体偶联到上述的颗粒载体上。如果载体颗粒使用的是人红细胞,即被称为间接血凝试验,如使用的是乳胶颗粒,即被称为乳胶凝集试验。间接凝集反应具有敏感性高和简便快速等优点。

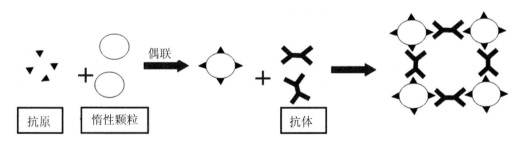

图9-3　间接凝集反应示意图

2. 沉淀反应

是指可溶性抗原与相应抗体特异性结合,在合适的条件下形成明显沉淀物的现象。可溶性抗原主要有血清蛋白、外毒素蛋白、组织浸出液、细菌培养滤液等。为了达到抗原与抗体的适宜比例,保证有足够的抗体,在实际操作中通常是采用只稀释抗原而不稀释抗体的方法,这是因为抗原的分子量一般较小,具有较大的反应面积。沉淀反应的种类较多,目前常用的为琼脂扩散法等。

琼脂扩散试验是抗原抗体在琼脂凝胶中所进行的一种沉淀反应。抗原与抗体在含有合适电解质的琼脂凝胶中相遇,在两者比例合适处便可形成肉眼可见的白色沉淀线现象,这种沉淀线就是抗原抗体结合后不断积累而形成的特异性复合物。本试验可有效地用于对抗原纯度的分析。琼脂扩散试验还可划分为单向免疫扩散、双向免疫扩散、免疫电泳等。

（1）单向琼脂扩散　是将适当浓度的抗体和融化的琼脂溶液混匀,倾注于载玻片上,待其凝固后打孔,再将抗原加入此孔内,抗原在向四周扩散过程中与琼脂内所含的抗体结合,并在两者比例合适处形成肉眼可见的白色沉淀环。沉淀环的直径大小与抗原的浓度呈正相关性。用不同浓度的标准抗原同时进行上述操作制备出标准曲线,则未知标本中所含的抗原绝对浓度就可从此标准曲线上推算出来。本试验可用于检测血清中各类抗体和各种补体成员的含量,具有操作简便、灵敏度高和结果准确等优点。单向琼脂扩散示意图见 9-4。

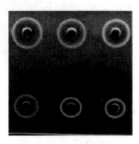

图 9-4　单向琼脂扩散示意图

（2）双向琼脂扩散　是将加热溶化的琼脂溶液倾注于载玻片上,待其凝固后打孔,然后将抗原与抗体分别加入到相应的孔内,两者在向外扩散相遇后发生结合,在两者比例合适处而形成肉眼可见的沉淀线。沉淀线的特征与扩散速度、抗原或抗体的浓度以及其纯度等因素有关。本法常用于抗原或抗体的定性检测,以及用于对抗原的纯度分析等。双向琼脂扩散示意图见 9-5。

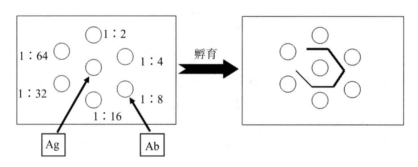

图 9-5　双向琼脂扩散示意图

（3）对流免疫电泳　是将琼脂扩散反应与蛋白电泳技术相结合而建立的一种快速检测抗原或抗体的方法。其原理是血清蛋白在 pH 8.6 溶液条件下带有负电荷,在电场力作用下向阳极移动。但由于抗体分子在此 pH 溶液中只带微弱负电荷,以及受到电渗作用影响,其受到的向阴极移动的作用力要大于其向阳极移动的作用力,造成抗体向阴极移动,两者在琼脂中相遇而结合,并在两者比例合适处形成肉眼可见的沉淀线。本试验能在 1 h 内就可出现明显结果,而且其检测敏感性比双向琼脂扩散要高 10~15 倍,常用于某些病原体可溶性抗原的检测。对流免疫电泳示意图见图 9-6。

3. 免疫标记技术

是用荧光素、酶、放射性同位素等标记抗体或抗原,来检测相应的抗原或抗体的技术。该方法极大地提高了对抗原抗体结合反应的灵敏度,而且可与光镜或电镜检测技术相结合,可对待测定物质进行精确的定性和定位研究,同时也可通过酶标仪等仪器实现对待测定物质的精确定量研究。

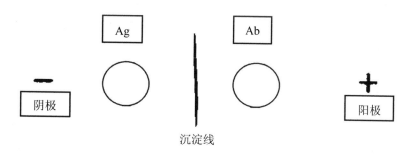

图 9-6 对流免疫电泳示意图

(1) 免疫荧光技术 是采用特定的荧光素标记抗体或抗原,以检测标本中有无相应抗原或抗体的方法,可用于对细菌、细胞或组织切片上抗原的检测。其中常用的荧光素有异硫氰荧光素(FITC,可发出绿色荧光)和罗丹明(RB200,可发出橙色荧光)等。如在组织细胞中存在相应的抗原,则荧光抗体就能与之发生特异结合,在荧光显微镜下观察,可见组织细胞出现明显的荧光信号,借此可确认组织细胞标本中相应抗原的有无及其分布的位置。

免疫荧光技术有直接法和间接法。直接法是将荧光素直接与某种抗原的相应抗体进行耦联结合,形成的荧光抗体可直接与组织标本中的抗原发生反应。本法主要用于组织细胞中病毒、某些胞膜蛋白抗原、胞内蛋白抗原以及和涂片标本上微生物的鉴定检测,其优点是简便快速,特异性高。间接法是先将组织细胞与未标记的特异抗体(即一抗)进行结合反应,经充分洗涤后再加入荧光标记的抗抗体(即二抗)与标本进行结合反应,随后使用荧光显微镜观察组织细胞标本上的荧光信号,如待测标本上存在相应的抗原,就会在组织细胞上形成抗原-一抗-荧光二抗三联复合物,荧光显微镜观察即可显示阳性荧光信号。本法检测灵敏度高于直接法。免疫荧光技术示意图见图 9-7。

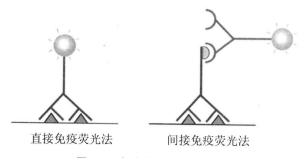

图 9-7 免疫荧光技术示意图

(2) 免疫酶技术 是采用酶标记抗体或抗原,以检测标本中是否存在对应抗原或抗体的一种检测方法。免疫酶技术可分为免疫酶组织化学染色(即免疫组化技术)和酶免疫测定法。

① 免疫酶组织化学法。其原理和操作程序与免疫荧光技术非常相似,不同之处仅仅是使用酶代替了荧光素。酶标记抗体与组织标本上的相应抗原结合,在充分洗涤后加入底物,底物在酶的催化下从无色的底物转变成有色的沉淀型产物,产物牢固沉积于标本中抗原所分布的部位而使其被标识。常用的酶如辣根过氧化物酶(HRP),其底物为 H_2O_2 和二氨基联苯胺(DAB),当底物被该酶催化发生氧化反应,变成棕色沉淀性产物,在光镜下就能观察到。因此本法可用于对组织细胞中某种抗原进行定性和定位的分析。

② 酶免疫测定。是一种测定液相内可溶性抗体或抗原的检测方法，其中的酶联免疫吸附试验(enzyme linked immunosorbent assay, ELISA)简称酶标法，该方法具有简便快捷以及可以直接用肉眼观察实验结果等优点，因此十分适合基层单位使用。该方法可定量测定各种微量的可溶性物质，包括大分子蛋白抗原、激素、细胞因子以及某些小分子(如药物)等。其常用方法有两种：双抗体夹心法和间接法。双抗体夹心法是先将抗体吸附于固相载体(即酶标塑料板)的表面，随后加入待测的抗原溶液，如果标本中存在相应的抗原，即可与吸附的抗体发生结合，经充分洗涤后再依次加入酶标抗体进行孵育结合，再次洗涤后加入底物，在酶的催化下产生明显的有色产物，即提示结果为阳性，而且有色产物颜色的深浅代表标本中所含抗原的量。间接法是检测抗体最常用的ELISA方法：先将抗原吸附于固相载体表面，加入待测血清，如血清中含有相应的抗体(即一抗)，则两者发生特异结合而使该抗体也固定于载体上，经充分洗涤后再加入酶标抗抗体(即二抗)进行孵育，在充分洗涤后加入底物，在酶的催化下，可使无色的底物转变成有色的产物，即提示结果为阳性，而且有色产物颜色的深浅代表标本中所含抗体的量。ELISA间接法和ELISA双抗体夹心法的示意图见图9-8。

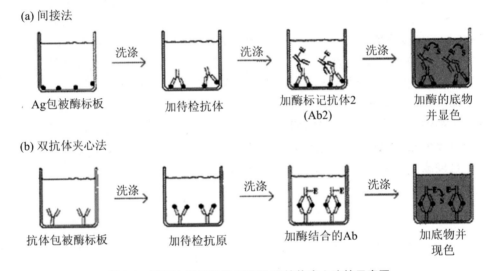

图9-8　ELISA间接法和ELISA双抗体夹心法的示意图

(3) 放射免疫测定法　是一种采用放射性同位素标记抗原或抗体，以检测标本中相应的抗体或抗原的方法。该方法的检测灵敏度极高，可进行超微量成分的检测。

二、免疫细胞数量与功能的检测

机体免疫系统由免疫器官、免疫细胞和免疫分子所组成，检测免疫细胞的数量与功能，是判定机体免疫功能状态的重要指标。各种免疫细胞在其各自正常分化成熟的不同阶段及活化过程中，其细胞表面均表达可供鉴定的表面标志分子，其中被称为分化抗原蛋白(CD分子)的标志分子常作为各类免疫细胞的鉴定目标物，被用于免疫细胞的分类鉴定和数量的检测。某种类型免疫细胞数量的异常增多或减少可直接反映机体免疫功能的状态，因此常作为临床某些疾病的辅助诊断依据。对免疫细胞的检测内容主要包括免疫细胞数量的检测、免疫细胞增殖功能的检测以及免疫细胞活化分泌的细胞因子检测等。

（一）免疫细胞数量检测

1. 免疫荧光法

不同淋巴细胞的表面可表达某些特定的 CD 分子,如成熟 T 细胞的特征标志为 CD2 和 CD3;成熟 B 细胞的特征标志为 CD19,但不表达 CD3;成熟 NK 细胞的特征标志为 CD16 和 CD56,但不表达 CD3;成熟 NKT 细胞的特征标志是同时表达 CD3、CD16 和 CD56。将这些标志分子的对应抗体与某些荧光素(如 FITC 等)相偶联,形成的荧光标记抗体与细胞进行混合孵育,经充分洗涤后,采用常规荧光显微镜进行检测,呈现特异性荧光的细胞即为阳性细胞,通过计数阳性细胞占总细胞的比例,就可确定某种淋巴细胞亚群的百分比。

2. 免疫酶细胞染色法

其原理与免疫酶组织化学法完全相同。为了提高检测灵敏度,目前通常先对细胞使用特异性的一抗孵育结合,洗涤后加入生物素标记的第二抗体,洗涤后再将预先制备的亲和素与酶标生物素反应形成的三者复合物(即 ABC 复合物)加入进行结合反应,最后加入底物在酶的催化下形成有色沉淀型产物。通过计数阳性细胞占总细胞的比例,就可确定某种淋巴细胞亚群的百分比。

3. E 花环形成试验

在人类成熟 T 细胞表面含有一种绵羊红细胞(即 SRBC)受体,目前已将其命名为 CD2 分子,它是所有成熟 T 细胞的标志性分子,而成熟 B 细胞并不表达该分子。当 T 细胞与 SRBC 混合孵育后,SRBC 就可结合到 T 细胞的周围呈现花环状,即为 E 花环形成试验。通过计数 E 花环阳性淋巴细胞占总淋巴细胞的数量,就可计算出 T 细胞在其中所占的百分率。E 花环形成试验结果见图 9-9。

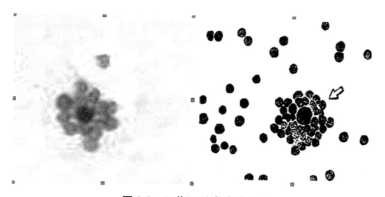

图 9-9　E 花环形成试验结果

（二）免疫细胞功能检测

淋巴细胞增殖功能的检测包括丝裂原诱导 T 淋巴细胞转化试验和混合淋巴细胞增殖反应。

1. 丝裂原诱导 T 淋巴细胞转化试验

原理是在所有淋巴细胞的表面均含有有丝分裂原的受体,外来的有丝分裂原(如植物血凝素、刀豆蛋白 A、美洲商陆蛋白等)与此受体结合能显著激活淋巴细胞,使其分裂增殖为淋巴母细胞,表现为 DNA 和蛋白合成明显增加、体积增大、代谢旺盛、核染色质疏松、胞浆出现空泡。淋巴细胞转化率的高低可以反映机体的细胞免疫水平,因此可作为测定机体免疫功能的指标之一。淋巴细胞转化反应结果的分析方法有形态计数法、^{3}H-TdR 掺入法和 MTT 法三种。^{3}H-TdR 掺入法是在有丝分裂原刺激淋巴细胞之前,将放射性核素氚标记的胸腺嘧啶核苷(^{3}H-TdR)加入到培养液中,伴随着淋巴细胞内 DNA 的复制,可使 ^{3}H-TdR 掺入到其内部,当培养终止后,测定细胞内可掺入 DNA 中的 ^{3}H-TdR 的放射线剂量,就可判断淋巴细胞增殖的程度。^{3}H-TdR 掺入法检测灵敏度很高,结果可靠,但需要特殊仪器,容易发生放射性污染。MTT 是一种噻唑盐,化学名为 3 -(4,5 -二甲基- 2 -噻唑)- 2,5 -二苯基溴化四唑,其水溶液为黄橙色。淋巴细胞受到有丝分裂原刺激后发生活化,此时细胞内线粒体琥珀酸脱氢酶的活性相应升高,MTT 作为其底物可被该酶催化而形成一种蓝色的颗粒样甲臜(formazan),可沉积于细胞内或细胞周围,使用盐酸-异丙醇将其溶解后,使用酶标测定仪测定细胞培养液的光密度值,根据光密度值的大小可计算出细胞增殖的程度。该方法操作简便,但灵敏度不及 ^{3}H-TdR 掺入法。检测 T 淋巴细胞转化反应的强弱可作为反映机体细胞免疫的水平。若机体患恶性肿瘤、某些先天性免疫缺陷病以及结核病等疾病时,其外周血 T 淋巴细胞的转化率可显著降低。丝裂原诱导的 T 淋巴细胞转化试验结果见 9-10。

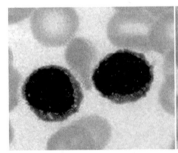 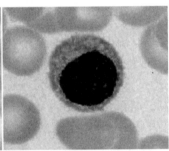

(a) 未转化的淋巴细胞　　(b) 转化的T淋巴母细胞

图 9-10　丝裂原诱导 T 淋巴细胞转化试验结果

2. 混合淋巴细胞增殖反应

又称为混合淋巴细胞培养反应。该方法常用于器官移植前的组织配型,以测定受体与供体之间 MHC 分子容相匹配的程度。其原理为当两个不同个体来源的淋巴细胞在体外混合共培养时,由于两者来源的淋巴细胞表面 MHC Ⅱ类分子的不同,可相互刺激对方的淋巴细胞发生增殖转化,并产生多种细胞因子。这种相互刺激的细胞转化反应越强,说明供受体之间的匹配性越低,如果进行后续的器官移植,必然容易发生移植排斥反应。使用丝裂霉素 C 或放射线预处理其中一方的淋巴细胞使其丧失增殖能力,但同时仍具有刺激对方淋巴细胞增殖的上述试验反应,称为单向混合淋巴细胞增殖反应,也可作为反映机体细胞免疫功能活性的检测手段。

三、细胞因子的检测

细胞因子主要是由免疫细胞活化后分泌的具有高度生物学活性的小分子蛋白质物质的统称。细胞因子的检测不仅是基础免疫学研究中的重要指标,也可用于阐明机体免疫应答及其分子调节机制,同时在临床疾病诊断、病程观察、疗效判断以及重组细胞因子治疗监测等方面也具有重要的意义。目前细胞因子检测方法主要包括生物学活性检测、免疫学检测和分子生物学检测三大类。

1. 生物学活性检测

又称为细胞因子生物学检测,是根据细胞因子具有的某些特定生物活性而设计的检测方法。如 IL-2 可显著促进淋巴细胞增殖,TNF-b 可明显杀伤肿瘤细胞,IFN-a 可明显抑制病毒在感染细胞内的增殖等。因此选择某一细胞因子所独特的生物学活性,即可对其进行活性检测。生物学活性检测定又可分为刺激效应细胞增殖法、靶细胞杀伤毒性检测法、抗病毒活性检测法等。

以刺激效应细胞增殖法为例,如 IL-2 能显著促进 IL-2 依赖性细胞株 CTLL-2 在体外持续增殖,在一定的浓度范围内,该细胞株分裂增殖产生的子代细胞数量与 IL-2 的刺激剂量呈正相关性,因此可通过 ^{3}H-TdR 掺入法或 MTT 法检测细胞增殖情况来定量分析 IL-2 的刺激剂量。

2. 免疫学检测

是利用抗某种细胞因子的特异性抗体检测对应细胞因子抗原的方法,从而能有效分析待测标本中某种细胞因子的含量。常用方法包括 ELISA、免疫印迹法等。

3. 分子生物学检测

利用分子生物学方法检测细胞因子基因的存在和表达数量。常用实验方法包括斑点杂交、细胞或组织原位杂交、Northern blot、RT-PCR 和实时定量 PCR 等。分子生物学检测特异性高,敏感性好。

(陈勇)

第二篇　医学微生物学

第十章 细菌的基本性状

细菌(bacterium)在分类上属于原核生物界中的原核细胞型微生物,是一类具有细胞壁和核质的单细胞微生物。细菌的概念有广义和狭义两种范畴,广义上的细菌是指所有的原核细胞型微生物,包括细菌、放线菌、支原体、衣原体、立克次体和螺旋体。狭义的细菌是指其中数量最大、种类最多、最具有代表性的一类体积微小、结构简单(有细胞壁,只有原始核质,无核膜、核仁,细胞器只有核糖体)、以二分裂法繁殖(繁殖迅速)、对抗生素敏感的原核细胞型单细胞微生物。本章要讨论的内容是狭义范畴的细菌。

第一节 细菌的形态与结构

细菌有相对恒定的形态与结构,可用光学显微镜或电子显微镜观察与识别。细菌的结构与其染色性、生理活动、致病性、毒力、免疫性等都密切相关,所以了解细菌的形态和结构,对研究细菌的致病性、免疫性,鉴别细菌,以及诊断和防治细菌性感染都具有重要的意义。

一、细菌的大小和形态

细菌个体微小,常以微米(μm)为测量单位。观察细菌常用显微镜放大数百倍至数千倍才能看到,其大小可以用测微尺在显微镜下进行测量。不同种类的细菌大小不一,同一种菌也可因菌龄和环境因素的影响而有差异。在营养丰富的人工培养条件下,细菌呈浮游状态,按其外形,分为球菌、杆菌和螺形菌三大类(图10-1)。在无生命或有生命的物体表面,多以生物被膜(biofilm)的形式存在。

(一)球菌

球菌(coccus)多数直径为 1 μm 左右,呈球形或近似球形(豆形、肾形、矛头型等)。球菌在以二分裂方式繁殖时,按分裂平面不同和分裂后菌体间相互黏附程度及排列方式不同,可形成:① 双球菌。在一个平面上分裂后两个菌体成双排列,如脑膜炎奈瑟菌、肺炎链球菌。② 链球菌。在一个平面上分裂后多个菌体黏连呈链状,如链球菌。③ 葡萄球菌。在多个不规则的平面上分裂,分裂后菌体黏附在一起呈葡萄串状,如金黄色葡萄球菌;此外还有在两个相互垂直的平面上分裂为四个菌体并黏连在一起,呈正方形排列的四联球菌;在三个相互垂直平面上分裂呈八个菌体排列在一起的八叠球菌。

(二)杆菌

杆菌(bacillus)呈杆状,菌体两端多呈钝圆形,少数两端平齐(如炭疽芽胞杆菌)或两端尖细(如梭杆菌)。不同种类杆菌的大小、长短和粗细存在差异较大,大杆菌如炭疽芽胞杆菌长 3～10 μm,宽 1.0～1.5 μm;中等杆菌如大肠埃希菌长 2～3 μm,宽 0.5～0.7 μm;小杆菌如布鲁菌长仅 0.6~1.5 μm,宽 0.5~0.7 μm。杆菌形态上多数为直杆状,有的菌体很短,近于椭圆形,称为球杆菌;有的杆菌因其末端膨大成棒状,称为棒状杆菌;有的菌体呈分枝生长趋势,称为分枝杆菌;有的菌体末端常成分叉状,称为双歧杆菌。多数杆菌分散存在,有的呈链状排列,称为链杆菌。

（三）螺形菌

螺形菌(spiral bacterium)菌体弯曲,有的菌体长 2~3 μm,只有一个弯曲,呈弧形或逗点状,称为弧菌,如霍乱弧菌(vibrio);有的菌体较长,3~6 μm,有数个弯曲,较僵硬,称为螺菌(spirillum),如鼠咬热螺菌;也有的菌体细长弯曲呈弧形或螺旋状,称为螺杆菌(helicobacterium),如幽门螺杆菌。

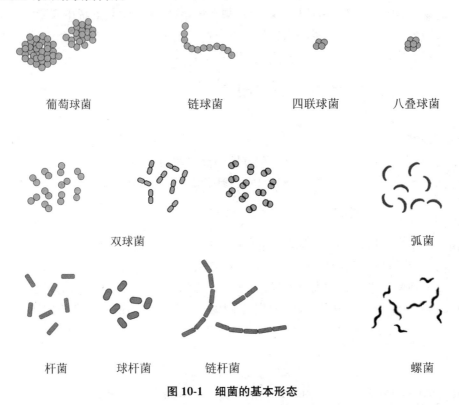

图 10-1 细菌的基本形态

细菌的形态易受温度、pH、培养基成分和培养时间等环境因素影响。只有在适宜的生长条件下培养 8~18 h,细菌形态才比较典型。在不利环境下,如培养温度、酸碱度有改变,气体条件不适宜,或生存环境中含有药物、抗生素等,常出现不规则的多形性,称为衰退型,临床实验室诊断应慎重。

二、细菌的结构

细菌具有典型的原核细胞的结构和功能。细菌的结构可以分为表层结构、内部结构和外部附件三部分。习惯上又常将细菌的结构分为基本结构和特殊结构。基本结构是指所有细菌都具有的结构,如细胞壁、细胞膜、细胞质、核质、核蛋白体等;特殊结构是指仅某些细菌具有的结构,如荚膜、鞭毛、菌毛、芽胞等(图 10-2)。

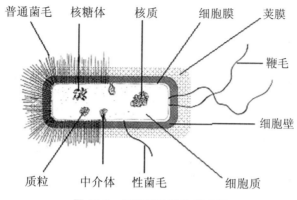

图 10-2 细菌细胞结构模式图

（一）细菌的基本结构

1. 细胞壁

细胞壁（cell wall）位于细菌细胞最外层，紧贴在细胞膜外，是一种无色透明、坚韧而有弹性的膜状结构，因其折光性强在普通显微镜下看不见。细胞壁厚度因菌种不同而异，用革兰染色法可以将细菌分为两大类，即革兰阳性（G^+）菌和革兰阴性（G^-）菌。二者细胞壁的共有组分是肽聚糖，但各自还有自己的特殊成分，如革兰阳性菌的磷壁酸和表面蛋白，革兰阴性菌的外膜。

（1）肽聚糖（peptidoglycan）　肽聚糖是一类复杂的多聚体，是细菌细胞壁的主要成分，是原核细胞所特有的，也叫黏肽（mucopeptide）或胞壁质（murein），是革兰阳性菌和革兰阴性菌共有的成分。

革兰阳性菌的肽聚糖由三部分组成：聚糖骨架、四肽侧链和五肽交联桥。各种细菌细胞壁的聚糖骨架基本相同，由 N-乙酰葡萄糖胺和 N-乙酰胞壁酸交替间隔排列，经 β-1,4 糖苷键连接而成。但四肽侧链的氨基酸组成和联结方式随菌种不同而异。如金黄色葡萄球菌四肽侧链连接在聚糖骨架胞壁酸上，由 L-丙氨酸、D-谷氨酸、L-赖氨酸和 D-丙氨酸依序构成，第三位的 L-赖氨酸通过一个由五个甘氨酸组成的交联桥连接到相邻聚糖骨架四肽侧链第 4 位的 D-丙氨酸上。革兰阳性菌细胞壁肽聚糖可多达 50 层（图 10-3(a)），构成机械强度十分坚韧的三维立体框架结构。

革兰阴性菌的肽聚糖结构仅由聚糖骨架和四肽侧链两部分组成。如大肠埃希菌的聚糖骨架组成同其他细菌，但四肽侧链中，第三位氨基酸是二氨基庚二酸（DAP），DAP 直接与相邻四肽侧链第 4 位的 D-丙氨酸相连，没有五肽交联桥连接，因而只形成为较疏松的单层平面网络的二维结构（图 10-3(b)）。革兰阴性菌含有 1～2 层的肽聚糖结构，不如革兰阳性菌的肽聚糖层坚韧。

其他细菌的四肽侧链中第三位氨基酸的变化最大，大多数 G^- 菌为 DAP，而 G^+ 菌的可以是 DAP、L-赖氨酸或其他 L-氨基酸。目前 DAP 只发现存在于原核细胞的细胞壁中。

（2）革兰阳性菌细胞壁的特殊组分　G^+ 菌的细胞壁厚度一般为 20～80 nm，除含有 15～50 层的肽聚糖结构以外，大多还含有大量的磷壁酸（teichoic acid），少数是磷壁醛酸，约占细胞壁干重的 50%。磷壁醛酸和磷壁酸相似，仅其结构中以糖醛酸代替磷酸。

磷壁酸由核糖醇或甘油残基及磷酸二酯键互相连接而成，是革兰阳性菌细胞壁特有的

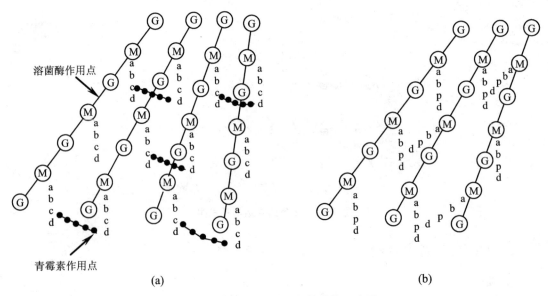

图 10-3 细菌细胞壁肽聚糖结构示意图

成分。其结构中少数基团被氨基酸或糖基取代,多个磷壁酸分子组成长链穿插于肽聚糖层中。按其结合部位分为壁磷壁酸和膜磷壁酸:壁磷壁酸的一端与细胞壁中肽聚糖的胞壁酸结合,另一端游离于细胞壁外;膜磷壁酸又称脂磷壁酸(lipoteichoie acid,LTA),一端与细胞膜外层糖脂结合,另一端向外穿透肽聚糖层也游离于细胞壁外(图10-4)。磷壁酸具有黏附宿主细胞的功能,与细菌的致病性有关。磷壁酸抗原性很强,是革兰阳性菌重要的表面抗原。

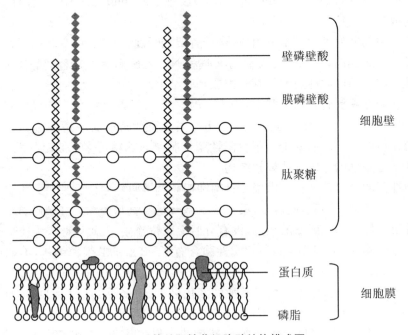

图 10-4 革兰阳性菌细胞壁结构模式图

某些革兰阳性菌细胞壁表面有一些特殊的表面蛋白,如 A 群链球菌的 M 蛋白,金黄色葡萄球菌的 A 蛋白等,与致病性和抗原性相关。

（3）革兰阴性菌细胞壁的特殊组分　G⁻菌的细胞壁较薄，一般 10～15 nm，但结构较复杂，由肽聚糖和外膜组成，外膜是革兰阴性菌的特有成分（图 10-5）。G⁻菌含有 1～3 层的肽聚糖结构，肽聚糖仅由聚糖骨架和四肽侧链两部分组成，只形成二维结构，为单层平面较疏松的网络（图 10-3（b））。

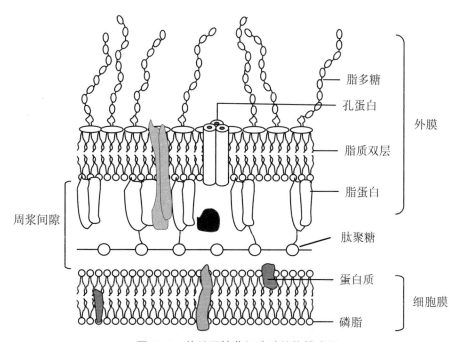

图 10-5　革兰阴性菌细胞壁结构模式图

外膜位于细胞壁肽聚糖层的外侧，约占细胞壁干重的 80%，包括脂蛋白、脂质双层和脂多糖三部分。脂蛋白位于肽聚糖层和脂质双层之间，其脂质部分与外膜的脂质双层连接，蛋白部分连接在肽聚糖四肽侧链的 DAP 上，使外膜和肽聚糖形成一个整体。脂质双层的结构类似细胞膜，中间镶嵌有一些特殊蛋白质，有其重要功能，如允许水溶性分子通过，参与特殊物质的扩散过程，作为噬菌体、性菌毛或细菌素的受体。由脂质双层向细胞外表伸出的脂多糖（lipopolysaccharide，LPS），是细菌内毒素的主要成分。脂多糖由三部分组成：一是脂质 A（lipid A），是一种糖磷脂，是内毒素的毒性部分，无种属特异性，因此由不同细菌产生的内毒素引起的毒性作用极相似；二是核心多糖（core polysaccharide），位于脂质 A 外侧，由己糖（葡萄糖、半乳糖等）、庚糖、2-酮基-3-脱氧辛酸、磷酸乙醇等组成，具有属的特异性，同一属细菌的核心多糖相同；三是特异多糖（specific polysaccharide），是脂多糖的最外层，由若干个寡糖重复单位构成的多糖链，是革兰阴性菌的菌体抗原（O 抗原），具有细菌种的特异性。特异性多糖的缺失，可使细菌从光滑（smooth，S）型变为粗糙（rough，R）型。

少数 G⁻菌的 LPS 结构不典型，如脑膜炎奈瑟菌、淋病奈瑟菌、流感嗜血杆菌等。其外膜糖脂含有短链分枝状聚糖成分，称为脂寡糖（lipooligosaccharide，LOS）。它与哺乳动物细胞膜上的鞘磷脂成分相似，从而可使这些细菌逃避宿主免疫细胞的识别。

在 G⁻菌的细胞膜和外膜的脂质双层之间有一腔隙，称为周浆间隙（periplasmic space）。其中含有多种蛋白酶、核酸酶、解毒酶及特殊结合蛋白，在细菌获得营养、解除有害物质毒性等方面有重要作用。

革兰阳性菌和革兰阴性菌细胞壁结构的主要区别见表 10-1。由于 G⁺菌和 G⁻菌细胞壁结构的差异，导致两类细菌的染色性、抗原性、致病性、药物敏感性等方面存在很大差异。

表 10-1　革兰阳性菌和革兰阴性菌细胞壁结构比较

细胞壁	革兰阳性菌	革兰阴性菌
强度	较坚韧	较疏松
厚度	厚，20～80 nm	薄，10～15 nm
肽聚糖层数	多，可达 50 层	少，1～2 层
肽聚糖含量	多，占胞壁干重 50%～80%	少，占胞壁干重 5%～20%
糖类含量	多，约 45%	少，15%～20%
脂类含量	少，1%～4%	多，10%～22%
磷壁酸	有	无
外膜	无	有

　　(4) 细胞壁的功能　细胞壁的主要功能是：① 维持细菌固有形态，并保护细菌抵抗低渗环境。细胞壁能使细菌承受胞内强大的渗透压(506625～2533125 Pa，相当于 5～25 个大气压)，而不致破裂和变形，并在低渗环境中也能生存。② 物质交换。细胞壁上有许多微孔，水和直径小于 1 nm 的可溶性分子能自由通过，与细胞膜共同参与菌体内外物质交换。③ 抗原性。细胞壁上带有多种抗原，决定菌体的抗原性。④ 致病性。G^- 菌外膜中的 LPS 是内毒素，可使机体发热、白细胞增加等。某些细菌细胞壁上的蛋白质有黏附宿主细胞、抗吞噬等作用。细菌的磷壁酸和 LPS 均带有负电荷，有助于维持菌体内离子的平衡。

　　了解细胞壁结构有助于选择相应的药物治疗，如 G^+ 菌感染可选择破坏肽聚糖的结构或抑制其合成的药物，通过损伤细胞壁而杀伤细菌。如溶菌酶能切断肽聚糖中 N-乙酰葡萄糖胺和 N-乙酰胞壁酸间的 $\beta-1,4$ 糖苷键连接，破坏聚糖骨架，引起细菌裂解。青霉素可通过干扰四肽侧链上 D-丙氨酸与五肽桥之间的连接，使细菌不能合成完整的肽聚糖，而杀伤细菌。革兰阴性菌由于肽聚糖含量少，且有外膜保护作用，溶菌酶和青霉素对其作用甚微；革兰阳性菌由于肽聚糖含量多，对溶菌酶和青霉素作用敏感。人与动物细胞无细胞壁，故这些药物或酶对其无影响。

　　(5) 细菌 L 型　当细菌细胞壁受到体内外某种理化因素或药物作用时，细胞壁损伤而成为细胞壁缺陷型细菌，细胞壁缺陷的细菌能够生长和分裂者称为细菌 L 型。细菌 L 型因缺乏完整的细胞壁，不能维持其固有的形态，故呈多形态性，大多染色呈革兰阴性。细菌 L 型在普通培养基中不易生长，但在高渗低琼脂含血清的培养基中能缓慢生长，形成油煎蛋样细小菌落。某些细菌 L 型仍有致病性，可引起尿路感染、骨髓炎、心内膜炎等，且易复发。易出现在临床症状明显而常规细菌培养阴性者机体中。

2. 细胞膜

　　细胞膜(cell membrane)是位于细胞壁内侧，紧包在细胞质外面的一层柔软有弹性、具有半渗透性的生物膜，也称胞质膜(cytoplasmic membrane)，约占细胞干重的 10%～20%。其基本结构是脂质双层中间镶嵌有多种蛋白质，这些蛋白质多为具有特殊作用的酶和载体蛋白。细菌的细胞膜和真核细胞的细胞类似，不含胆固醇是其与真核细胞的区别点。

　　细胞膜的主要功能：① 物质转运。选择性渗透和物质转运作用，与细胞壁共同完成菌体内外的物质交换。② 呼吸作用。细胞膜上有多种呼吸酶，可进行转运电子及氧化磷酸化作用,参与细胞的呼吸过程,与能量产生、储存和利用有关。③ 生物合成作用。细胞膜上有多种物质合成酶,参与生物合成,如肽聚糖、磷壁酸、磷脂、脂多糖等均在细胞膜上合成。④ 形成中介体。细胞膜向胞浆内陷折叠成囊状物,称为中介体(mesosome),其功能类似真核细胞的线粒体。参与细菌呼吸、生物合成及分裂繁殖,多见于革兰阳性菌。

3. 细胞质

细胞质(cytoplasm)又称原生质(protoplasm),是被细胞膜包裹的无色透明胶状物,基本成分是水、蛋白质、脂类、核酸及少量糖和无机盐。细胞质中的核酸主要是 RNA,易被碱性染料着色。细胞质内含有多种酶,故为新陈代谢的主要场所。细胞质中还有质粒、核蛋白体、胞质颗粒等超微结构。

(1) **质粒**(plasmid) 位于细菌细胞质中,是染色体外的遗传物质,为闭合环状的双链 DNA 分子。质粒并非细菌生长所必须,失去质粒后细菌仍能正常存活,但质粒携带有遗传信息,控制细菌某些特定的遗传性状,如菌毛、细菌素、毒素和耐药性的产生等。质粒可以自我复制,并可以传给子代,也可以通过某些特殊的方式转移到另一细菌,与细菌的遗传变异有关。质粒的结构简单,易导入细胞,故常作为载体而广泛用于生物学研究。

(2) **核糖体**(ribosome) 是游离于细胞质中的微小颗粒,数量可达数万个。化学成分为 RNA 和蛋白质。当 mRNA 将核糖体串成多聚核糖体时,即成为合成蛋白质的场所。细菌核糖体沉降系数为 70S,由 50S 和 30S 两个亚基组成;真核细胞的核糖体为 80S,由 60S 和 40S 两个亚基组成。正是由于真核细胞的核糖体和细菌的不同,有些药物仅作用于细菌的核糖体,如链霉素可与细菌核糖体上的 30S 小亚基结合,红霉素能与 50S 大亚基结合,从而干扰蛋白质的合成而导致细菌的死亡,但对人体细胞则无影响。

(3) **胞质颗粒**(cytoplasmic granules) 多数是细菌储存的营养物质,包括多糖、脂类和磷酸盐等。胞质颗粒又称内含物(inclusion),并非细菌恒定结构,常随菌种、菌龄及环境而变化,胞质颗粒在营养充足时较多,而在养料和能量短缺时可减少或消失。由 RNA 和多偏磷酸盐为主要成分的胞质颗粒,嗜碱性强,用美兰染色时着色较深呈紫色,用特殊染色法可染成与菌体颜色不同的颗粒,称为异染颗粒(metachromatic granule),也称作迂回体(volutin)。常见于白喉棒状杆菌,多位于两级,故又称极体(polar body),可作为细菌鉴别根据。

4. 核质(nuclear material)

细菌的遗传物质称为核质、拟核或核区,没有核膜、核仁和有丝分裂器。因其功能与真核细胞的染色体相似,亦称之为细菌的染色体(bacterial chromosome)。核质是由一条双链环状的 DNA 分子反复回旋盘绕成松散的网状结构,每个菌体中有 1~2 团,呈球形、棒状或哑铃形。核质具有与细胞核相同的功能,控制细菌的生命活动,是细菌遗传变异的物质基础。

(二) 细菌的特殊结构

1. 荚膜

荚膜是某些细菌细胞壁外包绕的一层黏液性物质,其化学组成是多糖或多肽,随细菌种类不同而有差异,多数细菌的荚膜为多糖,如肺炎链球菌等;少数细菌的荚膜为多肽,如炭疽芽胞杆菌等;个别细菌的荚膜为透明质酸。荚膜丢失后不影响细菌存活。如果该黏液性物质和细胞壁结合牢固,且当厚度 $>0.2\ \mu m$,边界明显,普通光学显微镜下可见时称为荚膜(capsule)或大荚膜(macrocapsule);当厚度 $<0.2\ \mu m$,光镜下不能直接看到时,称为微荚膜

(microcapsule);如果黏液性物质疏松地附着在细胞壁上,且界限不清晰易被洗脱,则称之为黏液层(slime layer)。荚膜既是细菌的毒力因子,也是鉴别细菌的重要标志。荚膜对碱性染料亲和力低,用普通染色法不易着色,显微镜下仅能看到在菌体周围有一狭窄未着色的透明圈,若用特殊染色法或用墨汁做负染色,可清楚地看到与周围界限分明的荚膜(图10-6)。

荚膜的形成与细菌所在的环境条件有关,一般在动物体内或营养丰富的(含有血清或糖)培养基中容易形成,在普通培养基上则易消失。有荚膜的细菌在固体培养基上形成光滑型或黏液型菌落,荚膜丢失后其菌落变为粗糙型。

荚膜和微荚膜的功能相同,包括:① 抗吞噬作用。荚膜是构成细菌致病力的重要因素之一,它能保护细菌抵抗吞噬细胞的吞噬及消化作用,增强细菌的侵袭力。如有荚膜的肺炎链球菌只需几个菌即可杀死1只小鼠,当失去荚膜后则需几亿个菌才能杀死1只小鼠。② 抗机体有害物质。可以保护细菌免受溶菌酶、补体、抗体及抗菌药物等对菌体的损伤。③ 黏附作用。荚膜多糖可黏附于组织细胞或无生命物体表面,形成生物被膜(详见"细菌的致病性"章节),是引起感染的重要因素。链球菌引起的龋齿与荚膜有关。另外荚膜具有抗原性,对细菌的鉴别和分型有重要作用。

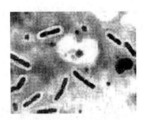

图10-6 产气荚膜梭菌荚膜(荚膜染色,×1000)

2. 鞭毛

某些细菌菌体表面附着有细长呈波状弯曲的丝状物,称为鞭毛(flagellum)。鞭毛的一端附着在细胞膜上,一端游离于菌体外。鞭毛很细,须用电子显微镜观察。若用特殊染色法使鞭毛增粗并着色,在普通显微镜下亦能观察到(图10-7)。鞭毛的数量随菌种不同差异较大,有的仅1~2根,有的可达数百根。长度约5~20 μm,直径约12~30 nm。鞭毛的化学成分主要是蛋白质,有很强的抗原性,通常称为鞭毛(H)抗原,对细菌的分类和鉴定具有一定意义。

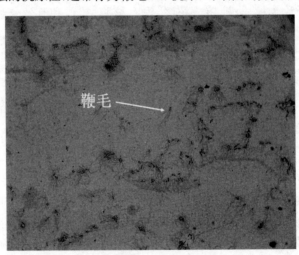

图10-7 变形杆菌的鞭毛(鞭毛染色,×1000)

根据鞭毛的数目和位置,将鞭毛菌分为:① 单毛菌。菌体一端有 1 根鞭毛,如霍乱弧菌。② 双毛菌。菌体两端各有 1 根鞭毛,如空肠弯曲菌。③ 丛毛菌。菌体一端或两端有 1 丛鞭毛,如铜绿假单胞菌。④ 周毛菌。菌体周身有许多鞭毛,如伤寒沙门菌(图 10-8)。

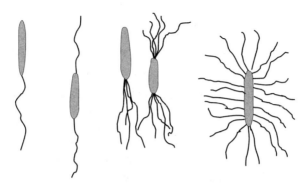

图 10-8 鞭毛的类型

鞭毛的功能有:① 运动功能。具有鞭毛的细菌可以在液体环境中自由游动,移动迅速。细菌的运动有化学趋向性,常向营养物质处前进,而逃离有害物质。② 与致病性有关。如霍乱弧菌通过活泼的鞭毛运动穿透小肠黏膜表面的黏液层,使菌体黏附于肠黏膜上皮细胞而致病。③ 鉴定细菌。根据细菌能否运动(有无动力),鞭毛的数量、部位和抗原性,可以鉴定细菌。

3. 菌毛

很多 G^+ 菌和 G^- 菌的表面遍布着比鞭毛更细、更短而直的丝状物,称为菌毛(pilus)。菌毛在光学显微镜下看不到,必须用电子显微镜才能看到。菌毛由结构蛋白亚单位菌毛蛋白组成,具有抗原性,编码菌毛的基因位于细菌的染色体或质粒上。菌毛与细菌运动无关,根据其功能不同分两种:

(1) 普通菌毛(common pilus) 长 0.2~2 μm,直径 3~8 nm,数目可达数百根,遍布细菌的表面。普通菌毛是细菌的黏附结构,细菌借此可与呼吸道、消化道或泌尿道黏膜细胞表面的特异性受体结合并在该处定植,进而侵入细胞内。因此,菌毛与细菌的致病性密切相关。菌毛的受体常为糖蛋白或糖脂,与菌毛蛋白结合的特异性决定了宿主的易感部位。无菌毛的细菌则易随黏膜细胞的纤毛运动、肠蠕动或尿液冲洗而被排出体外。因此普通菌毛与细菌致病力有关,丧失菌毛,致病力亦随之消失。

(2) 性菌毛(sex pilus) 比普通菌毛长而粗,数量少,仅有 1~4 根,中空呈管状,仅见于少数 G^- 菌。性菌毛由一种称为致育因子的质粒(F 质粒)编码,故又称 F 菌毛。有性菌毛的细菌称为 F^+ 菌或雄性菌,无性菌毛的细菌称为 F^- 菌或雌性菌。雄性菌与雌性菌配对结合时,雄性菌能通过性菌毛与雌性菌的性菌毛受体接合,将质粒或 DNA 遗传物质传递给雌性菌,从而使后者获得雄性菌的某些遗传特性,这个过程称为接合(conjugation)。细菌的耐药性、毒力等均可通过此种方式传递。

4. 芽胞

某些 G^+ 菌在一定环境条件下,细胞质脱水浓缩,在菌体内部形成多层膜状结构的圆形或椭圆形的小体,是细菌的休眠形式,称为芽胞(spore)。能产生芽胞的细菌都是 G^+ 菌,一般在动物体外形成,芽胞杆菌属和梭菌属是主要形成芽胞的细菌。芽胞的折光性强,壁厚,通透性低,普通染色法不易着色,只能在光镜下观察到菌体内有无色透明的芽胞体,须用特殊染色法才能着染。芽胞的大小、形态和位置随细菌种类而异,有助于细菌的鉴别。如破伤风梭菌的芽胞呈正圆形,位于菌体顶端且比菌体宽,炭疽芽胞杆菌的芽胞比菌体小,位于菌体内,为卵圆形(图 10-9)。

芽胞带有完整的核质与酶系统等,保持细菌的全部生命活性。芽胞形成后,细菌即失去繁殖的能力,菌体成为空壳,有些芽胞脱落游离出来,如遇适宜环境,芽胞可吸水膨大,发育成新的菌体。一般认为芽胞是细菌的休眠形式,代谢过程减慢,对营养物质需求降低,分裂停止。一个芽胞只能形成一个菌体,一个菌体只能形成一个芽胞,所以芽胞不是细菌的繁殖方式,而菌体能进行分裂繁殖,故与芽胞相比,未形成芽胞而具有繁殖能力的菌体可称为繁殖体(vegetative form)。

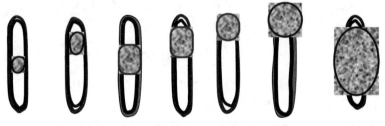

图 10-9　细菌芽胞的大小、形态、位置

细菌形成芽胞的能力取决于菌体内是否存在有芽胞基因,而形成芽胞也需要一定的环境条件,芽胞一般只在动物体外的不良生长环境中形成,并随菌种而不同。成熟的芽胞具有多层膜性结构,由内向外依次是核心、内膜、芽胞壁、皮质、外膜、芽胞壳和芽胞外衣(图 10-10)。

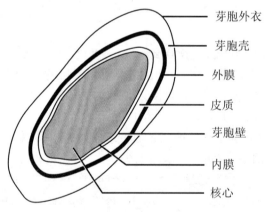

图 10-10　细菌芽胞的结构

芽胞的功能有:① 增强细菌的抵抗力。芽胞对热、干燥、化学消毒剂以及辐射等均有强大抵抗力,这与其结构及组成成分有关。如有的芽胞在自然界中可存活几年至几十年,有的芽胞能耐煮沸数小时。② 杀死芽胞是灭菌的指标。芽胞的抵抗力很强,不易被杀灭,所以应以芽胞是否被杀灭作为灭菌的指标。医疗实践中常用高压蒸汽灭菌法杀灭芽胞。③ 引起感染的重要来源。细菌芽胞并不直接引起疾病,而是当条件适宜发芽成为繁殖体后,大量繁殖才导致疾病。如土壤中常有破伤风梭菌和产气荚膜梭菌芽胞,一旦由于外伤,芽胞随泥土进入创口内,在适宜条件下,芽胞可发芽成为繁殖体,继而产生毒素引起疾病。

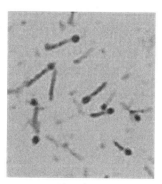

图 10-11　破伤风梭菌的芽胞（芽胞染色，×1000）
杆状的菌体被染成蓝色，位于菌体一端的圆形芽胞被染成红色

三、细菌形态检查法

（一）不染色标本检查法

细菌标本不经染色直接镜检可观察到活菌的形态及其运动情况。常用悬滴法或压滴法制片，置普通光学显微镜或暗视野显微镜下观察。而使用相差显微镜能相对较清晰地看到标本内细菌的运动及细胞内某些结构，弥补了上述两种镜检法的不足。但是光学显微镜的放大倍数较小，不能观察到细菌细胞内的超微结构，电子显微镜的放大倍数可达数十万倍，不仅可以看清细菌的外形，还可以清晰地显示细菌的超微结构。此外，荧光显微镜、激光共聚焦显微镜等也用于不同情况下细菌的观察。

（二）染色标本检查法

因细菌体小半透明，要想更清楚地观察其大小和形态，需经染色。细菌的等电点在 2～5 之间，在近于中性（pH 7.2～7.6）的环境中细菌多带负电荷，易与带正电荷的碱性染料结合，故多用碱性染料染色，如美兰、碱性复红和龙胆紫等。

常用的细菌染色法有两种：单染法和复染法。

1. 单染法

只用一种染料染色，如美兰，可观察细菌的大小、形态和排列，但不能鉴别细菌。

2. 复染法

用两种以上的染料染色，可将细菌染成不同颜色，除可观察细菌的形态外还能鉴别细菌，故也称鉴别染色法。常用的有革兰染色法（Gram stain）和抗酸染色法。

（1）革兰染色法　是细菌学中最经典的染色法。具体方法是：标本固定后，先用结晶紫初染，再加碘液媒染，使之生成结晶紫-碘复合物，此时不同细菌均被染成深紫色。然后用 95%乙醇脱色，有些细菌被脱色，有些不能。最后用稀释复红或沙黄复染。革兰染色法的原理尚未完全阐明，与细菌的细胞壁结构密切相关。此法可将细菌分成两大类：在结晶紫-碘染色之后，不被乙醇脱色仍保留紫色者为革兰阳性菌，被乙醇脱色后复染成红色者为革兰阴性菌。革兰染色法的实际意义有：① 鉴别细菌。通过染色可将所有细菌分成两大类。② 选择抗菌药物。如青霉素类抗生素对 G^+ 菌有效。③ 与细菌致病性有关。大多革兰阳性菌以外毒素致病,而革兰阴性菌以内毒素为主要致病物质。

(2) **抗酸染色法**(acid fast stain) 可鉴别抗酸性杆菌和非抗酸性杆菌。方法是将固定的标本先经石炭酸复红加温染色,再用盐酸酒精脱色,最后用美兰复染。结核分枝杆菌和麻风分枝杆菌等抗酸性杆菌染成红色,经脱色被复染成蓝色者为非抗酸性杆菌。

(3) **特殊染色法** 细菌的结构如荚膜、芽胞、鞭毛以及细胞壁、异染颗粒等的染色,用上述染色法不易着色,必须用特殊染色法才能着色。这些染色法不仅能使特殊结构着色,还可使它染成与菌体不同的颜色,利于观察和鉴别细菌。

第二节 细菌的生理

细菌与其他生物细胞一样,其生理活动包括不断从外界环境中摄取营养物质,合成自身细胞成分并获得能量,同时不断排出废物,进行新陈代谢及生长繁殖。生理活动的中心就是新陈代谢,细菌的代谢活动十分活跃且多样化,导致细菌的繁殖迅速。研究细菌的生理活动,不仅是生物学科的范畴,而且与医学、环境卫生、工农业生产等都有密切关系。

细菌的生长繁殖与环境条件密切相关,条件适宜时,细菌的生长繁殖及代谢旺盛,改变条件可使细菌生命活动受到抑制或使细菌死亡。了解细菌生长繁殖的条件、规律及代谢产物,有助于对细菌进行人工培养、分离鉴定以及判断病原菌的致病性,同时对细菌性疾病的诊断、治疗及预防均有重要意义。

一、细菌的化学组成和物理性状

(一) 细菌的化学组成

细菌和其他生物细胞相似,含有多种化学成分,包括水、无机盐、蛋白质、糖类、脂类与核酸等。水是细菌的重要组成部分,占菌体细胞重量的75%~90%左右,除去水分后,主要为有机物,包括碳、氢、氮、氧、磷和硫等。固体成分多以复合蛋白组成结构蛋白与功能蛋白,如核蛋白、糖蛋白和脂蛋白;此外还有糖类、脂类、无机盐等;核酸包括DNA与RNA两种。细菌尚含有一些原核细胞生物所特有,与其他生物细胞不同的成分,如肽聚糖、磷壁酸、D型氨基酸、二氨基庚二酸、吡啶二羧酸等。

(二) 细菌的物理性状

1. 光学性质

细菌为半透明的颗粒,如果把细菌混悬于液体中时,当光线照射菌体时,部分光线被吸收,部分被折射,从而使细菌悬液呈浑浊状态,且细菌密度越高浑浊度越大。所以用比浊法或分光光度计可以粗略地测量细菌悬液中的细菌浓度。

2. 带电现象

细菌固体成分的50%~80%是蛋白质,细菌蛋白由许多兼性离子氨基酸组成,在溶液中可电离成带正电荷的氨基(NH_4^+)和带负电荷的羧基(COO^-)。氨基酸的电离与细菌所处环境的pH有关。当pH高时,细菌带负电荷,pH低时细菌带正电荷。革兰阳性菌的等电点为pI 2~3,革兰阴性菌的等电点为pI 4~5,一般在中性培养基中,环境中pH均比细菌的等电点高,故细菌均带负电荷,由于革兰阳性菌等电点较阴性菌低,故带更多的负电荷。细菌的带电现象与细菌的革兰染色性、菌体凝集试验、抑菌和杀菌作用等都有密切关系。

3. 表面积

细菌体积微小,但其单位体积的细胞表面积总和(相对体表面积)却比其他生物体大,如葡萄球菌直径约 1 μm,1 cm³ 体积细菌的表面积可达 60000 cm²；直径为 1 cm 的其他生物组织块,每 cm³ 体积的表面积仅 6 cm²,两者差 1 万倍。细菌表面积大,有利于同外界物质交换,故细菌的代谢旺盛、繁殖迅速。

4. 半透性

细菌的细胞壁和细胞膜均有半透膜性质,允许水分子和小分子物质通过,有利于细菌营养物质的吸收和代谢产物的排出。

5. 渗透压

细菌体内含有高浓度的营养物质和无机盐,一般 G^+ 菌的渗透压高达 20～25 个大气压,G^- 菌为 5～6 个大气压。细菌所处一般环境相对低渗,但有坚韧细胞壁的保护不至崩裂。若处于比菌体内渗透压更高的环境中,菌体内水分逸出,胞质浓缩,细菌就不能生长繁殖。

二、细菌的营养物质

营养物质是构成菌体成分的原料,也是细菌新陈代谢及生长繁殖必需的原料和能量的来源。营养物质与细菌化学组成密切相关。细菌生长繁殖所需要的营养物质有:

1. 水分

水是细菌重要成分之一,细菌所需的营养物质必须先溶于水,细菌对物质的吸收、渗透、分泌、排泄及代谢过程中的生化反应均需在有水的条件下进行。

2. 碳源

细菌主要从含碳化合物如糖类中获得碳源,以合成菌体的糖类、脂类、蛋白质、核酸等成分,同时为细菌提供能量。

3. 氮源

细菌多以有机氮化物如氨基酸、蛋白胨作为氮源,只用于合成菌体的某些部分,如蛋白质、酶、核酸等。

4. 无机盐类

细菌需要钾、钠、钙、镁、铁、硫、磷等,其作用有:① 构成有机化合物,成为菌体的成分。② 作为酶的组成部分,维持酶的活性。③ 参与能量的储存和转运。④ 调节菌体内外的渗透压。⑤ 某些元素与细菌的生长繁殖和致病性密切相关。如白喉棒状杆菌在含铁 0.14 mg/L 的培养基中产毒素量最高,铁的浓度达到 0.6 mg/L 时则不产生毒素。

5. 生长因子

许多细菌的生长还需提供一些自身不能合成的生产因子,通常为有机化合物,如 B 族维生素、氨基酸、嘌呤、嘧啶等。它们主要是作为某些辅酶和辅基的组分。此外,某些细菌还需要特殊的生长因子,如 X 因子和 V 因子,这类因子均存在于血液中,均为这些细菌呼吸所必需的物质。

三、细菌的营养类型

不同的细菌有不同的酶系统,代谢活动也各不相同,因而对营养物质的需求也不同。根据细菌所能利用的能源和碳源的不同,将细菌分为自养菌和异养菌两大类。

1. 自养菌(autotroph)

此类细菌能以简单的无机物为原料,如利用 CO_2、CO_3^{2-} 作为碳源,利用 N_2、NH_3、NO^{2-}、NO^{3-} 等作为碳源,合成菌体成分。此类细菌的能量来自无机物的氧化时称为化能自养菌,通过光合作用获得能量的称为光能自养菌。

2. 异养菌(heterotroph)

该类细菌必须以有机物为原料,才能合成菌体自身成分并获得能量。异养菌包括腐生菌(saprophyte)和寄生菌(parasite)。腐生菌以动植物尸体、腐败食物等作为营养来源;寄生菌则寄生于活体内,从宿主的有机物获得营养。所有的病原菌都是异养菌,大部分是寄生菌。

四、细菌的生长繁殖

(一)细菌生长繁殖的条件

细菌的生长繁殖需要提供合适的环境条件,不同种类的细菌,生长繁殖的条件不完全相同,个别种类要求特殊的环境条件。细菌生长繁殖的基本条件包括营养、pH、温度、气体等方面。

1. 营养物质

细菌在机体外人工培养,必须按细菌的种类嗜性满足其营养需要。充足的营养物质可以为细菌新陈代谢和生长繁殖提供必需的原料和能量。

2. 酸碱度

每一种细菌都有一个可以生长的 pH 范围和一个最适生长 pH。大多数病原菌最适的酸碱度为 pH 7.2~7.6,在此 pH 下,细菌的酶活性强,生长繁殖旺盛。个别细菌如霍乱弧菌在 pH 8.4~9.2 的碱性条件下生长最好,结核分枝杆菌在 pH 6.5~6.8 下最适宜。细菌代谢过程中分解糖类产生酸,pH 下降,不利于细菌生长。

3. 温度

各类细菌对温度的要求不同,大多数病原菌生长最适温度为 37 ℃,故实验室中常用 37 ℃恒温箱培养细菌。嗜温菌能在 10~45 ℃下生长,最适生长温度为 20~40 ℃;嗜热菌能在 25~95 ℃下生长,最适生长温度是 50~60 ℃;嗜冷菌可在 -5~30 ℃条件下生长,最适生长温度为 10~20 ℃。

4. 气体

细菌生长繁殖时需要氧和二氧化碳。根据细菌对氧的需要情况,可将细菌分为四类:① 专性需氧菌。具有完整的呼吸酶系统,需要分子氧作为受氢体以完成需氧呼吸,必须在有氧的环境中才能生长的细菌,如结核分枝杆菌。② 微需氧菌。其中有的细菌在低氧压(5%~6%)下生长良好,高氧压(10%)对其有抑制作用,称微需氧菌,如空肠弯曲菌。③ 专性厌氧菌。缺乏完善的呼吸酶系统,只能在无氧状态下才能生长的细菌,如破伤风梭菌。④ 兼性厌氧菌。兼有需氧呼吸与无氧发酵两种功能,在有氧或无氧环境中均能生长,但在有氧时生长较好,大多数病原菌属此类。一般细菌在代谢过程中自身产生的二氧化碳即可满足需要。某些细菌如脑膜炎奈瑟菌、淋球菌在初次分离培养时,必须供给 5%~10%的二氧化碳才能生长。

（二）细菌繁殖的方式和速度

1. 细菌的繁殖方式

细菌以二分裂方式进行无性繁殖。革兰阳性菌生长到一定时间，体积增大，染色体复制并与中介体相连，菌体的中介体部位细胞膜内陷形成横隔，中介体一分为二时，染色体分属两个子细胞，最后细胞壁内陷，子细胞分离，完成一次分裂。革兰阴性菌无中介体，染色体直接连接在细胞膜上，复制后附着在邻近的一点上，当细菌分裂完成，两团染色体被分隔在两个子细胞中。通常球菌沿不同平面进行分裂，杆菌则沿横轴分裂。个别细菌如结核分枝杆菌通过分枝方式繁殖。

2. 细菌的繁殖速度

细菌的繁殖速度与细菌的种类及其所处的环境条件有关，条件适宜时，细菌繁殖快。多数细菌每20～30 min分裂一次，有的细菌繁殖较慢，如结核分枝杆菌约18～20 h才分裂一次，故结核病人标本培养需要较长时间。

3. 细菌的繁殖规律

细菌繁殖速度极快，如按20 min繁殖一代计算，1个细菌1 h后经3次分裂成为8个，10 h后可达10亿以上。但实际上，由于营养物质的消耗，毒性代谢产物的积累，以及环境pH的改变，细菌不可能无限高速增殖，而有一定的规律。将一定量的细菌接种于定量的液体培养基中培养，间隔不同时间取样检查活菌数目，以培养时间为横坐标，活菌数的对数为纵坐标，可绘出一条反映细菌增殖规律的曲线，称为生长曲线（图10-12）。生长曲线分为4个时期：① 迟缓期（lag phase）。为细菌进入新环境的适应阶段，约1～4 h。此期细菌体积增大，代谢活跃，但不分裂，主要是合成各种酶、辅酶和代谢产物，为今后的增殖准备必要的条件。② 对数期（logarithmic phase）。细菌培养至8～18 h，则以几何级数恒定快速增殖，在曲线图上，活菌数的对数直线上升至顶峰。此期细菌的大小、形态、染色性、生理活性等都较典型，对抗生素等外界环境的作用也较为敏感，细菌的鉴定等选用此期为佳。③ 稳定期（stationary phase）。由于培养基中营养物质的消耗，毒性代谢产物积聚，pH下降，使细菌的繁殖速度渐趋减慢，死亡数逐步上升，此时，细菌繁殖数与死亡数趋于平衡。此期细菌形态和生理特性发生变异，如革兰阳性菌可能被染成阴性菌；同时细菌产生和积累代谢产物，如外毒素、抗生素等；芽胞也多在此期形成。④ 衰亡期（decline phase）。细菌繁殖速度减慢或停止，死亡菌数迅速超过活菌数。此期细菌形态显著改变，菌体变长、肿胀或扭曲，出现畸形或衰退型等多形态，有的菌体自溶，难以辨认，代谢活动停滞。

五、细菌的代谢产物及意义

细菌的生长繁殖实际上是进行物质的分解与合成的新陈代谢的过程。通过分解代谢将复杂的营养物质降解为简单的化合物，同时获得能量；通过合成代谢将简单的小分子合成复杂的菌体成分和酶，同时消耗能量。两种代谢过程均可生成多种代谢产物，其中有些在医学上具有重要意义。

（一）细菌的分解代谢产物及生化反应

1. 细菌对糖和蛋白质的分解

（1）细菌对糖的分解　细菌一般不能直接利用多糖，必须经胞外酶分解成单糖（葡萄

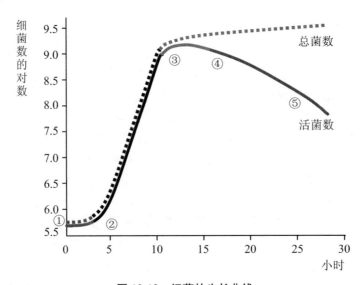

图 10-12 细菌的生长曲线
实线代表活菌数,虚线代表总菌数;①～②迟缓期;②～③对数期;③～④稳定期;
④～⑤衰亡期

糖)后才能利用。细菌分解葡萄糖可经多途径产生丙酮酸。丙酮酸再进一步分解时需氧菌和厌氧菌则有所不同,需氧菌将丙酮酸通过三羧酸循环分解为 CO_2 和 H_2O,并产生 ATP 及其他代谢产物;厌氧菌则发酵丙酮酸产生各种酸、醛、醇、酮等多种产物。

(2) 细菌对蛋白质的分解 细菌不能直接利用大分子蛋白质,必须由细菌分泌胞外酶,将蛋白质分解为短肽或氨基酸后,才能透过细菌胞壁和细胞膜,后经胞内酶分解氨基酸,通过脱氨作用生成氨和各种酸类,或通过脱羧作用生成胺类和 CO_2。

2. 细菌的生化反应

由于细菌产生的酶系不同,因而对底物的分解能力不同,其代谢产物也不同。用生物化学方法测定这些代谢产物,可用来鉴定细菌,这种生化反应测定方法也称生化反应试验。

细菌的生化反应试验是将已分离纯化的待检细菌,接种到一系列含有特殊物质和指示剂的鉴别培养基中,观察该菌在这些培养基内的 pH 变化,或是否产生某种特殊的代谢产物。现代细菌学已普遍采用微量、快速、自动化等鉴定系统,已有很多相应的配套试剂供种属鉴定使用,常见的生化试验有:

(1) 糖(醇、苷)类发酵试验 各种细菌分解糖(醇、苷)的能力不同,分解后代谢产物不同,可根据其分解产物鉴别细菌。实际应用中,可选择合适的含有单糖、双糖、三糖或多糖的培养基,接种待检菌,经培养后观察结果。若能分解糖类产酸,培养基中的指示剂呈酸性反应;产气的细菌则出现气泡或裂隙。如大肠杆菌能分解乳糖,伤寒杆菌与痢疾杆菌则不能,用此可加以区别。糖发酵试验是鉴定细菌最常用的生化反应,特别用于肠杆菌科细菌的鉴定。

(2) 甲基红试验 细菌分解葡萄糖形成丙酮酸,丙酮酸进一步分解成甲酸、乙酸、乳酸等混合酸,使培养基 pH 下降至 4.4 以下,加入甲基红指示剂变为红色。若产酸量少或将酸进一步分解为醇、酮、醛等,使培养基 pH 在 5.4 以上,甲基红试验则呈橘黄色。该试验简称为 MR 试验。将待检菌接种于葡萄糖蛋白胨水培养基内,培养后滴加甲基红试剂,呈红色为 MR 试验阳性,橘红色为弱阳性,橘黄色为阴性。该试验主要用于大肠埃希菌和产气肠杆菌的鉴别,前者阳性,后者阴性。

(3) VP试验 有些细菌能使丙酮酸脱羧生成乙酰甲基甲醇,进而在碱性溶液中被空气中的氧氧化成二乙酰,二乙酰在 α-萘酚和肌酸的催化下,生成红色化合物,为 VP 试验阳性。将待检菌接种于葡萄糖蛋白胨水培养基,培养后按每毫升培养基加入含 0.3% 肌酸或肌酐的 0.1 mL 40%KOH 溶液,48~50 ℃ 水浴 2 h 或 37 ℃ 4 h,充分摇动后观察结果,红色为 VP 试验阳性。

(4) 吲哚试验 有些细菌含有色氨酸酶,分解培养基中的色氨酸产生吲哚,吲哚与对二甲基氨基苯甲醛作用,形成玫瑰吲哚而呈红色。该试验也称靛基质试验。将待检菌接种于蛋白胨水培养基中,培养后沿管壁加入对二甲基氨基苯甲醛试剂 0.5 mL,使其形成两层液面,两液面接触处呈红色为阳性,无色为阴性。该试验主要用于肠道杆菌的鉴定。

(5) 硫化氢试验 有些细菌分解含硫氨基酸生成硫化氢,遇培养基中的醋酸铅或硫酸亚铁可形成黑色的硫化铅或硫化亚铁沉淀。将待检菌接种于醋酸铅培养基中培养,有黑色沉淀者为阳性,无变化者为阴性。H_2S 试验常用于肠杆菌科菌属间的鉴定。

(二) 细菌的合成代谢产物及意义

细菌在合成代谢过程中,除合成菌体自身成分外,尚可合成一些与医学有关的特殊产物。它们或分泌至菌体外,或存于菌体内,这些产物有的与致病有关,有的可用于鉴别细菌或防治疾病。主要的合成代谢产物有:

1. 热原质

热原质是大多数革兰阴性菌合成的脂多糖,极微量注入人或动物体内即可引起发热反应,故名热原质。革兰阴性菌的热原质就是细胞壁中的脂多糖,即内毒素。热原质耐高温,高压蒸汽灭菌(121 ℃,20 min)不被破坏,玻璃器皿须在 250 ℃ 高温干烤,才能破坏热原质。液体中的热原质需用离子交换剂和特殊石棉滤板除去,蒸馏法效果更好,但有一定局限性。因此,在制备和使用生物制品、注射液、抗生素等过程中应严格无菌操作,防止细菌污染,保证无热原质存在。

2. 毒素和侵袭性酶类

毒素是病原菌在代谢过程中产生的对机体有毒害作用的物质,包括外毒素和内毒素。外毒素是大多数革兰阳性菌和少数革兰阴性菌产生的能释放到菌体外的蛋白质;内毒素是革兰阴性菌细胞壁中的脂多糖,细菌死亡或崩解后可释出。某些病原菌能产生损伤机体组织或保护菌体不被吞噬细胞吞噬的胞外酶。如金黄色葡萄球菌产生的血浆凝固酶,化脓性链球菌产生的透明质酸酶等。

3. 抗生素

抗生素是某些微生物在代谢过程中产生的一类能抑制或杀死某些病原微生物和肿瘤细胞的物质。多数由放线菌或真菌产生,少数由细菌产生。有些已能人工合成。目前已广泛用于临床。

4. 细菌素

细菌素是某些细菌产生的仅对近缘菌株有抗菌作用的蛋白质。细菌素的产生受质粒的控制,多由外界因素诱发产生。其种类很多,常以产生的菌种命名,如绿脓菌素、弧菌素、葡萄球菌素。由于细菌素的抗菌作用范围窄,且具有型特异性,目前在治疗上价值不大,多用于细菌的分型鉴定和流行病学调查。

5. 维生素

某些细菌能合成自身所需的维生素,并能分泌到菌体外供人体吸收利用。如人体肠道内的大肠埃希菌能合成维生素 B_6、B_{12} 和维生素 K 等。

6. 色素

有些细菌代谢过程中能合成色素,不同细菌可产生不同色素,对细菌鉴别有一定意义。色素有脂溶性色素和水溶性色素两类,前者只存在于菌体,不扩散至含水的培养基等中,如金黄色葡萄球菌产生的金黄色素;水溶性色素能扩散至培养基等周围环境中,如铜绿假单胞菌产生的水溶性绿色色素,使培养基、脓汁呈绿色。

六、细菌的人工培养

根据细菌生长繁殖的条件与规律,可在体外对细菌进行人工培养,以研究各种细菌的生物学性状、生物制品的制备及各种细菌性疾病的诊断与治疗等。

(一) 培养基

培养基是人工配制的适合于细菌生长繁殖的营养基质。培养基按其理化性状可分为液体、半固体和固体三大类。液体培养基可供细菌增菌及鉴定使用;在液体培养基中加入 0.2%~0.5% 的琼脂即成为半固体培养基,可用于细菌动力的观察及保存菌种;琼脂量为 2%~3% 时,即为固体培养基,可供细菌的分离培养、保存菌种等使用。按培养基的营养成分和用途的不同,可将培养基分为五类:

1. 基础培养基

含有一般细菌生长繁殖所需要的基本营养成分。最常用的是肉汤培养基和普通琼脂培养基。其成分是牛肉膏或肉汤、蛋白胨、氯化钠、水等。可供大多数细菌培养用。

2. 增菌培养基

如果了解了某种细菌的特殊营养要求,可配置出适合这种细菌而不适合其他细菌生长的增菌培养基,包括通用增菌培养基和专用增菌培养基。前者是在基础培养基中加入合适的营养物质、生长因子或微量元素,以促进某些特殊细菌生长繁殖,如链球菌、肺炎球菌的生长需要含有血液、血清的培养基。最常用的通用增菌培养基是血琼脂平板。专用增菌培养基又称选择性增菌培养基,除提供营养外,还加入了一些特殊抑制剂,有利于目的菌的生长,如碱性蛋白胨水用于霍乱弧菌的增菌培养。

3. 选择培养基

根据人为的目的,在培养基中加入某些化学物质,以抑制某些细菌生长、促进另一类细菌的生长繁殖,从而将目的菌株选择出来,这类培养基叫选择培养基。如 SS 琼脂培养基中含有胆盐、煌绿、枸橼酸钠,可抑制革兰阳性球菌和部分革兰阴性菌生长繁殖,而对沙门菌和志贺菌的生长没有影响,故该培养基常用于肠道致病菌的分离与培养。

4. 鉴别培养基

以培养和鉴别细菌为目的而配制的培养基称鉴别培养基。它是根据细菌分解糖和蛋白质能力的不同,在培养基中加入特定的作用底物和指示剂,接种待检细菌培养后,观察细菌分解底物的情况,从而鉴别细菌。各种糖发酵管、硫化氢管、伊红美兰培养基等均属鉴别培养基。

5. 厌氧培养基

专供培养厌氧菌用的无氧环境的培养基称厌氧培养基。将培养基中加入还原剂以降低培养基的氧化还原电势,并用石蜡或凡士林封口,隔绝空气。常用的有疱肉培养基,是在牛肉浸液中加入煮过的肉渣,肉渣中含有不饱和脂肪酸和谷胱甘肽等还原物质,在氧化还原反应中造成厌氧环境。

(二)细菌在培养基中的生长现象

将细菌接种到培养基中,置37℃培养18～24 h后,即可观察到生长现象,个别生长缓慢的细菌,可在数周后观察。不同的细菌在不同培养基中的生长现象不同,观察生长现象可帮助鉴别细菌。

1. 细菌在液体培养基中的生长现象

细菌在液体培养基中生长可有三种状态:

(1)混浊生长　大多数细菌在液体培养基中生长后呈均匀混浊状态,如葡萄球菌。

(2)沉淀生长　少数呈链状生长的细菌或粗糙型细菌在液体培养基底部形成沉淀,培养液较清,如链球菌。

(3)表面生长　专性需氧性细菌接种于液体培养基生长后,在液体表面形成菌膜,如枯草杆菌。

2. 细菌在半固体培养基中的生长现象

半固体培养基琼脂含量少,较软,有鞭毛的细菌可沿穿刺线向四周扩散生长,使培养基呈混浊状,穿刺线模糊不清;无鞭毛的细菌只沿穿刺线生长,周围培养基透明澄清。所以,半固体培养基常用来检查细菌的动力。

3. 细菌在固体培养基中的生长现象

细菌在固体培养基上培养可出现由单个细胞生长繁殖形成的肉眼可见的细菌集团,称为菌落(colony)。一个菌落一般是由一个细菌繁殖形成,故可将混杂在一起的细菌划线接种在固体培养基的表面,以分离纯种。各种细菌在固体培养基上形成的菌落,其大小、形状、颜色、透明度、表面光滑或粗糙、边缘整齐及溶血情况各有差异,因此菌落的特征是鉴别细菌的重要依据之一。

细菌的菌落一般可分为三型:① 光滑型。新分离的细菌大多为光滑型菌落,表面光滑、湿润,边缘整齐。② 粗糙型菌落。菌落表面粗糙、干燥,呈皱纹或颗粒状,边缘大多不整齐。③ 黏液型菌落。菌落表面黏稠,有光泽,似水珠样,多见于有厚荚膜或丰富黏液层的细菌,如肺炎克雷伯菌等。

(三)人工培养细菌的意义

1. 在医学中的应用

(1)细菌的鉴定和研究　对细菌进行鉴定,研究其形态、生理、抗原结构、致病性、遗传与变异等生物学性状,均需人工培养细菌才能实现。

(2)细菌性疾病的诊断和治疗　细菌感染引起的疾病,常需从患者体内分离出病原菌才能确诊。同时对分离出的病原菌做药物敏感试验,可帮助临床选择有效的药物进行治疗。

(3)生物制品的制备　人工分离培养所得的纯细菌及其代谢产物,可制成疫苗、类毒素、诊断用标准菌液,或经类毒素、纯细菌免疫动物后制备抗毒素及诊断血清,用于传染性疾病的诊断、预防与治疗。

（4）细菌毒力分析及细菌学指标的检测　人工培养细菌后，可用免疫学和其他方法检测细菌的毒力因子，并配合动物实验来鉴定细菌的侵袭力和进行毒力分析；也可通过定量培养计数等，对饮水、食品等的微生物学卫生指标进行检测。

2. 其他方面的应用

（1）在工农业生产中的应用　利用细菌的培养和发酵，可提纯精制出抗生素、维生素、氨基酸、醇类、味精等产品，还可用于石油脱蜡、污水处理、制造菌肥等。

（2）在基因工程中的应用　由于细菌繁殖快，容易培养，故常用细菌作为基因受体细胞。如将人或动物细胞中编码胰岛素的基因重组到质粒上，再导入大肠埃希菌，就能从大肠埃希菌的培养液中获得大量基因工程胰岛素。基因工程制造干扰素、乙型肝炎疫苗等都已成功。

七、细菌的分类和命名

细菌种类繁多，其分类原则是根据细菌某些生物学性状，如形态结构、生化反应、遗传物质、免疫特异性等各方面的差异和标记进行综合分类。近十多年来，又采用了电镜、细菌超微结构、气相色谱分析、免疫化学、对抗生素或细菌素的敏感性测定、噬菌体分型、DNA碱基组成、杂交重组以及基因图分析等新技术，从代谢终末产物或遗传进化等各方面了解细菌的系统发生、近缘关系进行精确分类。细菌分类层次是界、门、纲、目、科、属、种。种（species）是细菌的基本分类单位，生物学性状基本相同的细菌群构成种；性状相同的若干种构成属（genus）。同一种细菌，性状基本相同，但某些方面有差异时，差异明显的称为亚种（subspecies）或变种（variety），差异微小的称为型（type）。例如根据抗原结构的差异分为各血清型，根据对噬菌体和细菌素敏感性的不同可分为噬菌体型和细菌素型等。将不同来源的同种细菌称为菌株（strain），例如从10例患者体内分离得到的伤寒沙门菌，即为10株伤寒沙门菌。

细菌的命名采用拉丁文双名法，每个菌名由两个拉丁文字组成，例如结核分枝杆菌拉丁名为 *Mycobacterium tuberculosis*，首字母大写，其后字母均小写；属名在前，种名在后。因此细菌"种"的正式名称是由一个属名和一个种名所组成的。细菌除学名外，有时也可用通俗名称，例如结核杆菌用英文 Tubercle bacilli 表示。

第三节　细菌的分布

种类繁多的细菌在自然界的分布极为广泛，它们与外界环境及宿主一起构成相对平衡的生态体系。大多数细菌对人体是无害的，但有些细菌侵入人体或因某些原因导致人体内微生态平衡失调时，可以引起疾病。因此，了解细菌在自然环境及正常人体的分布，认识正常菌群的作用及微生态平衡与失调的关系，对加强无菌观念、正确使用消毒灭菌方法、防止医院感染、防治传染病及菌群失调的发生均有十分重要的意义。

一、细菌在自然界的分布

土壤含有细菌生长繁殖必需的营养物质、水分以及适宜的 pH 和气体环境，因此其中存活的细菌种类和数量很多，一般离地面 10~20 cm 耕作层的土壤中细菌含量最多。土壤中的细菌多数为非病原菌,在自然界的物质循环中起着重要的作用。土壤中的病原菌可来自人和动物的排泄物以及死于传染病的人、畜尸体。多数病原菌在土壤中容易死亡,但有一些能形成芽胞的细菌,如破伤风梭菌、产气荚膜梭菌、炭疽芽胞杆菌等,它们在土壤中可存活几年甚至几十年,并能通过伤口感染,因此,当伤口被泥土污染时,应采取清创等必要的措施进行预防和治疗。

水也是细菌生存的天然环境,水中的细菌主要来自土壤和人、动物的排泄物等。水中细菌的数量通常是地面水多于地下水。静止水多于流动水,沿岸水多于中流水。由于水容易受人和动物的粪便及多种排泄物的污染,所以水中可含有伤寒沙门菌、痢疾志贺菌、霍乱弧菌等病原菌。水源被污染可引起多种消化系统传染病的流行,因此,保护水源,加强水和粪便的管理,是预防和控制肠道传染病的重要环节。

空气中缺乏营养物质与水分,且受日光照射,细菌不易繁殖。但由于人群和各种动物的呼吸道及口腔中的细菌可随唾液、飞沫散布到空气中,土壤中的细菌也随尘埃飞扬在空气中,因此空气中可存在不同种类的细菌。尤其在人口密集的公共场所或医院,空气中细菌种类和数量显著增多。常见的病原菌有金黄色葡萄球菌、链球菌、结核分枝杆菌、白喉棒状杆菌及脑膜炎奈瑟菌等,可引起伤口或呼吸道感染。此外,空气中的非病原菌,常可造成生物制品、药物制剂及培养基的污染。因此,医院的手术室、病房、制剂室、实验室等要经常进行空气消毒,并应严格按照有关制度进行消毒隔离和无菌操作,以防止疾病的传播及手术后的感染。

二、细菌在正常人体的分布

人的体表及其与外界相通的腔道,如口腔、鼻咽腔、肠道、泌尿生殖道等腔道中都存在着不同种类和数量的微生物(表10-2)。正常人体的血液、内脏、骨骼、肌肉等部位是无菌的。

表10-2 正常人体各部位常见微生物群

部位	主要菌类
皮肤	葡萄球菌、类白喉棒状杆菌、铜绿假单胞菌、非结核分枝杆菌、丙酸杆菌、白假丝酵母菌
口腔	表皮葡萄球菌、甲型和丙型链球菌、肺炎链球菌、奈瑟菌、乳杆菌、类白喉棒状杆菌、梭杆菌、螺旋体、白假丝酵母菌、放线菌、类杆菌
鼻咽腔	葡萄球菌、甲型和丙型链球菌、肺炎链球菌、奈瑟菌、类杆菌、梭杆菌、腺病毒、真菌、支原体
外耳道	葡萄球菌、类白喉棒状杆菌、铜绿假单胞菌、非结核分枝杆菌
眼结膜	葡萄球菌、结膜干燥杆菌、类白喉棒状杆菌
肠道	大肠埃希菌、产气肠杆菌、变形杆菌、铜绿假单胞菌、葡萄球菌、粪链球菌、类杆菌、产气荚膜梭菌、破伤风梭菌、双歧杆菌、乳杆菌、白假丝酵母菌、腺病毒
前尿道	葡萄球菌、棒状杆菌、非结核分枝杆菌、大肠埃希菌、白假丝酵母菌
阴道	乳酸杆菌、大肠埃希菌、类杆菌、白假丝酵母菌

三、人体正常菌群及其意义

(一) 正常菌群

正常人体的体表以及与外界相通的腔道黏膜上存在着不同种类和数量的微生物,这些微生物通常对人体是无害的,称为正常菌群(normal flora)。

(二) 正常菌群的生理意义

正常情况下,人体与正常菌群之间互相制约、互相依存,构成一种生态平衡。正常菌群的主要生理作用有:

1. 生物拮抗作用

正常菌群通过竞争营养或产生细菌素等方式拮抗病原菌,从而构成一个防止外来细菌侵入与定居的生物屏障。如肠道中大肠埃希菌产生的大肠菌素能抑制痢疾志贺菌的生长。

2. 营养作用

正常菌群参与物质代谢、营养转化和合成,有的菌群还能合成宿主所必需的维生素。如大肠埃希菌、乳链球菌等能合成维生素 B、维生素 K 等,供机体利用;双歧杆菌产酸造成的酸性环境,可促进机体对维生素 D 和钙、铁的吸收。

3. 免疫作用

正常菌群具有免疫原性和促免疫细胞分裂作用,能刺激机体产生抗体,从而促进机体免疫系统的发育和成熟,限制了正常菌群本身对宿主的危害。另外还能抑制或杀灭具有交叉抗原的病原菌。

4. 抗衰老作用

正常菌群有利于宿主的健康和长寿,若菌群失调易使宿主衰老。

正常菌群还有一定的抗癌作用,其机制可能与降解某些致癌物质(如亚硝胺基胍)有关。

(三) 条件致病菌

寄居在人体一定部位的正常菌群相对稳定,但在特定条件下,正常菌群与宿主之间,正常菌群中的各种细菌之间的生态平衡可被破坏而使机体致病,这类在正常条件下不致病,在特殊情况下能引起疾病的细菌,称为条件致病菌或机会致病菌(opportunistic bacterium)。

这些特定的条件通常有:① 机体免疫功能低下。如大面积烧伤患者,慢性消耗性疾病以及使用大剂量的皮质激素、抗肿瘤药物等而造成机体免疫功能低下时,正常菌群中的某些细菌可引起自身感染而出现各种疾病。② 寄居部位发生变迁。如外伤或手术、留置导尿管等医疗措施的介入使局部免疫力受损,而使细菌进入腹腔、泌尿道或血液等引起相应病症。③ 不适当的抗菌药物治疗所导致的菌群失调。由于某种原因使正常菌群的种类、数量和比例发生较大幅度的改变,导致微生态失去平衡称为菌群失调(flora disequilibrium)。由于严重菌群失调而使宿主发生一系列临床症状,则称为菌群失调症(dysbacteriosis)。因菌群失调症往往是在使用抗菌药物等治疗原有感染性疾病过程中产生的另一种新感染,故临床上又称二重感染。引起二重感染的细菌以金黄色葡萄球菌、革兰阴性杆菌和白假丝酵母菌为多见。临床表现为肠炎、鹅口疮、肺炎、尿路感染或败血症等。若发生二重感染,应停用原来的抗生素,另选用合适的敏感药物。同时,亦可使用有关的微生态制剂,协助调整菌群,以恢复正常菌群的生态平衡。

第四节 细菌感染的检查方法与防治原则

细菌引起的多种感染和传染病,其诊断除根据临床症状、体征和一般检验外,还应采取合适的临床标本进行细菌学和血清学检验,这在确诊病因上极为重要。

一、细菌学诊断

(一)标本的采集与送检

标本采集与送检过程应遵守以下几个原则:① 采取标本时应注意无菌操作,尽量避免杂菌污染。② 根据不同病原菌在人体内的分布和排出部位,采取不同的标本。例如流行性脑膜炎患者取脑脊液、血液或血瘀斑;伤寒病人在病程1～2周内取血液,2～3周时取粪便。③ 采集标本应在使用抗菌药物之前,否则这种标本在分离培养时要加入药物拮抗剂。例如使用青霉素的加青霉素酶,使用磺胺药的加对氨苯甲酸。采取局部病变标本处,不可用消毒剂,必要时宜以无菌生理盐水冲洗,拭干后再取材。④ 尽可能采集病变明显部位的材料。例如细菌性痢疾患者沾有脓血的粪便,结核病人的干酪样痰液等。⑤ 标本必须新鲜,采集后尽快送检。⑥ 在送检过程中,除不耐寒冷的脑膜炎球菌等要保温外,多数菌可冷藏送运。粪便标本因含杂菌较多,常加入甘油缓冲盐水保存液。⑦ 检验容器上贴好标签,并在相应化验单上详细填写检验目的、标本种类和临床诊断,以供检验者参考。

病原菌的检验主要有直接涂片镜检、分离培养、生化试验、血清学试验等。有的尚需做动物试验、药物敏感试验等。

1. 直接涂片镜检

凡在形态和染色性上具有特征的病原菌,直接涂片染色后镜检有助于诊断。例如痰中查见抗酸性细长杆菌,脓液中发现革兰阳性葡萄串状球菌,咽喉假膜中有异染颗粒的棒状杆菌等。在少数情况下,也有运用免疫荧光标记技术进行快速鉴定的,即直接涂片后,以特异性荧光抗体染色后在荧光显微镜下观察,出现荧光的菌体就是待检验的细菌。

2. 分离培养

所有标本均应做分离培养,以获得纯培养后进一步鉴定。原为无菌部位采取的血液、脑脊液等标本,可直接接种至营养丰富的液体或固体培养基。有正常菌群存在的部位所取标本,应接种至选择或鉴别培养基。接种后置37℃孵育,一般经16～20 h大多可生长茂盛或形成菌落。少数如布鲁菌、结核杆菌繁殖速度缓慢,分别需经3～4周和4～8周才长成可见菌落。分离培养的阳性率要比直接涂片镜检高,但需时较久。因此,遇到白喉等急性传染病时,可根据病人临床症状及直接涂片镜检做出初步诊断并及时治疗,不必等待培养结果,以免贻误治疗时间。

3. 生化试验

细菌的代谢活动依靠系列酶的催化。不同病原菌具有不同的酶系,故其代谢产物不尽相同,藉此可对有些病原菌进行鉴别。例如肠道杆菌包括多个菌属,这些细菌均为中等大小的革兰阴性杆菌,菌落形态亦较相似,但不同菌属细菌对糖和蛋白质的分解产物不同,因此可利用不同基质进行生化试验予以区别之。现已有多种微量、快速、半自动或全自动的细菌生化反应试剂盒和检测仪器研制成功。

4. 血清学试验

采用含有已知特异抗体的免疫血清与分离培养出的未知纯种细菌进行血清学试验,可以确定病原菌的种或型。常用方法是玻片凝聚集试验,在数分钟内能得出结果。常用的免疫荧光、协同凝集试验、对流免疫电泳、放射免疫、酶免疫以及胶体金标等检测细菌抗原的敏感、快速方法,能从病人标本中直接检测出病菌的特异抗原。检测病菌抗原的另一优点是即使患者已用抗生素治疗,标本中的细菌被抑制或杀灭培养不成功时,其特异抗原仍可检出,有助于确定病因。

5. 动物试验

主要用于分离、鉴定病原菌,测定菌株产毒性等。常用的试验动物有小鼠、豚鼠和家兔。应按试验要求,选用一定的体重和年龄,具有高度易感性的健康动物。接种途径有皮内、皮下、腹腔、肌肉、静脉、脑内和灌胃等。接种后应仔细观察动物的食欲、精神状态和局部变化,有时尚要测定体重、体温及血液学指标。若死亡,应立即解剖,检查病变,或进一步做分离培养,证实由何种病原菌所致。含杂菌多的标本也可通过动物接种获得纯培养,达到分离病原菌的目的。测定细菌的产毒性,常用家兔或豚鼠皮肤检测白喉杆菌能否产生白喉毒素;家兔结扎肠段测定产毒性大肠杆菌的不耐热肠毒素。

6. 药物敏感试验

此试验对指导临床选择用药,及时控制感染有重要意义。测定细菌对药物敏感度的方法常用的有纸片法、E-test 和试管法等,以单片纸碟法和试管稀释法最常用。前者根据抑菌圈有无、大小判定试验菌对某抗菌药物耐药或敏感程度。试管法是以抗菌药物最高稀释度仍能抑制细菌生长者为终点,该管含药浓度即为试验菌株的敏感度。

近年来发展的细菌学快速检验技术尚有气液相色谱法、多聚酶链反应(polymerase chain reaction, PCR)技术、噬菌体分型、细菌素分型、质粒指纹图谱法(poasmid fingerprinting)等。

二、血清学诊断

人体受病原菌感染后,其免疫系统被激发发生免疫应答而产生特异性抗体,抗体的量常随感染过程而增多,表现为效价(titer)或称滴度的升高。因此,用已知的细菌或抗原检测病人体液中有无相应抗体以及抗体效价的动态变化,可作为某些传染病的辅助诊断。一般采取病人血清进行试验,故这种试验通常称为血清学诊断。主要适用于抗原性较强的病原菌和病程较长的传染病的诊断。

机体血清中出现某种抗体,除患过与该抗体相应的细菌性疾病外,亦可因受过该菌的隐性感染或近期预防接种而形成。因此,必须抗体效价明显高于正常人群的水平或随病程递增才有诊断价值。多数血清学诊断试验需取患者急性期和恢复期双份血清标本,当后者的抗体效价比前者升高 4 倍或 4 倍以上时方有意义。若病人在疾病早期即用抗菌药物,病菌在体内繁殖不多,抗体增长可以不明显。所以,细菌学检查和血清学诊断两者在细菌感染的确立方面是互为辅助的。

三、人工主动免疫和人工被动免疫

机体可通过患病、隐性感染、预防接种、注射抗毒素等方式获得特异性免疫,可分为主动免疫和被动免疫。主动免疫包括自然主动免疫（通过患病、隐性感染获得）和人工主动免疫（通过接种菌苗、类毒素等途径获得）；被动免疫也包括自然被动免疫（通过胎盘、初乳获得）和人工被动免疫（通过注射抗毒素、丙种球蛋白、细胞因子等途径获得）。

（一）人工主动免疫

人工免疫是采用人工方法，将菌苗、类毒素等或含有某种特异性抗体的免疫制剂或细胞因子等细胞免疫制剂等接种于人体，以增强机体的抗病能力。人工主动免疫（artificial active immunization）是将菌（疫）苗或类毒素接种于人体，使机体产生特异性免疫力的一种防治微生物感染的措施，主要用于预防。用细菌制成的人工主动免疫用生物制品，称为菌苗；以立克次体、螺旋体、衣原体、支原体、病毒制成的称为疫苗。习惯上将这两种制剂统称为疫苗（vaccine）。常见的有死菌（疫）苗、活菌（疫）苗和类毒素等。

（1）死菌（疫）苗 选用免疫原性强的细菌、立克次体等，经人工大量培养后，用理化方法灭活而制成。常用的有伤寒、霍乱、百日咳、流脑、钩端螺旋体病、斑疹伤寒等。死苗的优点是易于保存，一般 4℃ 可保存 1 年左右。缺点是接种次数较多，剂量较大，注射的局部和全身反应较重。为减少接种手续，可将不同种类的死菌苗适当混合组成联合菌（疫）苗。例如伤寒和副伤寒甲、乙混合的三联菌苗，多个型别钩端螺旋体组成的多价钩体疫苗等。

（2）活菌（疫）苗 用减毒或无毒力的活病原菌制成。活苗菌株从自然界中发掘，或通过人工培养筛选。前者有鼠疫杆菌低毒株，后者如牛型结核杆菌在人工培养基上经 13 年传代 230 次后获得的卡介苗（BCG）。活苗接种后，在机体内有一定的生长繁殖能力，犹如轻型感染或隐性感染。一般只需接种一次，剂量较小，副反应轻微或无；而免疫效果优于死苗，且较持久。尤以自然感染途径接种更为适宜，因除产生细胞免疫和血清抗体外，尚有分泌型 IgA 抗体的局部免疫形成。活苗的缺点是需维持其活力才有效，故必须冷藏保存，且保存期较短。

（3）类毒素 细菌外毒素经 0.3%～0.4% 甲醛液处理 3～4 周后，毒性消失而仍保持其免疫原性，即成为类毒素（toxoid）。在类毒素中加入适量磷酸铝或氢氧化铝等吸附型佐剂，是为精制吸附类毒素。这种类毒素在体内吸收缓慢，能较长时间刺激机体以增强免疫效果。常用的有白喉、破伤风等类毒素。儿童用的白-百-破三联苗是将百日咳杆菌与白喉、破伤风类毒素混合制成，优点是不仅可减少接种次数，且百日咳菌苗尚有佐剂作用，能增强白喉和破伤风类毒素的免疫效果。

（二）人工被动免疫

当宿主已受感染，应用人工主动免疫已为时过晚，此时宜行人工被动免疫（artificial passive immunization）。人工被动免疫是注射含有特异性抗体的免疫血清或细胞因子等细胞免疫制剂，使机体立即获得特异性免疫，因而作用快速。但这些免疫物质不是病人自己产生，故维持时间短。人工被动免疫主要用于治疗或紧急预防。

（1）抗毒素 一般用细菌类毒素或外毒素多次免疫马，待马体产生高效价抗毒素后采血，分离出血清，提取其免疫球蛋白制成抗毒素制剂。抗毒素能中和相应外毒素。目前我国临床治疗白喉或破伤风的抗毒素均用马来制造，使用这种异种抗毒素时应注意超敏反应问题。

（2）抗菌血清 过去曾用作治疗的抗菌血清有抗肺炎球菌、鼠疫杆菌、炭疽杆菌、百日咳杆菌等免疫血清。自从磺胺药和抗生素等抗菌药物问世后,抗菌血清因制备较繁、型别复杂,以及异种动物免疫血清可能引起超敏反应等,目前已基本淘汰。只是对某些耐药菌,例如绿脓杆菌感染时,仍可试用抗菌血清治疗。

(3) 胎盘球蛋白、丙种球蛋白　胎盘球蛋白是从健康产妇的胎盘和婴儿脐带血中提制而成,主要含有丙种球蛋白。从胎盘球蛋白提出的丙种球蛋白,称为胎盘丙种球蛋白;若从正常人血清中提取的称为人血清丙种球蛋白。因成人大多经过常见呼吸道和消化道传播病原菌的隐性感染,有的曾患过某些传染病,故其血清(或孕妇胎盘)中可含有对多种细菌和病毒的抗体。这种制剂源自人血清球蛋白,对病人虽有同种抗原问题的存在,但由于免疫原性较弱,一般不会发生超敏反应。因地区和人群的免疫状态不完全一样,不同批号的制剂所含抗体种类和效价不尽相同。胎盘球蛋白主要用于麻疹、甲型肝炎、脊髓灰质炎等病毒性疾病的紧急预防,也可治疗丙种球蛋白缺乏症患者以预防一些病原菌的感染。长期应用化疗或放疗的肿瘤病人以及大面积烧伤患者的暂时预防细菌感染时,亦可应用。但这类制剂不是专门针对某一病原体的特异抗体制备,故其免疫效果不如高效价的特异免疫球蛋白好。

(4) 细胞免疫制剂　参与细胞免疫的有关细胞和细胞因子较多,相互间的调控关系比体液免疫复杂。因此,细胞免疫制剂在抗菌感染免疫中的应用还不广泛,也不够成熟。现今临床上试用的有转移因子(transfer factor,TE)、免疫核糖核酸(immune RNA,iRNA)、胸腺素(thymosin),近年来正在研试的尚有干扰素(interferon,IFN)、白细胞介素2(interleukin 2,IL-2)、细胞毒性T细胞(cytotoxic T cell,CTL)和LAK细胞(lymphokine-activated cell)等。

(刘勇)

第十一章 细菌的遗传与变异

细菌同其他生物一样,也具有遗传和变异的生命特征。子代与亲代之间生物学特征(形态、结构、免疫原性等)的相似性,称为遗传(heredity)。子代与亲代之间生物学特征的差异,称为变异(variation)。细菌的变异分为遗传性变异和非遗传性变异。

遗传性变异是由于基因结构发生改变引起的变异,又称基因变异。基因变异常发生于个别细菌,变异产生的新性状可以稳定地传给子代,而且是不可逆的。

非遗传性变异是由于环境条件变化引起的变异,无基因结构的改变,又称表型变异。表型变异常发生于菌群中所有细菌,当影响因素去除后,变异可恢复原状,表型变异不能遗传。

第一节 细菌的变异现象

细菌的很多生物学性状可以在各种因素的作用下发生变异,常见的有以下几种。

一、形态与结构变异

细菌的形态、结构受外界环境条件的影响可发生变异。如鼠疫耶氏菌在含3%～6%高盐琼脂培养基中生长,可由椭圆形小杆菌变成球形、杆状、逗点状等多种形态。

一些细菌在青霉素、溶菌酶、补体等因素影响下,细胞壁合成受阻,细菌很容易裂解死亡,但有些细菌在高渗环境中仍能缓慢生长,因失去细胞壁而呈多形性,成为细胞壁缺陷型细菌,由于首先在Lister研究院发现,故称为细菌L型。临床上由于抗菌药物使用不当,可使病人体内细菌发生L型变异。某些细菌L型仍有致病性,可引起肾盂肾炎、骨髓炎、心内膜炎等疾病,且对作用于细胞壁的抗生素不敏感。所以,临床遇有明显细菌感染症状,而常规细菌培养为阴性者,应考虑细菌L型感染的可能性,选用高渗培养基分离培养细菌。

细菌的一些特殊结构(荚膜、芽胞、鞭毛)也可以发生变异而失去。如有鞭毛的变形杆菌在固体培养基上弥散生长,菌落似薄膜,称H菌落。若改变培养基成分,细菌则失去鞭毛,形成单个菌落,称为O菌落。通常将细菌失去鞭毛的变异称为H-O变异。改变培养炭疽芽胞杆菌的温度和时间(42 ℃,10～20天),可使其失去形成芽胞的能力。肺炎链球菌经普通培养基培养或传代,荚膜可逐渐消失。

二、菌落变异

刚从标本中分离的细菌菌落多为光滑型(S型),长期人工培养后菌落可逐渐变为粗糙型(R型)。S型菌落表面光滑、湿润,边缘整齐。R型菌落表面粗糙、干皱,边缘不整齐。细菌菌落由光滑型变为粗糙型的变异,称为S-R变异。S-R变异多见于肠道杆菌。细菌发生菌落变异时,其理化性状、免疫原性、耐药性及毒力等也会发生改变。一般S型菌致病性强。但结核分枝杆菌、炭疽芽胞杆菌、鼠疫耶氏菌其毒力菌株就是R型。

三、毒力变异

细菌毒力变异可表现为毒力减弱或增强。广泛应用于预防结核病的减毒活疫苗,即卡介苗(BCG),就是卡迈尔与介兰二人将牛型结核分枝杆菌经 13 年长期人工培养,连续传 230 代后,获得的细菌毒力高度减弱、仍保持免疫原性的变异株。无毒的白喉棒状杆菌感染 β-棒状杆菌噬菌体后呈溶原状态时,噬菌体基因可编码产生外毒素,致使毒力增强。

四、耐药性变异

细菌对某种抗菌药物由敏感变为耐药,称为耐药性变异。自从抗生素等抗菌药物广泛应用以来,耐药菌株逐年增加,这已成为世界范围内的普遍趋势。有些细菌可同时耐受多种抗菌药物,称为多重耐药菌株。细菌耐药性变异给临床治疗带来很大困难,为减少耐药菌株的出现,应避免盲目使用抗菌药物。用药前尽量做药敏试验,并根据药敏结果选择用药。

第二节 细菌遗传变异的物质基础

细菌遗传变异的物质是 DNA,细菌基因组包括细菌染色体和染色体以外的遗传物质,如质粒、噬菌体基因组等。此外,细菌基因组中还有一些可移动转座子和插入序列等元件。

一、细菌的基因组

(一)细菌染色体

细菌的染色体是单环状双螺旋的 DNA 长链,缺乏组蛋白。细菌染色体在菌体内高度盘旋缠绕成丝团状,其外无核膜包绕。以大肠埃希菌为例,染色体约长 1000~1400 μm,相当于菌体长度的 1000 倍。整个染色体约含 5000 多个基因。

(二)质粒

质粒是细菌染色体外的遗传物质,存在于细菌胞质中,为环状闭合的双股 DNA。质粒有两类,大质粒含有几百个基因,小质粒仅含 20~30 个基因。质粒基因可编码产生很多重要的生物学性状。质粒在细菌间的转移是细菌获得某些遗传基因的重要方式。

1. 质粒的基本特征
① 质粒具有自我复制的能力,并可随细菌的分裂传入子代细菌。② 质粒基因编码的产物赋予细菌某些特殊性状,如致育性、耐药性、致病性等。③ 质粒并非细菌生命活动不可缺少的遗传物质,可以自行丢失或消除。细菌丢失质粒后照样生存,但由质粒决定的相应性状随之消失。④ 质粒具有转移性,可通过接合、转化或转导等方式在细菌间转移。⑤ 质粒可分为相容性和不相容性两种,几种不同质粒共存于一个细菌内称为相容性,几种质粒不能共存于一个细菌内称为不相容性。

2. 医学上重要的质粒
① 致育质粒(F 质粒)。编码性菌毛。带有 F 质粒的细菌(F^+ 菌)可产生性菌毛,称为雄性菌。无 F 质粒的细菌(F^- 菌)不产生性菌毛,称为雌性菌。F^+ 菌能通过性菌毛把某些遗传

物质(R 质粒、F 质粒)以接合方式传递给 F⁻ 性菌,使其获得 F⁺ 菌的某些遗传性状。② 耐药质粒(R 质粒)。亦称 R 因子,决定细菌耐药性的产生。带有 R 质粒的细菌有大肠埃希菌、沙门菌、志贺菌、铜绿假单胞菌等革兰阴性菌。60%～90%革兰阴性菌的耐药性由 R 质粒转移获得。③ 细菌素质粒。编码各种细菌产生的细菌素。如 Col 质粒(Col 因子)编码大肠埃希菌的大肠菌素。细菌素对同品系或近缘细菌具有抑制作用。④ 毒力质粒(Vi 质粒)。编码与细菌致病性有关的毒力因子。如致病性大肠埃希菌肠毒素、破伤风梭菌痉挛毒素、炭疽毒素、金黄色葡萄球菌剥脱毒素均由相应的毒力质粒编码产生。

(三) 噬菌体

噬菌体是能感染细菌、真菌、放线菌、螺旋体等微生物的病毒,因能裂解细菌故名。噬菌体与细菌的变异密切相关。

1. 噬菌体的生物学性状

噬菌体广泛分布于自然界,个体微小,需用电子显微镜观察。噬菌体的基本形态有蝌蚪形、微球形、纤线形三种,以蝌蚪形居多。蝌蚪形噬菌体有头部和尾部,头部和尾部连接处有尾领、尾须结构。头部为双辐射状的六棱柱体,尾部呈管状,尾部中心是尾髓,外包尾鞘,终止于尾板。尾板连接的尾刺和尾丝是噬菌体与敏感微生物接触、吸附的部位(图 11-1)。噬菌体的化学成分是核酸和蛋白质。核酸存在于头部,大部分噬菌体的核酸是双链 DNA。蛋白质组成头部的外壳和尾部。

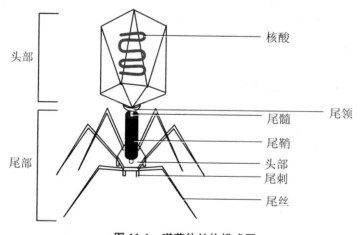

图 11-1 噬菌体结构模式图

噬菌体具有严格的宿主特异性,即某一种噬菌体只能感染某一种微生物,甚至只能感染某一种中的某一型。因此,可以利用噬菌体对细菌等进行鉴定与分型。噬菌体对理化因素的抵抗力比一般细菌繁殖体强。一般在 70℃下 30 min 仍不失去活性,在低温条件下能长期存活。

2. 噬菌体与宿主菌的相互关系

(1) **毒性噬菌体** 能在敏感细菌中增殖并引起细菌裂解的噬菌体称为毒性噬菌体。毒性噬菌体通过尾刺或尾丝特异地吸附在敏感细菌表面相应受体上,尾鞘收缩将头部中核酸经尾髓小孔注入菌细胞内,蛋白质外壳留在菌体外。噬菌体 DNA 进入菌细胞后,开始利用宿主细菌的物质进行生物合成。以复制的方式进行增殖,即以噬菌体 DNA 为模板,复制子代核酸,合成子代蛋白质,子代 DNA 与子代外壳蛋白在细菌胞质中装配成完整成熟的子代噬菌体。当子代噬菌体达到一定数目时,菌细胞裂解,释放出噬菌体,此过程称为溶菌周期。

(2) 温和噬菌体　感染敏感细菌后噬菌体不增殖,也不引起宿主菌裂解,而是噬菌体的基因整合于细菌染色体中,这样的噬菌体称为温和噬菌体。此过程称为溶原周期。整合在细菌染色体中的噬菌体基因称为前噬菌体。带有前噬菌体的细菌称为溶原性细菌。溶原性细菌具有如下特征:① 能正常分裂,并将前噬菌体传给子代。② 前噬菌体可编码阻遏蛋白抑制后进入毒性噬菌体生物合成。③ 整合的前噬菌体给细菌带来新的性状。④ 前噬菌体可偶尔自发地或在某些理化和生物因素的诱导下,脱离宿主菌染色体进入溶菌周期,导致细菌裂解。溶原性细菌溶原性周期和溶菌性周期详见图 11-2。

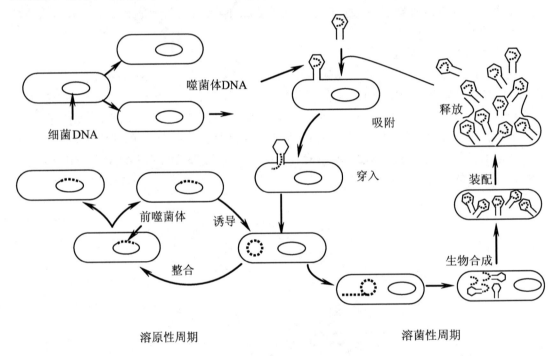

图 11-2　溶原性细菌的溶原性周期和溶菌性周期

第三节　细菌变异的发生机制

细菌的遗传性变异是由于基因结构发生改变所致,主要通过基因突变、基因转移与重组两种方式实现。

一、基因突变

突变是指细菌的遗传基因发生突然而稳定的改变,导致细菌性状的遗传性变异。突变包括基因突变和染色体畸变两种。基因突变又称点突变。点突变是指基因中一个或几个碱基对发生的改变,亦称小突变。一般只引起极少数细菌发生少数的性状变异。染色体畸变指大段 DNA 发生改变,亦称大突变。细菌基因突变包括碱基置换、插入、缺失及转位因子的转位等。

细菌的基因突变较为常见，常自发发生。突变率一般在 $10^{-9} \sim 10^{-6}$。用人工方法，物理因素如高温、X射线、γ射线、紫外线等，化学因素如金属离子、化学试剂、药物等，生物因素如抗生素等，均可诱发突变。诱发突变的发生率比自发突变高 10~1000 倍。

突变是随机的、不定向的，外界因素不能决定细菌的性状如何改变。

发生突变的细菌事实上只是大量菌群中的个别菌。要从大量细菌中找出该突变菌，必须将菌群放在一个有利于突变菌而不利于其他细菌生长的环境中，才能将该突变菌筛选出来。例如以往曾认为细菌接触链霉素后，由链霉素诱导使敏感菌逐渐适应于链霉素而变为耐药菌，但实验证明并非如此。突变菌在接触链霉素前就已预先存在，链霉素在此过程中起的只是筛选作用，除去敏感菌，留下耐药菌，而不是起诱导作用。

对此情况有两个试验可以证明：

第一个试验是 Luria 与 Delbruck(1943)所做的彷徨试验(fluctuation test)。他们将对噬菌体敏感的大肠杆菌菌液（菌数 10^3/mL）分装在几个试管内，经培养至菌数达 $5×10^9$/mL 时，从各管取一定量菌液接种在涂有 T 噬菌体的琼脂平板上，经培养后计算噬菌体抗性菌数。从结果可见，从同一试管内几次取出的菌液含抗性菌数相关不大，而不同试管内取出的菌液所含抗性菌数相差悬殊。彷徨试验证明，突变是自发的、随机的；突变发生在接触噬菌体之前，而噬菌体对突变仅起筛选作用，而不是诱导作用。

第二个试验是 Lederberg 等(1952)设计的影印培养(repica plating)。先将少量细菌涂布在琼脂平板上，待细菌成长为分散的单个菌落后，取一块包有无菌丝绒的压模，在琼脂表面轻轻按印，丝绒表面即粘有细菌菌落的印迹。再将此丝绒压模按印在另一个含抗生素的琼脂平板表面，经培养后可见平板上有个别耐药菌菌落生长。根据含抗生素平板上耐药菌菌落的位置，可在原来无抗生素平板上找出相应的菌落。这些菌落中的细菌从未接触过抗生素，但对抗生素已有抗性（图 11-3）。

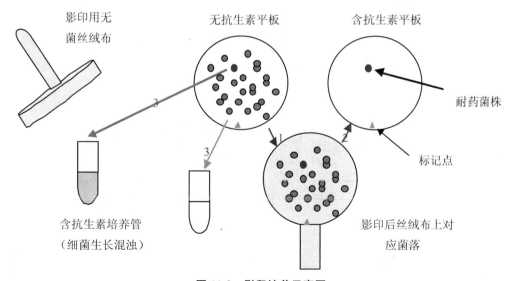

图 11-3 影印培养示意图

此试验证明突变是自发的、随机的；突变在细菌接触噬菌体或抗生素之前已经发生，而不是诱导的结果。

二、基因转移与重组

遗传物质由供体菌进入受体菌体内的过程称为基因转移。转移的基因与受体菌 DNA 整合在一起，称为重组。外源性遗传物质包括细菌染色体 DNA 片段、质粒 DNA 及噬菌体基因等。细菌通过某种方式获得外源基因并与自身基因重组，导致自身遗传性状改变是细菌遗传性变异的另一种方式。基因转移与重组的方式有转化、接合、转导、转换和原生质体融合五种。

（一）转化

转化是受体菌直接从周围摄取供体菌游离的 DNA 片段，与自身基因重组后获得新遗传性状的过程（图 11-4）。Griffith(1928)以肺炎链球菌进行了转化试验。肺炎链球菌能产生荚膜，有荚膜的肺炎链球菌菌落表面光滑（S 型），细菌毒力强。给小鼠注射，引起小鼠死亡。将此 S 型菌加热杀死后注射，则小鼠不死。肺炎链球菌经变异可使其失去产生荚膜能力，菌落变为粗糙（R）型，毒力减弱。注入小鼠，小鼠不死。根据荚膜的抗原结构，可将肺炎链球菌分成不同型别。将加热杀死的Ⅲ型有荚膜的肺炎链球菌（Ⅲ$S_{死}$）或活的Ⅱ型无荚膜肺炎链球菌（ⅡR）分别注射不同小鼠，小鼠均不死，若将死的ⅢS 与活的ⅡR 混合在一起给小鼠注射，则小鼠死亡，并从死鼠心血中分离出活的ⅢS 肺炎链球菌。这表明活的ⅡR 型菌从死的ⅢS 型菌获得产生ⅢS 型荚膜的遗传物质，使活的ⅡR 型菌转化为ⅢS 型。Avery(1944)证实引起转化的物质是 DNA，应用 DNA 酶处理可以破坏转化。

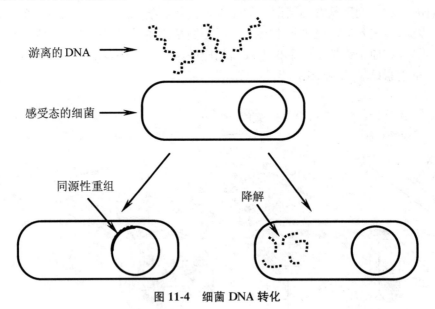

图 11-4　细菌 DNA 转化

（二）接合

指遗传物质（如质粒）通过性菌毛由供菌体传递给受体菌，使受体菌遗传性状发生改变的过程。

1. F 质粒接合

带有 F 质粒的雄性菌，通过性菌毛将 F 质粒的一条 DNA 链传递给无性菌毛的雌性菌，质粒 DNA 复制后，雌性菌获得了 F 质粒，也具有了形成性菌毛的能力，转变为雄性菌（图 11-5）。

F 质粒的转移通过性菌毛。性菌毛是菌体上长出的细长管道，长 1~20 μm，直径 8.5 nm。细菌可有许多普通菌毛，但每菌只有 1~4 根性菌毛。有性菌毛的细菌内有 F 质粒，相当于雄菌（F⁺）。无性菌毛的无 F 质粒，相当于雌菌（F⁻）。像有性生殖一样，当 F⁺×F⁻ 杂交时，F⁺ 菌的性菌毛末端可与 F⁻ 菌表面上的受体结合。结合后性菌毛渐渐缩短，使二菌紧靠在一起。F⁺ 菌中 F 质粒的一股 DNA 链断开，逐渐由细胞连接处伸入 F⁻ 菌，继而以滚环模式进行复制。所以，在受菌获得 F 质粒时供菌并不失去 F 质粒。受菌在获得 F 质粒后即变为 F⁺ 菌，也长出性菌毛（图 11-5）。通过接合而转移 F 质粒的频率可达 70%。

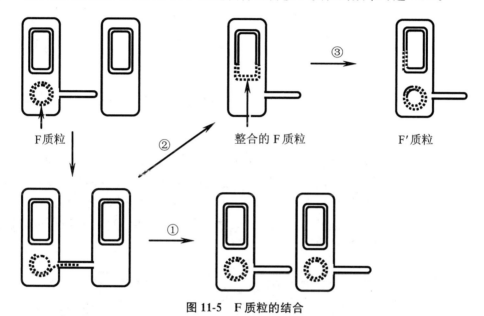

图 11-5　F 质粒的结合

大肠杆菌的 F 质粒进入 F⁻ 菌后，能单独存在，自行复制。但有小部分 F 质粒可整合到受菌的染色体上，与染色体一起复制。整合后的细菌能以高效率转移染色体上的基因，故称为高频重组菌（highfrequency reconbinant，Hfr）。在 Hfr 中 F 质粒结合在染色体的末端，当 Hfr×F⁻ 杂交时，F 质粒起发动转移的作用。首先从 Hfr 菌染色体上伸出一股 DNA 链进入 F⁻ 菌，由于 F 质粒结合在 Hfr 菌染色体的末端，只有当整个染色体的一股完全转移完毕后，F 质粒才能进入 F⁻ 菌。事实上在转移过程中任何震动都能使 DNA 链断裂，而中断转移。故在 Hfr 转移中，可以有不同长度的供菌染色体片段进入 F⁻ 菌进行重组，但 F⁻ 菌获得 F 质粒的机会是很少的，因它最后进入受体菌。Jacob 应用这种间断交配（interrupted mating）试验，根据各种基因进入受菌的先后画出染色体图（chromosome map），找出了基因在大肠杆菌染色体上排列的序列。在染色体上很多部位都有插入序列（insertion sequence IS），F 质粒在染色体上任一部位插入或切除，就表示该部位有相应 IS 的存在。

Hfr 中的 F 质粒有时也会从染色体上脱离下来，终止其 Hfr 状态。从染色体上脱离的 F 质粒有时可带有染色体上几个邻近的基因，这种质粒称为 F′ 质粒。当 F′ 质粒转入 F⁻ 菌时，F⁻ 菌可同时获得这一部分新的基因。所以 F′ 质粒类似转导中的温和噬菌体，起着基因载体的作用。这种通过 F′ 质粒转移基因的方式称为性导（sexduction）。

F^+、Hfr、F'三种菌都有性菌毛,都为雄菌。在雄菌性菌毛表面有一种雄性特异性噬菌体(male specific phage)受体,在电镜下可见相应噬菌体黏附在性菌毛表面。

2. R 质粒接合

R 质粒由两个部分组成:耐药传递因子(resistance transfer factor,RTF)和耐药决定因子(r 决定因子)。RTF 的功能与 F 质粒相似,可编码性菌毛的产生和通过接合转移;r 决定因子编码对抗菌药物的耐药性。这两个部分可以单独存在,也可以结合在一起成为一个复合物。复合物的稳定性因 R 质粒与细菌的种类而异,如在大肠杆菌中,RTF 与 r 决定因子结合稳定,但在沙门菌中二者容易分离,它们之间可以结合与分离是因为二端有 IS 序列。r 决定因子上可有多个转座子(transposon,Tn)连接相邻排列,是造成多耐的原因。细菌携带的多重耐药质粒也可通过性菌毛转移给其他细菌,从而导致细菌耐药性的扩散,这也是近年来耐药菌株日益增多的一个重要原因。

(三) 转导

转导是以温和噬菌体为载体,将供体菌的一段 DNA 转移到受体菌内,使受体菌获得新性状的过程。

1. 普遍性转导

当温和噬菌体终止溶原周期变为毒性噬菌体时,噬菌体在胞浆内复制,细菌染色体也在核酸内切酶作用下崩解为许多片段。当噬菌体装配时,误将细菌染色体 DNA 片段包进噬菌体衣壳,这种装配错误的发生频率约为 $10^{-7} \sim 10^{-5}$。当这种错误装配的噬菌体再感染受体菌时,可把供体菌的遗传物质转移给受体菌。由于错误包装的 DNA 片段可以是供体菌染色体上的任何部分,故称为普遍转导(图 11-6)。

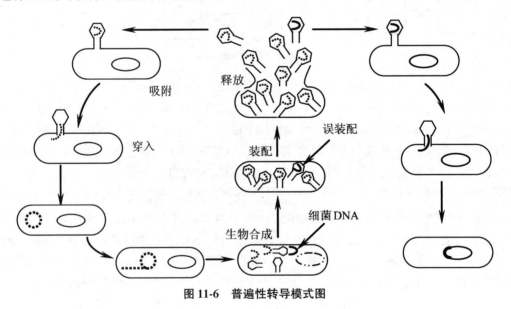

图 11-6 普遍性转导模式图

2. 局限性转导

温和噬菌体在终止溶原状态脱离原宿主菌时,发生偏差脱离,连同相邻的一段细菌染色体基因被包进噬菌体衣壳内,再感染其他菌时,将原宿主菌的基因转移给新宿主菌,使受体菌获得供体菌的某些遗传性状。如大肠埃希菌 K_{12} 的 λ 噬菌体在溶原期整合在细菌染色体的半乳糖基因(gal)和生物素基因(bio)之间,当前噬菌体终止溶原周期从细菌染色体脱离时如发生偏差,可连同 gal 或/和 bio 一起脱离染色体,这样的噬菌体进入并整合到新宿主菌中,可使受体菌获得供体菌的某些遗传性状(图 11-7)。如志贺菌感染此种噬菌体后,可获得发酵半乳糖的能力。由于这种转导只限于供体菌 DNA 上个别的特定基因(gal 和/或 bio),故称为局限性转导。

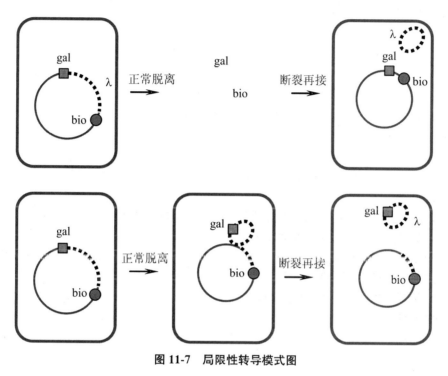

图 11-7　局限性转导模式图

(四) 溶原性转换

某些温和噬菌体感染敏感菌后,其基因可整合于宿主菌染色体中,此状态下的细菌称为溶原性细菌。溶原性细菌因 DNA 结构改变获得噬菌体基因赋予的新性状称为溶原性转换。如无毒性的白喉棒状杆菌、产气荚膜梭菌、肉毒梭菌、A 族溶血性链球菌均可因噬菌体感染呈溶原状态时产生外毒素。

(五) 原生质体融合

原生质融合(protoplast fusion)是将两种不同的细菌经溶菌酶或青霉素处理失去细胞壁而变为原生质体后进行融合。聚乙二醇可促使二种原生质体间的融合。融合的双倍体细胞寿命很短,但在此期间染色体可以发生重组。重组不限于个别基因,可获得有多种不同表型的重组融合体。融合体经培养可返回为有细胞壁的细菌,从中可再选出所需要的重组菌。

第四节 细菌变异的实际应用

一、在疾病诊断、治疗、预防中的应用

1. 病原学诊断

细菌的变异给细菌性疾病诊断中病原体的确认带来很多困难。由于细菌的变异可发生在形态、结构、染色性、免疫原性、生化特性、毒力等方面,因此在临床细菌学检查中不仅要熟悉细菌的典型特性,还要了解细菌变异的规律,这样才能做出正确的诊断。如金黄色葡萄球菌通常为致病菌,以产生金黄色色素著称,而多数耐药菌株多产生灰白色色素;血浆凝固酶试验曾作为判断葡萄球菌有无致病性的一项重要指标,但目前许多凝固酶阴性的葡萄球菌也具有致病性;从临床新分离的伤寒沙门菌株有 10% 无鞭毛,无动力,患者亦不产生鞭毛(H)抗体,因而肥达试验时,不出现 H 凝集或凝集效价很低,给试验结果的判断带来一定困难。

2. 临床治疗

由于抗生素的广泛应用,耐药菌株日益增多,已发现对多种抗生素耐药的多重耐药菌株。耐药菌株和多重耐药菌株的出现,给感染性疾病治疗造成很大困难。为了提高抗菌药物的疗效,防止耐药菌株扩散,治疗时应注意:① 用药前做药敏试验,根据药敏结果选择敏感药物,减少盲目用药。② 用药应足剂量、全疗程,通过正规治疗彻底杀灭病原菌。③ 对易耐药的菌株或需长期用药的慢性疾病,应合理配伍、联合用药,以减少细菌耐药突变的机会。

3. 传染病预防

筛选或诱导减毒变异株制备减毒活疫苗用于人工主动免疫,是提高人群免疫力,预防传染性疾病发生的有效措施。

二、在检测致癌物质方面的应用

一般认为基因突变是导致细胞恶性转化的重要原因。凡能诱导细菌突变的物质均为可疑致癌物。据此,以细菌为实验对象,选用某营养缺陷型细菌作为试验菌,以可疑致癌化学物质作为诱变剂,把细菌接种在某种营养缺乏的培养基上,通常细菌不能生长;当营养缺陷菌能在特异营养缺乏培养基上生长时,表明细菌营养缺陷基因发生了突变,而作为诱变剂的化学物质则为可疑致癌物。

三、在基因工程方面的应用

基因工程是根据细菌可以通过基因转移和重组获得新性状的原理设计的。基因工程的主要步骤是:① 从供体细胞(细菌或其他生物细胞)的染色体上切取一段所需要的基因(目的基因),如其 DNA 序列已知可人工合成。② 将目的基因结合在合适的载体(质粒或噬菌体)上。③ 通过载体把目的基因转移到受体菌(工程菌)内,基因重组后,受体菌大量扩增后表达的目的基因产物即是所需要的物质。目前通过基因工程已能大量生产胰岛素、干扰素、生长激素、rIL-2、乙肝疫苗等生物制品,并已探索用基因工程的方法,以正常基因代替异常基因治疗基因缺陷性疾病。

(刘勇)

第十二章 消毒灭菌

第一节 概述

细菌的生命活动与环境有着密切的关系。适宜的环境,能促进细菌的生长繁殖;不适宜环境则可抑制细菌生长、引起细菌变异甚至杀灭细菌。因此掌握细菌与外界环境的关系,利用对细菌的不利因素进行消毒灭菌,是非常重要的。现将与之有关的概念简介如下:

(1) 消毒(disinfection) 杀死物体上病原微生物的方法,称为消毒。用以消毒的化学药物称为消毒剂。一般消毒剂的常用浓度,只对细菌的繁殖体有效。要杀灭细菌芽胞则需要提高消毒剂的浓度和延长消毒时间。

(2) 灭菌(sterilization) 杀灭物体上所有微生物(包括病原菌、非病原菌的繁殖体及芽胞)的方法,称为灭菌。

(3) 防腐(antisepsis) 防止或抑制细菌生长繁殖的方法,称为防腐。用于防腐的化学药物称为防腐剂。它在医学中常用于延长生物制品及口服制品的保存期。许多化学剂在低浓度时是防腐剂,在高浓度时则为消毒剂。

(4) 无菌(asepsis)和无菌操作 物体上没有活的微生物存在,称为无菌。防止微生物进入机体或物体的操作技术,称为无菌操作。进行外科手术、医疗技术操作及微生物学实验过程等,均需进行严格的无菌操作。

(5) 清洁(cleaning) 指通过除去尘埃和一切污秽以减少微生物数量的方法,除应用于医院环境外,也是物品消毒、灭菌前必须的处理过程,有利于提高消毒、灭菌的效果。

消毒灭菌的方法有物理法和化学法。

第二节 物理消毒灭菌法

用于消毒灭菌的物理学方法主要有热力、紫外线、电离辐射、滤过除菌等。

一、热力灭菌法

热力灭菌法分湿热灭菌和干热灭菌两类。在同一温度下湿热的灭菌效果比干热好。原因是:① 湿热比干热穿透力强,能较快提高灭菌物品内部的温度。② 湿热中细菌易吸收水分,使菌体蛋白质易于凝固变性。③ 热蒸汽接触被灭菌物品时变为液态可放出大量的潜热,能迅速提高灭菌物品的温度。

1. 湿热灭菌法

最常用的湿热灭菌有以下几种:

(1) 高压蒸汽灭菌法　是一种最常用、最有效的灭菌方法。利用密闭的蒸汽锅,加热产生蒸汽,不使之外溢,容器内随着蒸汽压力的不断增加,温度也会随之提高。通常压力在 103.4 kPa(1.05 kg/cm^2)时,容器内温度可达 121.3 ℃,经 15～30 min,可杀死所有的细菌繁殖体和芽胞。凡耐高温、不怕潮湿的物品,如手术器械、敷料和一般培养基等,均可用此法灭菌。灭菌时,必须将锅内冷空气排尽,并应注意放置的物品不宜过于紧密,否则会影响灭菌效果。

(2) 煮沸法　水温 100 ℃经 5 min 可杀死细菌繁殖体,常用于消毒食具、刀剪、注射器等,杀灭细菌芽胞需煮沸 1～3 h。若水中加入 2%碳酸氢钠,可提高沸点达 105 ℃,既可促进杀灭芽胞,又能防止金属器械生锈。如在高原地区,海拔每增加 300 m,消毒时间应延长 2 min。

(3) 流通蒸汽法　利用蒸笼或阿诺蒸锅进行消毒。流通蒸汽法温度不超过 100 ℃,经 15～30 min 可杀死细菌繁殖体,如果把流通蒸汽加热的物品放置 37 ℃孵箱过夜,使其中芽胞发育成繁殖体,次日再经流通蒸汽加热,如此重复 3 次,可达到灭菌的目的,称为间歇灭菌法。此法常用于不耐高温的营养丰富的培养基的灭菌。

(4) 巴氏消毒法　由巴斯德创用而得名。使用较低温度杀灭液体中的病原菌或特定微生物,可延长食品的贮存时间,并且不影响被消毒物品的营养成分及香味。加热温度及时间为 61.1～62.8 ℃ 30 min 或 71.7 ℃ 15～30 s。常用于不耐高温如牛奶、酒类、饮料等食品的消毒。

2. 干热灭菌法

干热是通过脱水干燥和使大分子变性的作用进行灭菌。

(1) 焚烧与烧灼　废弃的物品或尸体可焚烧。实验用的接种环、试管口、瓶口等可通过火焰烧灼灭菌。

(2) 干烤　利用电热干烤箱灭菌,通常加热至 160～170 ℃维持 2 h,可达到灭菌的目的。适用于高温下不变质、不损坏、不蒸发的物品,如玻璃器皿、瓷器等的灭菌。

二、紫外线与电离辐射灭菌法

1. 日光与紫外线

日晒是有效的杀菌方法。病人的衣服、被褥、书报等经日光直接曝晒数小时,可杀死大部分微生物。日光的杀菌作用主要靠紫外线。紫外线的波长在 200～300 nm 时,具有杀菌作用,其中以 265～266 nm 杀菌力最强,此波长与 DNA 吸收波峰一致,易被细菌 DNA 吸收,使一条 DNA 链上相邻的两个胸腺嘧啶共价结合形成二聚体,干扰 DNA 的复制与转录,导致细菌的死亡或变异。但紫外线穿透力弱,玻璃、纸张、尘埃等均能阻挡紫外线,故只适用于手术室、病房、实验室等的空气消毒及物品的表面消毒。应用人工紫外线灯进行空气消毒时,有效距离为 2～3 m,照射时间 1～2 h。杀菌波长的紫外线对人体皮肤、眼睛有损伤作用,使用时应注意防护。

2. 电离辐射

包括高速电子、X 射线和 γ 射线等。在足够剂量时,辐射粒子与某些分子撞击后,可激发这些分子产生离子或其他活性分子和游离基,破坏 DNA。对各种细菌均有致死作用。电离辐射因有较高的能量和穿透力,常用于一次性医用塑料制品的消毒,亦可用于食品的消毒,而不破坏其营养成分。

三、滤过除菌法

滤过除菌法是用物理阻留的方法将液体或空气中的细菌去除,以达到无菌的目的。主要用于不耐高温的血清、抗毒素、抗生素、药液等的消毒。所用的器具是一种带有滤孔装置的滤菌器。其除菌的效能与滤菌器滤孔的大小、滤器电荷等因素有关。常用的滤菌器有蔡氏滤菌器、玻璃滤菌器、薄膜滤菌器和高效颗粒空气滤器四种。现代医院的手术室、烧伤病房以及无菌制剂室,已逐步采用高效颗粒空气滤器以除去空气中直径大于 $0.3\ \mu m$ 的微粒,从而保持室内的无菌环境。

四、超声波

频率超过 20 kHz 而不能被人耳感受的声波,称为超声波。超声波杀菌机制是其通过液体时,发生空化作用破坏了原生质的胶体状态,导致细菌死亡。革兰阴性菌对超声波更为敏感,但往往有残存菌。目前主要用于粉碎细胞以提取细胞组分或制备抗原等。

五、干燥

水是细菌必不可少的生长繁殖条件,若无水就不能生长繁殖。但细菌芽胞有强大的抗干燥作用,例如炭疽杆菌芽胞可耐干燥 20 余年。某些病原菌如淋球菌在干燥环境中只能存活 1 个多小时,但结核杆菌在干燥痰中可存活几周甚至几月。细菌抗干燥的能力受多种因素影响,处于脓汁或粪便中细菌的抗干燥能力就大大加强。

干燥主要用来保存食物。浓盐或糖渍食品可使细菌体内水分逸出,造成生理性干燥,使细菌的生命活动停止,因而可用于保存食物。

六、低温

除脑膜炎球菌、淋球菌等少数细菌外,多数细菌耐低温。在低温状态下,这些菌的新陈代谢减慢,当温度回升至适宜范围又能恢复生长繁殖,故低温常用于保存细菌菌种。

低温保存细菌时,温度必须迅速降低,否则反而可促使细菌死亡。因温度逐渐降低能使环境中水分形成冰晶,使菌内水分外渗,引起菌内电解质的浓缩和蛋白质变性。菌内的冰晶又可破坏原生质的胶体状态并机械地损伤细胞膜,造成菌内物质外漏。温度速降,则菌内水分形成均匀的玻璃状薄膜,不形成结晶,可大大减少细菌的死亡。如冷冻时加入甘油、明胶血清、牛奶等保护剂,可使细菌存活数增多。冷冻保存的细菌在解冻时,对细菌亦有损伤作用。例如伤寒杆菌冰冻融化 8 次,大部分死亡。为避免解冻时对细菌的损伤,可在低温状态下真空抽干,去尽水分,此法称为冷冻真空干燥法(lyophilization)。该法是目前保存菌种的最好方法,一般可保存微生物生命数年至数十年之久。

第三节 化学消毒灭菌法

许多化学药物能影响细菌的化学组成、物理结构与生理活动,从而发挥防腐、消毒甚至灭菌的作用。消毒剂对细菌和人体细胞都有毒性作用,所以主要用于人体体表和医疗器械、周围环境的消毒。

消毒剂种类甚多,其作用机制也各不相同,主要有:① 使菌体蛋白质变性或凝固。如重金属盐类、醇类、醛类、酸、碱等。② 干扰或破坏细菌的酶系统和代谢。如某些氧化剂、重金属盐类与细菌酶蛋白中的巯基(—SH)结合,使酶失去活性,引起细菌代谢障碍。③ 改变细菌细胞壁或细胞膜的通透性,使胞质内重要代谢物质逸出,导致细菌死亡。如新洁尔灭、酚类、表面活性剂等。

一、消毒剂的种类

(1) 酚类　石炭酸、来苏儿、洗必泰等酚类化合物,低浓度时破坏菌细胞膜,使胞质内容物漏出;高浓度时使菌体蛋白质凝固。也有抑制细菌脱氢酶、氧化酶等作用。

(2) 醇类　其杀菌机制在于去除细菌胞膜中的脂类,并使菌体蛋白质变性。乙醇最常应用,其浓度为70%~75%时杀菌力最强,更高浓度因能使菌体表面蛋白质迅速凝固,影响其继续渗入,杀菌效力反而减低。异丙醇的杀菌作用比乙醇强,且挥发性低,但毒性较高。两者主要用于皮肤消毒和浸泡体温计。

(3) 重金属盐类　高浓度时,易与带阴电荷的菌体蛋白质结合,使之发生变性或沉淀;又可与细菌酶蛋白的—SH基结合,使以此为必要基的一些酶类丧失活性。

(4) 氧化剂　常用的有过氧化氢、过氧乙酸、高锰酸钾与卤素等。它们的杀菌作用是依靠其氧化能力,可与酶蛋白中的—SH基结合,转变为—SS—基,导致酶活性的丧失。过氧化氢在水中可形成氧化能力很强的自由羟基,破坏蛋白质的分子结构。过氧乙酸为强氧化剂,易溶于水,对细菌繁殖体和芽胞、真菌、病毒等都有杀灭作用,应用广泛,但稳定性差,易分解,并有刺激性与腐蚀性,不适用于金属仪器等的消毒。用于消毒的卤素有碘和氯两类,碘常用于皮肤消毒;氯常用于水的消毒。氯化合物有漂白粉、次氯酸钙、次氯酸钠等。

(5) 表面活性剂　又称去污剂。易溶于水,能降低液体的表面张力,使物品表现油脂乳化易于除去,故具有清洁作用。并能吸附于细菌表面,改变胞壁通透性,使菌体内的酶、辅酶、代谢中间产物逸出,呈现杀菌作用。表面活性剂有阳离子型、阴离子型和非离子型三类。因细菌带阴电,故阳离子型杀菌作用较强。阴离子型如烷苯磺酸盐与十二烷基硫酸钠解离后带阴电,对革兰阳性菌也有杀菌作用。非离子型对细菌无毒性,有些反而有利于细菌的生长。例如吐温80(Tween 80)对结核杆菌有刺激生长,并有使菌分散的作用。常用于消毒的表面活性剂有新洁尔灭、杜灭芬等。

(6) 烷化剂　杀菌机制在于对细菌蛋白质、核酸的烷化作用。杀菌谱广,杀菌力强。常用的有甲醛、环氧乙烷和戊二醛等。甲醛与环氧乙烷的杀菌作用主要是取代细菌酶蛋白中氨基、羧基、巯基、羟基上的氢原子,使酶失去活性。戊二醛主要是取代氨基上的氢原子。

烷化剂中的环氧乙烷穿透力很强,能穿透包裹物,对抗酸菌、病毒、真菌、细菌芽胞均有较强杀菌力。缺点是对人体有一定毒性,且有些烷化剂可能有致癌作用,如β-丙脂等。

二、消毒剂的应用

(1) 病人排泄物与分泌物　粪、尿、脓、痰等,一般多用等量的20%漂白粉、5%石炭酸或2%来苏儿,搅拌均匀,作用2 h再倾去。

(2) 皮肤　2.5%碘酒、70%乙醇、2%红汞均可应用。

(3) 黏膜　新生儿预防淋菌性眼结膜炎可用1%硝酸银或2%蛋白银滴眼;口腔黏膜消

毒可用3%过氧化氢；冲洗尿道、阴道、膀胱等可用0.01%～0.1%洗必泰或0.1%高锰酸钾。

（4）饮水　自来水用氯气，少量供给饮水可用漂白粉。

（5）厕所、阴沟　可用生石灰，其有效成分是氢氧化钙。

（6）空气　常用福尔马林（甲醛溶液）加热法：12.5%浓度熏蒸12～24 h。或福尔马林混合高锰酸钾法：福尔马林40 mL加高锰酸钾30 g/m³，熏蒸12～24 h。肝炎病房可用过氧乙酸3 g/m³熏蒸90 min。

（7）手　一般用2%来苏尔。当疑有肝炎病毒污染时，用0.2%～0.4%过氧乙酸浸泡1～2 min后，流水冲洗。或用2%碘酊涂擦后用70%乙醇擦洗。

三、影响消毒剂灭菌效果的因素

消毒剂灭菌作用的效果受环境、微生物种类及消毒剂本身等多种因素的影响。

1. 消毒剂的性质、浓度和作用时间

各种消毒剂的理化性质不同，对微生物的作用大小也有差异。如表面活性剂对革兰阳性菌的杀菌效果要比对革兰阴性菌的杀菌效果强。一般而言，消毒剂浓度越大，作用时间越长，消毒效果也愈强（醇类例外）。

2. 细菌的种类、数量与状态

不同的细菌对消毒剂抵抗力不同。细菌的芽胞比繁殖体抵抗力强；有荚膜的细菌抵抗力强；幼龄菌比老龄菌对消毒剂敏感；细菌数量越大，所需消毒时间越长。

3. 环境因素的影响

环境中有机物的存在，能影响消毒剂的消毒效果。病原菌常随同排泄物、分泌物一起存在，这些物质对细菌有保护作用，并与消毒剂发生化学反应，因而影响消毒效果。故消毒皮肤和器械时，需洗净后再消毒；对痰、粪便等的消毒，宜选择受有机物影响较小的消毒剂，如漂白粉及酚类化合物为宜，也可使用高浓度的消毒剂或适当延长消毒时间。

4. 温度和酸碱度

升高温度可提高消毒剂的杀菌效果，例如2%戊二醛杀灭10^4/mL炭疽芽胞杆菌，20 ℃时需15 min，40 ℃时为2 min，56 ℃时仅1 min即可。另外，消毒剂的杀菌效果还受pH的影响，例如戊二醛本身呈中性，其水溶液呈弱酸性，不具有杀芽胞的作用，只有在加入碳酸氢钠后才能发挥杀菌作用。其他影响消毒效果的因素还有湿度、穿透力及拮抗物质等。

表12-1给出了常用消毒剂的相关信息。

表 12-1　常用消毒剂的种类、性质与用途

类别	名称	主要性状	常用浓度	用途
酚类	石炭酸	杀菌力强,有特殊气味	3%~5%	地面、家具、器皿表面消毒
	来苏尔	杀菌力强,有特殊气味	2%	皮肤消毒
	洗必泰	溶于醇,忌与升汞配伍	0.01%~0.05%	术前洗手,阴道冲洗等
醇类	乙醇	对芽胞无效	70%~75%	皮肤、体温计消毒
重金属盐类	升汞	杀菌作用强,腐蚀金属器械	0.05%~0.1%	非金属器皿消毒
	红汞	抑菌力强,无刺激性	2%	皮肤、黏膜、小创伤消毒
	硫柳汞	抑菌,有腐蚀性	0.1%	皮肤消毒,手术部位消毒
	硝酸银		1%	新生儿滴眼,预防淋球菌感染
	蛋白银	刺激性小	1%~5%	眼部及尿道黏膜消毒
氧化剂	高锰酸钾	强氧化剂,稳定	0.01%~0.1%	皮肤、尿道消毒,水果消毒
	过氧化氢	新生氧杀菌,不稳定	3%	创口、皮肤、黏膜消毒
	过氧乙酸	原液对皮肤、金属有腐蚀性	0.2%~0.5%	塑料、玻璃器皿消毒
卤素及其化合物	碘伏	无刺激性兼有去污作用	2%~2.5%	皮肤、伤口消毒
	碘酒	刺激皮肤,用后用乙醇拭净	2.5%	皮肤消毒
	氯	刺激性强	0.2~0.5 ppm	饮水消毒
	漂白粉	刺激皮肤、腐蚀金属	10%~20%	地面、厕所、排泄物消毒
表面活性剂	新洁尔灭	刺激性小,对芽胞无效,遇肥皂或其他合成洗涤剂作用减弱	0.05%~0.1%	外科手术洗手,皮肤黏膜消毒,浸泡手术器械
	杜灭芬	稳定,遇肥皂等作用减弱	0.05%~0.1%	皮肤创伤冲洗,金属器械、棉织品、塑料、橡胶类消毒
醛类	甲醛	挥发慢,刺激性强	10%	浸泡物品,空气消毒
	戊二醛	挥发小,刺激性小	2%	精密仪器、内窥镜等消毒
烷化剂	环氧乙烷	易燃,有毒	50 mg/1000 mL	手术器械、敷料消毒等
酸碱类	醋酸	浓烈醋味	5~10 mL/m³ 加等量水蒸发	空气消毒
	生石灰	杀菌力强,腐蚀性强	按1:4~1:8配成糊状	地面、排泄物消毒

（刘勇）

第十三章 细菌的感染与免疫

细菌侵入机体内部生长繁殖并与宿主相互作用,可导致机体出现一系列不同程度病理变化过程,称为细菌的感染(bacterial infection)。引起宿主疾病的细菌称为病原菌(pathogen)或致病菌(pathogenic bacterium);反之,则为非致病菌(nonpathogenic bacterium)或非病原菌(nonpathogenic bacteria)。病原菌通过一定方式从一个宿主转移到另一个宿主并引起感染的过程称为传染(infection)。病原菌感染的传播方式包括水平传播(horizontal transmission)和垂直传播(vertical transmission)两种。水平传播是指病原菌在人群不同个体之间的传播,是病原菌感染主要方式,如通过消化道、呼吸道飞沫、皮肤黏膜破损处或密切接触等途径;垂直传播是指由宿主亲代传给子代的感染方式,主要通过胎盘、产道或乳汁分泌传播。

一般情况下,病原菌感染发生、发展及结局主要取决于机体的抗感染免疫应答。所谓抗感染免疫是指病原菌侵入宿主后,机体免疫系统产生抗感染免疫应答,以抑制或减弱细菌致病作用的过程,包括天然免疫(innate immunity)和获得性免疫(acquired immunity)两种方式。病原菌在宿主抗感染免疫压力下,亦可产生免疫逃逸能力,以躲避机体免疫系统的损伤。因此,病原体感染及机体抗感染免疫,形成一对基本矛盾,两者力量的此消彼长决定了疾病的转归、预后和结局。

第一节 细菌的致病性

细菌对宿主致病的能力称为致病性(pathogenicity),其强弱与细菌毒力、侵入数量及入侵途径等因素密切相关。细菌毒力(virulence)是指细菌致病能力的强弱,一般可用半数致死量(median lethal dose,LD_{50})或半数感染量(median infective dose,ID_{50})作为测定细菌毒力强弱程度的指标,即在一定条件下可引起50%实验动物死亡或感染所需的病原菌数量或毒素剂量。LD_{50}或ID_{50}数值越小,细菌毒力越强。构成细菌毒力的物质基础主要是两方面,即侵袭力和细菌毒素,此外亦与体内诱生抗原、超抗原及免疫病理损伤等因素有关。

一、细菌毒力

(一)侵袭力

侵袭力是指病原菌突破宿主皮肤、黏膜等生理屏障,进入机体内定居、繁殖并扩散的能力。细菌侵袭力包括有利于病原菌在体内黏附、定植、侵袭及扩散有关的物质,主要有黏附素、荚膜、侵袭素、侵袭性蛋白酶和生物被膜等五种。

1. 黏附素(adhesion)

病原菌进入机体后首先要黏附定植于皮肤或黏膜上皮细胞表面,然后才可进一步侵入组织细胞生长繁殖并致病。细菌的黏附需要两个必要条件,即细菌黏附素和宿主细胞表面的黏附素受体。存在于细菌表面与黏附有关的特殊结构及有关物质统称为黏附素,可分为菌毛黏附素和非菌毛黏附素两大类。前者主要存在于革兰阴性菌普通毛顶端,通过与宿主细胞表面受体结合使细菌定植;后者来自于细菌表面的其他组分,包括革兰阴性菌的某些外膜蛋白如鼠疫耶尔森菌的外膜蛋白,革兰阳性菌细胞壁特殊组成如 A 群链球菌的脂磷壁酸等。

2. 荚膜

是存在于细菌细胞壁外的特殊结构,具有黏附、抗吞噬和抵抗体液杀菌物质损伤的作用。动物试验显示,小白鼠腹腔注射无荚膜的肺炎链球菌后,细菌可被体内巨噬细胞吞噬杀灭,小白鼠仍然存活;若接种有荚膜的肺炎链球菌,细菌在体内大量生长繁殖,小白鼠在 24 h 内死亡,表明荚膜是细菌重要的致病物质。有些微荚膜如伤寒沙门菌 Vi 抗原、大肠埃希菌 K 抗原及 A 群链球菌 M 蛋白等,在致病机制中发挥的作用类似荚膜。

3. 侵袭素

是由细菌侵袭基因编码产生的蛋白质,可介导病原菌侵入邻近上皮细胞,尤其是黏膜上皮细胞内繁殖并扩散到其他组织细胞甚至全身,引起侵袭性感染。常见具有侵袭能力的病原菌有沙门菌、空肠弯曲菌、肠侵袭性大肠埃希菌、小肠结肠炎耶尔森菌、淋病奈瑟菌等。

4. 侵袭性蛋白酶类

某些病原菌可产生释放至胞外的蛋白酶,具有抗吞噬、溶解破坏组织细胞等作用,有利于细菌向周围组织扩散。如 A 群链球菌的透明质酸酶,可分解细胞间质透明质酸,促进细菌及毒素扩散;脑膜炎奈瑟菌、淋病奈瑟菌、流感嗜血杆菌等可释放 sIgA 蛋白酶,分解黏膜表面 IgA,破坏黏膜特异性免疫防御。

5. 细菌生物被膜(bacterial biofilm,BF)

是由细菌及其分泌的胞外多聚物(主要是胞外多糖或蛋白质)附着于生物组织或无生命材料表面形成的膜状细菌群体,是细菌生长过程中为适应周围环境而形成的一种保护性生存模式。由于胞外多聚物包围在生物被膜群体中的细菌表面,增强了自身的物理屏障作用,其抵抗杀菌物质损伤的作用明显强于单个游离细菌;另一方面,生物被膜内细菌之间的信号传递、耐药基因及毒力基因的捕获和转移更易发生。人体组织细胞或医用材料表面(人工关节、体内留置管、人工心瓣膜等)的生物被膜一旦形成,不仅难以清除,且其脱落的细菌容易扩散至体内其他部位,是临床众多难治性慢性细菌感染发生的重要原因,亦与院内感染密切相关。表皮葡萄球菌、铜绿假单胞菌等是临床常见易形成生物被膜的细菌。

(二) 毒素

细菌毒素(bacterial toxin)按来源、化学组成及作用特点的不同,可分为外毒素(exotoxin)和内毒素(endotoxin)两类。

1. 外毒素

外毒素是由细菌合成后分泌到菌体外的毒性蛋白质,多由革兰阳性菌产生,也有少数革兰阴性菌可产生。外毒素多是在细菌细胞内合成后释放至菌体外,但也有少数是细菌裂解后释放到体外,如志贺菌和肠产毒性大肠埃希菌。

(1) 外毒素的主要特性

1) 大多数外毒素化学本质是蛋白质,性质不稳定。对热的抵抗力弱,一般 60 ℃作用 1 h

可被灭活,失去生物学活性,如白喉外毒素 58~60 ℃作用 1~2 h、破伤风毒素 60 ℃处理 20 min 即可被破坏;但葡萄球菌肠毒素例外,100 ℃作用 30 min 仍有活性。

2) 由于外毒素是蛋白质性质,因此有很强的抗原性。可用 0.3%～0.4%甲醛溶液脱去毒性,但其免疫原性仍保留。利用此法可将外毒素制成类毒素(toxoid)。因类毒素可刺激机体产生具有中和外毒素作用的抗毒素抗体,故可利用类毒素进行人工主动免疫预防相关疾病。

3) 外毒素的化学结构多为 A-B 模式,即毒素分子由 A 亚单位和 B 亚单位构成。两者间多以二硫键相连形成多聚体,如肠产毒性大肠埃希菌的肠毒素、霍乱弧菌的霍乱肠毒素等;也可在同一个毒素分子上,如铜绿假单胞菌的外毒素。A 亚单位是外毒素生物学活性部分,决定其毒性效应;B 亚单位是结合亚单位,是毒素的非毒性部分,与宿主细胞表面特异性受体结合后,介导 A 亚单位进入靶细胞,免疫原性强。A 和 B 亚单位必须联合作用才可对宿主细胞有致病作用,任何单一亚单位独自存在都无致病作用。

4) 外毒素毒性强,且对组织器官作用有选择性。如肉毒梭菌产生的肉毒毒素是目前已知毒性最强的毒物,其毒性比氰化钾强 1 万倍,1 mg 肉毒毒素纯品可杀死 2 亿只小白鼠。根据外毒素与宿主细胞亲和性、作用方式及引起临床特殊症状的不用,可将外毒素分为三类: ① 肠毒素。这类毒素主要作用于肠黏膜上皮细胞,导致肠道对水、电解质的吸收分泌功能紊乱,引起呕吐、腹泻等急性胃肠炎样临床表现。如肠产毒性大肠埃希菌肠毒素、霍乱弧菌霍乱肠毒素等均属此类。② 细胞毒素。这类毒素通过抑制宿主细胞蛋白质合成或破坏细胞膜等机制,导致细胞损伤。如抑制细胞蛋白质合成的白喉外毒素,破坏细胞膜完整性的产气荚膜梭菌 α 毒素、A 群链球菌溶血素 O、金黄色葡萄球菌 α 溶血素等。③ 神经毒素。此类毒素主要作用于神经组织,导致神经传导功能紊乱。神经毒素虽然种类不多,但毒性强,破坏性大,致死率高,常见的有破伤风梭菌痉挛毒素、肉毒梭菌肉毒毒素等。临床常见外毒素的主要特性见表 13-1。

表 13-1 常见外毒素主要特性及作用特点

类型	名称	来源	致病机制	临床表现
肠毒素	霍乱肠毒素	霍乱弧菌	激活肠黏膜细胞内腺苷酸环化酶,细胞内 cAMP 升高,上皮细胞水电解质代谢紊乱	剧烈呕吐、腹泻
	肠毒素	金黄色葡萄球菌	作用于呕吐中枢	呕吐、腹泻
	肠毒素	肠产毒性大肠埃希菌	激活肠黏膜细胞腺苷酸/鸟苷酸环化酶,使细胞内 cAMP/cGMP 升高,上皮细胞水电解质代谢紊乱	强烈呕吐、腹泻
细胞毒素	白喉外毒素	白喉棒状杆菌	抑制细胞蛋白质合成	心肌炎、外周神经麻痹
	致热外毒素	A 群链球菌	损伤毛细血管内皮细胞	猩红热
神经毒素	破伤风痉挛毒素	破伤风梭菌	阻断抑制性神经递质甘氨酸释放	骨骼肌强制性痉挛收缩
	肉毒毒素	肉毒梭菌	抑制胆碱能神经元释放乙酰胆碱	肌肉迟缓性麻痹

2. 内毒素

是革兰阴性菌细胞壁外膜的脂多糖（Lipopolysaccharide，LPS）成分，只有当细菌死亡崩解或菌体受到外界破坏后才可释放，故称之为内毒素。内毒素由脂质 A、核心多糖和特异多糖三部分组成，脂质 A 是其生物学活性和毒性主要部位。与外毒素相比，内毒素特性主要有：① 是革兰阴性菌细胞壁固有组分，当细菌破坏后才可释放。② 化学性质是脂多糖。③ 对理化因素稳定，如 160 ℃作用 2～4 h 或强酸强碱加热煮沸 30 min 才可灭活。④ 毒性相对较弱且对组织器官作用无特异选择性。由于脂质 A 无种属特异性，故所有革兰阴性菌内毒素引起的致病作用均类似，主要表现为以下三种病理生理反应：① 发热反应。极微量（1～5 ng/kg）的内毒素即可引起人体体温上升。内毒素进入人体后，作用于血管内皮细胞、巨噬细胞等，使之分泌 IL-1、IL-6 及 TNF-α 等细胞因子。这些细胞因子为内源性致热原，可作用于下丘脑体温调节中枢，引起发热。② 白细胞反应。内毒素进入血液后，血液中白细胞数量变化趋势为先降后升。初期白细胞降低原因是血液中中性粒细胞因趋化作用大量移行黏附至毛细血管壁；数小时后，内毒素诱生的中性粒细胞释放因子可刺激骨髓产生大量中性粒细胞释放入血，导致血液中性粒细胞数量明显升高。但伤寒沙门菌例外，感染后血液中性粒细胞数量始终降低，其机制目前尚未清楚。③ 内毒素血症、内毒素休克及弥散性血管内凝血。内毒素血症诱生的 IL-6、IL-8 等炎性细胞因子可损伤血管内皮细胞，促进白细胞或血小板释放组胺、5-羟色胺等活性物质，激活补体系统，使小血管功能紊乱，引起微循环障碍，导致组织器官毛细血管灌注不足、缺氧、酸中毒等；大量内毒素可直接活化凝血系统和补体系统，引起高热、低血压及广泛性小血管内凝血，诱发弥散性血管内凝血（disseminated intravascular coagulation，DIC）。严重内毒素血症可引发以微循环障碍及低血压为特征的内毒素休克甚至死亡。

由此可见，内毒素对机体的损伤不是直接作用，而是通过刺激参与非特异性免疫的细胞、内皮细胞及黏膜细胞等间接作用，诱导产生各种细胞因子、炎症因子，引起机体组织细胞损伤及各种病理生理反应。细菌内、外毒素的主要特性及比较见表 13-2。

表 13-2 外毒素与内毒素的特性比较及主要区别

区别要点	外毒素	内毒素
来源	革兰阳性菌及部分革兰阴性菌	革兰阴性菌
化学成分	蛋白质	脂多糖
存在部位	多由活菌分泌后释放，少数菌体崩解后释放至体外	细胞壁外膜中，菌体裂解后释放至体外
稳定性	对热稳定性差，60 ℃，30～60 min 被破坏	热耐受，160 ℃，2～4 h 才被破坏
毒性作用	强，对组织器官有特异选择性，可引起特殊临床表现	相对较弱，毒性作用类似，表现为发热、白细胞反应、微循环障碍、休克、DIC 等
免疫原性	强，刺激机体产生抗毒素，可用甲醛脱毒制成类毒素	弱，刺激机体产生中和抗体能力较弱，不能脱毒形成类毒素

（三）其他因素

研究发现，细菌除侵袭力及毒素等致病因素外，还存在其他一些致病因素，主要表现为以下三个方面：

1. 体内诱生抗原

有些细菌基因在实验室人工培养条件下不表达，但在宿主体内可被诱导表达，这种只有在细菌侵入机体后才表达的基因，称为体内诱导基因(in vivo induced gene, IVIG)。绝大多数病原菌都存在体内诱导基因，如鼠伤寒沙门菌、霍乱弧菌、铜绿假单胞菌、变形杆菌、鼠疫耶尔森菌等。

2. 超抗原

超抗原是一类极少量(1~10 ng/mL)即可非特异性活化大量(2%~20%)的 T 或 B 细胞，并诱导强烈免疫应答的物质，其刺激淋巴细胞增殖的能力是植物凝集素的数千倍。某些细菌、病毒及支原体等都可产生超抗原类活性物质，如葡萄球菌的肠毒素、毒性休克综和症毒素-1，链球菌溶血素等。

3. 免疫病理损伤

一些微生物的抗原物质对宿主细胞无直接毒性作用，但可通过刺激机体产生超敏反应，引发组织器官免疫病理损伤等间接作用，导致疾病。如链球菌感染，可通过Ⅱ、Ⅲ型超敏反应引起肾小球肾炎、风湿性关节炎、风湿性心脏病等超敏反应性疾病，但链球菌感染后超敏反应是否发生，与机体过敏反应状态密切相关。由此可见，在病原体通过免疫病理损伤机制引起机体发病过程中，宿主免疫状态是重要因素。

二、细菌侵入数量

细菌进入机体后，是否引起感染发病，除需有一定毒力外，还需有一定数量。病原菌致病所需菌量与其毒力成反相关，毒力越强，引起感染所需菌量越少；反之则愈大。如毒力很强的鼠疫耶尔森菌，仅需数个细菌即可引起无特异免疫应答的机体感染发病；而某些毒力弱的沙门菌，则需 10^9 数量级以上的细菌才可引起急性胃肠炎。

三、细菌侵入途径

细菌只有通过特定的门户入侵感染，才可引起相应的组织器官发病。一般一种细菌只有一种感染途径，如霍乱弧菌必须经消化道入侵；破伤风梭菌通过深部创伤且在无氧环境中才可致病。但也有部分病原菌存在多种感染途径，引起不同组织部位病变，如金黄色葡萄球菌可引起皮肤表面化脓性感染，也可通过消化道传播引起急性食物中毒；结核分枝杆菌可经呼吸道、消化道、皮肤创伤等多种途径入侵引起肺结核、消化道结核、皮肤结核等多种疾病。

第二节 细菌感染的种类与类型

一、细菌感染的种类

根据感染源的不同，细菌感染的种类可分为外源性感染(exogenous infection)和内源性感染(endogenous infection)。

(一)外源性感染

感染源来自于宿主体外的感染称为外源性感染，多由毒力强的病原菌引起。外源性感染的传染源主要是以下几类：

1. 患者

患者在其潜伏期直到恢复期都可不断从体内排出病原菌，是外源性感染的主要传染源。

2. 带菌者

这类人群感染后，无临床症状或症状很轻，但可持续从体内排出病原菌，污染外界环境，感染健康人群。有些传染病（如伤寒、白喉等）患者恢复后一段时间内仍可继续带菌、排菌，称为恢复带菌者。由于带菌者没有临床表现或很轻微，一般不易被察觉，在日常生活中的危害性往往超过患者。对这类人群应及时检出、隔离并治疗，对预防病原菌传播有重要意义。

3. 病畜及带菌动物

一些细菌属于人畜共患病的病原菌，因此，病畜、带菌动物携带的致病菌可通过多种途径传播给人类，引起健康人群感染，如炭疽芽胞杆菌、鼠疫耶尔森菌等。

（二）内源性感染

是指来自患者体内或体表细菌引起的感染。一般内源性感染多由体内某特定部位寄居的正常菌群引起，这部分细菌正常情况下不致病，但在某些特定情况下可引起疾病，故称之为条件致病菌或机会致病菌；也有少部分是由潜伏于体内的致病菌引起。由条件致病菌引发的感染又称机会性感染或二重性感染，通常在以下几种情况下发生：

1. 正常菌群寄居部位改变

正常菌群离开原定居部位向机体其他部位转移导致感染，如大肠埃希菌在肠道中不致病，但若移行至泌尿道或手术时通过切口带入胸腹腔、血液，即可引起相应部位的感染（如腹膜炎、败血症等）。

2. 宿主免疫力低下

临床使用大量皮质激素、免疫抑制剂、抗肿瘤化疗或放疗等措施治疗的患者，AIDS 患者晚期，慢性消耗性疾病（如结核、糖尿病、尿毒症等）患者，以上人群机体均免疫功能低下，易引发内源性感染。

3. 菌群失调

由于各种因素导致机体某部位正常菌群中细菌的种群比例、数量发生大幅度改变引起的疾病称为菌群失调症。临床常见于长期或大量应用抗生素后，正常菌群被抑制或杀灭，原劣势菌群或外来耐药菌趁机大量繁殖引起二重感染或重叠感染。常见可引起二重感染的病原菌有白假丝酵母菌、金黄色葡萄球菌等，临床表现为假膜性肠炎、鹅口疮、败血症、泌尿道感染等。

二、细菌感染的类型

感染的发生、发展及结局，是一定条件下病原菌毒力与宿主免疫系统相互作用的结果。两者力量的对比，可导致机体出现隐性感染、显性感染、带菌状态等不同感染类型及临床表现，且这三种感染类型可随细菌毒力与机体免疫力的相互改变而出现动态变化。

（一）隐性感染

宿主免疫力较强，侵入机体的病原菌数量不多、毒力较弱时，对机体病理损害较轻，临床症状不出现或不明显，称为隐性感染（inapparent infection）或亚临床感染（subclinical infection)。伤寒、结核、白喉等常出现隐性感染者。宿主可因隐性感染获得对病原体的特异性免疫力。流行病学调查显示,在每次传染病流行中,隐性感染者约占人群的90%以上,且可持续从体内排出病原菌,成为重要传染源。因此,在疾病的预防控制中,应对这部分人群予以足够重视。

(二)显性感染

与隐性感染相反,当机体免疫力较弱,入侵的病原菌数量多、毒力强时,机体组织细胞损害较重,出现明显临床症状,称为显性感染(apparent infection)。

由于个体体质、机体免疫力及病原菌毒力等因素的差异,显性感染根据病情缓急不同可分为急性感染和慢性感染。

(1) 急性感染　发病急,病程较短,症状明显,病愈后,病原菌从宿主体内消失,常见于胞外菌感染,如霍乱弧菌、肠产毒性大肠埃希菌等。

(2) 慢性感染　发病缓慢,病程长,常持续数月至数年,病原菌可长期在体内存在,并不断排出,成为重要传染源。通常见于胞内寄生菌感染,如结核分枝杆菌、麻风分枝杆菌等。

按感染部位的不同,可分为局部感染和全身感染。

(1) 局部感染　病原菌侵入机体后,在某一特定部位生长繁殖后致病,病灶局限,称为局部感染,如金黄色葡萄球菌引起的疖、痈等。

(2) 全身感染　致病菌或其毒性代谢产物向全身播散,引起全身性症状,称为全身感染,多由胞外菌引起。临床常见的全身性感染有以下几种类型:

① 菌血症(bacteremia)。致病菌从局部病灶侵入血液后,不生长繁殖,只是短暂性滞留,随血液循环到达机体某适宜部位后繁殖致病,称为菌血症。如伤寒沙门菌感染早期有菌血症。

② 毒血症(toxemia)。病原菌在局部生长繁殖后,细菌本身不入血,细菌产生的外毒素释放入血,并经血流到达易感组织细胞,引起特殊临床症状,称为毒血症。如破伤风、白喉等。

③ 败血症(septicemia)。细菌进入血液循环后,大量生长繁殖并释放毒素,引起严重的全身中毒症状。临床常见可引起败血症的细菌有大肠杆菌、铜绿假单胞菌、肺炎克雷伯菌等。

④ 内毒素血症(endotoxemia)。革兰阴性菌侵入血流并大量繁殖,死亡崩解后释放大量内毒素,也可由病灶内死亡的革兰阴性菌释放内毒素入血导致。如伤寒、痢疾等。

⑤ 脓毒素血症(pyotoxinemia)。化脓性细菌进入血液后,大量繁殖,并随血流迁徙至机体其他组织器官,引起相应部位新的化脓性病灶。如金黄色葡萄球菌引起的肝脓肿、肾脓肿等。

(三)带菌状态

有些病原菌在隐性或显性感染后,可在体内继续留存一段时间,与宿主免疫力处于相对平衡状态,称为带菌状态,此宿主称为带菌者。带菌者虽无临床症状,但可不断或间歇从体内排出病原菌,是一类重要的传染源。伤寒、白喉等疾病后患者可出现带菌状态。

第三节 抗细菌感染的类型

宿主免疫系统可识别并清除入侵感染的病原菌,以减轻机体损伤,具有免疫防御功能。机体识别病原体或其产物后,可通过固有免疫(intrinsic immunity)和获得性免疫(acquired immunity)清除病原菌,这个过程称为抗感染免疫。

一、固有免疫

固有免疫是机体在长期种系发育及进化过程中,逐渐建立的一系列防御病原微生物感染的免疫防御功能,机体一出生即具备,因此又称为天然免疫(innate immunity)或非特异性免疫(nonspecific immunity)。构成机体固有免疫的主要有屏障结构、吞噬作用、自噬作用、体液中杀菌物质等。

(一) 屏障结构

1. 皮肤黏膜

健康完整的皮肤黏膜可通过以下作用发挥免疫作用:① 阻挡和排除外界病原菌入侵,如呼吸道上皮纤毛摆动、胃肠道蠕动可使病原菌难以定植。② 通过分泌乳酸、脂肪酸、溶菌酶、抗菌肽、胃酸、蛋白酶等多种物质发挥杀菌和抗菌作用。③ 皮肤黏膜表面有正常菌群定植,它们可通过与细胞表面受体结合、营养物质竞争等方式,阻止外界病原菌入侵。

2. 血脑屏障

中枢神经系统的血脑屏障由软脑膜、脉络膜、脑血管内皮细胞及星状胶质细胞构成。完整的血脑屏障可阻挡病原菌从血液进入大脑,但婴幼儿血脑屏障发育不完善,易发生中枢神经系统感染。

3. 胎盘屏障

胎盘屏障由亲代子宫内膜的基蜕膜和胎儿绒毛膜组成,可防止胎儿宫内感染发生。一般胎盘屏障在妊娠前3个月发育不完善,病原体或药物可通过不完善的胎盘进入胎儿体内,影响其正常发育,造成胎儿宫内发育迟缓、早产、流产、畸形甚至死胎等不良妊娠结局。因此,在妊娠早期,应尽量避免母体发生病原体感染,以防胎儿发育受到影响。

(二) 吞噬作用

病原菌侵入机体后,吞噬细胞可发挥抵御细菌感染的桥头堡作用。体内吞噬细胞有两种:一种是小吞噬细胞,主要是血液中的中性粒细胞;另一种是单核-吞噬细胞,包括血液中的单核细胞及组织中的巨噬细胞。

1. 吞噬和杀菌过程

吞噬细胞对细菌的灭杀过程可分为以下几步:

(1) 趋化 吞噬细胞在体内趋化因子作用下定向募集至细菌感染部位,这个过程称为趋化。趋化因子有很多种,主要包括各种补体活化产物、病原菌成分或代谢产物、细胞因子及炎症组织的分解代谢产物等。

(2) 识别与黏附 病原菌表面有一些进化保守并与致病性密切相关的组分,称为病原相关分子模式(pathogen-associated molecular pattern,PAMP),宿主细胞表面存在有可识别 PAMP 的受体,称为模式识别受体(pattern recognition receptor,PRR)。吞噬细胞可通过其表面 PRR 与病原菌 PAMP 结合,感知入侵病原体及其产物,启动杀菌过程。

(3) 吞入 吞噬细胞与病原菌结合后,接触部位的细胞膜内陷,伸出伪足将病原菌包裹摄入胞质内,形成含有待降解病原菌的吞噬小体,此过程称为吞噬(phagocytosis)。对病毒等更小的病原体,吞噬细胞细胞膜表面内陷,直接将附着处的病毒内吞,此过程称为吞饮(pinocytosis)。

(4) 杀菌 细胞质中的溶酶体可与含有病原菌的吞噬小体结合,形成吞噬溶酶体(phagolysosome)。吞噬细胞可通过吞噬溶酶体内的依氧和非依氧两大机制杀灭病原菌。依氧杀菌系统主要依赖呼吸爆发过程中氧化酶的活化,产生多种活性氧中介物(如过氧化氢、超氧阴离子、游离羟基等)和活性氮中介物(一氧化氮、亚硝酸盐、硝酸盐等),这两类物质均可对病原体有直接杀伤作用。非依氧杀菌系统不需分子氧参与,主要通过溶酶体内的酸性蛋白酶或溶菌酶等直接杀伤包裹病原体。

2. 吞噬杀菌的后果

根据病原菌是否被完全消化降解,吞噬杀菌可分为完全吞噬和不完全吞噬,对机体的后果有以下方面:

(1) 完全吞噬 病原菌被杀灭、降解,未消化的残渣排出胞外,为完全吞噬。大多数化脓性球菌被中性粒细胞吞噬后,1 小时内可被完全降解。

(2) 不完全吞噬 一些机体免疫力低下人群感染胞内菌(如结核分枝杆菌、伤寒沙门菌)后,体内吞噬细胞虽可将感染入侵的病原菌吞噬,但细菌在细胞内可长期持续存在,不被杀灭,称为不完全吞噬。躲在吞噬细胞中的细菌,可免受体液中杀菌物质及抗菌药物损伤,同时细菌可在宿主细胞内生长繁殖,破坏细胞,导致长期慢性持续性感染。

(3) 组织损伤 溶酶体中的溶菌酶及酸性蛋白酶是一把"双刃剑",既可杀灭细菌,也可破坏周围组织细胞,导致组织损伤及炎症反应。

(4) 抗原递呈 巨噬细胞作为抗原递呈细胞,在吞噬、消化病原菌的同时,也可将一些抗原决定簇加工、处理并递呈给 T 淋巴细胞,激活特异性免疫应答。

(三) 自噬

近年来,一种新的程序性细胞死亡——自噬(autophagy)引起了生命科学界的广泛关注,目前已逐渐成为生物科学领域的研究热点。自噬是不同于凋亡的 II 型程序性细胞死亡,进化高度保守,形态学表现为胞浆内含有大量待降解物质的双层膜结构及溶酶体对空泡内物质的降解。自噬广泛存在于细胞正常生理活动中,参与清除细胞废物、结构重建及生长发育等过程;自噬异常又与病原体感染、神经退行性病变、衰老及肿瘤等多系统疾病密切相关。因此,自噬在细胞生长、发育及疾病发生中具有重要作用。

研究发现,自噬在机体与胞内病原体感染中有重要地位。外界病原菌入侵细胞后,细胞在胞质内形成双层或多层膜结构的自噬小体将其包裹,然后含菌自噬小体与溶酶体融合逐渐成熟为自噬溶酶体,最后通过腔内的酸性水解酶降解病原菌,这一过程称为异源性自噬(xenophagy)。然而,自噬并不一定总是有利于机体,由于其进化高度保守,某些胞内病原菌如李斯特菌、伤寒沙门菌等逐渐产生逃逸自噬能力,甚至可利用、修饰或破坏自噬以促进自身在宿主细胞内的存活或增殖,从而加重感染。

综上所述,自噬在宿主抗病原体感染中有"双刃剑"样作用,一方面,机体可利用自噬清除入侵感染的病原菌;另一方面,某些病原体可利用、修饰或干扰自噬,为自身在宿主细胞内的存活或增殖创造有利条件。自噬在机体抗病原菌感染方面仍有许多问题亟待解决,但自噬作为机体非特异性免疫防御的重要组成部分,在清除胞内感染病原菌或限制细菌胞内增殖方面的作用是毫无疑问的。目前认为,宿主自噬水平强弱对机体抗感染免疫结局有重要影响,可能与病原菌毒力、机体免疫状态、感染进程及感染强度等多因素有关。

(四)体液中的各种杀菌物质

机体组织和体液中存在多种抗菌物质,可配合其他杀菌因素协同作用。如存在于体液中的补体、溶菌酶、乙型溶素、抗微生物肽、吞噬细胞杀菌素、白细胞素、正常调理素等,都具有抑菌或杀菌作用。

二、获得性免疫

获得性免疫是个体出生后,在生活过程中与病原体或其代谢产物等抗原分子接触后产生的一系列免疫防御功能,又称为特异性免疫(specific immunity)或适应性免疫(adaptive immunity)。其特点是特异性强,只对诱发免疫的同种抗原有效;机体不能通过遗传获得,须在后天与抗原接触后产生;具有免疫记忆性,再次接触同种抗原后,免疫效应明显增强。获得性免疫应答包括体液免疫及细胞免疫两大类,分别由 B 淋巴细胞和 T 淋巴细胞介导。

(一)体液免疫

体液免疫是由抗体介导的免疫应答。B 细胞受到病原菌或其代谢产物等抗原刺激后,在巨噬细胞、$CD4^+$ Th 细胞等辅助下,分化、成熟为浆细胞,合成分泌抗体,形成体液免疫。体液免疫在抗胞外菌感染中发挥主导作用。抗体在抗病原体感染中主要有以下效应:

1. 抑制病原体黏附

机制在于特异性抗体可封闭病原菌表面黏附分子,阻止致病菌对黏膜上皮细胞的吸附结合。

2. 调理吞噬

IgG 可通过 Fab 段与病原体抗原结合,通过 Fc 段与吞噬细胞结合,这样 IgG 在吞噬细胞与病原菌之间形成桥梁,可促进吞噬细胞对病原菌的摄取与杀灭。补体活化产物如 C3b 等可非特异性覆盖于病原菌表面,与抗体协同作用可进一步增强吞噬细胞对病原菌的降解。抗体和补体的这种可增强吞噬细胞吞噬、杀灭病原体的作用,称为调理作用。

3. 中和外毒素

抗毒素可中和外毒素,抑制外毒素与宿主细胞表面特异性受体结合,也可封闭外毒素活性部位,使其失去生物学活性。

4. 抗体依赖细胞介导的细胞毒作用

IgG 的 Fc 段与 NK 细胞 Fc 受体结合,可促进 NK 细胞对病原菌感染细胞的杀伤作用。

(二)细胞免疫

细胞免疫是由效应 T 细胞介导的免疫应答,主要包括细胞毒性 T 细胞(cytotoxic T lymphocyte,CTL)和 $CD4^+$ Th1 细胞。细胞免疫在抗胞内菌、病毒和真菌感染中发挥主导

1. CTL

CD8⁺ CTL 可特异性直接杀伤靶细胞，此过程受 MHC 分子限制，即只识别和杀伤有相同 MHC Ⅰ类分子的靶细胞。CTL 杀伤机制有：① 通过 TCR 抗原受体特异识别靶细胞表面抗原肽 MHC Ⅰ类分子复合物，释放穿孔素、颗粒酶等毒性分子，破坏细胞膜，导致靶细胞裂解。② CTL 活化后，膜表面表达大量 FasL，FasL 与靶细胞表面 Fas 配体结合，启动凋亡基因，导致靶细胞凋亡。

2. CD4⁺ Th1

效应性 Th1 细胞可分泌 IFN-γ、TNF-α、IL-2 等细胞因子，诱导细胞免疫即迟发型超敏反应，发挥抗胞内感染病原体作用。细胞因子还有增强 NK 细胞杀伤力、辅助 CTL 分化成熟、促进单核细胞向炎症部位趋化等作用，可进一步加强机体抗感染免疫应答。

（三）黏膜免疫

机体消化道、呼吸道、泌尿生殖道等部位的黏膜表面，是病原微生物入侵的重要门户，分布在这些黏膜下的淋巴样组织，构成机体的局部黏膜防御系统，称为黏膜免疫系统（mucosal immunity system，MIS）。MIS 可产生分泌型 IgA（secretory IgA，sIgA），sIgA 可阻止外界病原体与黏膜上皮细胞结合，因此是具有局部免疫作用的保护性免疫分子。

二、抗细菌感染免疫特点

根据病原菌侵入机体后与宿主细胞的关系，可将致病菌分为胞外菌和胞内菌。机体在胞外菌与胞内菌感染的免疫应答方面，侧重点不同。

（一）抗胞外菌感染免疫

致病菌入侵机体后，定植于细胞外的组织间隙、血液、淋巴液或组织液等体液中，称为胞外菌。大多数致病菌属于胞外菌。机体抗胞外菌感染的特异性免疫以 B 细胞介导的体液免疫为主，细胞免疫为辅。

（二）抗胞内菌感染免疫

病原菌侵入机体后，在宿主细胞内生长繁殖，称为胞内菌。结核分枝杆菌、麻风分枝杆菌、产单核细胞李斯特菌、伤寒沙门菌等都属于胞内寄生菌。机体抗胞内菌感染的特异性免疫应答以 T 细胞介导的细胞免疫为主，体液免疫为辅。

总体来说，机体抗病原菌感染的免疫防御机制十分复杂，其免疫应答类型与致病菌种类密切相关。由于致病菌毒力及机体抗菌免疫的复杂性，因此感染的转归、预后及结局也不尽相同。多数情况下，机体的免疫应答可抑制、阻止和杀灭病原菌，减轻细胞损伤，终止感染，恢复机体正常生理功能；但某些情况下也可能引起机体免疫病理损伤，导致感染进程恶化，加重机体损伤。

（吕杰）

第十四章 球　　菌

球菌(coccus)是细菌中的一大类,种类多,分布广。对人类有致病性的病原性球菌主要包括葡萄球菌属、链球菌属、肠球菌属及奈瑟菌属中的一些细菌。病原性球菌的感染特征是引起机体的化脓性炎症,故又称化脓性球菌。根据革兰染色不同,可将病原性球菌分为革兰阳性菌和革兰阴性菌两类。前者主要有葡萄球菌、链球菌、肺炎链球菌、肠球菌等;后者主要有脑膜炎奈瑟菌、淋病奈瑟菌、卡他布兰汉菌等。

第一节　葡萄球菌属

葡萄球菌属(Staphylococcus)细菌种类繁多,自然界如空气、土壤、物品当中均有广泛分布,在人体主要寄居于皮肤及与外界相通腔道中,大部分是不致病的腐物寄生菌及条件致病的表皮葡萄球菌。对人致病的主要是金黄色葡萄球菌,少数人的皮肤和鼻咽部有致病菌株,一般鼻咽部带菌率为20%~50%,医务人员带菌率可高达70%以上,是院内感染的重要传染源。葡萄球菌是引起化脓性感染最常见的病原菌,其中,金黄色葡萄球菌耐药菌率高达90%以上,其引起的败血症或脓毒血症居病原菌首位。

一、金黄色葡萄球菌

(一) 生物学性状

1. 形态与染色

单个细菌呈球形,直径约 1 μm,革兰染色阳性,但衰老、死亡、陈旧培养物或被中性粒细胞吞噬后常变为革兰阴性,排列成葡萄串状,故名葡萄球菌(图 14-1)。无鞭毛、芽胞、菌毛,体外培养不形成荚膜,体内少数菌株细胞壁外可见荚膜样黏液物质。在某些化学物质如青霉素等作用下,细胞壁可裂解或变成 L 型。

2. 培养特性

营养要求不高,普通培养基生长良好,需氧或兼性厌氧,最适生长温度为 37 ℃,最适 pH 为 7.2~7.4。普通琼脂平板培养 24~48 h 后,形成圆形、表面光滑、凸起、湿润、边缘整齐的油漆状菌落,直径 2 mm 左右。葡萄球菌菌落可出现金黄色、白色、柠檬色等三种不同颜色的色素,因仅有菌落着色,周围培养基无颜色改变,

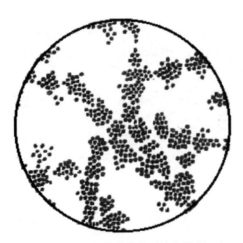

图 14-1　葡萄球菌革兰染色结果

故为脂溶性色素。液体培养基中孵育 18～24 h 后,呈均匀浑浊。致病性葡萄球菌菌落为金黄色,血平板上菌落周围可见完全透明的无色溶血环(β 溶血)。

3. 生化反应

多数菌株可发酵葡萄糖、蔗糖、麦芽糖,产酸不产气。致病菌株可分解甘露醇。触酶(过氧化氢酶)试验阳性,可与链球菌区分。

4. 抗原结构

葡萄球菌抗原结构复杂,种类繁多,目前已发现的抗原有 30 多种,主要化学成分是多糖抗原、蛋白质抗原及细胞壁成分抗原,重要的有以下几种:

(1) 葡萄球菌 A 蛋白(staphylococcal protein A,SPA)　是存在于 90% 以上金黄色葡萄球菌细胞壁的表面蛋白,一种单链多肽,与胞壁肽聚糖共价结合。SPA 为完全抗原,可与人或多种哺乳动物的 IgG_1、IgG_2 和 IgG_4 分子的 Fc 段非特异结合,而 IgG 的 Fab 段仍可与其他抗原发生特异性结合。SPA 与 IgG 结合后形成的复合物在体内有抗吞噬、促进细胞分裂、引发超敏反应、损伤血小板等多种生物学活性;在体外,可利用此复合物为载体,进行协同凝集试验,广泛用于多种微生物抗原检测,如脑膜炎奈瑟菌等。

(2) 荚膜多糖　宿主体内的大多数金黄色葡萄球菌表面有荚膜多糖抗原,有利于细菌黏附至宿主细胞或医用材料表面等。

(3) 多糖抗原　有群特异性,是胞壁的磷壁酸组分。存在于金黄色葡萄球菌磷壁酸的 N-乙酰葡糖胺核糖酸残基为 A 群多糖抗原;表皮葡萄球菌磷壁酸中的 N-乙酰葡糖胺甘油残基为 B 群多糖抗原。多糖抗原通过与细胞表面纤维蛋白结合,介导细菌对黏膜表面的黏附。抗原性较弱,与肽聚糖结合后,可诱导免疫应答。

(4) 肽聚糖　具有调理样作用,可促进单核细胞吞噬;趋化中性粒细胞,有利脓肿形成;另外,亦有活化补体、诱导热原质形成等作用。

5. 分类

根据色素、生化反应等表型的差异,葡萄球菌属可分为 30 多个种,其中金黄色葡萄球菌、表皮葡萄球菌、腐生葡萄球菌等三种分别代表了葡萄球菌中的致病菌、正常菌群或条件致病菌、非致病菌。三类葡萄球菌的主要生物学特性见表 14-1。

表 14-1　三种葡萄球菌的主要生物学特性比较

特性	金黄色葡萄球菌	表皮葡萄球菌	腐生葡萄球菌
色素	金黄色	白色	白色或柠檬色
血浆凝固酶	+	-	-
葡萄糖分解	+	+	-
甘露醇发酵	+	-	-
α 溶血素	+	-	-
耐热核酸酶	+	-	-
SPA	+	-	-
致病性	强	弱	无

6. 抵抗力

葡萄球菌对外界理化因素的抵抗力强于其他无芽胞细菌。耐热,60 ℃下 1 h 或 80 ℃下

30 min 才可被灭活。在干燥浓汁、痰液中可存活 3 个月。耐盐,100~150 g/L NaCL 培养基中仍可生长繁殖。葡萄球菌对青霉素、庆大霉素及红霉素等高度敏感,链霉素中度敏感,磺胺类药物、氯霉素耐药,但随着抗生素的广泛应用,近年来葡萄球菌耐药现象尤为突出,尤其是耐甲氧西林金黄色葡萄球菌已成为院内感染最常见致病菌。

(二) 致病物质

葡萄球菌中金黄色葡萄球菌致病力最强,主要通过侵袭力及毒素致病。

1. 致病物质

毒力因子主要包括:① 细菌固有结构,如荚膜、胞壁肽聚糖及 SPA 等;② 蛋白酶,如血浆凝固酶、纤维蛋白溶酶、耐热核酸酶、透明质酸酶、脂酶等;③ 毒素,如葡萄球菌溶血素、杀白细胞素、表皮剥脱毒素、毒性休克综合征毒素-1、肠毒素等。

(1) 血浆凝固酶(coagulase) 可使人或兔血浆凝固的物质,大多数致病菌株可产生。凝固酶有两种:一种是分泌至菌体外的,称为游离型血浆凝固酶(free coagulase)。游离凝固酶被血浆中协同因子激活后,转变为凝血酶样物质,使液态纤维蛋白原变成固态纤维蛋白,从而使血浆凝固。另一种为结合型凝固酶,存在于菌体表面不释放,本质是纤维蛋白原受体,可与血浆中纤维蛋白原结合使细菌凝聚。游离型凝固酶用试管法检测,结合型凝固酶用玻片法检测。凝固酶阳性葡萄球菌进入机体后,可借助凝固酶作用,使血浆中纤维蛋白沉积于菌体表面,一方面可抵抗吞噬细胞吞噬,另一方面可保护致病菌免受体液中杀菌物质损伤。凝固酶阳性菌株感染特点为病灶局限、脓液黏稠、易形成血栓。

(2) 其他酶类 如纤维蛋白溶酶或葡激酶,可激活血浆中的纤维蛋白酶原,使之成为纤维蛋白酶,溶解血浆纤维蛋白,有利于病原菌在体内的扩散。耐热核酸酶,可降解细胞 DNA 和 RNA,液化脓液,有利病菌扩散。透明质酸酶,可破坏组织间质中透明质酸,有利于细菌在组织中的播散。脂酶,可分解皮肤表面的脂肪和油类,有利于细菌入侵皮肤和皮下组织。

(3) 葡萄球菌溶素(staphylolysin) 根据抗原性不同,可分为 α、β、γ、δ、ε 等类,对人致病的主要是 α 溶素。α 溶素生物学活性广泛,对多种哺乳动物红细胞有溶血作用,对白细胞、血小板、肝细胞、血管平滑肌细胞等亦有损伤作用,其机制在于毒素分子可插入细胞膜疏水区,破坏膜完整性导致细胞溶解。

(4) 杀白细胞素(leukocidin) 杀白细胞素可攻击中性粒细胞、单核细胞及巨噬细胞,其作用机制在于损伤细胞膜,胞膜通透性增加,胞质颗粒外排,细胞运动能力丧失,最终死亡。根据杀白细胞作用速度的快慢,可分为快杀白细胞素及慢杀白细胞素,两者必须协同作用才可杀死白细胞,单独存在任何一种都无杀灭白细胞作用。

(5) 肠毒素(enterotoxin) 约 50% 的金黄色葡萄球菌临床分离株可产生肠毒素,有 9 个血清型。肠毒素化学本质为蛋白质,但对热稳定,100 ℃ 下可耐受 30 min;可抵抗胃肠液中蛋白酶水解。产毒株污染肉类、牛奶等食物后,10 h 左右可产生大量肠毒素,引起以呕吐为主要症状的急性胃肠炎,称为食物中毒。肠毒素致病机制可能是毒素与肠道神经细胞受体作用,刺激机体呕吐中枢引起食物中毒。此外肠毒素还具有超抗原样作用,可非特异性激活 T 淋巴细胞,释放过量细胞因子,参与免疫抑制及自身免疫性疾病的病理过程。

(6) 表皮剥脱毒素(exfoliative toxin) 主要由噬菌体Ⅱ群金黄色葡萄球菌质粒编码产生,有两个血清型:A 型耐热,B 型不耐热。引起的疾病称烫伤样皮肤综合征(staphylococcal scalded skin syndrome,SSSS),又称剥脱性皮炎,患者皮肤出现弥漫性红斑和水疱,而后表皮上层大片脱落,皮损部位炎症反应轻微,多见于新生儿、幼儿及免疫力低下的成人。

(7) **毒性休克综合征毒素-1**(toxic shock syndrome toxin-1,TSST-1) 由噬菌体Ⅰ群金黄色葡萄球菌产生,是一种超抗原,通过激活T细胞,分泌大量细胞因子,引起机体发热、休克及脱屑性皮疹,增加机体对内毒素敏感性,引起多器官系统功能紊乱或毒性休克综合征。

2. 所致疾病

金黄色葡萄球菌感染所致疾病分为侵袭性和毒素性两大类。

(1) **侵袭性疾病** 主要表现为化脓性感染,一般局限于皮肤表面,也可扩散至其他器官,严重时可波及全身,引起败血症。根据感染类型,可分为:① 皮肤软组织感染,如毛囊炎、疖、痈、蜂窝组织炎、伤口脓肿等;② 内脏器官化脓性感染,如气管炎、肺炎、中耳炎、脓胸、骨髓炎等;③ 全身感染,多由金黄色葡萄球菌引起,如败血症、脓毒素血症等,新生儿或免疫力低下者也可由表皮葡萄球菌引起。

(2) **毒素性疾病** 由金黄色葡萄球菌释放的外毒素引起。可分为:① 食物中毒。可产生肠毒素的金黄色葡萄球菌污染食品被机体摄入后,经1~6h潜伏期,患者出现恶心、呕吐、腹泻等急性食物中毒症状。无发热,多于1~2天内迅速恢复。由于肠毒素耐热,因此金黄色葡萄球菌引起的食物中毒是夏秋季节常见胃肠道疾病。② 烫伤样皮肤综合征。由表皮剥脱毒素引起,多见于婴幼儿及免疫力低下人群。皮肤一开始出现弥漫性红斑,继而表皮起皱,内含清亮液体的无菌性水疱形成,轻触即破溃,最后表皮脱落。若不经及时治疗,患者病死率约为20%。③ 毒性休克综合征。主要由TSST-1引起。病人表现为急起高热、低血压、猩红热样皮疹伴脱屑,严重时可出现心、肾衰竭,甚至休克。

(三) **免疫性**

人体对葡萄球菌有一定天然免疫力。只有在皮肤黏膜受损,患有慢性消耗性疾病如糖尿病、结核、肿瘤或其他病原体感染导致机体抵抗力降低情况下,才易发生葡萄球菌感染。康复后,虽可获得一定免疫力,但不强,难以防止再次感染。

(四) **微生物学检查**

1. 标本采集

不同疾病采集不同部位标本,如化脓性感染采取脓汁、渗出液,食物中毒收集可疑剩余食物、患者呕吐物、粪便等,脑膜炎采集脑脊液,败血症或脓毒血症取血液。

2. 直接涂片镜检

取标本涂片,革兰染色后镜检。一般根据镜下细菌形态、排列方式及染色性可做出初步判断。

3. 分离培养鉴定

将标本接种至血平板,37℃孵育18~24h后,挑取可疑菌落涂片染色镜检。血液标本需先经肉汤增菌,再移种至血平板。葡萄球菌致病力鉴定主要根据:① 金黄色菌落;② 血平板上菌落周围有β溶血环;③ 血浆凝固酶试验阳性;④ 耐热核酸酶试验阳性;⑤ 分解甘露醇。进一步型别鉴定可采用分子生物学方法,如质粒指纹图谱分析、荧光原位杂交、基因扩增等。

4. 药物敏感试验

金黄色葡萄球菌易出现耐药性,约90%临床分离株可产生β-内酰胺酶,表现为对青霉素等药物耐药。因此,对临床分离菌株,要做药敏实验,筛选敏感抗生素,指导临床合理用药。

5. 葡萄球菌肠毒素检测

传统方法是进行动物试验,取可疑污染食物、患者呕吐物、粪便等,分离培养,鉴定后挑取单个菌落肉汤增菌,取上清滤液腹腔注射至6~8周龄幼猫,注射4 h后动物出现呕吐、腹泻,体温升高或死亡,提示有肠毒素存在可能。近年来,多采用免疫学方法如ELISA法微量检测肠毒素,快速敏感;也可用分子生物学方法如基因探针、PCR等技术检测产肠毒素菌株,但要防止假阳性出现。

(五)防治原则

注意个人卫生、消毒隔离、防止医源性感染。对皮肤表面化脓性病灶应及时治疗和消毒处理。为防止葡萄球菌性食物中毒,葡萄球菌感染未治愈者不宜从事食品制作或饮食相关的服务类行业。对医疗器材需严格消毒灭菌,医务人员无菌操作规范,可减少医源性葡萄球菌感染机会。治疗须根据药敏实验结果,筛选敏感抗生素,合理谨慎使用抗生素,防止耐药菌株扩散。对反复发作的顽固性疖疮等,可采用自身菌苗或类毒素进行人工自动免疫,具有一定疗效。

二、凝固酶阴性葡萄球菌

以往认为凝固酶阴性葡萄球菌(coagulase negative staphylococcus,CNS)为非致病菌,但近年来临床及实验室诊断结果显示CNS为条件致病菌,已成为医源性感染的重要病原菌,且耐药菌株逐渐增多,诊治困难,已引起临床微生物学工作者关注。

(一)生物学性状

CNS在形态、排列及染色性方面与金黄色葡萄球菌完全相同,合成色素为白色或柠檬色,不产生血浆凝固酶、溶血素、透明质酸酶等毒性物质,不发酵甘露醇。最常见的CNS为表皮葡萄球菌和腐生葡萄球菌,其他如人葡萄球菌、头葡萄球菌等,其生物学性状与金黄色葡萄球菌的比较见表14-1。

(二)致病性

CNS是人体皮肤和黏膜表面的正常菌群,当机体免疫力下降或CNS寄居部位改变时,可成为条件致病菌,引起多部位的机会性感染,在院内感染中病原菌分离率居第二位,仅次于大肠埃希菌。CNS致病机制主要通过:① 细胞壁外黏质(extracellular slime substance,ESS)。ESS主要成分为多糖,在细菌黏附细胞和抵抗宿主免疫防御中有重要作用。② 溶血素,如β溶血素、δ溶血素等。③ 表皮葡萄球菌可选择性黏附于尿道黏膜上皮细胞,极易定植,引起感染。CNS可引起机体以下感染:

1. 泌尿系统感染

是年轻女性急性膀胱炎的主要病原菌,临床尿路感染分离率仅次于大肠埃希菌。尿道插管或原有尿道疾病的老年男性亦易发生。常见有表皮葡萄球菌、人葡萄球菌和溶血葡萄球菌等。

2. 细菌性心内膜炎

主要是心瓣膜修复术后感染(尤其安装人工心瓣膜后),表皮葡萄球菌为常见致病菌。

3. 败血症

CNS 引起的败血症仅次于大肠埃希菌及金黄色葡萄球菌,新生儿败血症最为常见。主要致病菌为溶血葡萄球菌和人葡萄球菌。

4. 术后或植入医用器械后感染

CNS 是外科术后感染的常见病原菌,如骨关节修补置换术、器官移植、动脉插管、心脏起搏器等植入性器械引发的 CNS 感染已成为重要医学问题。此外,长期腹膜透析、静脉滴注等亦可造成 CNS 感染。

(三) 微生物学检查与防治原则

CNS 临床实验室诊断与金黄色葡萄球菌相反,可依据凝固酶阴性、甘露醇发酵阴性、色素为白色或柠檬色等判断,有时需结合质粒图谱、耐药图谱进一步加以鉴定。防治原则主要是加强手术前后、医务人员、医疗器械及空气环境的消毒,控制医源性感染。CNS 亦易产生耐药性,故应根据药敏试验结果筛选敏感抗生素,合理用药。

第二节 链球菌属

链球菌属(*Streptococcus*)细菌是化脓性球菌中另一大类常见的革兰阳性球菌。广泛分布于自然界、奶类及其制品、人或动物粪便、健康人鼻咽部,多为正常菌群。链球菌属中对人致病的主要是 A 群链球菌及肺炎链球菌,可引起人体多种疾病,如各种化脓性炎症、猩红热、肺炎、链球菌感染后超敏反应性疾病等。链球菌通常根据以下三类原则分类:

1. 根据溶血现象分类

链球菌在血平板上生长后,根据菌落周围溶血现象分为以下 3 类:

(1) 甲型溶血性链球菌(α-hemolytic streptococcus) 菌落周围有 1~2 mm 的不完全透明草绿色溶血环,为甲型溶血或 α 溶血,这类链球菌亦称为草绿色链球菌(streptococcus viridans)。α 溶血环中红细胞未完全溶解,除肺炎链球菌外,这类链球菌多为机会致病菌。

(2) 乙型溶血性链球菌(β-hemolytic streptococcus) 菌落周围有 2~4 mm 完全无色透明的溶血环,为乙型溶血或 β 溶血,亦称为溶血性链球菌(streptococcus hemolyticus)。β 溶血环中红细胞完全溶解,因而这类链球菌致病力强,可引起人或动物多种疾病。

(3) 丙型链球菌(γ-streptococcus) 菌落周围无溶血环,因此称为不溶血性链球菌(streptococcus non-hemolyticus)。这类链球菌一般无致病性,偶尔引起泌尿系统感染或亚急性细菌性心内膜炎。

2. 根据抗原结构分类

根据细胞壁 C 多糖抗原结构不同,可将链球菌分为 A~H、K~V 20 个群,对人致病的 90% 属 A 群,B、C、D、G 群偶见。同群链球菌又可根据 M 抗原不同,分成若干个血清型。如 A 群链球菌可分为 150 个型,B 群可分为 13 个型等。

3. 根据生化反应分类

对一些不具有群特异性的链球菌,可根据生化反应、药敏试验、氧利用度不同分类。如按氧需求不同可分为需氧、兼性厌氧、厌氧性链球菌三类,对人致病的主要是前两类,厌氧链球菌是口腔、消化道、泌尿生殖道等部位的正常菌群,只在特定条件下致病。

一、A 群链球菌

(一) 生物学性状

1. 形态与染色

球形或椭圆形,直接约 0.6~1.0 μm,革兰染色阳性,链状排列。液体培养基中一般呈长链状排列,固体培养基上为短链状(图 14-2)。无芽胞,无鞭毛。培养早期(如 2~4 小时),细胞壁外可形成透明质酸的荚膜,随着培养时间延长,细菌自身可分泌透明质酸酶,使荚膜消失。

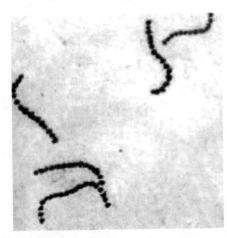

图 14-2 链球菌革兰染色结果

2. 培养特性

多为兼性厌氧菌。最适生长温度为 37 ℃,最适 pH 为 7.4~7.6。营养要求较高,在含血清、高浓度葡萄糖、血液的培养基中生长良好。血清肉汤中易形成长链,管底有絮状沉淀。血平板上呈灰白色,针尖样大小,表面凸起、湿润,边缘整齐的光滑型菌落,多数菌株菌落周围形成较宽的无色透明溶血环(β 溶血)。

3. 生化反应

分解葡萄糖,产酸不产气。触酶试验阴性。一般不发酵菊糖,胆汁溶菌试验阴性,可利用此特性鉴定甲型溶血性链球菌与肺炎链球菌。对乳糖和甘露醇的分解,随不同菌株而异。

4. 抗原结构

链球菌抗原结构复杂,主要有多糖抗原、表面抗原、核蛋白抗原等三种。

5. 抵抗力

不耐热,60 ℃下 30 min 可被灭活。对常用消毒剂敏感。对干燥抵抗力较强,在干燥尘埃中可存活数月。链球菌对青霉素敏感,很少有耐药现象发生。

(二) 致病性

1. 致病物质

A 群链球菌的致病物质包括胞壁固有成分、外毒素和侵袭性酶。

(1) 胞壁成分

1) 黏附素。胞壁黏附素是链球菌定植在皮肤和呼吸道黏膜上皮细胞的主要侵袭因子,包括脂磷壁酸和 F 蛋白。脂磷壁酸与 M 蛋白共同构成 A 群链球菌普通菌毛样结构,与体内多种细胞膜有高度亲和力。F 蛋白是纤维黏连蛋白受体,可使链球菌黏附于上皮细胞表面,有利于细菌在宿主体内定植与增殖。

2) M蛋白。是A群链球菌的重要致病因子,有抗吞噬和抵抗吞噬细胞杀菌作用,有利于细菌在宿主体内的定居及繁殖。M蛋白与机体心肌、肾小球基底膜之间有共同抗原,可刺激机体产生特异性抗体,诱发超敏反应性疾病,损伤心、肾等器官。

3) 肽聚糖。A群链球菌肽聚糖有致热、损伤血小板、增加血管通透性等作用。

(2) 外毒素

1) 致热外毒素(pyrogenic exotoxin),又称猩红热毒素或红疹毒素,是引起人类猩红热的主要毒性物质。由携带溶原噬菌体的A群链球菌编码产生,有A、B、C三个血清型,相互之间无交叉抗原存在。抗原性强,有超抗原样作用,动物试验显示对兔有致热性和致死性。

2) 链球菌溶素,有溶解红细胞、破坏白细胞及损伤血小板作用。根据对O_2稳定性的不同,可分为链球菌溶素O(streptolysin O,SLO)和链球菌溶素S(streptolysin S,SLS)两种。

① SLO。因含有—SH基,对O_2敏感,遇到O_2后,—SH基被氧化为—S—S基,失去溶血活性。SLO对哺乳动物的血小板、中性粒细胞、巨噬细胞、神经细胞、心肌细胞等均有毒性作用。抗原性强,约90%链球菌感染者,于感染后2～3周至愈后数月到一年内可检出抗O抗体(antistreptolysin O,ASO)。活动性风湿热病人血清中SLO抗体效价显著升高,一般在1:400以上,因此,定量检测血清中ASO抗体效价,可作为链球菌新近感染或风湿热及其活动期的辅助诊断指标。

② SLS。为小分子糖肽,无免疫原性,对O_2稳定。链球菌在血平板上的溶血环即由SLS所致。SLS对白细胞和多种组织细胞均有破坏作用。

(3) 侵袭性酶

A群链球菌可产生多种侵袭性蛋白酶,有利于病原菌在组织细胞间的侵袭与扩散。如透明质酸酶可分解组织间质的透明质酸,使组织通透性增加,有利于细菌在组织间的扩散。链激酶(streptokinase,SK)亦称链球菌纤维蛋白溶酶(streptococcal fibrinolysase),可使血液中纤维蛋白酶原变成纤维蛋白酶,溶解血块或阻止血浆凝固,促进细菌在组织间的播散。链道酶(streptodornase,SD)亦称链球菌DNA酶(streptococcal deoxyribonuclease),可降解脓液中具有高度黏稠性的DNA,使脓液稀薄,有利于病原菌扩散。由于SK、SD可致敏T淋巴细胞,故临床常通过皮内注射,利用迟发型超敏反应原理测定受试者细胞免疫功能,此项试验称为SK-SD皮试。另外,SK、SD亦可制成酶剂,临床用以液化脓液,使脓液变稀,以利抗菌药物治疗。

2. 所致疾病

A群链球菌引起的疾病约占链球菌感染性疾病的90%,传染源为病人及带菌者,可通过呼吸道飞沫、皮肤创口、污染食品等途径感染人体。临床表现主要为以下三类:

(1) 化脓性感染 通常表现为皮肤和皮下组织感染,如淋巴管炎、淋巴结炎、蜂窝组织炎、痈等;亦可引起其他系统感染,如扁桃体炎、咽炎、咽峡炎、中耳炎、乳突炎、产褥感染等。

(2) 毒素性疾病 由猩红热毒素引起,即猩红热,是一种儿童多发的上呼吸道急性传染病,潜伏期一般为3天,临床表现为发热、咽峡炎、全身弥漫性皮疹及疹退后皮肤脱屑。

(3) 超敏反应性疾病 主要是链球菌感染后风湿热及急性肾小球肾炎,5～12岁儿童多见。病因是M蛋白诱发的Ⅱ及Ⅲ型超敏反应而发病。

(三) 免疫性

人体感染A群链球菌后,血清可产生多种抗体,获得对同型链球菌的牢固特异性免疫力。动物实验及流行病学调查均显示特异性 M 蛋白抗体可防止同型链球菌再次感染,主要通过诱生 γ 干扰素,增强吞噬细胞的吞噬功能。由于链球菌型别众多,且各型之间无交叉免疫存在,故常易反复感染。猩红热患者痊愈后,体内可产生同型致热外毒素抗体,建立牢固的同型抗毒素免疫。

(四)微生物学检查

1. 标本采集

根据不同疾病采取不同部位标本,如创伤感染的脓汁液、鼻咽腔的棉拭子、败血症血液等。

2. 直接涂片镜检

脓标本直接涂片,革兰染色后镜检,镜下见革兰染色阳性、呈链状排列的球菌,可初步诊断。

3. 分离培养鉴定

血液标本先增菌后再接种血平板,其他如脓汁、棉拭子直接接种血平板,37 ℃孵育 24 小时,如有 β 溶血,注意与葡萄球菌区别;若为 α 溶血,与肺炎链球菌相鉴别。

4. 血清学试验

取患者血液,分离血清,检测血清中 ASO 效价,可用于风湿热辅助诊断,称为抗链球菌溶素 O 试验(antistreptolysin O test),简称抗 O 试验。风湿热患者血清 ASO 效价显著升高,大多在 250 单位左右,活动性风湿热患者一般超过 400 单位。

(五)防治原则

链球菌主要通过飞沫传播,应对病人和带菌者及时治疗,减少传染源。预防感冒,避免链球菌感染,对减少风湿热、肾小球肾炎等疾病有较好效果。对急性咽炎、扁桃体炎患者,尤其是儿童,须彻底治疗,以防链球菌感染后急性肾小球肾炎、风湿热、亚急性细菌性心内膜炎等超敏反应性疾病的发生。治疗链球菌感染,首选青霉素 G,一般少有耐药现象发生。

二、肺炎链球菌

肺炎链球菌(S. penumoniae),又称肺炎球菌(pneumococcus),正常情况下寄居于人的鼻咽腔部位,大多不致病,仅少数有致病力,可引起细菌性大叶性肺炎、支气管炎、脑膜炎等疾病。

(一)生物学性状

1. 形态与染色

革兰阳性球菌,单个菌体呈矛头状,成双排列,宽端相对,尖端向外(图 14-3)。在临床标本如痰液、脓汁、肺病变组织中可呈单个短链状。无鞭毛,无芽胞,在体内或含有血清培养基中可形成荚膜,菌体周围可见无色透明环。

2. 培养特性

营养要求较高,培养基中需加入血清或血液。兼性厌氧,最适生长温度为 37 ℃。最适 pH 为 7.4~7.8。血平板可形成草绿色(α 溶血)溶血环的针尖样细小菌落,与甲型溶血性链球菌很相似。肺炎链球菌在生长后期,一般在 48 h 后,可产生足量自溶酶,自溶酶可破坏细菌细胞壁,使菌降解。平板上的菌落可因自溶酶产生,菌体逐渐溶解,菌落中央下陷呈"脐状"菌落;血清肉汤中,初期液体均匀混浊,后期因菌体自溶逐渐澄清。自溶酶可被胆汁或胆盐等活性物质激活,从而促进培养基中菌体溶解,称为胆汁溶菌试验,可用于鉴别肺炎链球菌和甲型溶血性链球菌,前者阳性,后者阴性。

3. 生化反应

分解葡萄糖、麦芽糖、乳糖、蔗糖等,产酸不产气。肺炎链球菌大多数新分离株菊糖发酵阳性,故菊糖发酵试验对鉴定甲型溶血性链球菌和肺炎链球菌仅有参考价值。在菌液中加入牛、猪、兔等新鲜胆汁或10%去氧胆酸钠、2%牛磺胆酸钠,37℃孵育10 min,菌液变清,为胆汁溶菌试验阳性,此试验是鉴定甲型溶血性链球菌及肺炎链球菌的可靠试验,前者阴性,后者阳性。

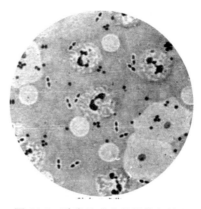

图14-3 肺炎链球菌荚膜染色结果

4. 抗原结构

肺炎链球菌抗原结构复杂。根据荚膜多糖抗原不同,可分成90多个血清型;C多糖为存在于细胞壁中的抗原,有种特异性,各型菌株均具有;M蛋白有型特异性,肺炎链球菌M蛋白无致病性,产生的抗体为非保护性抗体。

5. 抵抗力

对理化因素抵抗力较弱。对一般消毒剂敏感,3%苯酚或0.1%升汞溶液中1~2 min即被灭活。有荚膜的菌株可在干痰中存活1~2月。

(二) 致病性

1. 致病物质

(1) 荚膜 荚膜有抗吞噬、抗杀菌物质损伤、黏附、抗干燥等作用,是肺炎链球菌的主要毒力因子。有荚膜的光滑型(Smooth type,S)菌株失去荚膜变异为粗糙型(Rough type,R)后,细菌毒力减弱或消失。

(2) 肺炎链球菌溶素O(pneumolysin O) 可与细胞膜上胆固醇结合,使细胞膜表面出现小孔,溶解羊、兔、马及人的红细胞;亦可抑制淋巴细胞增殖,阻止中性粒细胞趋化及吞噬作用。

(3) 脂磷壁酸 存在于细胞壁表面,有利于细菌黏附至肺泡上皮细胞或血管内皮细胞。

(4) 神经氨酸酶 一般新分离菌株可分泌产生,可分解细胞膜及糖脂的N-乙酰神经氨酸,有利于细菌在鼻咽部、支气管黏膜上皮细胞定植、繁殖及扩散。

2. 所致疾病

肺炎链球菌存在于正常人鼻咽部及口腔中,一般不致病,为带菌状态。只有当机体免疫力下降、感染、营养不良等因素导致呼吸道黏膜异常或损伤时可形成感染,婴幼儿、年老体弱者亦为易感人群。肺炎链球菌主要引起人类大叶性肺炎,其次为支气管炎。成人肺炎由1~5、7、8、12、14、19等10型引起,其中1、2、3最多见,3型菌株因可产生大量荚膜样物质,毒力强,病死率高。儿童多是1、6、14、19型所致,以14型最常见。肺炎后可继发胸膜炎、脓胸、中耳炎、乳突炎、脑膜炎、败血症等。

（三）免疫性

机体感染肺炎链球菌后，体内可产生荚膜多糖型特异性抗体，从而获得牢固的同型特异性免疫，故同型病原菌的二次感染少见。

（四）微生物学检查

1. 标本

主要采集痰液、脓汁、血液或脑脊液等标本。

2. 直接涂片镜检

痰、脓液、脑脊液等标本可直接涂片，革兰染色后镜检，镜下若有呈矛头状对称排列、有荚膜的革兰阳性双球菌，可做出初步诊断。

3. 分离培养鉴定

痰液、脓液等标本直接接种血平板，37℃孵育24 h，挑取α溶血的可疑菌落鉴定，肺炎链球菌要与甲型溶血性链球菌区别，鉴定试验如下：

（1）胆汁溶菌试验　菌液内加入胆汁或100 g/L去氧胆酸钠，37℃孵育10 min，菌液由混浊变澄清，为胆汁溶菌试验阳性。甲型溶血型链球菌为阴性。

（2）Optochin敏感试验　测试菌均匀涂布平板，将无菌滤纸圆片于1∶2000的Optochin溶液中浸湿，贴于涂有细菌的平板，37℃孵育48 h，测量纸片周围抑菌圈直径。肺炎链球菌通常＞20 mm，甲型溶血型链球菌＜12 mm。

（3）荚膜肿胀试验　肺炎链球菌与抗荚膜抗体反应后，镜下可见细胞壁外荚膜明显肿胀，甲型溶血型链球菌则为阴性。

（4）动物毒力试验　小白鼠腹腔注射肺炎链球菌后，24 h内死亡，取腹腔液培养可得肺炎链球菌。甲型溶血性链球菌感染的小鼠不死亡。

（五）防治原则

多价肺炎链球菌荚膜多糖疫苗对预防儿童、老人、慢性病患者等人群肺炎链球菌感染有较好效果。目前，多价疫苗已增加至23个血清型。治疗肺炎链球菌感染可用青霉素G，但近年来耐药株亦不断增多，需加强常规药物敏感试验，以筛选敏感抗生素，指导临床治疗。耐药者可选用万古霉素等敏感药物。

三、其他医学相关链球菌

（一）甲型溶血性链球菌

甲型溶血性链球菌常寄居于上呼吸道、口腔、消化道、生殖道等，偶见于皮肤。对人类致病的主要有变异链球菌、唾液链球菌、缓症链球菌、血链球菌等。

甲型溶血性链球菌是亚急性细菌性心内膜炎最常见的致病菌。牙科手术或摘除扁桃体时，口腔或龈隙寄居的这类细菌可侵入血流引起菌血症。大多情况下，血液中的少量细菌可被肝、脾、淋巴结及骨髓中的吞噬细胞清除，但在心瓣膜有病损或人工心瓣膜患者，细菌可停留繁殖，引起感染性心内膜炎。

变异链球菌与龋齿发病密切相关。致病机制在于该菌的葡糖基转移酶可分解蔗糖使其产生黏性大的不溶性葡聚糖,口腔中的众多菌群可趁机黏附于牙表面形成菌斑。这些菌群,尤其是乳杆菌可发酵多种糖类产生大量酸,使局部 pH 降至 4.5 左右,导致牙釉质及牙质脱钙,形成龋齿。

(二)B 群链球菌

B 群链球菌(group B streptococcus,GBS)又称为无乳链球菌,是寄居于下呼吸道、直肠和泌尿生殖道的正常菌群,人体带菌率为 30%左右。目前,GBS 是引起新生儿败血症的主要病原体,新生儿感染与母体带菌有密切关系,分娩时胎儿可经带菌产道感染,亦可由医护人员呼吸道携带细菌传播引起,早产儿及产妇破水期延长的新生儿为 GBS 感染的易感者。

新生儿 GBS 感染有两种类型:① 早期发病,常见出生一周以内的婴儿,主要在分娩时经带菌产道受染,常见细菌血清型为Ⅰ、Ⅱ和Ⅲ型。临床表现为暴发性败血症,发病急,病情凶险,患儿可在 1~2 天内死亡,死亡率高达 50%~70%。约 30%患儿有脑膜炎并发症,伴呼吸窘迫,亦称新生儿呼吸窘迫症或新生儿休克综合征。② 晚期发病,发病年龄在 1 周~3 个月,平均为 4 周,主要是院内感染,常见细菌血清型为Ⅲ型。临床表现为化脓性脑膜炎,多伴有败血症。病死率为 15%,但存活者通常有痴呆、脑积水等后遗症,预后差。

(三)D 群链球菌

D 群链球菌主要有马肠链球菌($S.\ equinus$)和牛链球菌($S.\ bovis$)。D 群链球菌营养要求不高,菌落比大多数链球菌菌落大,直径 1~2 mm,血平板上多为 α 溶血或不溶血。

D 群链球菌是皮肤、上呼吸道、消化道及泌尿生殖道正常菌群。易感人群为免疫力低下如年老体弱者、恶性肿瘤患者、中青年女性等人群。通常表现为泌尿生殖道、皮肤、胆道、肠道等部位感染,败血症常继发于泌尿生殖道感染。牛链球菌偶可引起心肌炎,结肠癌病人继发的败血症亦与细菌有关。D 群链球菌对青霉素敏感性比其他链球菌低,对包括万古霉素等常用抗生素的耐药菌株近年不断增多。

第三节 肠球菌属

肠球菌属($E.\ enterococcus$)有 29 个种和亚种,是人和动物肠道正常菌群的一部分,自然界中亦存在。肠球菌是院内感染的重要病原菌。

一、生物学性状

(一)分类

肠球菌属有粪肠球菌($E.\ faecalis$)、屎肠球菌($E.\ faecium$)及坚韧肠球菌($E.\ durans$)等 29 个种。对人致病的主要是屎肠球菌和粪肠球菌,临床分离株中,粪肠球菌约占 85%~95%,屎肠球菌占 5%~10%,其他极少数为坚韧肠球菌及其他肠球菌。

(二)形态染色及培养特性

单个细菌为圆形或椭圆形,革兰染色阳性,链状排列。无鞭毛,无芽胞。兼性厌氧,营养要求较高,在含血清培养基中生长良好。血平板上可形成圆形、灰白色、表面光滑的不透明菌落。典型菌落无溶血环,也可出现 α 或 β 溶血环。肠球菌属有一个显著特点是耐盐性,可在含 65 g/L NaCL 和 400 g/L 胆盐的培养基中生长。

二、致病性

肠球菌毒力较弱,一般只在特定条件下才引起组织病理改变,导致感染性疾病发生。常见的致病物质有:

(1) 聚合物因子　为一种表面蛋白,可凝聚供体与受体菌,促进质粒转移;体外亦可增强细菌对肾小管上皮细胞的黏附。

(2) 细胞溶素　由肠球菌质粒编码产生,可恶化感染进程。

(3) 碳水化合物黏附素　有利于细菌黏附至肠道、尿道黏膜上皮细胞及心肌细胞。

(4) 多形核白细胞趋化因子　可介导与肠球菌感染有关的炎症反应。

肠球菌是院内感染的重要病原菌,易感人群为年老体弱者、表皮黏膜破损并且因抗生素使用后菌群失调病患者。常见感染类型有:

(1) 尿道感染　粪肠球菌感染常见,绝大部分为医院内感染。肠球菌引起的院内尿路感染仅次于大肠埃希菌,多与导尿管留置、其他器械操作及尿路结构异常等因素有关。临床表现一般为膀胱炎、肾盂肾炎、肾周围脓肿等。

(2) 腹腔、盆腔感染　肠球菌引起的盆腹腔感染占临床病原菌分离率第 2 位。

(3) 败血症　多由粪肠球菌引起,其次为屎肠球菌及坚韧肠球菌。多继发于静脉导管留置、盆腹腔化脓性感染、泌尿生殖道感染、胆道感染及烧伤创面感染后,患者为老年人、免疫力低下、肿瘤、中青年女性等人群。

(4) 心内膜炎　临床 5%～20% 的心内膜炎由肠球菌感染引起。

(5) 其他感染　如外科手术创口、烧伤创面、皮肤软组织、骨关节感染等,极少引起蜂窝织炎、呼吸道感染。

三、防治原则

机体免疫防御正常情况下,大多数肠球菌感染预后良好。但肠球菌耐药现象较为突出,给临床治疗带来一定困难。大部分肠球菌对呋喃妥因敏感,常用于治疗尿路感染。青霉素或氨苄西林与氨基糖苷类抗生素联合用药常用于治疗肠球菌引起的心内膜炎及脑膜炎感染。对耐万古霉素肠球菌株要严格依据药敏试验和临床效果,调整用药;实行严格隔离制度、合理谨慎使用抗生素,以防耐药菌株播散。

第四节　奈瑟菌属

奈瑟菌属(*Neisseria*)是一群革兰阴性菌双球菌,对称成双排列。无鞭毛,无芽胞,有荚膜和菌毛。专性需氧,氧化酶和触酶试验阳性,可发酵多种糖类,产酸不产气。奈瑟菌属有 23 个种和亚种,对人致病的只有脑膜炎奈瑟菌和淋病奈瑟菌,其他均为存在于人体鼻咽及口腔黏膜的正常菌群。

一、脑膜炎奈瑟菌

脑膜炎奈瑟菌又称脑膜炎球菌(Meningococcus),是流行性脑脊髓膜炎(流脑)病原菌。

(一)生物学性状

1. 形态与染色

肾形或豆形革兰阴性双球菌,两菌体接触面平坦或略向内陷(图14-4)。人工培养后可成卵圆形或球形,排列不规则,单个、成双或4个相连排列。病人脑脊液标本中,细菌多位于中性粒细胞内,形态典型。新分离菌株多有荚膜和菌毛。

2. 培养特性

营养要求较高,在含血清、血液培养基中方可生长,常用巧克力培养基分离培养。专性需氧,5%CO_2环境下生长更佳。最适温度37℃,最适pH为7.4～7.6。菌落为无色、圆形光滑、透明的露滴状,血平板上无溶血环。培养超过48 h后,细菌可因自溶酶产生溶解死亡。

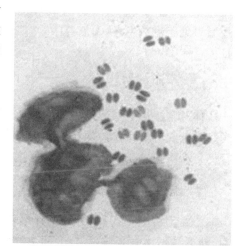

图14-4 脑膜炎奈瑟菌革兰染色结果

3. 生化反应

大多数脑膜炎奈瑟菌可分解葡萄糖和麦芽糖,产酸不产气。

4. 抗原结构

主要有以下四种:

(1)荚膜多糖群特异抗原 有A、B、C、D、H、I、K、X、Y、Z、29E、W135及L等13个血清群,对人致病的主要是A、B、C三群,C群致病力最强,我国以A群感染为主。

(2)外膜蛋白型特异抗原 根据细菌外膜蛋白不同,各血清群又可分成若干个血清型,但A群所有菌株外膜蛋白组分均相同。

(3)脂寡糖抗原 脑膜炎奈瑟菌主要致病物质,是外膜中糖脂成分,具有抗原性。

(4)核蛋白抗原 存在于细胞核上的蛋白质抗原,无特异性。

5. 抵抗力

很弱,对干燥、热、消毒剂均很敏感。

(二)致病性

1. 致病物质

(1)荚膜 新分离菌株有荚膜,有抗吞噬、抗杀菌物质损伤等作用。

(2)菌毛 可黏附于咽部黏膜上皮细胞表面,有利于细菌进一步入侵。

(3)IgA1蛋白酶 可破坏IgA1,帮助细菌黏附至细胞黏膜表面。

(4)内毒素 是脑膜炎奈瑟菌主要致病物质。细菌死亡后崩解释放,作用于小血管及毛细血管,引起出血、坏死,导致皮肤瘀斑及微循环障碍。感染严重败血症时,可引起肾上腺出血、DIC及中毒性休克。

2. 所致疾病

人类是脑膜炎奈瑟菌唯一易感宿主,传染源是病人和带菌者,引起的疾病称流行性脑脊髓膜炎,简称流脑。成人抵抗力强,6个月至2岁儿童为流脑易感人群。细菌通过空气飞沫侵入鼻咽部,并在局部生长繁殖。潜伏期一般为2~3天,最长可达10天。根据病原菌毒力、侵入数量及机体免疫力强弱,流脑病情复杂多变、轻重不一,有普通型、暴发型、慢性败血症型等三种类型。患者先出现上呼吸道炎症,然后大量繁殖的病原菌从鼻咽部侵入血流,引起菌血症或败血症,出现突发性寒战、高热、恶心及出血性皮疹。细菌侵犯脑脊髓膜后,引起化脓性炎症,产生剧烈头疼、喷射性呕吐及颈项强直等脑膜刺激症状。普通型占90%左右;暴发型只见于少数患者,发病急凶险,严重可危及生命;慢性败血症型成人多见,病程可迁延数日。

(三) 免疫性

机体对脑膜炎奈瑟菌的免疫以体液免疫为主,人体可因正常寄居于鼻咽部、不致病的脑膜炎奈瑟菌间的交叉抗原而获得一定免疫力。群特异性多糖抗体及型特异性外膜蛋白抗体在补体存在下可杀伤病原菌。6个月以内婴儿可通过母体获得抗体,产生自然被动免疫。

(四) 微生物学检查

取患者脑脊液、血液或出血瘀斑的渗出物,直接涂片,革兰染色后镜检,如发现中性粒细胞内、外革兰阴性双球菌,有利于初步诊断。脑膜炎奈瑟菌对低温和干燥极其敏感,标本采集后应注意保暖、保湿,立即送检,有条件者可床边接种。血液或脑脊液先血清肉汤增菌,再转种巧克力培养基,培养基需37℃预热后再接种临床标本。脑膜炎奈瑟菌很易自溶,可用对流免疫电泳、SPA协同凝集试验、ELISA等法快速诊断血液或脑脊液中可溶性抗原。

(五) 防治原则

预防流脑的关键是早发现、早诊断、早治疗、早防控。对流脑患者应注意隔离,控制传染源。儿童注射流脑荚膜多糖疫苗进行特异性预防,常用A、C二价或A、C、Y、W135四价混合多糖疫苗。治疗首选青霉素G,剂量要足,过敏者可选用大环内酯类药物。流行期间儿童可口服磺胺类药物进行预防。

二、淋病奈瑟菌

淋病奈瑟菌又称淋球菌(Gonococcus),是引起淋病的病原菌。淋病是我国目前发病率最高的性传播疾病。

(一) 生物学性状

1. 形态与染色

形态与脑膜炎奈瑟菌相似,成双排列,革兰染色阴性双球菌,两菌接触面平坦,似一对咖啡豆。泌尿生殖道脓性分泌物标本中,细菌多位于中性粒细胞内,若细菌多分布于中性粒细胞外,提示慢性淋病。无芽胞,无鞭毛,有荚膜和菌毛。

2. 培养特性

营养要求高,专性需氧,初次分离培养需供给5%CO_2,培养基为巧克力培养基。最适生长温度为37℃。最适pH为7.5。培养48 h后,形成圆形湿润、表面凸起、灰白色的光滑型菌落。

3. 生化反应

只分解葡萄糖,不分解其他糖类,这点可与脑膜炎奈瑟菌区别,产酸不产气。氧化酶试验阳性。

4. 抗原结构

淋病奈瑟菌的表层抗原至少可分为三类:

(1) 菌毛蛋白抗原　可帮助细菌黏附至细胞表面,抵抗中性粒细胞的杀菌作用。

(2) 脂寡糖抗原　与革兰阴性菌的LPS相似。

(3) 外膜蛋白抗原　包括PⅠ、PⅡ和PⅢ,PⅠ是主要外膜蛋白抗原,占淋病奈瑟菌外膜总量的60%以上,是淋球菌分型的主要依据,至少分成18个血清型,有助于流行病学调查。

5. 抵抗力

与脑膜炎奈瑟菌相似,淋球菌抵抗力很弱,对热、冷、干燥及消毒剂敏感。

(二) 致病性

1. 致病物质

淋球菌进入泌尿生殖道后,通过菌毛黏附至柱状上皮细胞表面,在局部形成小菌落后,再入侵细胞增殖。T1、T2型淋球菌有菌毛,为有毒株;T3~T5型无菌毛,为无毒株。外膜蛋白PⅠ可直接插入中性粒细胞膜上,导致细胞膜结构破坏,细胞受损;PⅡ参与淋球菌间以及细菌与宿主细胞之间的黏附作用;PⅢ可阻抑杀菌抗体活性。淋球菌细胞壁中的脂寡糖可与补体、IgM等共同作用,促进局部炎症反应产生。淋球菌亦可产生IgA1蛋白酶,破坏黏膜表面特异性sIgA抗体,有利于细菌黏附至黏膜表面。

2. 所致疾病

人类是淋球菌唯一自然宿主,主要通过性接触传播,细菌侵入尿道和生殖道引起感染,潜伏期一般为2~5天,引起疾病为淋病。母体有淋菌性阴道炎或宫颈炎时,婴儿出生时可通过产道受染引起新生儿淋球菌性结膜炎。成人感染初期,男性表现为尿道炎,女性则为阴道炎或宫颈炎。患者临床表现为尿痛、尿频、尿道或宫颈有脓性分泌物,若进一步扩散到生殖系统,可引发慢性感染,男性发生前列腺炎、精囊精索炎和附睾炎;女性出现前庭大腺炎及盆腔炎等,可导致不孕不育。

(三) 免疫性

人体对淋病奈瑟菌无天然免疫力。多数可自愈,体内可出现特异性IgM、IgG和sIgA抗体,但免疫力不持久,难以防止再次感染。淋病患者迁延为慢性者居多。

(四) 微生物学检查

1. 标本

无菌拭子取泌尿生殖道或宫颈口脓性分泌物标本。

2. 直接涂片镜检

脓性分泌物直接涂片,革兰染色镜检,如在中性粒细胞内发现革兰阴性双球菌,有诊断价值。

3. 分离培养鉴定

淋病奈瑟菌抵抗力很弱,标本采集后应注意保暖保湿,及时送检,有条件者床边接种。为抑制杂菌生长,可在培养基中加入多黏菌素和万古霉素等抗生素,常将标本接种于 37 ℃ 预热的巧克力培养基或 Thayer-Martin(T-M)培养基,初次分离培养应供给 5% CO_2,菌落涂片染色镜检为革兰阴性双球菌可诊断。如有需要,可进一步挑取可疑菌落做氧化酶试验、糖发酵试验或直接免疫荧光试验确证。

(五)防治原则

淋病为一种性传播疾病,是一个社会问题。成人淋病大多通过性接触直接感染,污染的毛巾、衣裤、被褥等也有一定传播作用。开展防治性病的知识教育及防止不正当两性关系是预防的重要环节。治疗可选青霉素、新青霉素及博来霉素等,但近年发现耐药菌株不断增多,尤其是多重耐药菌株的出现给临床治疗带来困难。因此,应做药物敏感试验以指导合理选择药物。目前尚无有效疫苗供特异性预防。婴儿出生时,不论母亲有无淋病,都必须以氯霉素链霉素合剂滴入双眼,以防新生儿淋球菌性结膜炎发生。

(吕杰,周平)

第十五章 肠杆菌科

肠杆菌科(Enterobacteriaceae)细菌是一大群生物学性状相似的革兰阴性杆菌,自然界中多分布于土壤、水及腐物中。常寄居在人和动物肠道内,大多数是肠道正常菌群,但当宿主免疫力降低或细菌移位至肠外时可成为条件致病菌而引起疾病;少数为病原菌,如伤寒沙门菌、志贺杆菌、致病性大肠杆菌等。还有一类是由正常菌群转变而来的致病菌,如引起胃肠炎的大肠埃希菌即是由于获得位于质粒、噬菌体或毒力岛的毒力因子基因而成为致病菌。

肠杆菌科细菌种类繁多,根据生化反应、抗原结构、核酸杂交和序列分析,目前已有 44 个菌属,170 个以上的菌种。与医学有关的有埃希菌属、志贺菌属、沙门菌属、克雷伯菌属、变形杆菌属、摩根菌属、枸橼酸菌属、肠杆菌属、沙雷菌属和耶尔森菌属等 10 个菌属。与医学关系密切的肠杆菌科细菌见表 15-1。

表 15-1 常见引起人类感染的肠杆菌科细菌

属	种
枸橼酸杆菌属(*Citrobacter*)	弗劳地枸橼酸杆菌(*C. freundii*)、柯塞枸橼酸杆菌(*C. koseri*)
肠杆菌属(*Enterobacter*)	产气肠杆菌(*E. aerogenes*)、阴沟肠杆菌(*E. cloacae*)
埃希菌属(*Escherichia*)	大肠埃希菌(*E. coli*)
克雷伯菌属(*Klebsiella*)	肺炎克雷伯菌肺炎亚种(*K. pneumoniae subsp. pneumoniae*)、催娩克雷伯菌(*K. oxytoca*)
摩根菌属(*Morganella*)	摩根摩根菌摩根亚种(*M. morganii subsp. morganii*)
变形杆菌属(*Proteus*)	奇异变形杆菌(*P. mirabilis*)、普通变形杆菌(*P. vuigaris*)
沙门菌属(*Salmonella*)	肠道沙门菌肠道亚种(*S. enterica subsp. enterica*)
沙雷菌属(*Serratia*)	黏质沙雷菌黏质亚种(*S. marcescens subsp. marcescens*)
志贺菌属(*Shigella*)	宋内志贺菌(*S. sonnei*)、福氏志贺菌(*S. flexneri*)、痢疾志贺菌(*S. dysenteriae*)、鲍氏志贺菌(*S. boydii*)
耶尔森菌属(*Yersinia*)	鼠疫耶尔森菌(*Y. pestis*)、小肠结肠炎耶尔森菌小肠结肠炎亚种(*Y. enterocolitia subsp. enterocolitica*)、假结核耶尔森菌结核亚种(*Y. pseudotuberculosis subsp. pseudotubercuiosis*)

肠杆菌科细菌有下列共同生物学特性:

1. 形态与结构

中等大小的革兰阴性杆菌。无芽胞,多有周身鞭毛和菌毛,少数有荚膜。

2. 培养特性

兼性厌氧或需氧。营养要求不高,普通琼脂平板上生长繁殖后形成湿润、光滑、灰白色的直径 2~3 mm 中等大小菌落。在血琼脂平板上,有些细菌可产生溶血圈。液体培养基中,呈均匀混浊生长。

3. 生化反应

分解多种糖类和蛋白质,形成不同代谢产物,常以之区别不同菌属和菌种。乳糖发酵试验对初步鉴别肠杆菌科中致病菌及非致病菌有重要价值,非致病菌可分解乳糖,而致病菌不能。

4. 抗原构造

主要有菌体(O)抗原、鞭毛(H)抗原和荚膜(K)或包膜抗原,其他尚有菌毛抗原。

(1) O 抗原　存在于细胞壁脂多糖(LPS)最外层,有属特异性,其特异性取决于 LPS 分子末端重复结构多糖链的糖残基种类排列。O 抗原耐热,100 ℃不被破坏。病人体内新分离菌株的菌落大多呈光滑(S)型,人工培养基多次传代移种保存日久后,LPS 失去外层 O 特异性侧链,此时菌落变成粗糙(R)型,为 S-R 型变异。S-R 变异多伴有细菌毒力减弱,可借此初步判断细菌毒力大小。O 抗原刺激机体产生 IgM 型抗体。

(2) H 抗原　存在于鞭毛蛋白。不耐热,60 ℃下 30 min 即被破坏。H 抗原特异性决定于多肽链上氨基酸的排列顺序和空间结构。细菌失去鞭毛后,运动能力消失;同时 O 抗原外露,是为 H-O 变异。H 抗原刺激机体产生 IgG 型抗体。

(3) 荚膜或包膜抗原　位于 O 抗原外围,可阻止 O 凝集现象。化学本质为多糖,60 ℃下 30 min 可去除。如伤寒杆菌的 Vi 抗原、大肠杆菌的 K 抗原等。

5. 抵抗力

因无芽胞,对外界理化因素抵抗力较弱。60 ℃下 30 min 即死亡。耐低温,易被一般化学消毒剂杀灭,常用氯进行饮水消毒。胆盐、煌绿等染料对非致病性肠杆菌科细菌有抑制作用,藉以可制备选择培养基分离相关病原菌。

6. 变异性

肠杆菌科细菌易变异。除自发突变外,更因相互处于同一密切接触的肠道微环境,通过转导、接合或溶原性转换等方式转移遗传物质,使受体菌获得新的性状产生变异。最常见的是耐药性变异,此外尚有毒力、生化反应特性、H-O 抗原和 S-R 菌落等变异。这种易变性在其致病性、诊断和防治中均有重要意义。

第一节　埃希菌属

埃希菌属(*Escherichia*)有 6 个种,其中大肠埃希菌(*E. coli*)是最常见的临床分离菌。

大肠埃希菌,通称大肠杆菌,婴儿出生后数小时就进入肠道,并终生伴随。当宿主免疫力下降或细菌侵入肠外组织或器官,可引起肠外感染。有些特殊菌株可导致腹泻。大肠杆菌在环境卫生及食品卫生学中,常用作粪便污染的卫生学检测指标。在分子生物学和基因工程研究中,大肠杆菌亦是重要的实验工具材料。

一、生物学性状

(一) 形态与染色

$(0.4\sim0.7)\ \mu m \times (1\sim3)\ \mu m$ 中等大小的革兰阴性杆菌(图 15-1)。无芽胞,多数菌株有周身鞭毛。有普通菌毛和性菌毛。肠外感染菌株常有多糖包膜(微荚膜)。

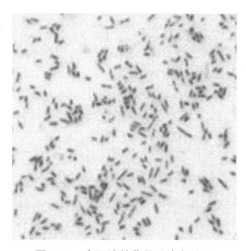

图 15-1 大肠埃希菌革兰染色结果

（二）培养特性

兼性厌氧，营养要求不高，普通培养基生长良好，形成湿润、光滑、灰白色的直径 2~3 mm 中等大小菌落。血琼脂平板上，有些菌株可产生 β 溶血。液体培养基中，均匀混浊生长。

（三）生化反应

发酵葡萄糖等多种糖类，产酸并产气。发酵乳糖，克氏双糖管中，斜面和底层均产酸产气，硫化氢阴性，动力阳性，可与沙门菌、志贺菌等区别。吲哚、甲基红、VP、枸橼酸盐（IMViC）试验结果为"＋＋－－"，为典型的大肠埃希菌特征。

（四）抗原构造

大肠杆菌抗原主要有 O、H 和 K 三种。O 抗原超过 170 种，是血清学分型的基础；H 抗原 60 种；K 抗原在 100 种以上。根据耐热性不同，K 抗原又分 L、A、B 三型。一个菌株中，一般只含一个型别的 K 抗原。表示大肠杆菌血清型的方式是按 O：K：H 排列，如 O111：K58（B4）：H2。

（五）抵抗力

大肠埃希菌对热的抵抗力较其他肠道杆菌强，55 ℃下 60 min 或 60 ℃下 15 min 仍有部分菌存活。自然界水中可生存数周或数月，低温粪便中存活更久。对氨基糖苷类、喹诺酮类抗生素敏感，但易产生耐药性。胆盐、亚硝酸盐和煌绿对大肠埃希菌有选择性抑制作用。

二、致病性

（一）致病物质

1. 定植因子（colonization factor，CF）

也称黏附素（adhesin），即大肠埃希菌的普通菌毛，可使细菌紧密黏附于泌尿道和肠道上皮细胞表面，避免因排尿时尿液的冲刷和肠道的蠕动作用而被清除。这种黏附作用有高度专一性。定植因子免疫原性强,可刺激机体产生特异性抗体,在兽医界已制成口服菌苗。

2. 外毒素

大肠埃希菌能产生多种类型的外毒素,决定感染特征和疾病严重程度。主要包括志贺毒素、耐热肠毒素和不耐热肠毒素、溶血素 A 等。

3. 脂多糖

即革兰阴性菌的内毒素,细菌死亡后崩解释放,可产生发热、白细胞反应、内毒素血症及 DIC 等不良反应。

4. 载铁体(siderophores)

铁是细胞色素酶和过氧化氢酶的重要成分,与细菌生长繁殖和致病密切相关,具有载铁体的细菌以共价键形式与铁整合并溶解铁,增强铁进入菌体的能力,故增加了细菌毒力。

(二) 所致疾病

1. 胃肠炎

大肠埃希菌的某些血清型别可引起人类胃肠炎,与摄入污染食品和饮水有关,为外源性感染,根据其致病机制不同,主要有五种类型(15-2)。

表 15-2 引起胃肠炎的大肠埃希菌

菌株	作用部位	疾病与症状	致病机制	常见 O 血清型
ETEC	小肠	旅行者腹泻;婴幼儿腹泻;水样便,恶心,呕吐,腹痛,低热	质粒介导 LT 和 ST 肠毒素,大量分泌液体和电解质;黏附素	6、8、15、25、27、63、119、125、126、127、128、142
EIEC	大肠	水样便,继以少量血便,腹痛,发热	质粒介导侵袭和破坏结肠黏膜上皮细胞	78、115、148、153、159、167
EPEC	小肠	婴儿腹泻;水样便,恶心,呕吐,发热	质粒介导 A/E 组织病理变化,伴上皮细胞绒毛结构破坏,导致吸收受损和腹泻	26、55、86、111、114、125、126、127、128、142
EHEC	大肠	水样便,继以大量出血,剧烈腹痛,低热或无,可并发 HUS,血小板减少性紫癜	溶原性噬菌体编码 Stx-Ⅰ或 Stx-Ⅱ,中断蛋白质合成;A/E 损伤,伴小肠绒毛结构破坏,导致吸收受损	157、26、28ac、111、112ac、124、136、143、144、152、164
EAEC	小肠	婴儿腹泻;持续性水样便,呕吐,脱水,低热	质粒介导集聚性黏附上皮胞,伴绒毛变短,单核细胞浸润和出血,液体吸收下降	>50 个 O 血清型

(1) 肠产毒素型大肠杆菌(enterotoxigenic E. coli, ETEC) 是 5 岁以下婴幼儿和旅游者腹泻的重要病原菌。临床症状可从轻度腹泻至严重的霍乱样腹泻。致病物质主要是肠毒素和定植因子。

ETEC 的肠毒素有不耐热和耐热两种,均由质粒介导。

不耐热肠毒素(heat labile enterotoxin, LT)对热不稳定,65 ℃下 30 min 可被破坏。LT 又可分 LT-Ⅰ和 LT-Ⅱ两型,LT-Ⅰ是引起人类胃肠炎的致病物质,LT-Ⅱ与人类疾病无关。LT 由 1 个 A 亚单位和 5 个 B 亚单位组成。A 亚单位是毒素活性部位。B 亚单位与肠黏膜上皮细胞表面的 GM1 神经节苷脂结合后,介导 A 亚单位穿越细胞膜介入细胞内,A 亚单位与腺苷环化酶作用,使胞内 ATP 转化为 cAMP。胞质内 cAMP 水平增加后,导致肠黏膜细胞内水、钠、氯、碳酸氢钾等过度分泌至肠腔,同时细胞对钠的再吸收减少,导致腹泻。LT 一般不引起肠黏膜炎症或组织病变。LT 与霍乱肠毒素间的氨基酸组成同源性达 75% 左右;两者抗原性高度交叉;这两个毒素 B 亚单位的肠黏膜结合受体都是同一个 GM1 神经节苷脂。

ETEC 的耐热肠毒素(heat stable enterotoxin, ST)对热稳定, 100 ℃ 下 20 min 仍不失活。ST 作用机制与 LT 不同,其引起腹泻是通过激活肠黏膜细胞内的鸟苷环化酶,使胞内 cGMP 量增多而导致。ST 亦可分 Sta 和 STb 两型。Sta 致病,STb 与人类疾病无关。

菌毛是 ETEC 致病的另一重要因素。形成肠毒素而无菌毛的菌株,不会引起腹泻。ETEC 菌毛的黏附作用具有高度专一性,通常将这类黏附素称为定植因子。如人 ETEC 的定植因子有 1 型菌毛、CFA Ⅰ (colonization factor antigen type I)和 CAF Ⅱ;猪 ETEC 的有 K88、987P、F41、F107 等;K99 是猪、羊、牛 ETEC 所共有。定植因子有很强抗原性,可刺激宿主产生特异性抗体。在兽医界已制成口饲菌毛疫苗,猪人工免疫后,可抵抗猪 ETEC 的侵袭。

CAF Ⅰ 和 CAF Ⅱ 均由质粒介导,这些质粒也可同时编码 LT 和/或 ST。

与 ETEC 致病有关的物质尚有 LPS 及具有抗吞噬作用的 K 抗原等。

(2) 肠侵袭型大肠杆菌(enteroinvasive E. coli, EIEC) 较少见,主要侵犯较大儿童和成人。所致疾病很像菌痢,腹泻呈脓血便,有里急后重,故又称志贺样大肠杆菌(shigelloid E. coli)。EIEC 不产生肠毒素,侵袭结肠黏膜上皮细胞并在其中生长繁殖。细菌死亡崩解后释放出内毒素,破坏细胞形成炎症和溃疡,导致腹泻。EIEC 的侵袭与含编码侵袭性 pINV 基因的一种大质粒(120~140 MD)有关,携带该质粒的菌株可引起豚鼠角膜 Sereny 试验阳性,并可侵袭 HeLa 细胞。EIEC 的大质粒与志贺菌编码侵袭性基因的大质粒高度同源。含侵袭性基因的探针,与 EIEC 和志贺菌中的有毒株均能发生特异性反应。

EIEC 无动力,生化反应和抗原结构与志贺菌近似,若不注意,易误诊为志贺菌,因此,两者应注意鉴别。

(3) 肠致病型大肠杆菌(enteropathogenic E. coli, EPEC) 是婴幼腹泻的主要病原菌,严重者可致死;成人少见。不产生肠毒素。病菌在十二指肠、空肠和回肠上段黏膜表面大量繁殖,黏附于微绒毛,导致刷状缘被破坏、微绒毛萎缩、上皮细胞排列紊乱和功能受损,导致严重腹泻。

EPEC 黏附和破坏肠黏膜结构的步骤有三:① Bfp(bundle forming pili)首先介导细菌与细胞的疏松黏附,Bfp 由 EAF(EPEC adherence factor)质粒上的 bfpA 基因编码并受 dsbA 基因的调控使之活化。② 信号传递,由染色体上的 eaeB(E. coli attachment B)基因介导,eaeA 基因受 per(plasmid encoded regulator)基因产物调控而活化。③ 紧密黏附素(intimin)介导细菌与细胞的紧密结合。紧密黏附素由染色体上的 eaeA 基因编码,是一种外膜蛋白。在此最末阶段,细胞内肌动蛋白重排,导致微绒毛破坏,严重干扰对肠道中液体等的吸收功能。

EPEC 对细胞的黏附有两种类型。局限性黏附指病菌呈块状黏附于肠黏膜细胞表面某一部分;弥散性黏附是单个病菌分散黏附在细胞表面。由于两者在生物学特征、致病特点等方面存在较大差异,因此有学者建议称弥散黏附的 EPEC 为 EPEC Ⅱ 型或弥散黏附型大肠杆菌(diffusely adherent E. coli, DAEC)。

(4) 肠出血型大肠杆菌(enterohemorrhagic E. coli, EHEC) 亦称为vero毒素大肠杆菌(verotoxigenic E. coli, VTEC)。1982年首先在美国发现,其血清型为O157:H7。之后世界各地有散发或地方小流行,1996年日本大阪地区为主发生流行,患者逾万,死亡11人。5岁以下儿童易感染,感染菌量可低于100个。临床症状轻重不一,可从轻度水泻至伴剧烈腹痛的血便。约10%10岁患儿可并发有急性肾衰竭、血小板减少、溶血性贫血的溶血性尿毒综合征(hemolytic uremic syndrome, HUS),死亡率达10%左右。

EHEC的致病因子主要有菌毛和毒素。病菌进入消化道后,由紧密黏附素介导与宿主末端回肠、盲肠和结肠上皮细胞结合,然后释放毒素,引起血性腹泻。该毒素可使vero细胞发生病变,故称vero毒素,又因同志贺菌毒素相似,亦称志贺样毒素(shiga-like toxin, SLT)。实则vero毒素和SLT之间仅1个氨基酸不同,有学者认为EHEC的vero毒素即志贺毒素(shiga toxin, ST)。EHEC的VT分两型,VT-Ⅰ与痢疾志贺菌的ST基本相同,VT-Ⅱ则与ST有60%的同源性。两型毒素均由溶原性噬菌体介导。VT由1个A亚单位和5个B亚单位组成。B亚单位与宿主细胞特异糖脂(globotriaosylceramide)结合后,介导A亚单位内在化,而后裂解成两个分子,其中A1片段与28S rRNA的4324位腺嘌呤作用,使核糖体灭活,终止蛋白质合成。HUS在产生VT-Ⅱ的EHEC中较多,实验表明VT-Ⅱ可能选择性破坏肾小球内皮细胞。与EHEC致病有关的尚有内毒素及溶血素。能产生VT的大肠杆菌血清型至少有160种可从人、动物和食物中分离得到,另发现非大肠杆菌中亦有产VT菌株,如枸橼酸菌属中的某些种。产VT的大肠杆菌血清型以O157:H7为主,但不同国家流行株不尽相同。

(5) 肠集聚型大肠杆菌(enteroaggregative E. coli, EaggEC) 引起婴儿持续性腹泻,脱水,偶有血便。不侵袭细胞。这类细菌的特点是能在细胞表面自动聚集,形成砖状排列。感染后导致微绒毛变短,单核细胞浸润和出血。介导这种排列的是60MDa质粒编码的Bfp和集聚性黏附菌毛Ⅰ(aggregative adherence fimbriae Ⅰ, AAFⅠ)。EAEC还可刺激黏液分泌,促使细菌形成生物被膜覆盖于小肠上皮表面。此外致病物质可能还包括毒素。

2. 肠道外感染

多数大肠杆菌在肠道内不致病,但若移位至肠道外组织或器官则引起肠外感染,病变以化脓性炎症最常见。肠外感染中以泌尿系统感染为主,如尿道炎、膀胱炎、肾盂肾炎等;亦可引起腹膜炎、阑尾炎、手术创口感染。在婴儿、老年人或免疫功能低下者中,可引起败血症。在新生儿中,大肠杆菌脑膜炎并不少见。

三、微生物学检查法

(一) 临床标本的检查

1. 标本
肠外感染采取中段尿、血液、脓液、脑脊液等;胃肠炎则取粪便。

2. 分离培养与鉴定
(1) 肠外感染 除血液标本外,均需做涂片染色检查。脓、痰、分泌物可直接涂片,革兰染色后镜检。尿液和其他液体先低速离心,再取沉淀物涂片。分离培养时血液先接种肉汤增菌,待生长后再移种血琼脂平板。体液标本的离心沉淀物及其他标本直接划线分离于血琼脂平板，37℃孵育18～24 h后观察菌落形态。初步鉴定根据IMViC（＋＋－－）试验，最后鉴定靠系列生化反应。尿路感染尚需计数菌落量，每毫升≥10万方有诊断价值。

(2) **肠内感染** 将粪便标本接种于肠道鉴别选择培养基，挑选可疑菌落并鉴定为大肠杆菌后，再分别检测不同类型致腹泻大肠杆菌的肠毒素、毒力因子和血清型等特征。

(二) 卫生细菌学检查

大肠埃希菌随粪便排出体外，不断污染周围环境、食品等。样品中大肠埃希菌数量愈多，说明受粪便污染情况越严重，亦间接说明可能有肠道致病菌的污染。卫生细菌学以"大肠菌群数"作为饮用水、食物等被粪便污染的指标之一。"细菌总数"也为卫生细菌学指标之一。

1. 大肠菌群数

大肠菌群数是指在37℃下24 h内发酵乳糖产酸产气，需氧或兼性厌氧的肠道杆菌的数目。我国卫生标准规定，每升饮水中大肠菌群数不得超过3个；每100 mL瓶装汽水、果汁中不得超过5个。药品是否符合卫生标准也是质量的重要组成部分，《中国药典》规定口服药不得检出大肠埃希菌。

2. 细菌总数

指每毫升或每克样品中所含的细菌个数。我国卫生标准规定，每毫升饮用水、瓶装汽水、果汁中的细菌总数不得超过100个。

四、防治原则

在ETEC的免疫预防研究中，发现其菌毛抗原在自然感染和人工主动免疫中是关键抗原之一。在家畜中，用菌毛疫苗防治新生畜崽腹泻已获得成功。

现已明确，有的牛群肠道中存在EHEC，因此，食用加热不彻底被牛粪污染的牛肉、牛奶、果汁等都可能罹患出血性结肠炎。

治疗用磺胺、链霉素、卡那霉素、诺氟沙星等，因该菌易产生耐药性，应根据药敏试验结果选择抗菌药物，尤其是细菌性脑膜炎。

第二节 志 贺 菌 属

志贺菌属（*Shigella*）是人类细菌性痢疾的病原菌，通称痢疾杆菌（Dysentery bacterium）。细菌性痢疾是发展中国家常见传染病之一。全世界年病例数超过2亿，年死亡病例达65万。

一、生物学性状

(一) 形态与染色

大小为(0.5～0.7)μm×(2～3)μm的革兰阴性短小杆菌。无芽胞，无鞭毛，有菌毛。

(二) 培养特性

营养要求不高，普通琼脂平板上生长形成中等大小、半透明的光滑型菌落。志贺菌属中的宋内菌常出现扁平的粗糙型菌落。

（三）生化反应

发酵葡萄糖，产酸不产气。除宋内志贺菌个别菌株迟缓发酵乳糖外，均不分解乳糖。故在 SS 等肠道鉴别选择培养基上，呈无色半透明菌落。克氏双糖管中，斜面不发酵，底层产酸不产气，硫化氢阴性，动力阴性，可同沙门菌、大肠埃希菌等区别。

（四）抗原构造

志贺菌属细菌有 O 和 K 两种抗原。O 抗原是分类依据，分群特异抗原和型特异抗原，藉以将志贺菌属分为 4 群（种）和 40 余血清型（包括亚型）（表 15-3）。K 抗原在分类上无意义，但可阻止 O 抗原与 O 抗体结合。

表 15-3　志贺菌属的分类

菌种	群	型	亚型	甘露醇	鸟氨酸脱羧酶
痢疾志贺菌	A	1～10	8a,8b,8c	-	-
福氏志贺菌	B	1～6，x,y 变型	1a,1b,2a,2b,3a,3b,4a,4b	+	-
鲍氏志贺菌	C	1～18		+	-
宋内志贺菌	D	1		+	+

（五）抵抗力

志贺菌在自然界有一定抵抗力，在污染物品及瓜果蔬菜上可存活 10～20 天，37 ℃水中可存活 20 天。对理化因素抵抗力较其他肠道杆菌弱，一般加热 60 ℃ 10 min 即可杀死，对酸和一般消毒剂敏感。在粪便中，由于其他肠道菌产酸或噬菌体的作用常使本菌在数小时内死亡，故粪便标本应迅速送检。

二、致病性

（一）致病物质

主要是侵袭力和内毒素，有的菌株可产生外毒素。

1. 侵袭力

志贺菌有菌毛，可黏附于回肠末端和结肠黏膜上皮细胞。志贺菌不是直接黏附于分化的黏膜细胞，而是先黏附并侵入位于派伊尔淋巴结的 M 细胞，通过宿主细胞内肌动纤维重排，推动细菌进入毗邻细胞，启动细胞间的传播。通过此方式，细菌可逃避免疫清除而得到自我保护，并通过诱导细胞程序性死亡，从吞噬中有利自身存活。在此过程中，坏死黏膜、死亡白细胞、细胞碎片、纤维蛋白和血液构成黏液脓血便。

2. 内毒素

志贺菌所有菌株均可释放内毒素。内毒素作用于肠黏膜，使其通透性增高，进一步促进对内毒素的吸收，引起发热、神志障碍、甚至中毒性休克等一系列症状。内毒素破坏肠黏膜，可形成炎症、溃疡，形成典型黏液脓血便。内毒素亦能作用于肠壁植物神经系统，使肠功能紊乱,肠蠕动痉挛及失调,尤其直肠括约肌痉挛最明显,出现腹痛、里急后重症状。

3. 外毒素

A 群志贺菌 I 型及 II 型均可产生一种外毒素,称为志贺毒素(shiga toxin, ST)。ST 可引起 vero 细胞病变,故亦称 vero 毒素(vero toxin, VT)。VT 有 VT-I 和 VT-II 两种,A 群志贺菌产生的 ST 属 VT-I 型。ST 有 3 种生物学活性:① 肠毒性。类似大肠杆菌、霍乱弧菌肠毒素作用,在疾病早期出现水样腹泻。② 细胞毒性。对人肝细胞、HeLa 细胞、绿猴 vero 细胞均有毒性,以 HeLa 细胞最为敏感。③ 神经毒性。注射于家兔或小鼠,可引起动物麻痹、死亡。ST 由位于染色体的 stxA 和 stxB 基因编码。与 EHEC 产生的毒素相同,ST 亦由 1 个 A 亚单位及 5 个 B 亚单位组成。B 亚单位与宿主细胞糖脂(Gb3)受体结合,介导 A 亚单位进入细胞内,然后作用于 60S 核糖体亚单位的 28S rRNA,阻止其与氨酰 tRNA 结合,抑制蛋白质合成。志贺菌侵入宿主后,机体内的 IL1、IL6、TNF-α 和 INF-γ 等细胞因子增多。IL1 和 TNF-α 可增强 ST 受体在内皮细胞表面的表达,因此内皮细胞成为 ST 攻击的主要靶细胞。ST 与内毒素可协同作用,在体外加重对人血管内皮细胞损伤。在志贺菌感染的溶血性尿毒综合征等并发症中,ST 和内毒素的持续存在及联合作用可能发挥影响。

编码志贺菌黏附、侵袭、胞内繁殖、细胞间扩散等活性的基因,均存在于一个 140 MD 的大质粒上,此质粒一旦丢失,有毒株变异为无毒株。

(二)所致疾病

志贺菌引起细菌性痢疾。传染源是病人和带菌者,无动物宿主。主要通过粪-口途径传播。人类对志贺菌较易感,少至 200 个菌即可发病。志贺菌随饮食进入肠道,潜伏期一般为 1~3 天。痢疾志贺菌感染患者病情较重,宋内志贺菌多引起轻型感染,福氏志贺菌感染易转变为慢性,病程迁延。志贺菌感染有急性和慢性两种类型,病程超过两个月为慢性。急性细菌性痢疾常有发热、腹痛、里急后重等症状,典型患者有黏液脓血便。若及时治疗,预后良;治疗不彻底,可转为慢性。症状不典型者,易被误诊,影响治疗导致慢性和带菌。急性感染中有一种中毒性痢疾,小儿为多见,无明显消化道症状,主要表现为全身中毒症状。内毒素致使微血管痉挛、缺血和缺氧,导致 DIC、多器官功能衰竭、脑水肿,死亡率较高。各型志贺菌都可能引起。

三、免疫性

志贺菌感染仅局限于肠黏膜层,一般不入血,故其抗感染免疫主要是消化道黏膜表面的 sIgA。病后免疫力短,不牢固,其原因除细菌停留在肠壁局部外,其型别多也是因素之一。

四、微生物学检查法

(一)标本

取材挑取粪便脓血或黏液部分。若不能及时送检,将标本保存于 30%甘油缓冲盐水或专门运送培养基内。中毒性痢疾患者可取肛拭子。

(二)分离培养与鉴定

标本接种于肠道鉴别选择培养基,37℃孵育 18~24 h。挑取无色半透明可疑菌落,做生

（三）毒力试验

测定志贺菌的侵袭力可用 Sereny 试验。将培养 18~24 h 的固体培养物，以生理盐水制成 9 亿/mL 的菌悬液，接种于豚鼠眼结膜囊内。若发生角膜结膜炎，为 Sereny 试验阳性，表明受试菌有侵袭力。志贺菌 ST 的测定，可用 HeLa 细胞或 vero 细胞，也可用 PCR 技术直接检测其产毒基因 stxA、stxB。

（四）快速诊断法

1. 免疫染色法

将粪便标本与志贺菌抗血清混匀，染色后在光镜下观察有无凝集现象。

2. 免疫荧光菌球法

将标本接种于含有荧光素标记的志贺菌免疫血清液体培养基中，37 ℃孵育 4~8 h，若标本中有相应型别的志贺菌存在，则与荧光抗体凝集成小球，在荧光显微镜下易被检出。

3. 协同凝集试验

以志贺菌 IgG 抗体与 Cowan I 葡萄球菌结合成为试剂，用以检测病人粪便中有无志贺菌可溶性抗原。

4. 胶乳凝集试验

采用志贺菌抗血清致敏胶乳，与粪便中志贺菌抗原起凝集反应；也可用志贺菌抗原致敏胶乳，诊断粪便中有无志贺菌抗体。

5. 分子生物学方法

PCR 技术、基因探针检测 140 MD 的大质粒等。

五、防治原则

鉴于志贺菌的免疫防御机制主要是分泌至肠黏膜表面的 sIgA，而 sgA 需由活菌作用于黏膜局部才可诱发。因此，接种死疫苗防御志贺菌感染的试验现已放弃，目前致力于活疫苗的研究。如链霉素依赖株（streptomycin dependent strain, Sd）活疫苗为一种变异株，环境中存在有链霉素时始能生长繁殖。将其制成活疫苗给志愿者口服后，因正常人体内不存在链霉素，该 Sd 株不能生长繁殖，但也不立即死亡，尚可有一定程度的侵袭力而激发局部免疫应答，产生 sIgA；同时，血清中 IgM、IgG 特异抗体也增多。目前已研制出多价志贺菌 Sd 活疫苗。多种杂交株活疫苗也在研发中，如将志贺菌的大质粒导入另一弱毒或无毒株内，形成二价减毒活疫苗。曾被选为研究对象的有宋内志贺菌与伤寒杆菌 Ty2la 的杂交疫苗等。

治疗志贺菌感染药物颇多，但细菌易出现多重耐药菌株。同一菌株可对 5~6 种甚至更多抗生素耐药，给临床防治带来很大困难。

第三节 沙门菌属

沙门菌属（*Salmonella*）是一群寄生在人和动物肠道，生化反应与抗原结构相似的革兰阴性杆菌。根据生化反应、DNA 同源性等，沙门菌属分为肠道沙门菌（*S. enterica*）和邦戈沙门菌(S. bongori)两个种。肠道沙门菌又分为6个亚种,与人有关的均在第一亚种。沙门菌属细菌的血清型在2500种以上,但只有少数对人致病,如引起肠热症的伤寒、副伤寒的沙门菌是人的病原菌,对人类有直接致病作用,而对非人类宿主不致病。其余对动物致病,有些沙门菌偶可传染给人,引起食物中毒或败血症,如鼠伤寒沙门菌、肠炎沙门菌、鸭沙门菌、猪霍乱沙门菌等十余种。

一、生物学性状

(一) 形态与染色

大小为$(0.6\sim1.0)\mu m \times (2\sim4)\mu m$,革兰阴性杆菌,多有周身鞭毛及菌毛。一般无荚膜。均无芽胞。

(二) 培养特性

营养要求不高,普通琼脂平板上形成中等大小、无色半透明的S型菌落。

(三) 生化反应

不发酵乳糖或蔗糖,发酵葡萄糖、麦芽糖和甘露醇,除伤寒沙门菌不产气外,其他沙门菌均产酸产气。克氏双糖管中,斜面不发酵,底层产酸产气(但伤寒沙门菌产酸不产气),硫化氢阳性或阴性,动力阳性,可与大肠埃希菌、志贺菌等区别。生化反应对沙门菌属的种及亚种鉴定有重要意义(表15-4)。

表15-4 主要沙门菌的生化特性

菌名	葡萄糖	乳糖	H_2S	枸橼酸盐	动力
甲型副伤寒沙门菌	⊕	-	-/+	+	+
肖氏沙门菌	⊕	-	+++	+/-	+
鼠伤寒沙门菌	⊕	-	+++	+	+
希氏沙门菌	⊕	-	+	+	+
猪霍乱沙门菌	⊕	-	+/-	+	+
伤寒沙门菌	+	-	-/+	-	+
肠炎沙门菌	⊕	-	+++	-	+

注:+阳性或产酸;⊕产酸产气;-阴性。

(四) 抗原构造

沙门菌属细菌抗原主要有O和H两种抗原,少数菌中尚有一种表面抗原,功能上与大肠杆菌K抗原类似,一般认为它与毒力有关,故称Vi抗原。

1. 菌体抗原(O抗原)

细胞壁脂多糖成分,性质较稳定,可耐受100℃ 2h。本菌O抗原至少有58种,以阿拉伯数字顺序排列,现已排至67(其中9种被删除)。每个沙门菌的血清型含一种或多种O抗原。凡含有相同抗原组分的归为一个组,引起人类疾病的沙门菌大多数在A~E组。O抗原刺激机体产生 IgM 抗体。

2. 鞭毛抗原(H 抗原)

化学本质为蛋白质,性质不稳定,60 ℃ 30 min 即被破坏。细菌经甲醛杀死后,仍保留 H 抗原,H 抗原与相应免疫血清混合时,可出现絮状凝集。H 抗原刺激机体主要产生 IgG 抗体。沙门菌 H 抗原分第Ⅰ相和第Ⅱ相两种。第Ⅰ相特异性高,又称特异相,以 a,b,c…表示;第Ⅱ相特异性低,为多种沙门菌共有,故亦称非特异相,以 1,2,3…表示。同时有第Ⅰ相和第Ⅱ相 H 抗原的菌株称双相菌,仅有一种相者为单相菌。每一组沙门菌根据 H 抗原不同,可进一步将组内沙门菌分成不同菌型。

3. 表面抗原(Vi 抗原)

包绕于 O 抗原外的一种表面抗原,存在于新分离的伤寒沙门菌和丙型伤寒沙门菌,人工培养后易消失。Vi 抗原不耐热,60 ℃ 加热被破坏。免疫原性弱,刺激机体产生的抗体效价低,体内有该菌存在时才有抗体产生,细菌消失抗体也消失,故可作为伤寒沙门菌带菌者检测指标。

常见沙门菌的抗原成分见表 15-5。

表 15-5 常见沙门菌的抗原组成

组别	菌名	O 抗原	H 抗原	
			第Ⅰ相	第Ⅱ相
A 组	甲型副伤寒沙门菌(*S. paratyphi*)	1,2,12	a	—
B 组	肖氏沙门菌(*S. Schottmuelleri*)	1,4,5,12	b	1,2
	鼠伤寒沙门菌(*S. Typhimurium*)	1,4,5,12	i	1,2
C 组	希氏沙门菌(*S. Hirschfeldii*)	6,7,Vi	c	1,5
	猪霍乱沙门菌(*S. Cholerae-suis*)	6,7	c	1,5
D 组	伤寒沙门菌(*S. Typhi*)	9,12,Vi	d	—
	肠炎沙门菌(*S. Enteritidis*)	1,9,12	g,m	—

(五)抵抗力

本属细菌对光、热、干燥及化学消毒剂的抵抗力较弱,加热 60 ℃ 30 min 死亡。在污染的水及土壤中,可生存数日到数月。

二、致病性

(一)致病物质

沙门菌有较强的内毒素,并有一定的侵袭力。个别菌尚能产生肠毒素。

1. 侵袭力

沙门菌有毒株可侵袭小肠黏膜,细菌先侵入小肠末端位于派伊尔淋巴结的 M 细胞并在其中生长繁殖。M 细胞主要功能是输送外源性抗原至其下方的巨噬细胞供吞噬和清除。具体过程是细菌先黏附至 M 细胞表面,引发细胞肌动蛋白重排、内在化,沙门菌在吞噬小泡内生长繁殖,导致宿主细胞死亡,细菌扩散并进入毗邻细胞淋巴组织。伤寒沙门菌和希氏沙门菌在宿主体内可形成 Vi 抗原。该抗原有微荚膜功能,能抵抗吞噬细胞吞噬和杀伤,并抑制抗体、补体的杀菌作用。

2. 内毒素

沙门菌死亡崩解后释放内毒素,可引起机体体温升高、白细胞下降,大剂量时导致中毒症状和休克。这些与内毒素激活补体替代途径产生 C3a、C5a 及诱发免疫细胞分泌 TNT-α、IL-1、IFN-γ 等细胞因子有关。

3. 肠毒素

个别沙门菌如鼠伤寒沙门菌可产生肠毒素,其性质类似 ETEC 产生的肠毒素。

(二) 所致疾病

只对人类致病的仅有引起伤寒和副伤寒的沙门菌。有不少沙门菌是人畜共患病的病原菌。动物宿主范围广泛。家畜有猪、牛、马、羊、猫、狗等,家禽有鸡、鸭等,野生动物如狮、熊、鼠类,以及冷血动物、软体动物、环形动物、节肢动物等均可带菌。人类因食用患病或带菌动物的肉、乳、蛋或被病鼠尿污染的食物等而罹患。

人类沙门菌感染有以下 4 种类型:

1. 肠热症

包括伤寒沙门菌引起的伤寒,以及甲型副伤寒沙门菌、肖氏沙门菌(原称乙型副伤寒沙门菌)、希氏沙门菌引起的副伤寒。伤寒和副伤寒的致病机制和临床症状基本相似,但副伤寒病情较轻,病程较短。沙门菌为胞内寄生菌,被巨噬细胞吞噬后,由耐酸应答基因(acid tolerance response gene)介导使细菌在吞噬体的酸性环境中生存繁殖,同时细菌产生过氧化氢酶和超氧化物歧化酶保护细菌免受胞内杀菌机制损伤。部分沙门菌通过淋巴液到达肠系膜淋巴结大量繁殖后,经胸导管入血引起第一次菌血症,病人出现发热、不适、全身疼痛等前驱症状。细菌随血流进入肝、脾、肾、胆囊等器官并在其中繁殖后,再次入血造成第二次菌血症。此时症状明显,持续高热,出现相对缓脉、肝脾肿大,全身中毒症状显著,皮肤出现玫瑰疹,外周血白细胞明显下降。胆囊中细菌通过胆汁进入肠道,一部分随粪便排出体外,另一部分再次侵入肠壁淋巴组织,使已致敏的组织发生超敏反应,导致局部坏死和溃疡,严重者可出现出血或肠穿孔等并发症。肾脏中的病菌可随尿排出。以上病变在疾病第 2~3 周出现。若无并发症,自第 3~4 周后病情开始好转。

2. 胃肠炎(食物中毒)

是最常见的沙门菌感染,约占 70%。因摄入大量($>10^6$)鼠伤寒沙门菌、猪霍乱沙门菌、肠炎沙门菌等引起。潜伏期 6~24 h。起病急,主要症状为发热、恶心、呕吐、腹痛、水样泻,偶有黏液或脓性腹泻。严重者伴迅速脱水,可导致休克、肾功能衰竭而死亡,大多发生在婴儿、老人及身体衰弱者中。一般沙门菌胃肠炎多在 2~3 天自愈。

3. 败血症

多见于儿童和免疫力低下的成人。病菌以猪霍乱沙门菌、希氏沙门菌、鼠伤寒沙门菌、肠炎沙门菌等常见。败血症症状严重,有高热、寒战、厌食和贫血等。细菌可随血流导致脑膜炎、骨髓炎、胆囊炎、心内膜炎等发生,但肠道症状较少见。

4. 无症状带菌者

约 1%~5% 伤寒或副伤寒患者,于症状消失后 1 年内仍可在其粪便中检出相应沙门菌。这些菌留在胆囊中,有时也可在尿道中,成为人类伤寒及副伤寒病原菌的储存场所和重要传染源。年龄和性别与无症状带菌关系密切。20岁以下,无症状带菌率常小于1%;50岁以上者,可达10%以上。女性转变为无症状带菌状态是男性的2倍。其他沙门菌的带菌者少见,不到1%,故在人类感染中不是主要传染源。

三、免疫性

沙门菌侵入宿主后,主要在细胞内生长繁殖,因而T细胞介导的特异性细胞免疫是主要防御机制。在致病过程中,沙门菌亦有存在于血流和细胞外的阶段,故B细胞介导的特异性体液免疫也有辅助杀菌作用。胃肠炎的恢复与肠道局部生成sIgA有关。

四、微生物学检查法

(一) 标本采集

肠热症因病程不同采取不同标本。第1周取外周血,第2周起取粪便,第3周起取尿液,第1~3周均可取骨髓液。胃肠炎取粪便、呕吐物和可疑食物。败血症取血液。

(二) 分离培养和鉴定

血液和骨髓液需先增菌,然后接种肠道鉴别选择培养基;粪便和经离心的尿沉淀物等直接接种于SS(Salmonella-Shigella)选择培养基或其他肠道鉴别培养基。37℃孵育24 h后,挑取无色半透明的乳糖不发酵菌落接种至双糖或三糖铁培养基。若疑为沙门菌,继续做系列生化反应,并用沙门菌多价抗血清做玻片凝集试验予以确定。

免疫学方法可采用SPA协同凝集试验、对流免疫电泳、胶乳凝集试验和ELISA法等,可快速早期诊断粪便、血清或尿液中的沙门菌可溶性抗原。

分子生物学技术也可用于沙门菌感染检测。基因探针检出标本中的伤寒沙门菌量需1000个;而PCR法对10个伤寒沙门菌就可检出,灵敏度更高。

在流行病学调查和传染源追踪中,Vi噬菌体分型是一种常用方法。标准Vi噬菌体有33个型,其特异性比血清学分型更为专一。

(三) 血清学诊断

肠热症由伤寒沙门菌和甲型副伤寒沙门菌、肖氏沙门菌、希氏沙门菌所引起,病程长。因目前抗生素使用普遍,肠热症症状通常不典型,临床标本病原菌阳性分离率低,故血清学试验仍有协助诊断意义。用于肠热症的血清学试验有肥达(Widal)试验、间接血凝法、ELISA法等,其中肥达试验仍较普及。

肥达试验是用已知伤寒沙门菌菌体(O)抗原和鞭毛(H)抗原,以及引起副伤寒的甲型副伤寒、肖氏沙门菌和希氏沙门菌H抗原的诊断菌液与受检血清做试管或微孔板凝集试验,测定受检血清中有无相应抗体及其效价的试验。肥达试验结果须结合临床表现、病程、病史及地区流行病学情况解释。

1. 正常值

正常人因沙门菌隐性感染或预防接种,血清中可有一定量的有关抗体,且其效价随地区有差异。一般伤寒沙门菌O凝集效价小于1:80,H凝集效价小于1:160,副伤寒沙门菌H凝集效价小于1:80。只有当结果大于或等于上述相应数值方有诊断价值。

2. 动态观察

有时单次效价增高不能明确诊断定论，可在病程中逐周复查。效价逐次递增或恢复期效价比初次≥4倍者始有意义。

3. O抗体与H抗体的诊断意义

患伤寒或副伤寒后，O抗体与H抗体在体内的消长情况不同。IgM类O抗体出现较早，持续约半年，消退后不易受非伤寒沙门菌等病原体的非特异刺激而重现。IgG类H抗体出现较晚，持续时间长达数年，消失后易受非特异性病原刺激可短暂重新出现。因此，O、H凝集效价均超过正常值，则肠热症可能性大；如两者均低，患病可能性小；若O不高H高，可能是预防接种或非特异性回忆反应；如O高H不高，可能是感染早期或与伤寒沙门菌O抗原有交叉反应的其他沙门菌（如肠炎沙门菌）感染。

4. 其他

有少数病例，在整个病程中，肥达试验始终在正常范围内，其原因可能由于早期使用抗生素治疗或患者免疫功能低下等所致，对此类人群，要注意检测结果假阴性。

（四）伤寒带菌者的检出

采取可疑者粪便、肛拭、胆汁或尿液，分离出病原菌是金标准，但检出率不高。一般可先用血清学方法检测可疑者血清Vi抗体效价，若≥1∶10，再反复取粪便等标本分离培养，以确定是否为伤寒带菌者。

五、防治原则

加强一般的预防措施，搞好卫生，注意灭蝇，加强对饮水、食品的卫生监督管理，切断传播途径。及时发现、早期隔离、及时治疗患者和带菌者，消灭传染源。对食品加工和饮食服务人员应定期检查健康，如发现带菌者应及时治疗，并调整工作。预防接种，增强机体免疫力。目前国际上的新一代疫苗是伤寒Vi荚膜多糖疫苗，该疫苗安全性好，且易于保存和运输，免疫效果强而持久，有效期至少三年。

预防沙门菌食物中毒，主要是加强畜产品的检疫工作和食品卫生管理。

治疗伤寒一般采用氯霉素、氨苄西林、阿莫西林、头孢菌素等。中药白花蛇舌草、穿心莲等也有效。中医对肠热症按卫气营血辨证施治，可用厚朴夏苓汤、竹叶石膏汤、清营汤、莲朴汤、藿香正气散等。近年来，沙门菌的多重耐药菌株出现，给临床治疗带来一定困难，目前使用的有效药物主要是环丙沙星。

第四节 其他菌属

一、克雷伯菌属

克雷伯菌属（*Klebsiella*）共有7个种，其中肺炎克雷伯菌（*K. pneumoniae*）、臭鼻克雷伯菌（*K. ozaenae*）、催娩克雷伯菌（*K. oxytoca*）与人类关系密切。其中，肺炎克雷伯菌肺炎亚种是最常见的分离菌种。

克雷伯菌属为革兰阴性短杆菌，常见端对端成对排列，无鞭毛，无芽胞，多数菌株有菌毛,有较厚荚膜。营养要求不高,普通培养基上生长的菌落大,呈黏液状,相互融合,以接种环挑之易拉成丝,有助于鉴别。根据荚膜抗原不同,将克雷伯菌属分成80多个型。肺炎克雷伯菌属3及12型,其中12型对小鼠有高度致病力。

肺炎克雷伯菌是本属中最重要的致病菌,50%健康人体的呼吸道和粪便中可分离出此菌。细菌性肺炎病例中有1%是由肺炎克雷伯菌引起的。

肺炎克雷伯菌肺炎亚种存在于正常人肠道、呼吸道及水和谷物中,是目前除大肠埃希菌外医源性感染中最重要的条件致病菌。机体免疫力下降、使用免疫抑制剂或长期大量使用抗生素导致菌群失调时,可引起多种感染。糖尿病和恶性肿瘤患者、全身麻醉者、年老体弱者和婴幼儿等为易感人群。临床表现常见有肺炎、支气管炎、泌尿道和创伤感染及腹泻,有时也引起严重败血症、脑膜炎、腹膜炎等。

二、变形杆菌属

变形杆菌属(*Proteus*)在自然界中分布广泛,土壤、污水、垃圾中均有存在,是肠道正常菌群,一般不致病。革兰阴性杆菌。无荚膜,有菌毛,周身鞭毛,运动活泼。营养要求不高,固体培养基中呈迁徙状生长,形成以菌接种部位为中心的同心圆状、厚薄交替的层层菌苔。如果在培养基中加入少量苯酚,使鞭毛抑制,这种迁徙现象消失。本菌的重要特征是具有尿素酶,可与沙门菌属相鉴别。不发酵乳糖。

本菌中某些特殊菌株,如 OX_{19}、OX_2、OXk 的菌体抗原与某些立克次体有共同抗原成分,故可利用变形杆菌代替立克次体抗原与患者血清进行交叉凝集反应,称为外斐试验(Weil-Felix test),可用于立克次体病的辅助诊断。

变形杆菌中的奇异变形杆菌和普通变形杆菌与人类疾病相关,离开肠道可引起人的原发及继发感染。变形杆菌运动能力强,有利于侵袭泌尿系统,是仅次于大肠埃希菌的泌尿道感染主要病原菌。变形杆菌含有尿素酶可分解尿素产氨,使尿液pH升高,有利细菌生长;这种碱性环境亦可促进肾结石、膀胱结石形成。除此以外,变形杆菌亦可引起败血症、脑膜炎、腹膜炎和食物中毒等疾病。

三、摩根菌属

摩根菌属(*Morganella*)仅有两个亚种,即摩根菌属摩根亚种(M. morganii ssp morganni)和摩根菌属西伯尼亚种(M. morganii ssp siboniii)。摩根菌形态、染色和生化反应与变形杆菌相似,但生长无迁徙现象。枸橼酸盐阴性,硫化氢阴性和鸟氨酸脱羧酶阳性。发酵葡萄糖,产酸产气。分解尿素,吲哚阳性,液化明胶。

摩根菌摩根亚种可致住院患者和免疫力低下者引起化脓性感染,其中以泌尿道感染多见;亦可引起伤口感染及腹泻。

四、枸橼酸杆菌属

枸橼酸杆菌属(*Citrobacter*)为革兰阴性杆菌。周身鞭毛,无芽胞,无荚膜。营养要求不高。可利用枸橼酸盐。分解乳糖(或缓慢分解)。硫化氢阳性。其O抗原与沙门菌和大肠埃希菌常有交叉。

枸橼酸杆菌广泛存在于自然界,是人和动物肠道的正常菌群,也是条件致病菌。可引起胃肠道感染、新生儿脑膜炎和败血症等。有时枸橼酸杆菌可与产黑色素类杆菌等革兰阴性无芽胞厌氧菌合并感染。

五、肠杆菌属

肠杆菌属（*Enterobacter*）为革兰阴性杆菌，周身鞭毛，无芽胞，部分菌株有荚膜。营养要求不高。发酵甘露醇、乳糖、蔗糖，能利用枸橼酸盐及醋酸盐为碳源，甲基红试验阴性，VP反应阴性，不形成吲哚，不产生硫化氢。

本属细菌是肠杆菌科中最常见的环境菌群，但不是肠道常居菌群，为条件致病菌，很少引起原发感染。产气肠杆菌和阴沟肠杆菌常可从临床标本中分离出，在机体免疫功能低下时，可导致败血症、泌尿道感染或脑膜炎，一般不引起腹泻。肠杆菌属亦可引起医源性感染。

六、沙雷菌属

沙雷菌属（*Serratia*）有6个种和1个群，革兰阴性短小杆菌。周身鞭毛，无芽胞，部分菌株有荚膜。广泛存在于土壤、水、垃圾和污染食品中。代表菌株为黏质沙雷菌（*S. marcescens*），是细菌中最小者，大小为 $0.5\mu m \times (0.5 \sim 1)\mu m$。

沙雷菌可自土壤、水、人和动物粪便中分离到，一般不致病。近年发现黏质沙雷菌可引起医院内二重感染，特别是对新生儿、年老衰弱等免疫功能低下者，可引起肺炎、败血症、心内膜炎、泌尿道感染、创伤感染等疾患，一般通过拔牙、医务人员的手等方式传播。泌尿道和呼吸道是重要的储菌部位。致病机制主要有菌毛血凝素、肠杆菌素和产气菌素介导的铁摄取系统、胞外酶和志贺毒素等。

（吕杰）

第十六章 弧 菌 属

弧菌属（Vibrio）细菌是一大群菌体短小、弯曲成弧形的革兰阴性菌，自然界中分布广泛，以水体中最为多见。该菌属目前分为56个种，其中至少有12个种与人类疾病有关，以霍乱弧菌、副溶血性弧菌最重要。

第一节 霍 乱 弧 菌

霍乱弧菌（Vibrio cholerae）是霍乱病原体。霍乱是一种古老的烈性肠道传染病，该病起源于印度，自1817年以来，曾发生过7次世界范围内的大流行，前6次由古典生物型引起，第7次由埃尔托生物型引起，这7次流行病原菌均属O1群霍乱弧菌。但1992年，在印度、孟加拉发现了非O1群即O139群霍乱弧菌的感染，并很快引起流行，疫情快速蔓延至亚洲其他地区，我国亦涉及12个省、自治区，引起了世界各国高度重视。

一、生物学性状

（一）形态与染色

霍乱弧菌菌体长约 $0.8\sim3\,\mu m$，宽约 $0.5\sim1.5\,\mu m$，临床新分离株形态典型，革兰染色阴性，呈弧形或逗点状（图16-1），但实验室人工培养后，细菌呈短杆状与肠道杆菌形似。菌体一端有一根单鞭毛，运动非常活泼，若取病人米泔水样便或培养物悬滴观察，镜下可见细菌平行排列如鱼群样，呈穿梭样或流星状运动。无芽胞，有些菌株（包括O139群）有荚膜，有菌毛。

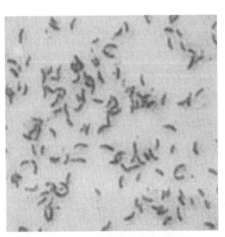

图16-1 霍乱弧菌革兰染色结果

(二)培养特性

兼性厌氧菌,营养要求不高,普通培养基上生长良好,形成圆形、凸起的光滑型菌落。生长繁殖的温度范围为 18~37 ℃,故可在外环境中生存。耐碱不耐酸,在 pH 8.8~9.0 的碱性蛋白胨水或碱性琼脂平板生长良好,因其他细菌在此 pH 环境中不易生长,故初次分离霍乱弧菌常以碱性蛋白胨水增菌,培养 6~8 h 可形成菌膜。TCBS(thiosulfate-citrate-bile-sucrose,TCBS)培养基上菌落呈黄色,培养基为暗绿色。霍乱弧菌可在无盐培养基上生长,而其他致病性弧菌不能。

(三)生化反应

可发酵葡萄糖、蔗糖及甘露醇,产酸不产气,不分解阿拉伯糖。硝酸盐还原试验阳性,吲哚试验阳性,氧化酶阳性。

(四)抗原结构与分型

霍乱弧菌有耐热的菌体(O)抗原和不耐热的鞭毛(H)抗原。H 抗原无特异性。根据 O 抗原不同,弧菌属有 200 多个血清群,其中 O1 群、O139 群引起霍乱,其余血清群分布于地面水体中,可引起人类胃肠炎等疾病,但与霍乱流行无关。O1 群霍乱弧菌根据其菌体抗原由 3 种抗原因子 A、B、C 组成的不同,又可分为小川型、稻叶型和彦岛型(表 16-1)。

表 16-1 O1 群霍乱弧菌三种血清型抗原组成及比较

血清型(抗原组分)	O1 多克隆抗体	O1 单克隆抗体			出现频率	流行情况
		A	B	C		
小川型(AB)	+	+	+	−	常见	是
稻叶型(AC)	+	+	−	+	常见	是
彦岛型(ABC)	+	+	+	+	少见	否

O1 群霍乱弧菌每一个血清型又可分为 2 个生物型:古典生物型(classical biotype)和 EL Tor 生物型(EL Tor biotype)。O1 群霍乱弧菌两个生物型特性鉴别的比较见表 16-2。

表 16-2 O1 群霍乱弧菌两个生物型特性鉴别比较

特性鉴别	古典生物型	EL Tor 生物型
V-P 试验	+	−/+
多黏菌素 B 敏感试验	+	−/+
鸡红细胞凝集试验	−/+	+
第Ⅳ组霍乱弧菌噬菌体裂解试验	−	+/−
1%绵羊红细胞溶解试验	−	+/−

O139 群霍乱弧菌在抗原性方面与 O1 群间无交叉,但与 O22 及 O155 等群有抗原交叉。O139 群在核糖型、限制性酶切电泳图谱、外膜蛋白及毒力基因等方面与 O1 群相似。

(五)抵抗力

霍乱弧菌对热及一般消毒剂敏感,55 ℃作用 10 min 或 100 ℃煮沸 1~2 min 可被灭活。耐碱不耐酸,正常胃酸条件下仅存活约 4 min。EL Tor 生物型及非 O1 群霍乱弧菌在外环境中的生存力强于古典生物型,水体中可存活 1~3 周,甚至可越冬。对氯敏感,0.5 mg/L 氯 15 min 可杀死霍乱弧菌。以 1∶4 比例加漂白粉处理霍乱病人排泄物或呕吐物,1 h 可达到消毒目的。对大部分抗生素敏感,对中药黄连、大蒜等亦有一定敏感性。

二、致病性

(一)致病物质

1. 菌毛、鞭毛及其他毒力因子

霍乱弧菌进入机体到达肠黏膜后,依靠尾部单鞭毛的运动,穿过小肠黏膜表面黏液层接近肠壁上皮细胞;有毒菌株还可产生黏液素酶,有助于细菌穿过肠表面黏液层。细菌首先通过普通菌毛黏附定植于小肠后方可致病。O139 群除上述致病物质外,尚存在荚膜多糖及特殊 LPS 毒性决定簇,可有利于细菌抵抗血清中杀菌物质损伤和在肠黏膜上的黏附定植。

2. 霍乱肠毒素

为霍乱弧菌主要致病物质,外毒素,胰蛋白酶抗性强,是目前已知最为强烈的致腹泻毒素。霍乱肠毒素由一个 A 亚单位及 5 个相同的 B 亚单位通过非共价键连接组成。A 亚单位为毒性中心,由 A1 和 A2 两个组分通过二硫键相连构成,抗原性较弱,无细胞结合能力。B 亚单位为结合部位,无毒性,抗原性较强,与小肠黏膜上皮细胞 GM1 神经节苷脂受体结合后,插入宿主细胞膜,形成亲水性穿膜通道,介导 A 亚单位进入细胞内。A 亚单位进入胞质后,先经蛋白酶作用裂解为 A1 和 A2 两条多肽,方可发挥毒性作用。A1 多肽链为 A 亚单位真正的毒性中心,其可作为腺苷二磷酸核糖基转移酶使 NAD(辅酶Ⅰ)上的腺苷二磷酸核糖转移至 G 蛋白,称为 Gs,Gs 再进一步诱导腺苷酸环化酶活化使细胞内 ATP 分解产生 cAMP,导致小肠黏膜上皮细胞内 cAMP 水平升高,可使细胞主动分泌水和 Na^+、K^+、HCO_3^-,对 Na^+ 和 CL 的再吸收受抑,从而导致严重的腹泻和呕吐。A2 多肽链的作用在于可促进 A 亚单位与 B 亚单位的稳定结合,并协助 A1 多肽链对细胞的损伤。

3. 内毒素

可诱导内源性致热原产生,引起发热等反应。

(二)所致疾病

引起烈性肠道传染病——霍乱,因在我国甲类法定传染病中排列第 2 位,所以在我国又称"二号病"。自然情况下,人类是霍乱弧菌唯一易感者,患者和带菌者为传染源,传播途径主要是通过污染的水源或食物经口摄入感染,人与人之间的直接传播不多见。正常胃酸条件下,感染细菌数量达到 10^8 个方可致病,但在胃酸分泌低下时,10^3~10^5 个细菌即可感染发病。细菌到达小肠黏膜表面后,黏附于肠黏膜表面,生长繁殖产生霍乱肠毒素致病,细菌不进入细胞和血液,肠黏膜表面无明显病变或仅有轻微炎症反应。

霍乱典型患者临床表现多发病急骤,一般在细菌感染后 2~3 天内突然出现剧烈腹泻和呕吐,疾病最严重时,每小时失水量可达 1 L,排出"米泔水"样粪便。由于机体短时间内大量

水分和电解质丧失,可导致严重脱水、代谢性酸中毒、低碱血症、低血容量性休克、心律不齐及肾衰竭等,如未及时补液处理,患者死亡率可高达60%,但及时补充水分和电解质后,死亡率可小于1%。O139群霍乱弧菌感染比O1群严重,患者临床表现为严重脱水和高死亡率,成人病例高于70%;O1群感染可从无症状或轻微腹泻至严重的致死性腹泻,古典生物型临床疾病严重程度重于EL Tor生物型,且O1群流行高峰期间,儿童患者比例高于成人,可高达60%。

患者痊愈后,少数人群可短期带菌,但一般不超过2周,个别EL Tor生物型感染病例可携菌长达数月或数年,要注意此类人群成为潜在感染源的危险。病菌在体内主要存在于胆囊中。

三、免疫性

霍乱病人痊愈后,机体可获得牢固免疫力,再次感染少见。血液及肠腔中可出现保护性抗毒素抗体和抗菌抗体,抗毒素抗体主要针对霍乱肠毒素B亚单位,抗菌抗体主要针对O抗原。肠腔中sIgA可凝集肠黏膜表面细菌,使其失去动力;亦可与普通菌毛等黏附因子结合,阻止细菌定植于肠黏膜上皮细胞;还可与肠毒素B亚单位结合,阻断肠毒素与小肠上皮细胞受体的结合。肠道局部黏膜表面免疫是机体抗霍乱保护性免疫的基础。

四、微生物学检查

霍乱是烈性肠道传染病,对首例患者的快速、准确诊断,并及时报告疫情报告对控制疾病暴发流行有重要意义。

(一)标本

无菌取可疑患者粪便、肛拭子、呕吐物,流行病学调查取水样便。由于霍乱弧菌不耐酸和干燥,为避免粪便发酵产酸使细菌死亡,标本应及时培养或以Cary-Blair保存液运输送检。

(二)直接镜检

标本涂片革兰染色,镜下可见革兰阴性弧菌,悬滴法可见大量细菌排列成鱼群样、穿梭样运动,制动试验阳性,有诊断价值。

(三)分离培养

标本先接种碱性蛋白胨水增菌,37℃孵育6~8 h后直接镜检,然后分离培养。常用选择性培养基为TCBS平板,霍乱弧菌生长后因分解培养基中蔗糖而呈黄色菌落。挑取可疑菌落进行生化反应并与O1群多价和单价血清、O139群血清做玻片凝集试验,以确定血清群别及生物型。

五、防治原则

改善社区环境,加强水源管理;培养良好个人卫生习惯,不生食贝壳类海产品等是预防霍乱弧菌感染和流行的重要措施。

霍乱治疗原则为严格隔离,对症处理,迅速补充水分和电解质,预防大量失水导致的低血容量性休克和酸中毒是治疗关键;同时辅以抗菌治疗,可有利于加速体内细菌清除,减少外毒素产生,常用抗生素有四环素、多西环素、呋喃唑酮、氯霉素和复方 SMZ-TMP 等。但近年来发现有多重耐药菌株出现,且 O139 群耐药性强于 O1 群,给临床治疗带来一定困难。

肌肉注射 O1 群霍乱弧菌死疫苗,保护率为 50%~70%。目前正在研制抗原性强、保护效力高的疫苗,霍乱疫苗研发已转向口服疫苗方向,如 O1 群的 B 亚单位－全菌灭活口服疫苗、基因工程减毒活疫苗等。O139 群目前尚无预防性疫苗,候选菌苗正在研制中。有学者考虑是否可研发包括预防 O1 群和 O139 群霍乱弧菌的二价疫苗。

第二节　副溶血性弧菌

副溶血性弧菌(*Vibrio. parahaemolyticus*)于 1950 年在日本一次暴发性食物中毒中被分离发现。该菌存在于近海海水、沉积物、鱼类、贝壳等海产品中。根据菌体 O 抗原不同,可分为 13 个血清群。主要引起食物中毒,以日本、东南亚、我国台北地区及美国多见,也是我国沿海地区食物中毒的一种常见病原菌。

一、生物学性状

该菌与霍乱弧菌最显著的差别是嗜盐性,在培养基中加入 35 g/L 的 NaCl 生长最适宜,无盐不生长,盐浓度高于 80 g/L 亦不生长。在盐浓度不适宜的培养基中,细菌呈长杆状或球杆状等多形性。不耐热,90 ℃作用 30 min 被杀灭;不耐酸,1%醋酸或 50%食醋 1 min 死亡。

副溶血性弧菌在普通血平板上不溶血或有 α 溶血。致病菌株在含高盐(7%)的人 O 型血或兔血及以 D-甘露醇为碳源的我妻(Wagatsuma)琼脂平板上可产生 β 溶血,称为神奈川现象(Kanagawa phenomenon,KP)。KP$^+$ 菌株为毒力菌株。

二、致病性

副溶血性弧菌生活在海水、海产品(海鱼、梭子蟹、海瓜子等)及腌制食品中,人因吃下含有此菌的食物(主要是海产品)引起发病,是食物中毒常见的一种病原菌。引起食物中毒的确切致病机制尚未完全清楚。已确定 KP$^+$ 菌株为致病菌株。细菌黏附于肠黏膜表面,生长繁殖产生耐热直接溶血素(thermostable direct hemolysin,TDH)和耐热相关溶血素(thermostable related hemolysin,TRH)两种致病因子。TDH 是一种肠毒素,可通过增加肠上皮细胞内钙离子浓度而引起氯离子分泌,动物试验显示亦有细胞毒和心脏毒两种作用。TRH 基因与 TDH 同源性为 68%,生物学活性与 TDH 类似。

该菌引起的食物中毒常年均可发生,通常通过烹饪不当的海产品或盐腌制品传播,因食物容器或砧板生熟不分污染本菌后,也可发生食物中毒。潜伏期 5~72 h,最短仅 1 h,平均 24 h。症状可从自限性腹泻至中度霍乱样腹泻,临床表现为腹痛、腹泻、低热,水样或糊状粪便,少数可出现血水样便或脓血黏液便,病程一般 5~7 天。病后免疫力不强,难以防止再感染。该菌也可引起浅表创伤感染、败血症等。

三、实验室诊断与防治

标本采集患者粪便、肛拭子或可疑残余食物,接种于 SS 平板或嗜盐选择性平板,37 ℃分离培养,若出现可疑菌落,进一步做嗜盐性试验及生化反应,最后诊断血清进行鉴定。快速诊断可采用基因探针杂交及 PCR 等分子生物学方法,也可从可疑剩余食物或患者腹泻标本中检测耐热毒素基因。

治疗方面,腹泻严重患者需输液并补充电解质,抗生素一般选用庆大霉素或复方 SMZ-TMP。

(吕杰)

第十七章 厌氧性细菌

厌氧性细菌（Anaerobic bacteria）是一大群生长和代谢不需要氧气,利用发酵而获取能量的细菌。根据能否形成芽胞,可将厌氧性细菌分为两大类:厌氧芽胞梭菌属和无芽胞厌氧菌。厌氧芽胞梭菌属（Clostridium）有芽胞,抵抗力强,在自然界（水、土等）、动物及人体肠道中广泛存在,且能长期耐受恶劣的环境条件,一旦条件适宜,可出芽繁殖,产生外毒素和侵袭性酶,引起疾病。能引起人类疾病的厌氧芽胞梭菌主要有破伤风梭菌、产气荚膜梭菌和肉毒梭菌。无芽胞厌氧菌是人体的正常菌群,可与需氧菌、兼性厌氧菌共同存在于口腔、肠道、上呼吸道、泌尿生殖道。

第一节 破伤风梭菌

破伤风梭菌（C. tetani）是破伤风的病原菌,大量存在于人和动物的肠道中,常由粪便污染土壤。当机体受到外伤并被污染时,或分娩时用不洁器械剪断脐带,本菌可从伤口侵入,在局部生长繁殖释放外毒素,导致肌肉强直性痉挛、抽搐,病人可因呼吸衰竭或窒息而死。死亡率较高。

一、生物学性状

（一）形态与结构

革兰染色阳性,菌体细长,有周鞭毛。芽胞呈正圆形,比菌体粗,位于菌体顶端,使细菌呈鼓槌状,为本菌典型特征（图17-1）。

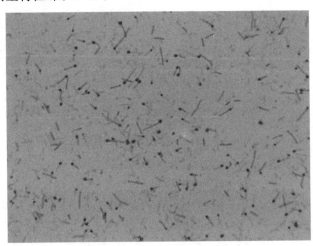

图 17-1　破伤风梭菌（芽胞染色,×1000）

第十七章 厌氧性细菌

（二）培养特性

严格厌氧,代谢不活跃,不分解糖类、蛋白质。在血平板上37℃培养48 h后呈羽毛状菌落,伴β溶血。

（三）抵抗力

破伤风梭菌芽胞抵抗力强,在干燥的土壤和尘埃中可存活数十年,100℃下1 h才被杀死。繁殖体对青霉素敏感。

二、致病性与免疫性

（一）致病条件

该菌由伤口侵入人体,其致病的重要条件是伤口局部具备厌氧条件:伤口窄而深(如刺伤),有泥土或异物污染;大面积烧伤、创伤,坏死组织多,局部组织缺血;同时有需氧菌或兼性厌氧菌混合感染的伤口,均易造成厌氧微环境。

（二）致病机制

破伤风梭菌主要依赖于产生的外毒素致病。一种是破伤风溶血毒素(tetanolysin),对氧敏感,其生物学活性和功能与链球菌溶血素O相类似,但在破伤风中致病机制尚不明确。另一种是破伤风痉挛毒素(tetanospasmin),是引起破伤风的主要致病物质。

破伤风痉挛毒素为神经毒素,毒性极强,对人致死量小于1 μg。其化学本质为蛋白质,不耐热,65℃下30 min即可被破坏。易感细胞为脊髓前角细胞和脑干神经细胞。

细菌最初合成的毒素为一条分子量约150 kDa的多肽,当其释出菌体时,被细菌蛋白酶裂解为50 kDa的轻链和100 kDa的重链,两条链通过二硫键相连接。其中轻链为毒性部分,重链具有结合神经细胞和转运毒素分子的作用。重链通过其羧基端识别神经肌肉结点处运动神经元外胞质膜上的受体并与之结合,促使毒素进入细胞内的由细胞膜组分构成的小泡中。小泡从外周神经末梢沿神经轴突逆行向上,到达运动神经元细胞体,通过跨突触运动,小泡从运动神经元进入传入神经末梢,从而进入中枢神经系统。然后通过重链氨基端的介导产生的膜转位使轻链进入胞质。轻链为一种锌内肽酶,可裂解储存有抑制性神经介质(γ-氨基丁酸、甘氨酸)小泡上的膜蛋白特异性肽键,使小泡膜蛋白发生改变,从而阻止抑制性神经介质的释放,干扰抑制性神经元的协调作用,使肌肉活动的兴奋与抑制失调,导致伸肌、曲肌同时强烈收缩,使骨骼肌出现强直性痉挛。

（三）所致疾病

引起破伤风,潜伏期为几天到几周,典型的临床表现为咀嚼肌痉挛造成的牙关紧闭、苦笑面容和持续性背部痉挛(角弓反张)等。

（四）免疫性

破伤风免疫属外毒素免疫,主要是抗毒素发挥中和作用。但破伤风痉挛毒素毒性强,极少量的毒素即可致病,尚不足以引起机体产生免疫应答,故患过破伤风恢复后,不会获得牢固免疫力。获得有效保护的途径是人工主动免疫。

三、微生物学检查

伤口直接涂片镜检和分离培养阳性率很低，故一般不进行病原学检查。根据典型的症状和病史即可做出诊断。

四、防治原则

（一）一般预防

对伤口及早进行清创扩创，防止形成厌氧微环境。

（二）特异性预防

对3~6个月的儿童，用含有百日咳疫苗、白喉类毒素和破伤风类毒素的百白破三联疫苗进行免疫接种。今后如有可能引发破伤风的外伤，立即再接种一针类毒素，血清中抗毒素滴度在几天内可迅速升高。对伤口污染严重而又未经过基础免疫者，可立即注射精制破伤风抗毒素（tetanus antitoxin，TAT）进行被动免疫作为紧急预防。同时，还可注射破伤风类毒素做主动免疫。

（三）特异性治疗

对已感染者，应早期、足量使用破伤风抗毒素。剂量为10万~20万单位，包括静脉滴注、肌内注射和伤口局部注射。无论是紧急预防还是治疗，注射前都必须先做皮肤试验测试有无超敏反应。必要时可用脱敏注射法或用人抗破伤风免疫球蛋白。抗菌治疗可采用四环素、红霉素等。

第二节　产气荚膜梭菌

产气荚膜梭菌（*C. perfrimgens*）是一种广泛分布于自然界以及人和动物肠道中的厌氧芽胞梭菌，是引起气性坏疽的主要病原菌，也可引起食物中毒。

一、生物学性状

（一）形态与染色

革兰阳性粗大杆菌，芽胞位于次极端，呈椭圆形，直径小于菌体（图17-2）。在体内一般不形成芽胞，在体外培养也很少形成芽胞，只有在无糖培养基中方可形成芽胞。在机体内可形成明显的荚膜。

（二）培养特性

厌氧，但不十分严格，20~50℃均可生长，37℃时分裂繁殖周期仅为8 min，常超出其他混合感染的细菌而占主导地位。在血琼脂平板上多数菌株可形成双层溶血环，内环是由θ

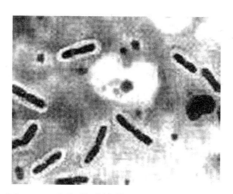

图 17-2 产气荚膜梭菌(革兰染色,×1000)

毒素引起的完全溶血,外环是由 α 毒素引起的不完全溶血。在蛋黄琼脂平板上,菌落周围出现乳白色浑浊圈,是由细菌产生的卵磷脂酶(α 毒素)分解蛋黄中卵磷脂所致。培养基中加入 α 毒素抗毒素,则不出现混浊。此现象称 Nagler 反应,为本菌的特点。

(三) 生化反应

代谢十分活跃,能分解多种糖类(如葡萄糖、乳糖、麦芽糖、蔗糖)产酸、产气。疱肉培养基中可分解肉渣中的糖类而产生大量的气体。在牛奶培养基内能分解乳糖产酸,使其中酪蛋白凝固;同时产生大量气体(H_2 和 CO_2),可将凝固的酪蛋白冲成蜂窝状,甚至将覆盖在培养基上的凡士林层冲到试管顶部,气势凶猛,称作"汹涌发酵"(stormy fermentation)。

(四) 分型

产气荚膜梭菌根据产生毒素种类的不同可分为 A、B、C、D、E 五型。对人致病的主要为 A 型,可引起气性坏疽和食物中毒。C 型中有些菌株引起坏死性肠炎。

二、致病性

(一) 致病物质

产气荚膜梭菌能产生十余种外毒素,主要毒素为 α 毒素、β 毒素、ε 毒素和 ι 毒素。其中 α 毒素毒性最强,其本质为卵磷脂酶,由 399 个氨基酸组成的多肽。α 毒素能分解细胞膜上的磷脂和蛋白质的复合物,造成血细胞和内皮细胞溶解,引起血管通透性增加,组织坏死,肝脏、心功能受损。有些菌株还能产生不耐热的肠毒素,可嵌入细胞膜,破坏细胞膜离子运输功能,改变膜通透性,进而引起腹泻。

(二) 所致疾病

1. 气性坏疽

该病多见于战伤和地震,也见于平时大面积创伤的工伤、车祸等。60%～80% 由 A 型引起。致病条件与破伤风梭菌相似。

气性坏疽潜伏期短,一般为 8～48 h。本菌侵袭力强,且能迅速繁殖而产生多种毒素及酶,损伤局部组织,发酵肌肉和组织中的糖类,产生大量气体,造成气肿;与此同时,血管通透性增加,水分渗出,局部水肿,挤压软组织和血管,影响血液供应,造成组织坏死。严重病例表现为组织胀痛剧烈，水气夹杂，触摸有捻发感，最后产生大块组织坏死，并有恶臭。毒素和组织坏死的毒性产物被吸收入血，引起毒血症、休克，死亡率高。

2. 食物中毒

主要由 A 型产气荚膜梭菌污染食物（多为肉类食品）而引起。潜伏期约 10 h，可出现腹痛、腹胀、水样腹泻，无恶心呕吐及发热。1~2 天后自愈。

3. 坏死性肠炎

由 C 型菌株污染食品所致。表现为肠麻痹坏死，死亡率较高。

（三）微生物学检查

因气性坏疽发展急剧，后果严重，故尽早诊断极为重要，可避免病人截肢或死亡。

① 直接涂片镜检 从深部创口取材直接涂片染色，镜检有荚膜的革兰阳性大杆菌，白细胞少且形态不典型，并伴有其他杂菌是气性坏疽标本涂片的三个特征。

② 分离培养 取坏死组织制成悬液，接种血平板、牛奶培养基或疱肉培养基，厌氧培养，观察生长情况，取培养物涂片镜检，并用生化反应鉴定。动物试验可取细菌培养液静脉注射小鼠，10 min 后处死，置 37 ℃经 5~8 h，如动物躯体膨胀，取肝或腹腔渗出液涂片镜检并分离培养。

（四）防治原则

及时清创，H_2O_2 冲洗、湿敷，破坏厌氧环境。严密隔离病人，所用器械、敷料彻底灭菌。对局部感染应尽早施行扩创手术，切除感染的坏死组织，必要时截肢，消除局部厌氧环境。大剂量使用青霉素等抗生素以杀灭病原菌和其他细菌。有条件可使用气性坏疽多价抗毒素和高压氧舱法治疗。

第三节 肉毒梭菌

肉毒梭菌（C. botulinum）主要存在于土壤及海洋沉淀物中，偶尔存在于动物粪便中，在厌氧环境下能产生毒性极强的肉毒毒素致病，常见的为肉毒中毒和婴儿肉毒病。

一、生物学性状

（一）形态结构

革兰阳性粗短杆菌，芽胞呈椭圆形，粗于菌体，位于次极端，使菌体呈汤匙状或网球拍状（图 17-3）。有鞭毛，无荚膜。

（二）培养和抵抗力

严格厌氧。对营养要求不高，可在普通琼脂平板上生长，能产生脂酶，可在卵黄培养基上菌落周围出现浑浊圈。肉毒毒素不耐热，煮沸 1 min 左右即可被破坏。对酸和蛋白酶有较强的抵抗力。芽胞耐热，在 100 ℃时至少需 3~5 h 才能被杀死。

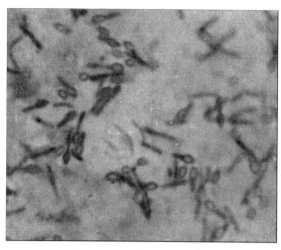

图17-3 肉毒梭菌(×1000)

二、致病性

(一) 致病物质

肉毒毒素是已知最剧烈的神经外毒素,毒性比氰化钾强1万倍。小鼠经腹腔注射,LD50为0.00625 ng,对人致死量为0.1 μg。肉毒毒素经胃肠道吸收入血后,作用于中枢神经系统的脑神经核和外周神经-肌肉神经接头处以及自主神经末梢,阻碍乙酰胆碱的释放,引起运动神经末梢功能失调,导致肌肉弛缓性麻痹。

(二) 所致疾病

1. 食物中毒

肉毒梭菌芽胞污染食品,未经彻底消毒,在厌氧条件下繁殖产生毒素,食前又未加热烹调而发生食物中毒。该病是单纯性毒素中毒,而非细菌污染。

肉毒毒素引起的食物中毒在全世界均有发现。引起该病的食物,国外以罐头、香肠、腊肠等肉制品为主;国内以新疆多见,主要以发酵豆制品(臭豆腐、豆瓣酱、豆豉等)为主,占80%以上,发酵面制品(甜面酱等)占10%左右。

肉毒中毒的临床表现与其他食物中毒不同,胃肠道症状较少,以运动神经末梢麻痹为主要表现。在整个病程中病人神智清楚并不发热。潜伏期短,先有一般的、不典型的乏力、头痛等症状,接着出现复视、斜视、眼睑下垂等眼肌麻痹症状,再是吞咽、咀嚼困难、口齿不清等咽部肌肉麻痹症状,进而膈肌麻痹、呼吸困难,直至呼吸停止而导致死亡。如及时给予支持疗法并控制呼吸系统的继发感染,死亡率可降低。

2. 创伤感染中毒

伤口被肉毒梭菌芽胞污染后,芽胞在局部的厌氧环境中发芽并繁殖产生肉毒毒素,吸收入血,导致机体致病。

3. 婴儿肉毒

1岁以下婴儿肠道内缺乏拮抗肉毒梭菌的正常菌群,食入被肉毒梭菌芽胞污染的食品

(如蜂蜜)后发生中毒。早期症状为便闭、吸吮、啼哭无力、眼睑下垂等。死亡率不高。

三、微生物学检查

(一)分离培养

因本菌形成芽胞,故可将剩余食物、呕吐物煮沸1h杀死杂菌后,再进行厌氧菌培养。由于本菌在自然界广泛存在,所以检出细菌并无诊断价值。但在婴儿粪便中检出,并证实可产生毒素,则意义较大。

(二)毒素检测

检测肉毒毒素,可将培养物滤液或食物悬液上清液注射至小鼠腹腔,同时设置加入肉毒毒素多价抗毒素的对照组,如对照组小鼠得到保护,表明有毒素存在。

四、防治原则

预防主要是加强食品管理和监督,进食前必须充分加热以破坏毒素。对可疑患者应及早根据症状做出诊断,迅速注射A、B、E三型多价抗毒素,同时加强护理并对症治疗。

第四节 无芽胞厌氧菌

无芽胞厌氧菌广泛存在于人和动物体内,是正常菌群中的优势菌群,在一定条件下可引起化脓性感染。临床常见的口腔、肠道、泌尿生殖道等处的感染中,约75%由无芽胞厌氧菌引起。

一、生物学性状

无芽胞厌氧菌包括革兰阳性和革兰阴性的球菌和杆菌,有30多个菌属,200余菌种。与人类疾病相关的主要有以下10个属:

(1)革兰阳性球菌 主要是消化链球菌属,常寄居于阴道。在临床厌氧菌分离株中约占20%~35%。大多为混合感染。

(2)革兰阳性杆菌 主要有丙酸杆菌属、真杆菌属、双歧杆菌属和放线菌属。在临床厌氧菌分离株中约占22%,以丙酸杆菌最为多见。

(3)革兰阴性球菌 以韦荣菌属为主,是咽喉部主要厌氧菌,可引起混合感染。

(4)革兰阴性杆菌 包括类杆菌属、普雷沃菌属、紫单胞菌属和梭杆菌属。其中类杆菌属中的脆弱类杆菌是临床上最常见的厌氧菌。

二、致病性

1. 致病条件

① 寄居部位改变;② 菌群失调;③ 机体免疫力降低;④ 局部形成厌氧微环境。

2. 感染特征

① 无特定病型,大多为化脓性感染,也可侵入血流形成败血症;② 内源性感染为主,感

染多呈慢性过程;③ 分泌物或脓液黏稠,有恶臭,有时有气体;④ 使用氨基糖苷类抗生素治疗无效;⑤ 脓液、血液等标本直接涂片可见细菌,但普通培养法无细菌生长。

3. 所致疾病

败血症、女性生殖道和盆腔感染、腹部感染、口腔感染、呼吸道感染和中枢神经系统感染等。

三、微生物学检查

无芽胞厌氧菌大多是人体正常菌群,标本采集应从感染中心处采集标本,并注意避免正常菌群的污染。本菌对氧敏感,标本采集后应立即放入厌氧标本收集瓶中,迅速送检。脓液或穿刺液可直接涂片镜检,观察细菌的形态特征、染色性及菌量,供判断结果时参考。

分离培养是证实无芽胞厌氧菌感染的关键方法。最常用的培养基是牛心脑浸液血平板,也可用硫乙醇酸钠培养基。接种标本最好在厌氧环境中进行(如厌氧手套箱等)。接种后置于37℃厌氧培养2~3天,如无细菌生长,继续培养至一周。挑取菌落接种2只血平板,分别置于有氧和无氧环境中培养。在两种环境中均能生长的是兼性厌氧菌,只能在厌氧环境中生长的是专性厌氧菌。获得纯培养后,再做菌种鉴定。

四、防治原则

清洗创面,去除坏死组织和异物,引流,保持局部良好的血液循环,预防局部出现厌氧微环境。正确选用抗生素。最好对临床分离株进行抗生素敏感性测定,以指导正确选用药物和治疗。

(马丽娜)

第十八章 分枝杆菌属

分枝杆菌属是一类细长略弯曲的杆菌,因繁殖时有分枝生长的趋势而得名。分枝杆菌一般不易着色,但加温或延长染色时间可着色,并能抵抗盐酸乙醇的脱色,故又称抗酸杆菌。本属细菌主要特点为细胞壁含大量脂质成分,与其染色性、抵抗力、致病性有关。本菌无鞭毛、无芽胞、无荚膜,不产生内、外毒素,主要依靠菌体成分致病。能引起人类疾病的分枝杆菌主要有结核分枝杆菌和麻风分枝杆菌;还有其他一些非典型分枝杆菌是机会致病菌,常感染艾滋病患者。

第一节 结核分枝杆菌

结核分枝杆菌($M.\ tuberculosis$)简称结核杆菌(Tubercle bacilli),是结核病的病原体。人体的所有组织和器官均可感染结核分枝杆菌而发病,其中以肺结核最常见。由于艾滋病的流行、人口流动增加以及结核分枝杆菌多重耐药菌株的出现,结核菌发病率有上升趋势。现全球有20亿结核分枝杆菌感染者,每年新增病例约800万,每年因结核病而死亡者高达300万人之多。我国是结核病负担最重的国家之一,仅次于印度,每年约有25万人因结核病死亡,居我国传染性疾病中发病和死亡人数之首。

一、生物学性状

(一)形态与染色

结核分枝杆菌菌体细长略弯曲,有分枝生长趋势。在组织中可呈现丝状、球状、串珠状等。结核分枝杆菌因细胞壁含大量脂质,故革兰染色不易着色。常用齐-尼(Ziehl-Neelsen)抗酸染色法,结核分枝杆菌被染成红色,为抗酸染色阳性菌,而其他细菌和背景被染成蓝色(图18-1)。

近年来研究发现结核分枝杆菌有微荚膜,在制片时易被破坏不易看到,在电镜下可看到细胞壁外有一层较厚的透明区。微荚膜对结核分枝杆菌有一定的保护作用。

(二)培养特性

结核分枝杆菌为专性需氧菌,对营养要求高。分离培养常用含蛋黄、马铃薯、甘油、无机盐、孔雀绿等物质的罗氏(Lowenstein-Jensen)培养基。最适生长温度为37℃,最适pH为6.5~6.8。结核分枝杆菌生长缓慢,约12~24 h才分裂一次,培养3~4周后才形成乳白色或米黄色,不透明,颗粒状、结节状或菜花状菌落(图18-2)。在液体培养基上呈表面生长,形成皱纹状菌膜。

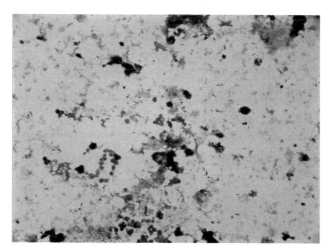

图 18-1　结核分枝杆菌(抗酸染色,×1000)

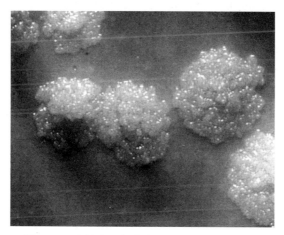

图 18-2　结核分枝杆菌在罗琴培养基上的菌落

(三) 生化反应

结核分枝杆菌不发酵糖类,能合成烟酸,还原亚硝酸盐,而牛分枝杆菌不能。结核分枝杆菌与非结核分枝杆菌的区别在于结核分枝杆菌触酶试验阳性,热触酶试验阴性,而非结核分枝杆菌两种试验均为阳性。

(四) 抵抗力

结核分枝杆菌细胞壁中含大量脂质,故抵抗力较强。① 耐干燥。黏附在尘埃上的结核分枝杆菌可保持传染性 8~10 天,在干燥的痰液中可存活 6~8 个月。② 耐酸碱。3% HCl、6% H_2SO_4 或 4% NaOH 作用 15 min 不受影响。故分离培养时常用强酸强碱处理被杂菌污染的标本。③ 耐一般化学消毒剂。对 1∶13000 的孔雀绿有抵抗力,加入培养基可抑制杂菌生长。④ 怕湿热。液体中 62~63 ℃下,15 min 或煮沸即被杀灭。⑤ 怕紫外线。直接日光照射数小时即被杀灭。⑥ 怕 75% 乙醇、5% 石炭酸、5% 来苏儿。作用数分钟即可死亡。⑦ 怕抗痨药。异烟肼、链霉素、利福平等抗生素可治疗结核分枝杆菌感染。

(五) 变异性

结核分枝杆菌的形态、菌落、毒力及耐药性等均可发生变异。

1. 耐药性变异

结核分枝杆菌对抗痨药物较易产生耐药性,目前临床上已经出现对多种抗结核药物同时耐药的多重耐药菌株,给治疗造成困难。

2. 毒力变异

1908年,Calmette和Guerin将有毒的牛分枝杆菌接种于含甘油、胆汁、马铃薯的培养基中,经230次移种传代,历时13年而获得了减毒活菌株,即卡介苗(BCG),目前广泛用于人类结核病的预防。

二、致病性与免疫性

结核分枝杆菌不产生内、外毒素,也无荚膜和侵袭性酶。其致病性与细菌在组织细胞内大量繁殖引起的炎症、菌体成分及代谢产物的毒性以及机体对菌体成分产生的免疫损伤有关。

(一) 致病物质

1. 脂质(lipid)

结核分枝杆菌脂质占细胞壁干重的60%,是该菌重要的致病因素。与毒力有关的成分有:① 分枝菌酸(mycolic acid)。与结核分枝杆菌抗酸性有关,其中索状因子(cord factor)可破坏细胞线粒体膜、影响细胞呼吸、抑制白细胞游走和引起慢性肉芽肿。② 磷脂。可刺激单核细胞增生,使炎症灶中的巨噬细胞转变为类上皮细胞,从而形成结核结节。③ 硫酸脑苷脂和硫酸多酰基化海藻糖。可抑制吞噬细胞中吞噬体与溶酶体的融合,使结核杆菌在吞噬细胞中长期存在。④ 蜡质D。是肽糖脂与分枝菌酸的复合物,可作为佐剂激发机体产生迟发型变态反应。

2. 蛋白质

结核分枝杆菌主要蛋白质成分为结核菌素(tuberculin),其有抗原性,可诱发机体产生特异性抗体,但无保护作用。与蜡质D一起注入体内可引起迟发型变态反应。

3. 多糖

主要有半乳糖、甘露醇、阿拉伯糖等,可使中性粒细胞增多,引起局部病灶细胞浸润。

4. 核酸

结核分枝杆菌的rRNA刺激机体产生特异性细胞免疫。

5. 荚膜

对结核分枝杆菌有一定保护作用,能防止有害物质进入结核分枝杆菌;荚膜可与细胞表面C3受体结合,帮助细菌侵入宿主细胞;荚膜可降解宿主组织的大分子物质,为结核分枝杆菌的生长提供所需营养。

(二) 所致疾病

结核分枝杆菌可经呼吸道、消化道、破损的皮肤黏膜等多种途径进入机体,侵犯多种组织器官,引起相应的结核病,以肺部感染最多见。

1. 肺部感染

可分原发感染和原发后感染两大类。

（1）原发感染　初次感染结核分枝杆菌，多发生于儿童。结核分枝杆菌随飞沫进入肺泡，被巨噬细胞吞噬后，由于其细胞壁含大量脂质成分，可抑制吞噬体与溶酶体融合，使细菌在细胞内持续生长繁殖，并导致宿主细胞裂解死亡，释放出的结核分枝杆菌再次被细胞吞噬。如此反复，引发局部渗出性炎症，称为原发灶。由于人体缺乏对结核分枝杆菌的特异性免疫力，原发灶内的结核分枝杆菌易扩散，细菌沿淋巴管扩散至肺门淋巴结，引起淋巴管炎和肺门淋巴结肿大，称为原发综合征。约90%以上的原发感染灶可发生纤维化或钙化，不治而愈。但病灶内可潜伏少量的结核分枝杆菌，成为日后内源性感染的来源。仅有少数免疫力低下者，结核分枝杆菌可经淋巴管或血行播散，导致结核性胸膜炎、结核性脑膜炎和全身粟粒性结核等。

（2）原发后感染　多为原发感染的再活化，也可由外源性再感染引起，多见于成年人，病灶以肺部多见。因为机体对结核分枝杆菌已有特异性免疫力，病灶多局限，一般不累及邻近淋巴结。主要表现为慢性肉芽肿性炎症，形成结核结节、干酪样坏死和纤维化。当病灶累及邻近支气管，结核结节破溃，可形成空洞，大量结核分枝杆菌释放至痰中，称为开放性肺结核。

2. 肺外感染

部分肺结核患者结核分枝杆菌可进入血液循环引起肺外播散，导致肺外结核病，如脑、肾、骨、关节、生殖系统等结核。含菌痰液被咽入消化道可引起肠结核、结核性腹膜炎等。

（三）免疫性

人体对结核分枝杆菌感染有较强免疫力，以细胞免疫为主，机体产生免疫力的同时，亦可伴有迟发型超敏反应。

1. 免疫机制

结核分枝杆菌为胞内寄生菌，抗感染免疫主要依靠细胞免疫。机体对结核分枝杆菌虽能产生抗体，但无保护作用。致敏T淋巴细胞可释放多种细胞因子，吸引NK细胞、巨噬细胞、T细胞等向感染局部浸润，并使之活化，清除结核分枝杆菌。抗结核免疫属传染免疫（infection immunity），又叫带菌免疫，即只有结核分枝杆菌在体内时才会有免疫力，一旦体内结核分枝杆菌被杀灭，免疫也随之消失。

2. 超敏反应

结核分枝杆菌感染时，机体对细菌产生免疫力的同时，亦可伴有迟发型超敏反应的发生，可用郭霍现象（Koch's phenomenon）说明。将一定剂量结核分枝杆菌初次注入健康豚鼠皮下，10～14天后，局部溃烂不愈，附近淋巴结肿大，细菌扩散至全身。将结核分枝杆菌再次注入康复豚鼠皮下，1～2天后局部迅速产生浅溃烂，易愈合，附近淋巴结不肿大，细菌亦很少扩散。从郭霍现象可以看出：初次感染时炎症易扩散，说明机体尚未建立免疫力；再感染时，溃烂浅，易愈合，不扩散，说明机体有一定的免疫力，但溃烂发生快，说明同时存在超敏反应。

近来研究证明，抗结核分枝杆菌感染的免疫力与迟发型超敏反应分别由不同的菌体成分激活不同的T细胞亚群和不同的细胞因子所致。结核菌素蛋白与蜡质D刺激机体产生迟发型超敏反应，而结核分枝杆菌的rRNA可刺激机体产生保护性细胞免疫。

3. 结核菌素试验

应用结核菌素进行皮肤试验来测定结核分枝杆菌对机体是否能引起超敏反应的一种试验。

(1) 原理　人类感染结核分枝杆菌后，产生免疫力的同时也会产生迟发型超敏反应。感染过结核分枝杆菌的人，注射部位会出现迟发型超敏反应，为阳性；未感染者则为阴性。

(2) 试剂　一种为旧结核菌素(old tuberculin,OT)，是将结核分枝杆菌接种于甘油肉汤培养基中，培养4～8周后加热浓缩过滤而成，主要成分是结核蛋白。另一种为纯蛋白衍化物(purified protein derivative, PPD)，是OT经纯三氯醋酸过滤而成。PPD有两种，即从结核分枝杆菌中提取的PPDC和用卡介苗制成的BCGPPD，每0.1 mL含5单位。

(3) 方法　取两种PPD各5单位分别注射于两前臂皮内，48～72 h后观察结果。红肿硬结小于5 mm者为阴性，超过5 mm者为阳性，≥15 mm为强阳性。若PPDC侧皮肤红肿大于BCGPPD侧时为感染，反之可能为接种卡介苗所致。

(4) 应用　本试验可用于：① 选择卡介苗接种对象及接种效果测定；② 作为婴幼儿结核病诊断的参考；③ 借用其测定肿瘤患者细胞免疫功能；④ 在未接种过BCG的人群中做结核杆菌感染的流行病学调查。

三、微生物学检查

根据结核分枝杆菌感染的部位和类型，选取合适标本。如肺结核取清晨第一口痰，泌尿系统结核无菌导尿或取中段尿，肠结核取粪便标本，结核性脑膜炎取脑脊液，结核性胸膜炎取胸腔穿刺液。

(一) 形态学检查

标本直接涂片或集菌后涂片，进行抗酸染色。若找到抗酸阳性菌即可初步诊断，特别是痰液等标本，更有诊断意义。如标本中菌量较少，应浓缩集菌后，再涂片镜检，可提高检出率。无菌采集的脑脊液、胸水等可直接离心取沉淀物，含杂菌较多的痰液或粪便等标本可用3%HCl、6%H_2SO_4或4%NaOH处理15 min，再离心取沉淀物涂片镜检、分离培养。

(二) 分离培养

分离培养阳性是结核病诊断的"金标准"。将标本经酸碱消化处理后接种罗氏培养基，37 ℃培养4周左右可见菌落，菌落呈乳白色或米黄色，不透明，颗粒状、结节状或花菜状。

(三) 动物试验

将浓缩集菌后标本接种于豚鼠腹股沟皮下，3～4周后如出现局部淋巴结肿大，结核菌素试验阳性，即可解剖，观察淋巴结及各脏器有无结核病变，并染色镜检。若观察6～8周仍未发病，也应解剖。

四、防治原则

WHO建议预防结核病的主要措施为：发现和治疗痰菌阳性的患者以及新生儿接种卡介苗。我国规定新生儿出生后即接种卡介苗，7岁时复种。据统计在新生儿期接种过卡介苗的人结核发病率可降低约80%。

抗结核的治疗原则是早期、联合、足量、规范、全程用药。常用药物有异烟肼、利福平、乙胺丁醇、对氨基水杨酸等。结核分枝杆菌容易出现耐药性变异,在治疗过程中应多种抗生素联合应用,可减少药物毒性并降低耐药性的产生。

第二节 麻风分枝杆菌

麻风分枝杆菌($M.\ leprae$)是麻风病的病原体。该病是一种慢性传染病,在世界各地均有流行,主要分布于亚洲、非洲和拉丁美洲。我国1949年前麻风病流行较严重,现经积极防治原则,发病率已大幅降低,新发病例已很少出现。

一、生物学性状

麻风分枝杆菌大小、形态、染色均与结核杆菌类似,呈束状排列。本菌多存在于细胞内,有大量麻风杆菌存在的感染细胞呈泡沫状,称为麻风细胞,对与结核分枝杆菌的鉴别有重要意义。目前人工培养麻风分枝杆菌尚未成功。将麻风分枝杆菌接种犰狳后引起瘤型麻风,是研究麻风分枝杆菌的主要方法。

二、致病性与免疫性

人类为唯一宿主和唯一传染源。麻风分枝杆菌主要通过皮肤、黏膜、呼吸道及密切接触传播,以家庭内传播多见。麻风病是一种慢性传染病,其潜伏期长,发病慢,病程长。根据机体的免疫状态、病理变化和临床表现可将大部分患者分为瘤型麻风和结核样型麻风。少数患者介于两者之间,又可分为界限类和未定类,此两类可向两型转化。

人对麻风分枝杆菌抵抗力强,主要依靠细胞免疫。

1. 瘤型麻风(恶性麻风)

病菌主要侵犯皮肤黏膜、神经,严重时累及内脏。该型传染性强,分泌物中可见大量麻风杆菌。患者多系患有细胞免疫缺陷,故麻风菌素试验阴性。但其体液免疫正常,血清中自身抗体与受损组织释放的抗原形成抗原抗体复合物沉积于皮肤或黏膜下,形成红斑或结节,称为麻风结节,患者面部结节可融合呈"狮面容",是麻风病的典型症状。

2. 结核样型麻风(良性麻风)

约占麻风病的60%~70%,病变主要发生在皮肤和周围神经。该型传染性小,病变处少见麻风细胞及麻风杆菌。机体细胞免疫接近正常,麻风菌素试验阳性。患者皮肤边缘出现清楚的红色斑疹,由于细胞浸润变粗、变硬,病变累及外周神经可出现感觉功能障碍。

三、微生物学检查与防治原则

从患者鼻黏膜或皮损处取材涂片,抗酸染色后镜检,在细胞内找到大量抗酸杆菌有诊断意义。

该病预防目前尚无特异性疫苗,早期发现病例、早期隔离治疗是目前主要的防治原则方法。治疗药物主要有砜类、利福平、丙硫异烟胺、氯法齐明等,应采用多种药物联合治疗,以防耐药性的产生。

(马丽娜)

第十九章 其他细菌

第一节 棒状杆菌属

棒状杆菌属(*Corynebacterium*)菌体细长略弯曲,一端或两端膨大呈棒状,故名棒状杆菌。革兰染色阳性,但菌体染色不均匀,出现节段性浓染或异染颗粒。排列不规则,呈栅栏状或字母状。大多数棒状杆菌为条件致病菌,对人类致病的主要是白喉棒状杆菌。

白喉棒状杆菌俗称白喉杆菌,是人类急性呼吸道传染病白喉的病原体。白喉患者在咽喉部出现灰白色的假膜。白喉杆菌可产生白喉毒素,引起全身中毒症状。

一、生物学性状

(一) 形态染色

革兰染色阳性,一端或两端膨大成棒状,排列不规则,呈字母或栅栏状排列。用 Albert 或 Neisser 染色法染色后,菌体内可见有明显的与菌体颜色不同的颗粒,称为异染颗粒(图 19-1),主要成分是核糖核酸和多偏磷酸盐,具有鉴定意义。

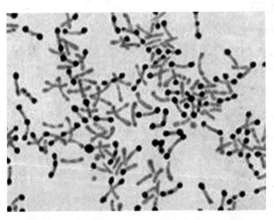

图 19-1 白喉棒状杆菌(Alber 染色,×1000)

(二) 培养特性

白喉棒状杆菌对营养要求较高,在含有凝固血清的吕氏培养基上生长迅速,37 ℃培养 12~18 h,可形成细小、灰白色、湿润、圆形突起的菌落。培养后染色镜检,菌体形态典型,异染颗粒明显。在含有 0.03%~0.04%亚碲酸钾血平板上生长,可以将亚碲酸钾还原成碲,使菌落呈黑色或灰黑色。亚碲酸盐可以抑制其他杂菌的生长,而不影响白喉杆菌的生长,故其可作为白喉棒状杆菌的选择鉴别培养基。

（三）抵抗力

白喉棒状杆菌对湿热和一般消毒剂敏感，100 ℃下 1 min 即可被杀死。但对干燥、寒冷和日光抵抗力较强。在衣服、床单、玩具等物品表面可存活数日至数周。对青霉素和红霉素类抗生素敏感。

二、致病性与免疫性

（一）致病物质

白喉棒状杆菌感染机体后，主要依靠其产生的白喉毒素致病。白喉棒状杆菌本身无产毒基因，仅携带 β-棒状噬菌体的溶原性白喉棒状杆菌才能产生白喉毒素。

白喉毒素是一种外毒素，其毒力和抗原性很强。白喉毒素由 A 肽链和 B 肽链组成，其中 A 肽链有毒性功能，而 B 肽链可与心脏、神经、肾上腺等宿主细胞表面受体结合，协助 A 链进入易感细胞内。A 链可使细胞中蛋白质合成中必需的延伸因子 EF2 灭活，从而抑制肽链延长，细胞蛋白合成受阻，细胞变性死亡。

另外，白喉棒状杆菌菌体内还有索状因子，可破坏细胞线粒体，影响细胞呼吸和能量产生。白喉棒状杆菌细胞壁外面还有 K 抗原，具有抗吞噬作用，有利于细菌定植。

（二）所致疾病

白喉棒状杆菌是白喉的病原体。人群普遍易感，尤其是 6 月～5 岁儿童。传染源是病人和带菌者，细菌通过飞沫传播，在呼吸道局部繁殖，并分泌外毒素，在喉部产生炎症反应及组织坏死，形成灰白色膜状物，称为假膜。若假膜扩散至气管、支气管的黏膜，则容易脱落，引起呼吸道阻塞，甚至窒息死亡，是白喉早期死亡的主要原因。外毒素进入血液，与心肌细胞和外周神经细胞结合可引起心肌炎、软腭麻痹、吞咽困难等全身中毒症状。心肌受损是白喉晚期致死的主要原因。

（三）免疫性

白喉病后、隐性感染、预防接种均可获得免疫力，主要依靠血中白喉抗毒素中和外毒素作用。白喉抗毒素可阻止白喉毒素 A 链与易感细胞结合，使 A 链不能进入细胞内发挥毒性作用。新生儿可以从母体获得被动免疫，出生后被动免疫逐渐消失。以往白喉患者 50% 在 5 岁以内，但随着计划免疫的推广，儿童、青少年发病率降低，发病年龄有推迟现象。

三、微生物学检查

包括细菌学检查和毒力试验。

1. 标本采集

用无菌棉拭子从患者病变部位假膜边缘取材。

2. 涂片镜检

将棉拭子直接涂片，进行革兰染色或 Albert 染色后镜检。如有白喉棒状杆菌典型形态、排列，有异染颗粒，结合临床即可做初步诊断。白喉的治疗是否及时，与死亡率密切相关,故早期快速诊断至关重要。

3. 分离培养

将标本接种于吕氏血清斜面,37 ℃培养6~12 h后再涂片镜检,检出率可大大提高,有助于早期诊断。或将标本接种于亚碲酸钾血平板上,37 ℃培养18~24 h,可见黑色菌落。

4. 毒力试验

是鉴别产毒白喉棒状杆菌与其他棒状杆菌的重要方法。包括体内法与体外法。体内法可通过豚鼠做体内中和试验,体外法常采用Elek平板毒力试验。

四、防治原则

对白喉的预防主要采用白百破混合疫苗,即白喉类毒素、百日咳菌苗、破伤风类毒素的混合制剂(DPT混合疫苗),在3个月、3~4岁、6岁各注射一次。对与患病儿童密切接触者可用1000U~3000U白喉抗毒素肌内注射,进行紧急预防。

对白喉的治疗采用早期、足量使用白喉抗毒素血清以及选用敏感抗生素配合治疗。注射抗毒素前需做皮肤试验,阳性者可进行脱敏注射。

第二节 假单胞菌属

假单胞菌属(*Pseudomonas*)是一类革兰阴性,无芽胞,有荚膜、鞭毛和菌毛,直或微弯的需氧菌。其广泛分布于土壤、水和空气中,种类繁多。与人类关系密切的主要有铜绿假单胞菌、荧光假单胞菌和类鼻疽假单胞菌等。

铜绿假单胞菌,简称绿脓杆菌,是一种常见的条件致病菌。因其生长过程中形成绿色水溶性色素使感染形成的脓汁和敷料被染成绿色而得名。本菌是医院感染的常见病原菌。

一、生物学性状

铜绿假单胞菌为革兰阴性杆菌,直或微弯,一端有1~3根鞭毛,运动活泼。无芽胞,有荚膜和菌毛。专性需氧,普通培养基生长良好,最适生长温度为35 ℃,在4 ℃不生长而42 ℃生长是铜绿假单胞菌的一个特点。菌落扁平湿润、大小不一,可产生带荧光的水溶性色素(青脓素和绿脓素)使培养基呈亮绿色。在液体培养基中呈混浊生长,并可形成菌膜。

铜绿假单胞菌可分解葡萄糖、木胶糖,产酸不产气。不分解甘露醇、麦芽糖、乳糖或蔗糖。能利用枸橼酸盐,分解尿素。氧化酶阳性,不形成吲哚。

铜绿假单胞菌抵抗力强,耐热,56 ℃下1 h才可杀死细菌。天然抵抗多种抗生素及化学消毒剂。

铜绿假单胞菌有O和H两种抗原。O抗原包括两种成分:一种是内毒素,另一种是原内毒素蛋白(OEP)。OEP是一种高分子抗原,有强免疫性,广泛存在于一些革兰阴性菌中,其抗体不仅可保护同一血清型细菌,对不同血清型细菌亦有保护作用。

二、致病性与免疫性

铜绿假单胞菌的主要致病物质为内毒素,此外尚有菌毛、荚膜、胞外酶、外毒素多种致病因子(表19-1)。

表 19-1　铜绿假单胞菌的致病物质

致病物质	生物学活性
菌体结构	
菌毛	黏附宿主细胞
荚膜多糖	抗吞噬
毒素	
内毒素	致发热、休克、DIC 等
外毒素 A	抑制蛋白质合成
细胞溶解毒素	损伤组织、细胞
蛋白分解酶	
胞外酶 S	抑制蛋白质合成
弹性蛋白酶	降解弹性蛋白，损伤血管
碱性蛋白酶	损伤组织、抗补体、灭活 IgG、抑制中性粒细胞
磷酸酯酶 C	损伤组织

本菌广泛存在于人体肠道、呼吸道及皮肤，为条件致病菌，通过多种途径感染人体任何组织和器官。其感染多见于皮肤黏膜受损部位，如烧伤、创伤或手术切口等，表现为局部化脓性感染，亦可引起中耳炎、角膜炎、脓胸、泌尿道感染以及菌血症、败血症、胃肠炎等。长期化疗或使用免疫抑制剂者常感染此菌。

铜绿假单胞菌感染在医院感染中占 10%。在某些特殊环境，如烧伤和肿瘤病房、各种导管和内镜检查室内，铜绿假单胞菌感染可高达 30%。

中性粒细胞的吞噬作用在抗铜绿假单胞菌感染免疫中发挥巨大作用，感染后机体产生的特异性抗体也有一定抗感染作用。

三、微生物学检查

根据病变部位和检查目的选取不同标本，接种于血琼脂平板，培养后根据其菌落特征、色素及生化反应予以鉴定。

四、防治原则

对铜绿假单胞菌感染的预防，要注意加强医用仪器的消毒，防止医院感染。目前已研制出多种铜绿假单胞菌疫苗，其中 OPE 疫苗最为常用，其具有不受菌群限制、保护范围广、毒性低等优点。

对铜绿假单胞菌感染的治疗可选用庆大霉素、多黏菌素等。

第三节　军团菌属

军团菌属细菌广泛存在于自然界中，尤其是水中多见。1976 年在美国费城的一次退伍军人大会期间，爆发了不明原因的肺炎，造成 34 人死亡，后从病人体内分离出了一种革兰阴性杆菌,命名为军团菌。本属细菌有 39 个种,61 个血清型,其中对人类致病的主要为嗜肺军团菌。

一、生物学性状

1. 形态与染色

革兰阴性短小杆菌,不易着色,形态呈多形性。常用 Giemsa 染色或 Dieterle 镀银染色,分别染成红色和黑褐色。有鞭毛、菌毛及微荚膜,无芽胞。

2. 培养特性

专性需氧,2.5%~5% CO_2 环境下生长良好。最适生长温度为 35 ℃,最适 pH 为 6.4~7.2。嗜肺军团菌对营养要求较高,生长需要 L-半胱氨酸、甲硫氨酸、钙、铁、镁等多种元素。培养常用活性炭-酵母浸出液琼脂(BCYE),生长缓慢,3~5 天可见针尖大小灰白色 S 型菌落。在含 L-酪氨酸-苯丙氨酸琼脂平板上能产生棕色水溶性色素。

3. 抗原组成

主要有菌体(O)抗原和鞭毛(H)抗原。H 抗原无特异性。根据 O 抗原不同,可将嗜肺军团菌分为 15 个血清型,其中 1 型就是 1976 美国年军团病的病原体,也是人群中最常见的血清型。

4. 抵抗力

嗜肺军团菌抵抗力强,在 36~70 ℃ 热水中能存活,在蒸馏水中可存活 100 天以上,在下水道污水中可存活一年时间。对化学消毒剂、干燥、紫外线敏感。但对氯和酸有一定抵抗力。

二、致病性与免疫性

嗜肺军团菌普遍存在于天然淡水和人工水域环境中,如自来水、热水淋浴、中央空调等中,以气溶胶的方式传播,致病机制不很明确。其致病物质主要有细菌的菌毛、微荚膜,以及生长过程中产生的毒素和多种酶。

嗜肺军团菌主要引起军团病,病菌通过飞沫传播,常见于夏秋季。军团病临床上有 3 种类型:流感样型、肺炎型和肺外感染型。流感样型又称旁地亚克热,症状较轻,主要表现为发热、寒战等上感症状,X 线检查无肺炎征象,预后良好。肺炎型即军团病,起病急骤,以肺炎为主,临床表现为寒战、高热、剧烈头痛、干咳,全身症状明显,不及时治疗可因多器官衰竭死亡,死亡率约 15%。肺外感染型,为继发感染,可出现肝、脑、肾等多脏器感染症状。

嗜肺军团菌是胞内寄生菌,抗感染免疫以细胞免疫为主。

三、微生物学检查

标本多采集下呼吸道分泌物、胸腔积液、血液或活检肺组织等。标本涂片后用特异性荧光抗体染色直接镜检可做快速诊断。分离培养用 BCYE 培养基,接种后置 2.5% CO_2 环境中培养,根据其培养特性、菌落特征、生化反应做出鉴定。

四、防治原则

目前尚无嗜肺军团菌特异性疫苗。预防主要是加强水源管理及人工输水管道系统的消毒处理。治疗首选红霉素。

第四节 芽胞杆菌属

芽胞杆菌属（*Bacillus*）是一群需氧、能形成芽胞的革兰阳性粗大杆菌。本属细菌大多为腐生菌，主要存在于土壤、水和尘埃中，一般不致病，如枯草芽胞杆菌。对人类致病的主要有炭疽芽胞杆菌，能引起人和动物炭疽病；蜡样芽胞杆菌，可产生肠毒素，引起食物中毒。

炭疽芽胞杆菌是人类历史上第一个被发现的病原菌，是芽胞杆菌属主要致病菌，可引起人和动物炭疽病。牛羊等食草动物的发病率最高，人可通过食用或接触患病动物或畜产品而感染。

一、生物学特性

（一）形态与染色

炭疽芽胞杆菌为革兰阳性粗大杆菌，是致病菌中最大者，两端平齐，呈竹节状排列（图19-2）。有氧条件下可形成芽胞，椭圆形，比菌体小，位于菌体中央。有毒菌株可形成荚膜，是本菌与其他芽胞杆菌的主要区别。

（二）培养特性

需氧或兼性厌氧，最适温度为 30～35℃。对营养要求不高，在普通琼脂平板上培养 24 h，形成灰白色粗糙菌落，在低倍镜下观察菌落边缘呈卷发样。在肉汤培养基中由于形成长链而呈絮状沉淀生长。有毒菌株接种于含 $NaHCO_3$ 的血琼脂平板上置 5% CO_2 温箱 37℃孵育 48 h 后，可因产生荚膜而变成黏液性菌落。

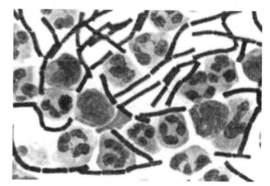

图 19-2 炭疽芽胞杆菌（革兰染色，×1000）

（三）抗原构造

炭疽芽胞杆菌的抗原分为两部分，一部分为结构抗原，包括荚膜多肽抗原、菌体多糖抗原和芽胞抗原；另一部分为炭疽毒素复合物。

1. 荚膜多肽抗原

由质粒 PXO2 的基因编码，化学成分为 D-谷氨酸多肽，与细菌毒力有关，具有抗吞噬作用。

2. 菌体多糖抗原

由 D-葡萄糖胺和 D-半乳糖组成，与毒力无关。由于耐热，此抗原经长时间煮沸后仍可与相应抗体发生沉淀反应，称 Ascoli 热沉淀反应，可用于炭疽芽胞杆菌的流行病学调查。

3. 芽胞抗原

由芽胞的外膜、中层、皮质等组成，具有免疫原性和血清学诊断价值。

4. 炭疽毒素

由保护性抗原、致死因子和水肿因子三种不同成分蛋白质组成的复合毒素,由质粒PXO1的基因编码。致死因子和水肿因子单独作用均不能发挥生物学活性,必须与保护性抗原结合后才能引起试验动物的水肿和致死。炭疽毒素具有抗吞噬作用和免疫原性。

(四) 抵抗力

炭疽芽胞杆菌抵抗力很强,细菌芽胞在干燥的土壤或皮毛中可存活数年至20年,牧场一旦被污染,传染性可持续数十年。芽胞对化学消毒剂的抵抗力也比较强,如5%苯酚溶液需5天才被杀死。但对碘和氧化剂较敏感,1:2500碘液10 min、0.5%过氧乙酸10 min即可杀死。本菌对青霉素、红霉素、氯霉素等均敏感。

二、致病性与免疫性

(一) 致病物质

炭疽芽胞杆菌的主要致病物质是荚膜和炭疽毒素。荚膜有抗吞噬作用,有利于细菌在组织内繁殖扩散。炭疽毒素直接损伤微血管内皮细胞,引起组织水肿、微循环障碍、血液呈高凝状态,最终因感染性休克和DIC而致死亡。

(二) 所致疾病

炭疽芽胞杆菌主要为食草动物(牛、羊、马等)炭疽病的病原菌,人可经多种方式感染,引起炭疽病。炭疽病的主要临床类型有:

1. 皮肤炭疽

最多见,人因接触患病动物或受感染毛皮引发。病菌经微小伤口侵入,导致皮肤凝固样坏死,出现黑色焦痂,故名炭疽。

2. 肠炭疽

经口感染,食入未煮熟的病畜的肉、奶或被污染的食物引起,患者出现呕吐、肠麻痹及血便,以全身中毒为主,2~3天后死于毒血症。

3. 肺炭疽

吸入含大量病菌芽胞的气溶胶感染,出现血痰等呼吸道症状,很快也出现全身中毒症状而死亡。

三种类型炭疽病均可引起败血症、炭疽性脑膜炎,死亡率高。

(三) 免疫性

感染炭疽后机体可获得牢固免疫力。一般认为与机体产生针对炭疽毒素的保护性抗体及吞噬细胞的吞噬功能增强有关。

三、微生物学检查

炭疽为烈性传染病,属国际检疫范围,病原学诊断极为重要。

(一) 标本采集

根据病变类型采取不同标本。皮肤炭疽取水疱、脓疱内容物或血液;肠炭疽取粪便、血液及畜肉等；肺炭疽取痰、胸腔渗出液及血液等。动物尸体严禁室外解剖，避免形成芽胞，污染牧场及环境。

（二）直接涂片镜检

取标本涂片进行革兰染色，发现有荚膜的呈竹节状排列的革兰阳性大杆菌，或用特异性荧光抗体镜检，结合临床症状可做出初步诊断。

（三）分离培养

标本接种于血琼脂平板和碳酸氢钠琼脂平板，培养后观察有无卷发样菌落，用青霉素串珠试验、噬菌体裂解试验等鉴定。串珠试验中，炭疽芽胞杆菌在含微量（0.05～0.5 U/mL）青霉素的培养基上，发生形态变异，形成大而均匀圆球形，呈串珠状，而其他需氧芽胞杆菌无此现象。

四、防治原则

炭疽的预防重点主要是预防家畜感染和牧场污染。病畜应严格隔离或处死，死畜严禁剥皮或煮食，必须焚毁或加大量石灰深埋 2 m 以下。对疫区易感人群，如皮革和毛纺工人、牧民、屠宰场工作人员、兽医等应用炭疽减毒活疫苗进行皮上划痕接种。免疫力可维持 1 年。

治疗首选青霉素 G，环丙沙星、氯霉素、红霉素等药物也有效。

（马丽娜）

第二十章 其他原核细胞型微生物

第一节 支 原 体

支原体(Mycoplasma)是一类能在无生命培养基上生长繁殖的最小的微生物,没有细胞壁结构,形态具有多形性,可以通过除菌滤器。因其在生长过程中能形成有分枝的长丝而命名为支原体。支原体属于柔膜体纲(Mollicute)的支原体目的支原体科,该科又分支原体属(Mycoplasma)和脲原体属(Ureaplasma)两个属。支原体属从人体中已分离出至少15种,其中大多数为正常菌群,对人类致病的主要有肺炎支原体、人型支原体、生殖支原体、穿透支原体、发酵支原体等。脲原体属有7种,对人致病的仅溶脲脲原体一种。

一、生物学性状

(一) 形态与结构

支原体没有细胞壁,具有高度多形性,基本形态为球形、双球形及丝状,大小为0.2~0.3 μm。革兰染色阴性,但不易着色,用Giemsa染色着色较好,呈淡紫色。支原体的细胞膜较厚,电镜下可分为三层结构,内、外层为蛋白质和糖类,中间层为脂质成分。脂质中胆固醇含量约36%,对保护细胞膜有一定作用。细胞质中含核糖体、双股环状DNA和RNA等。

(二) 培养特性

支原体的营养要求比一般细菌高,培养基中须加入10%~20%的人或动物血清及其他营养物质。多数支原体在pH 7.8~8.0间生长良好。最适生长温度为36~37℃。支原体以二分裂繁殖为主,繁殖速度缓慢,在固体培养基上培养2~3天(有的需要2周)后形成细小菌落,用低倍镜观察可见典型菌落呈"荷包蛋"样,中心较厚,周边为一层薄薄的透明区域(图20-1)。在液体培养基中支原体的生长量较少,且个体小,一般不易见到混浊,呈小颗粒状黏附于管壁或沉于管底。

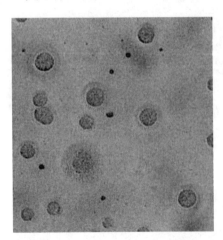

图20-1 支原体的荷包蛋样菌落

(三) 生化反应

支原体可根据其是否能利用葡萄糖、水解精氨酸以及分解尿素来进行鉴别(表20-1)。

表 20-1　人类主要致病性支原体生化反应

	葡萄糖	精氨酸	尿素	吸附血细胞
肺炎支原体	+	−	−	红细胞
人型支原体	−	+	−	−
生殖器支原体	+	−	−	−
穿透支原体	+	+	−	红细胞、CD4$^+$ T 细胞、巨噬细胞
溶脲脲原体	−	−	+	−

（四）抗原构造

支原体细胞膜上的抗原由蛋白质和糖脂组成，特异性强，各支原体间特异性抗原很少交叉，在鉴定支原体时有重要意义。根据特异性抗体能阻止支原体生长及代谢这一特性，可用已知血清做生长抑制试验（growth inhibition test, GIT）和代谢抑制试验（metabolic inhibition test, MIT）进行血清学诊断与分型。GIT 试验是将沾有抗体的纸片贴于划有支原体的琼脂平板表面，若两者相应，则纸片周围的支原体生长受到抑制。MIT 试验是将支原体接种在含有抗血清和酚红的葡萄糖培养基中，若抗体与支原体相应，则支原体生长、代谢被抑制，酚红不变色。

（五）抵抗力

支原体因无细胞壁，对理化因素的影响比细菌敏感。对醋酸铊、结晶紫的抵抗力大于细菌，培养基中加入一定量醋酸铊可抑制杂菌生长。支原体对干扰细胞壁合成的抗生素耐药，但作用于脂质和胆固醇的物质如两性霉素 B、皂素、毛地黄甙等可破坏其细胞膜而使其死亡。

二、致病性与免疫性

（一）致病性

致病性支原体可定居于呼吸道和泌尿生殖道的黏膜上皮细胞，亦可黏附于精子、红细胞和巨噬细胞等致病。支原体的可分泌型黏附蛋白构成特殊的顶端结构，能使支原体紧密黏附于宿主细胞膜上，通过释放毒性代谢产物损伤宿主细胞膜。支原体也可通过消耗宿主细胞的营养和各种生物合成的前体破坏宿主细胞的功能。此外，支原体还具有与宿主细胞膜相似的抗原成分，可借此逃避宿主的免疫监视而长期寄居。在机体免疫功能低下时，支原体可合并其他微生物感染。

（二）免疫性

由于支原体没有细胞壁、鞭毛，产生的酶也很少，其免疫原性主要来自细胞膜。在特异性细胞免疫建立前，支原体可黏附于吞噬细胞表面而不被吞噬，即使被吞噬也不能被杀灭。但当特异性抗体产生后，在抗体的调理作用下，吞噬作用可立即发生并杀灭支原体。支原体细胞免疫由膜蛋白引起，而体液免疫由糖脂抗原引起。通常在支原体感染 2~3 周内可检出特异性抗体。

三、主要致病性支原体

(一) 肺炎支原体

肺炎支原体主要引起下呼吸道感染,在人类的非细菌性肺炎中,支原体肺炎约占50%。

肺炎支原体通过呼吸道传播,多发生于5~20岁青少年,秋冬季多见。多数患者表现为气管炎、支气管炎,少数可引起支原体肺炎。支原体肺炎的病理变化以间质性肺炎为主,有时伴有支气管肺炎,过去称为原发性非典型肺炎。肺炎支原体初次感染病程长,消失缓慢,再次感染时病程进展快,消失也变快。

对肺炎支原体的微生物学检查,临床上多用血清学方法检查患者特异性抗体,如ELISA、间接血凝试验和补体结合反应等。亦可将患者痰标本进行分离培养,分离到的支原体可用MIT、GIT等免疫学方法鉴定其菌株。

(二) 泌尿生殖道感染支原体

人类泌尿生殖道中常见的致病性支原体主要有解脲脲原体、人型支原体和生殖支原体等。主要通过性接触传播引起非淋菌性尿道炎,在性传播性疾病中占重要地位。其临床症状轻微,病程漫长,有时加重。除非淋菌性尿道炎外,支原体还可引起前列腺炎、肾盂肾炎、阴道炎、盆腔炎等。

解脲脲原体属于脲原体属,除通过性传播引起非淋菌性尿道炎外,还可通过胎盘、产道感染胎儿和新生儿,导致流产、早产和新生儿呼吸道感染等。解脲脲原体的感染还可引起不孕不育。

(三) 穿透支原体

穿透支原体是发酵支原体的一种,是新近从AIDS患者体内分离出的一种人类致病性支原体。穿透支原体凭借顶端结构黏附于尿道上皮细胞、红细胞、单核细胞及$CD4^+$ T淋巴细胞,穿过细胞膜进入细胞内繁殖,导致宿主细胞受损、死亡。体外实验显示,穿透支原体能促进无症状HIV感染者进展为有症状的AIDS,可能是AIDS的辅助致病因素。

第二节 衣 原 体

衣原体(*Chlamydiae*)是一类严格在真核细胞内寄生,有独特的发育周期,能通过0.45 μm滤菌器的原核细胞型微生物,属于细菌。

共同特性有:① 革兰阴性,圆形或椭圆形体,大小为0.2~0.5 μm。② 具有细胞壁,与革兰阴性菌相似。③ 以二分裂方式繁殖,并有独特的发育周期。④ 同时含有DNA和RNA两种核酸。⑤ 有核糖体和一定数目的酶,在宿主细胞提供能量的情况下能进行多种代谢。⑥ 严格细胞内寄生。⑦ 对多种抗生素敏感。

衣原体中对人致病的主要有沙眼衣原体、肺炎嗜衣原体、鹦鹉热嗜衣原体和兽类嗜衣原体4个种,主要引起眼、泌尿道和呼吸道感染。

一、生物学性状

(一) 形态与染色

衣原体在宿主细胞内繁殖,具有独特的发育周期(图20-2),呈现两种不同的形态结构,分别称为原体(elementary body,EB)和网状体(reticulate body,RB)。

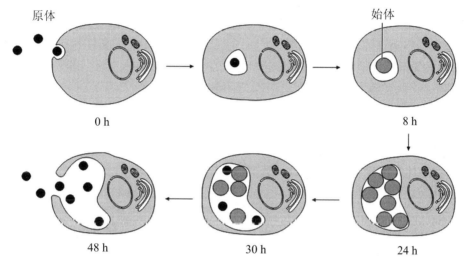

图20-2　衣原体的发育周期

原体小而致密,呈球形、椭圆形或梨形,是衣原体在细胞外的存在形式,是发育成熟的衣原体,有高度的感染性,无繁殖能力。Giemsa染色紫色,Macchiavello染色红色。

网状体,又叫始体(initial body),呈球形,较原体大,内无致密核质,有纤细的网状结构,以二分裂方式繁殖。网状体是衣原体在细胞内的存在形式,是衣原体的繁殖型,不具有感染性。Giemsa和Macchiavello染色均呈蓝色。

(二) 培养特性

衣原体营专性细胞内寄生。大多数衣原体能在6~8日龄的鸡胚卵黄囊中繁殖,并可在卵黄囊中找到包涵体、原体和网状体颗粒。衣原体可在HeLa、McCoy或HL等细胞培养。某些衣原体,如鹦鹉热嗜衣原体可接种于小鼠腹腔培养。

(三) 抗原结构

根据其成分不同,衣原体的抗原可分为属、种、型特异性抗原。① 属特异性抗原:位于细胞壁,为脂多糖,与革兰阴性菌的脂多糖类似。② 种特异性抗原:大多数衣原体的种特异性抗原位于主要外膜蛋白中,可鉴别不同种衣原体。③ 型特异性抗原:位于主要外膜蛋白的第1和第2可变区,可将每种衣原体分为不同的血清型或生物型。

(四) 抵抗力

衣原体耐冷怕热,在60℃仅能存活5~10 min。对常用消毒剂也敏感,75%酒精1 min,1%盐酸或2%氢氧化钠2~3 min即可杀死衣原体。红霉素、强力霉素和四环素等抗生素亦有抑制衣原体繁殖的作用。

二、致病性与免疫性

（一）致病性

衣原体侵入机体后，原体吸附于易感的柱状或杯状黏膜上皮细胞表面，并进入细胞生长繁殖。衣原体能产生类似于革兰阴性菌内毒素的毒性物质，抑制宿主细胞代谢，破坏宿主细胞。原体侵入细胞后，主要外膜蛋白能阻止吞噬体与溶酶体的结合，有利于衣原体在吞噬体内繁殖并破坏宿主细胞。这种细胞内寄生的方式，常能使衣原体逃避宿主免疫系统的攻击，因此衣原体感染不易被彻底清除，具有持续性。此外，衣原体热休克蛋白能刺激机体产生多种炎性细胞因子引起机体的炎症反应和迟发型超敏反应。

（二）免疫性

衣原体感染后，可刺激机体产生特异性体液免疫和细胞免疫。特异性抗体具有中和作用，可抑制衣原体吸附到宿主细胞，对机体提供一定的保护作用，但多数情况下免疫力不强，无法阻止衣原体感染的扩散和病情恶化。特异性细胞免疫在清除衣原体感染中起主要作用。主要外膜蛋白可活化 Th 细胞分泌细胞因子，抑制衣原体的繁殖。在抗衣原体感染中，免疫反应即起保护作用，又可引发迟发型超敏反应，造成免疫病理损伤，如性病淋巴肉芽肿等。

三、主要致病性衣原体

（一）沙眼衣原体

根据侵袭力和致病性不同，沙眼衣原体可分为三个生物型，即沙眼生物型（biovar trachoma）、性病淋巴肉芽肿生物型（biovar lymphogranuloma venereum，LGV）和生殖生物型（biovar genital）。

1. 生物学性状

原体为细小圆形颗粒，中央有致密核质，具有高度传染性，用 Giemsa 染色呈紫红色。网状体较大，核质分散，Giemsa 染色呈深蓝色。原体能合成糖原，渗入沙眼包涵体基质中，可被碘溶液染成棕褐色。根据三个生物型主要外膜蛋白的不同，沙眼衣原体可分为 19 个生物型。

2. 致病性

沙眼衣原体主要寄生于人类，可引起以下疾病：

（1）沙眼　由沙眼生物型 A、B、Ba 和 C 血清型引起。传染源为沙眼患者和无症状携带者，主要通过眼-眼或眼-手-眼的途径传播。沙眼衣原体侵犯结膜上皮细胞，并在其中增殖，早期症状为眼睛干涩、发痒，有黏液或脓性分泌物，眼结膜充血。后期出现结膜瘢痕、眼睑内翻、倒睫、角膜血管翳等角膜伤害，严重者可致盲。

（2）包涵体结膜炎　由沙眼生物型和生殖生物型引起。临床上有两种类型：成人结膜炎和婴儿结膜炎。成人感染可因性接触、经手传染至眼，亦可因污染的游泳池水而感染，又称游泳池结膜炎。婴儿通过产道时受染，引起急性化脓性结膜炎。

(3) 泌尿生殖道感染　经性接触传播引起,是非淋菌性尿道炎的重要致病因子。男性可合并附睾炎、前列腺炎和直肠炎。女性可引起宫颈炎、盆腔炎、输卵管炎等,引起不孕。

(4) 沙眼衣原体肺炎　由 D-K 血清型引起,婴儿沙眼衣原体肺炎。

(5) 性病淋巴肉芽肿　由 LGV 生物型引起,通过性接触传播。男性侵犯腹股沟淋巴结,引起化脓性淋巴结炎和慢性淋巴肉芽肿,可形成瘘管。女性常侵犯会阴、直肠和肛门,形成肠-皮肤瘘管,也可引起会阴-肛门-直肠狭窄。

3. 微生物学检查

微生物学检查是确诊衣原体感染的重要手段。根据临床症状不同,取合适标本进行实验室检查。

(1) 直接涂片镜检　标本经 Giemsa 染色或免疫荧光染色后检查上皮细胞内有无包涵体。

(2) 分离培养　标本接种鸡胚卵黄囊或 McCoy 细胞,35 ℃培养 48～72 h。再涂片染色镜检,观察有无包涵体。

(3) 血清学试验　检测衣原体抗原、抗体与核酸。① 微量免疫荧光实验检测特异性 IgM 和 IgG 抗体;② ELISA 法检测衣原体主要外膜蛋白抗原;③ 通过 PCR 和 LCR 技术检测衣原体 DNA,可直接鉴定衣原体的种、型和亚型。

(二) 肺炎嗜衣原体

肺炎嗜衣原体是呼吸道感染的重要病原体,通过呼吸道分泌物传播,引起儿童后期、青少年和成人急性呼吸道感染。

1. 生物学性状

原体呈梨形,中央有致密核质。包涵体不含糖原,碘染色阴性。肺炎嗜衣原体主要有两种抗原,主要外膜蛋白和脂多糖(LPS)。主要外膜蛋白有较强的免疫原性,对肺炎嗜衣原体特异性诊断和疫苗研制有重要意义。LPS 为肺炎嗜衣原体属特异性抗原,并可与其他微生物 LPS 发生交叉反应。

2. 致病性

肺炎嗜衣原体在人与人之间通过呼吸道传播。在人群聚集地区可相互传染,感染具有散发和流行交替出现的特点。

肺炎嗜衣原体是呼吸道感染的重要病原体,主要引起肺炎、支气管炎等,起病缓慢。大多数感染者为亚临床型。临床症状常表现为发热、咽痛、咳嗽、咳痰等,亦可并发咽炎、鼻窦炎、中耳炎等。近年研究证实,肺炎嗜衣原体感染与心肌梗死、动脉粥样硬化、冠心病等心血管疾病的发生密切相关。

3. 微生物学检查

(1) 直接涂片镜检　痰标本或鼻咽拭子涂片后经 Giemsa 染色或免疫荧光染色,检查上皮细胞内有无包涵体。

(2) 血清学试验　微量免疫荧光实验可检测患者血清中特异性 IgM 和 IgG 抗体,是目前检测肺炎嗜衣原体感染的"金标准"。

第三节 立 克 次 体

立克次体(*Rickettsia*)是一类以节肢动物为传播媒介,严格细胞内寄生的原核细胞型微生物,是引起斑疹伤寒、恙虫病、Q热等传染病的病原体。立克次体是美国病理学家Howard Taylor Ricketts在研究落基山斑疹热时首先发现的,次年他在研究中不幸感染斑疹伤寒而献身。为了纪念这位伟大的科学家,用他的名字为这种微生物命名。

立克次体种类繁多,立克次体目分为立克次体科和无形体科,前者包括立克次体属和东方体属,后者包括无形体属、埃立克次体属、新立克次体属和沃巴哈属。其中,对人类致病的立克次体主要有立克次体属的斑疹伤寒群和斑点热群,以及东方体属的恙虫病东方体。

立克次体共同特点是:① 革兰染色阴性,呈多形性,大小介于细菌与病毒之间;② 专性细胞内寄生,以二分裂方式繁殖;③ 以节肢动物为储存宿主和传播媒介,引起人类发热出疹性疾病;④ 大多数是人畜共患病的病原体;⑤ 对多种抗生素敏感。

一、生物学性状

(一) 形态与染色

立克次体呈多形态性,以短杆形为主。革兰染色阴性,不易着色。常用Gimenez法染色呈鲜红色,Giemsa染色呈紫色或蓝色;Macchiavello法染色呈红色。

(二) 培养特性

大多数立克次体为专性活细胞内寄生,以二分裂方式繁殖,可用动物接种、鸡胚接种和细胞培养法培养。采用豚鼠和小鼠接种是最常用的方法。

(三) 抗原构造

立克次体细胞壁有两类抗原,一类为群特异性的可溶性抗原,主要是细胞壁的脂多糖成分,耐热;另一类为种特异性抗原,为细胞壁外膜蛋白,不耐热。斑疹伤寒立克次体和恙虫病东方体与普通变形杆菌的某些菌株的菌体抗原(如OX_{19}、OX_2等)具有共同的抗原成分,临床上常用变形杆菌这些菌体抗原代替相应的立克次体抗原进行非特异性凝集反应,以检测患者血清中有无相应抗体,这种交叉凝集试验称为外斐反应(Weil-Felix reaction)。常用于检测患者体内是否有抗立克次体抗体,以辅助诊断斑疹伤寒、斑点热和恙虫病。

(四) 抵抗力

立克次体抵抗力较弱,56℃下30 min即被灭活。节肢动物粪便中可存活一年以上时间。对氯霉素、四环素类抗生素敏感,但磺胺类药物可刺激其生长繁殖。

二、致病性与免疫性

(一) 流行环节

立克次体以吸血的节肢动物为传播媒介和储存宿主,啮齿类动物也是常见的储存宿主。

（二）致病物质

立克次体主要致病物质为脂多糖和磷脂酶A，脂多糖生物学活性与革兰阴性菌内毒素类似，磷脂酶A则可破坏吞噬体膜，使立克次体从吞噬体进入胞质中生长繁殖，引起细胞中毒，裂解死亡。

（三）所致疾病

立克次体感染多引起人兽共患性疾病，绝大多数为自然疫源性疾病，呈地区性流行。临床表现以发热、头痛、皮疹、肝脾肿大为主。不同立克次体感染，其疾病表现形式也有所不同。

（四）免疫性

立克次体为胞内感染，抗感染免疫以细胞免疫为主，产生大量细胞因子，可增强吞噬细胞功能，清除细胞内立克次体。立克次体感染后，机体可产生特异性保护性抗体，可与立克次体结合，阻止其黏附易感细胞。患者病后可获得一定抵抗力，但可复发。

三、微生物学检查

立克次体容易引起实验室感染，做微生物学检查时应注意生物安全，严格遵守实验室操作规程，防止感染事故的发生。

（一）标本采集

一般在未用抗生素之前采集血标本。

（二）分离培养

初次分离培养通常采用豚鼠接种进行，对立克次体做进一步鉴定时可采用鸡胚卵黄囊传代，采用免疫荧光实验加以鉴定。

（三）血清学检测

是目前诊断立克次体感染的主要方法。多用微量免疫荧光法检测特异性抗体，取急性期和恢复期双份血清，效价升高4倍及以上有诊断意义。

四、防治原则

预防立克次体病的措施主要是控制和消灭中间宿主及储存宿主。改善居住条件，讲究个人卫生，灭虱、灭蚤和灭鼠。特异性预防可接种疫苗，我国目前主要使用针对普氏立克次体的鼠肺疫苗，效果良好。

氯霉素和四环素类抗生素对普氏立克次体和其他立克次体均有效，可使病程明显缩短，病死率大幅下降。禁用磺胺类药物。

五、主要致病性立克次体

(一) 普氏立克次体

是流行性斑疹伤寒的病原体,此病多见于冬春季,在世界各地均可流行。患者是唯一传染源,人虱是传播媒介,传播方式是虱-人-虱。人虱叮咬病人后,病人血中普氏立克次体进入人虱体内,在肠管上皮细胞内繁殖,并随粪便排出。当受染虱叮咬人时,将粪便排泄于皮肤上,立克次体通过抓破伤口进入体内致病。经10~14天潜伏期后骤然发病,表现为高热、剧烈头痛和周身疼痛,4~7天出现皮疹,可伴有明显的实质性器官损害。

(二) 斑疹伤寒立克次体

是地方性斑疹伤寒的病原体,该病散发于世界各地,非洲和南美洲多见。啮齿类动物是斑疹伤寒立克次体的主要传染源和储存宿主,鼠蚤、鼠虱是主要传播媒介。地方性斑疹伤寒立克次体以鼠蚤-鼠-鼠蚤的方式在鼠间传播。鼠蚤叮咬人后,可将斑疹伤寒立克次体传染给人,并通过人虱在人群中传播,因此,患者也有可能成为传染源。地方性斑疹伤寒临床症状与流行性斑疹伤寒相似,但症状较轻,病程较短。

(三) 恙虫病东方体

是恙虫病的病原体,该病主要分布在东南亚,在我国主要在东南和西南地区。恙虫病是一种自然疫源性疾病,传染源为野鼠和家鼠,恙螨是寄生宿主、储存宿主和传播媒介。人若被恙螨叮咬后,经7~10天潜伏期发病,主要症状为高热、剧烈头痛,叮咬处形成黑色焦痂。同时由于病原体释放出毒素,可引起全身淋巴结肿大及各内脏器官的病变,严重者导致死亡。

第四节 螺 旋 体

螺旋体(Spirochete)是一类细长、柔软、弯曲成螺旋状、运动活泼的原核细胞型微生物。在自然界和动物体内广泛存在,种类繁多。能引起人类有关疾病的螺旋体主要分布在螺旋体科的密螺旋体属和疏螺旋体属以及钩端螺旋体科的钩端螺旋体属。

一、苍白密螺旋体苍白亚种(T. pallidum subsp. pallidum)

属密螺旋体属,俗称梅毒螺旋体,人是其唯一宿主,可引起梅毒。梅毒是性传播性疾病中危害较严重的一种。

(一) 生物学性状

1. 形态

全长5~15 μm,有8~14个致密而规则的小螺旋,两端尖直,运动活泼。普通染色不易着色,常用镀银染色法可染成棕褐色(图20-3)。也可用暗视野显微镜,直接观察悬滴标本中的活体。

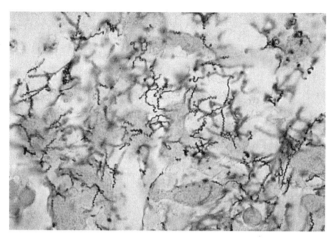

图 20-3　梅毒螺旋体(镀银染色,×1000)

2．培养特性

不能在无生命的人工培养基中生长繁殖。接种家兔睾丸或眼前房能保持其毒力和繁殖性。

3．抵抗力

抵抗力极弱,对温度和干燥特别敏感,血液中的螺旋体,在 4℃放置 3 天后可死亡,故 4℃储存 3 天的库血无传染梅毒的危险;对青霉素、四环素、红霉素或砷剂均敏感。

（二）致病性

自然情况下,梅毒螺旋体只感染人类,人是梅毒的唯一传染源。梅毒有先天性和获得性两种：

1．先天性梅毒

又称胎传梅毒,由母体通过胎盘传染胎儿,引起胎儿的全身性感染,导致流产、早产或死胎;或出生梅毒儿,呈现马鞍鼻、锯齿形牙、间质性角膜炎、先天性耳聋等特殊体征。

2．获得性梅毒

主要经性接触传播,属性传播疾病,临床上分为三期：

（1）Ⅰ期梅毒　也称硬下疳,感染后 3 周左右出现。多见外生殖器溃疡,有渗出液,含大量螺旋体,此时传染性极强,4~8 周后硬下疳可自愈。梅毒螺旋体潜伏于体内,经 2~3 个月无症状潜伏期后进入第Ⅱ期。

（2）Ⅱ期梅毒　全身皮肤黏膜出现梅毒疹,多见于躯干以及四肢。全身淋巴结肿大,可累及骨、关节、眼等,此时传染性强。若不治疗,3 周~3 个月后上述体征会自行消退,但潜伏 2 年后进入第Ⅲ期。Ⅰ、Ⅱ期梅毒又称为早期梅毒,传染性强,但破坏性小。

（3）Ⅲ期梅毒　亦称晚期梅毒,多发生于感染 2 年后,潜伏期亦可长达 10~15 年。病变可波及全身组织器官,基本损害为慢性肉芽肿,局部动脉内膜炎引起局部组织缺血、坏死,侵犯神经和血管时可危及生命。该期一般无传染性,但破坏组织能力强。

（三）免疫性

梅毒的免疫是传染性免疫,即有梅毒螺旋体感染时才有免疫力,若梅毒螺旋体被清除,免疫力也随之消失。细胞免疫在抗梅毒螺旋体感染中起重要作用,以迟发型超敏反应为主。在感染的所有阶段,患者可产生两种抗体:特异性抗梅毒螺旋体抗体和非特异性抗心磷脂抗体。梅毒螺旋体抗体可在补体帮助下杀死或溶解梅毒螺旋体,同时对吞噬细胞有调理作用。抗心磷脂抗体,即反应素(regain),能与生物组织中的某些脂质发生反应,无保护作用,仅用于梅毒的血清学诊断。

(四)微生物学检查

1. 直接镜检

取 Ⅰ、Ⅱ 期梅毒疹渗出液或局部淋巴结抽出液直接在暗视野显微镜下观察获得梅毒螺旋体;也可将标本与荧光标记的梅毒螺旋体抗体结合后,在荧光显微镜下观察;或用 ELISA 法,在普通光学显微镜下检查。

2. 血清学试验

有非梅毒螺旋体抗原试验和梅毒螺旋体抗原试验两类:

(1)非梅毒螺旋体抗原试验 是用正常牛心肌的心脂质(cardiolipin)作为抗原,测定患者血清中的反应素(抗脂质抗体)。最常用的有 TRUST 试验和 RPR 试验,因是非特异性抗原抗体反应,所以适用于初筛时使用。

(2)螺旋体抗原试验 采用 Nichols 株螺旋体作为抗原,测定血清中的螺旋体特异抗体,特异性强,可用作梅毒确诊试验。常用的有荧光密螺旋体抗体吸收试验(FTA-ABS)、梅毒螺旋体血凝试验(TPHA)和梅毒螺旋体抗体微量血凝试验(MHA-TP)等。

(五)防治原则

梅毒是性传播性疾病,对其的预防应加强性卫生教育并严格社会管理。梅毒确诊后,宜用青霉素等药物及早予以彻底治疗。疗程一般 3 个月～1 年,血清学试验转阴为治愈,治疗结束后需定期复查。

二、伯氏疏螺旋体(*B. burgdorferi*)

属疏螺旋体属,此属中对人致病的主要有伯氏疏螺旋体、回归热螺旋体,它们均通过吸血昆虫媒介而分别致莱姆病(Lyme disease)和回归热。

(一)生物学性状

螺旋稀疏且不规则,两端稍尖,运动活泼,有扭转、翻滚、抖动等多种运动方式。能在无生命培养基上生长,营养要求高,生长缓慢,一般需培养 2～3 周始可观察到生长情况。

(二)致病性与免疫性

伯氏疏螺旋体可引起莱姆病,是一种自然疫源性传染病,野生和驯养的哺乳动物是主要储存宿主,传染源是啮齿类动物,主要传播媒介是硬蜱。人被疫蜱叮咬后,经 3～30 天潜伏期,在局部可形成一个或数个慢性移行性红斑。开始为红色斑丘疹,继而扩大为直径 5～50 cm 的圆形皮损,外缘鲜红,中间呈退行性变,似一红环,多个红斑可重叠在一起形成枪靶形。早期症状可有发热、乏力、头痛、肌肉和关节酸痛,未经治疗,80% 患者可发展至晚期,主要表现为慢性关节炎、周围神经炎和慢性萎缩性肌皮炎。

抗伯氏疏螺旋体感染主要依赖于特异性体液免疫。伯氏疏螺旋体感染后机体可产生特异性抗体,能增强吞噬细胞吞噬及杀灭伯氏疏螺旋体的作用。

(三) 微生物学检查

主要依靠血清学试验(免疫荧光法和 ELISA)和分子生物学技术来诊断莱姆病。

(四) 防治原则

疫区工作人员要加强个人保护,避免硬蜱叮咬。根据患者临床表现及病程不同采用不同抗生素及给药方式。早期莱姆病用多西环素、阿莫西林或红霉素口服即可,晚期伴多种深部组织损害,一般用青霉素联合头孢曲松等静脉滴注。

三、钩端螺旋体(*Leptospira*)

简称钩体,属钩端螺旋体属,可引起人或动物的钩端螺旋体病。钩端螺旋体病是全球性分布的人兽共患病,我国绝大部分地区均有流行,是我国目前重点防控的 13 种传染病之一。

(一) 生物学性状

1. 形态与染色

螺旋细密、规则,形似细小珍珠排列的细链,一端或两端弯曲呈钩状。运动活泼,常使菌体呈 C、S 或 8 字形。常用 Fontana 镀银染色法,钩端螺旋体被染成棕褐色(图 20-4)。菌体折光性强,可在暗视野显微镜下观察其运动和形态。

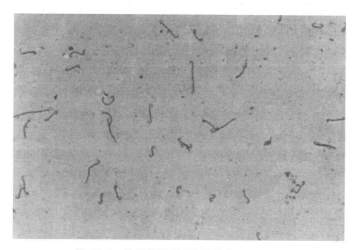

图 20-4　钩端螺旋体(镀银染色,×1000)

2. 培养特性

营养要求较高,常用 Korthof 培养基,最适生长温度为 28~30℃,钩端螺旋体在其中生长缓慢,1 周后在距液面 1 cm 处呈半透明云雾状生长;在固体培养基上,经 28℃孵育 1~3 周,可形成半透明、不规则、直径<2 mm 的扁平细小菌落。

3. 抵抗力

钩端螺旋体抵抗力弱,60℃下 1 min 即死亡。对青霉素敏感。但在湿土或水中可存活数月,这在钩端螺旋体传播上有重要意义。

（二）致病性与免疫性

1. 传染源和传播途径

钩端螺旋体病是一种人畜共患传染病，鼠类和猪等为传染源和储存宿主，其排泄物直接或通过土壤污染水源，人类与污染的水或土壤接触，钩端螺旋体可通过皮肤创口及鼻、眼、口腔等黏膜侵入。

2. 致病性

钩端螺旋体主要致病物质有侵袭力和毒素。包括黏附素、内毒素样物质和溶血素等。人感染钩端螺旋体以后，引起钩端螺旋体病，多见于农民和渔民等。钩端螺旋体侵入人体后可进入血流引起钩端螺旋体血症，患者可出现发热、乏力、头痛、眼结膜充血、浅表淋巴结肿大等症状。继而钩端螺旋体侵入肝、肾、肺、心、中枢神经系统等，并在其中繁殖，引起相关脏器和组织损害。钩端螺旋体也可通过胎盘垂直感染胎儿，导致流产。

3. 免疫性

以特异性体液免疫为主。感染后机体可产生特异性抗体清除体内钩端螺旋体、防止再感染。感染后机体可获得对同一血清型钩端螺旋体的持久免疫力，但不同血清型之间无交叉反应。

（三）微生物学检查

包括病原体检测和血清学诊断。

1. 标本采集

病原体检测在发病 10 天内取外周血，1 周后取尿液，有脑膜刺激者取脑脊液标本。

2. 直接镜检

标本离心后做暗视野显微镜检查，或镀银染色后镜检。

3. 分离培养

将标本接种 Korthof 培养基，28 ℃培养 2 周后镜检。或接种豚鼠腹腔一周后鉴定。

4. 血清学诊断

常用显微镜凝集试验（microscopic agglutination test，MAT）。用已知血清型的活钩端螺旋体为抗原，与不同稀释度的患者血清混合后 37 ℃孵育 1～2 h，在暗视野显微镜下观察有无凝集现象。若血清中有相应抗体，可见钩端螺旋体被凝集成蜘蛛状。单份血清标本效价 1∶300 以上或双份血清标本效价升高 4 倍以上有诊断意义。

（四）防治原则

钩端螺旋体病是一种人畜共患病，要做好防鼠、灭鼠工作，加强对带菌家畜的管理，保护水源。疫区人群可接种钩端螺旋体多价疫苗。钩端螺旋体病的治疗首选青霉素。

（马丽娜）

第二十一章 真 菌 学

真菌(fungus)是一类真核细胞型生物,具有细胞核和完善的细胞器,不含叶绿素,不分根、茎、叶,以腐生或寄生的方式生存。

真菌种类多,分布广,大多数对人体无害,甚至有益。在已发现的10万种真菌中,对人类有致病性的一般认为仅300余种,包括致病、条件致病、致敏、产毒及致癌的真菌。

近年来,由于抗生素、抗肿瘤药物和免疫抑制剂的广泛应用,导致机体出现菌群失调;器官移植和介入技术的发展,引起正常菌群的迁移;以及艾滋病、糖尿病和恶性肿瘤等疾病的增多,引起人类免疫功能障碍,导致真菌的感染明显增加,已引起医学界的广泛关注。

第一节 真菌的生物学特性

一、形态与结构

真菌的形态多样,大小不一。真菌细胞壁中不含肽聚糖,其主要成分为几丁质和葡聚糖。另外,真菌细胞膜中主要含麦角固醇,不同于人类细胞膜中的胆固醇。真菌按形态、结构分为单细胞真菌和多细胞真菌两大类。

(一) 单细胞真菌

菌体由一个细胞构成,呈圆形或卵圆形,菌体大小不一。多数单细胞真菌由母细胞以芽生的方式进行繁殖,不产生菌丝,菌落与细菌菌落相似,称酵母型真菌。某些真菌以芽生的方式繁殖后,产生的芽生孢子持续延长,不与母细胞脱离,产生较长的细胞链,可伸入培养基内,称假菌丝。其菌落与酵母型真菌相似,但在培养基内可见由假菌丝联结形成的假菌丝体,称为类酵母型真菌。

(二) 多细胞真菌

又称丝状菌(filamentous fungus)或霉菌(mold),菌体由多个细胞构成。其基本结构包括菌丝(hypha)和孢子(spore)两部分。

1. 菌丝

真菌的孢子长出芽管,逐渐延长呈丝状,称菌丝,菌丝又能长出许多分枝,交织成团,称菌丝体(mycelium)。伸入培养基中吸取营养的部分称营养菌丝体(vegetative mycelium),突出于培养基表面生长部分称气生菌丝体(aerial mycelium),其中能产生孢子的气生菌丝体称为生殖菌丝体(reproductive mycelium)。

大部分菌丝间隔一定距离形成横隔,称隔膜(septum),将菌丝分成一连串的细胞,隔膜中有小孔,允许细胞质通过。有隔膜的菌丝称为有隔菌丝(图21-1(a))。有些真菌菌丝中无横隔,一条菌丝即为一个细胞,其中可含多个细胞核,这种无隔膜的菌丝称为无隔菌丝(图21-1(b))。不同的真菌可有不同形态的菌丝,如螺旋状、球拍状、结节状、鹿角状、破梳状等,有助于真菌的鉴别(图21-2)。

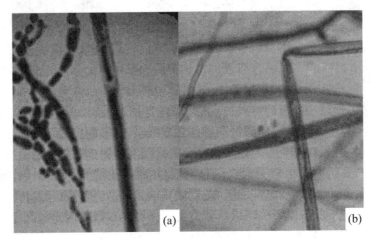

图 21-1　真菌菌丝(×400)
(a) 有隔菌丝;(b) 无隔菌丝

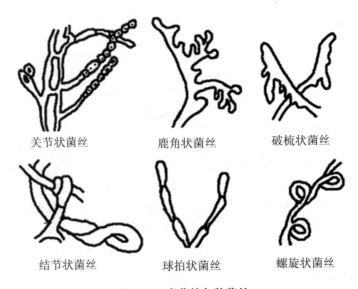

图 21-2　真菌的各种菌丝

2. 孢子

孢子是真菌的繁殖器官。一条菌丝上可长出多个孢子,在环境条件适宜时,孢子又可伸出芽管,发育成菌丝体。真菌孢子易于传播,它们对不利环境的抵抗力要强于菌丝体,因此孢子大大增强了真菌的生存能力。真菌孢子可分为有性孢子和无性孢子。

(1) **有性孢子**　由同一菌体或不同菌体上的两个细胞融合,经减数分裂后产生的孢子有接合孢子、子囊孢子及担(子)孢子。

(2) **无性孢子**　是指不经过两性细胞的配合而产生的孢子,病原性真菌大多数产生无性孢子,主要有三种类型。

1)分生孢子(conidium)。由生殖菌丝末端细胞分裂或收缩形成,也可在菌丝的侧面出芽形成,是最常见的一种无性孢子。其大小、细胞数、颜色是鉴定真菌的重要依据,可分为大分生孢子(macroconidium)和小分生孢子(microconidium)两种:① 大分生孢子。体积较大,由多个细胞组成,呈梭形或棍棒状。② 小分生孢子。较小,只有一个细胞,有球形、卵圆形、梨形、棍棒状等。

2)叶状孢子(thallospore)。由菌丝细胞直接形成的孢子。按形成方式不同可分为:① 芽生孢子(blastospore)。由菌丝细胞出芽生成,发育到一定程度后,孢子可从母细胞脱落。常见于念珠菌、隐球菌。② 厚膜孢子(chlamydospore)。在不利环境中,真菌菌丝体末端或中间胞质浓缩,胞壁而增厚形成。是真菌的休眠细胞,在适宜的条件下可再发芽繁殖。③ 关节孢子(arthrospore)。在陈旧培养物中,菌丝细胞壁变厚,分化出隔膜,并断裂形成长方形的几个节段。

3)孢子囊孢子(sporangiospore)。菌丝末端膨大成囊状结构称孢子囊,内含许多孢子,称为孢子囊孢子,孢子成熟后破囊而出。如毛霉菌、根霉菌等。

二、培养特性

大多数真菌对营养要求不高,在一般培养基上均能生长。实验室常用含有蛋白胨、葡萄糖和琼脂的沙保弱(Sabouraud)培养基进行培养。最适酸碱度为 pH 4.0~6.0,培养浅部真菌的最适温度为 22~28 ℃,但某些深部真菌在 37 ℃生长最好。真菌的繁殖方式复杂,除有性繁殖外,还可以芽生、裂殖、芽管、隔殖等方式进行无性繁殖,无性繁殖是真菌的主要繁殖方式。多数病原性真菌生长速度比细菌慢,常需 1~4 周才能形成菌落,常用沙保弱培养基培养。真菌的菌落有三种类型:

1. 酵母型菌落(yeast type colony)

单细胞真菌的菌落,类似细菌菌落,但菌落体积较大。一般为光滑、湿润、柔软、边缘整齐、不透明、乳白色的圆形菌落。显微镜下可见单个真菌细胞或孢子,无菌丝。新型隐球菌的菌落属于此型。

2. 类酵母型菌落(yeast-like type colony)

部分单细胞真菌在出芽繁殖后,芽管延长不与母细胞脱离,形成假菌丝。假菌丝向下生长,深入培养基。其外观与酵母型菌落相似。白假丝酵母菌的菌落属于此型。

3. 丝状菌落(filamentous type colony)

为多细胞真菌的菌落形式。菌落较大,由疏松的菌丝体构成。菌落可呈棉絮状、绒毛状或粉末状等。菌落正背两面可呈现不同的颜色。丝状菌落的形态、结构和颜色在鉴定真菌时有重要参考价值。

三、变异性与抵抗力

真菌易发生变异,如在人工培养基上多次传代,可发生形态、结构、菌落性状、产生色素能力以及各种生理性状(包括毒力)的改变。有些真菌可因环境条件的改变,发生两种形态的互变,称为双相型真菌,即在宿主体内或 37 ℃培养时呈酵母型,而在 25 ℃培养时呈菌丝型。

真菌的菌丝和孢子均不耐热,对干燥、紫外线和多种化学消毒剂耐受性较强,但对 1%~3%石炭酸、25g/L 碘酊、2%结晶紫和 10%甲醛液则较敏感。真菌对常用抗细菌的抗生素不敏感,但制霉菌素、两性霉素 B 等对多种真菌有抑制作用。

第二节　真菌的致病性与免疫性

一、致病性

真菌的致病性与真菌的菌体成分、某些真菌产生的毒素或毒素样物质、真菌的黏附作用、对免疫功能的抑制作用、真菌产生的某些酶类物质有关。不同真菌可以以不同形式致病,包括真菌感染、真菌超敏反应性疾病和真菌毒素中毒等。

(一) 真菌感染

由致病性真菌和条件致病性真菌引起感染,并表现出临床症状者称为真菌病,包括致病性真菌感染和条件致病性真菌感染。

致病性真菌感染主要是外源性感染,真菌侵袭机体而致病,包括皮肤、皮下组织真菌感染和全身或深部真菌感染。条件致病性真菌感染主要由一些内源性真菌引起,多发生在机体免疫力降低时。

(二) 真菌超敏反应性疾病

有些真菌的孢子、菌丝或其产物作为变应原经呼吸道、消化道进入体内,或经皮肤接触,可引起各种类型变态反应。如支气管哮喘、过敏性鼻炎、荨麻疹等。属Ⅰ～Ⅳ型超敏反应。还有些真菌感染过程中,可引起Ⅳ型传染性超敏反应。

(三) 真菌毒素中毒

某些真菌可产生真菌毒素(mycotoxins),动物和人摄入后可引起急性或慢性中毒,称为真菌中毒症(mycotoxicosis)。真菌毒素中毒易引起肝、肾、神经系统功能障碍及造血功能损伤。

已证实某些动物和人类肿瘤与真菌毒素有关,如黄曲霉毒素与原发性肝癌有关,赭曲霉产生的黄褐毒素也可诱发肝肿瘤。

二、免疫性

(一) 固有免疫

完整的皮肤黏膜屏障可有效阻挡真菌及其孢子的侵入。皮脂腺分泌的脂肪酸有杀真菌的作用。儿童头皮脂肪酸分泌较成人少,易患头癣。成人掌跖部缺乏皮脂腺,因而手足癣多。

正常菌群的拮抗作用在抗真菌感染中也发挥巨大作用。长期使用广谱抗生素可导致菌群失调而引起继发性真菌感染。

中性粒细胞和单核-巨噬细胞具有吞噬和杀灭真菌的作用。但被吞噬的真菌孢子并不能被完全杀灭,可在细胞内增殖,也可被吞噬细胞带到深部组织器官中增殖而引起病变。

（二）适应性免疫

真菌感染可诱导机体产生特异性细胞免疫和体液免疫，其中又以细胞免疫为主，同时诱发迟发型超敏反应。

特异性细胞免疫中 CD4$^+$ T 细胞产生并释放 IFN-γ 和 IL-2 等细胞因子，激活巨噬细胞、NK 细胞和 CTL 等，参与对真菌的杀灭。CD4$^+$ T 细胞还可诱发迟发型超敏反应，控制真菌感染的扩散。某些真菌感染后机体可发生迟发型皮肤超敏反应，如癣菌疹，对真菌感染者进行皮肤试验有助于诊断或流行病学调查。

绝大多数深部真菌感染机体都能产生特异性抗体，但抗体在抗真菌感染中的作用尚不明确。体液免疫产生的抗体可用于真菌感染的血清学诊断。

第三节 真菌感染的检查与防治原则

一、微生物学检查

（一）标本的采集

浅部感染真菌的检查可取皮屑、毛发、指（趾）甲屑等标本。深部感染真菌的检查可根据病情取痰、血液、脑脊液、淋巴结穿刺液等标本。

（二）直接镜检

将皮屑、毛发、指（趾）甲屑等标本置载玻片上，滴加 10% KOH 少许，用盖玻片覆盖后微加温，然后在低倍或高倍镜下检查，若见到菌丝和孢子可初步诊断为癣菌病。脑脊液、尿液等标本应离心后取沉淀物涂片，革兰染色镜检。若怀疑隐球菌感染，可用墨汁负染后镜检。

（三）分离培养

标本经 70% 的乙醇或 2% 的石炭酸处理，杀死细菌后用无菌盐水洗涤后，接种于含放线菌酮（抑制放线菌生长）和抗生素（抑制细菌生长）的沙保弱培养基。培养时放置 25～28℃ 温箱数日至数周，然后观察菌落特征。为观察自然状态下真菌的形态结构，必要时可做玻片小培养。

对酵母型和类酵母型真菌，经革兰染色后观察其形态进行鉴定；丝状真菌经乳酸酚棉兰染色后观察菌丝、孢子的结构特征，结合菌落特征做出鉴定。

（四）血清学检查

检测真菌抗原或机体感染真菌后产生的抗体可对真菌感染性疾病进行辅助诊断。

（五）核酸检测

对真菌的鉴定除根据真菌形态结构等表型特征外，还可应用分子生物学技术检测核酸，包括核酸 G+C mol% 测定、PCR 相关技术、DNA 指纹技术、DNA 特殊序列分析等，可用于真菌的鉴定、分型。

二、真菌感染的防治原则

真菌感染目前尚缺乏特异性预防方法。预防皮肤癣菌感染主要是要注意清洁卫生,避免与患者及污染的物品直接接触。保持鞋袜干燥,防止皮肤癣菌孳生。引起深部感染的真菌多为条件致病菌,故预防措施主要是除去各种诱生因素,提高机体抵抗力,避免滥用抗生素、激素和免疫抑制剂。预防真菌毒素中毒应加强粮食和饲料的管理,注意食品卫生。

皮肤癣菌感染的治疗可局部使用特比萘芬喷剂或乳膏、酮康唑软膏、咪康唑霜或克霉唑溶液,应注意彻底治愈,避免复发。深部感染真菌的治疗常用的药物主要有:多烯类的两性霉素 B 和制霉菌素;唑类的氟康唑、伊曲康唑;吡咯酮康唑、克霉唑;核苷类的 5-氟胞嘧啶等。氟康唑在临床上最常用,对白假丝酵母菌治疗效果较好。

第四节　常见病原性真菌

一、浅部感染真菌

浅部感染真菌是指寄生于角蛋白组织(表皮角质层、毛发、甲板)的真菌。一般不侵入皮下组织或内脏,可分为皮肤癣菌和角层癣菌两大类。

(一) 皮肤癣菌

皮肤癣菌(Dermatophytes)是仅侵犯皮肤表面角质化组织的一类真菌。该类真菌具有嗜角质蛋白的特性,侵犯部位仅限于角化的表皮、毛发、指(趾)甲,以手足癣为最多见。主要病理变化是真菌的增殖及其代谢产物刺激宿主引起的反应。这类真菌中最重要的是毛癣菌属(*Trichophyton*)、表皮癣菌属(*Epidermophyton*)及小孢子癣菌属(*Microsporum*)三个属。

一种皮肤癣菌可在不同部位引起病变,相同部位的病变也可由不同的皮肤癣菌引起。我国从患者分离的皮肤癣菌以红色毛癣菌为最多,其次为紫色毛癣菌、须毛癣菌和絮状表皮癣菌等,它们主要引起甲癣、手足癣和体癣。

(二) 角层癣菌

主要侵犯人体皮肤浅表的角质层和毛干,引起角层和毛发型病变,一般仅影响美观,而不造成宿主身体不适。主要有马拉色菌属、何德毛结节菌及白吉利毛孢子菌。

目前在我国最常见的是糠秕马拉色菌(*Malassezia furfur*),属于马拉色菌属。因该病与多汗有关,俗称"汗斑"。皮疹好发于躯干、上臂、腹部、面颈部,亦可累及臀部、腋窝及腹股沟等部位。皮损为粟粒、黄豆及蚕豆大,圆形或不规则形斑疹,其上有时可见细小糠秕样鳞屑,由于色素变化,病变处颜色深浅不一,故称"花斑癣"。

二、皮下组织感染真菌

引起皮下组织感染的真菌主要为孢子丝菌和着色真菌。它们均属于腐生性真菌,可经外伤感染侵入皮下。一般感染只限于局部,亦可经淋巴管或血行等途径缓慢向周围扩散。

（一）着色真菌

是一些在分类上接近、引起的疾病症状近似的真菌的总称。在我国主要有卡氏枝孢霉和裴氏丰萨卡菌。感染都发生在暴露部位，病损皮肤变黑，故称着色真菌病（chromomycosis）。在人体主要侵犯肢体皮肤。早期皮肤患处发生丘疹，丘疹增大形成结节，结节融合成疣状或菜花状。随病情发展，原病灶结疤愈合，新灶又在四周产生。日久疤痕广泛，影响淋巴回流，形成肢体象皮肿。免疫功能低下时亦可侵犯中枢神经，或经血行扩散。

着色真菌的分生孢子有树枝型、剑顶型和花瓶型等不同形状，是鉴定本菌的重要依据。这类真菌在沙保培养基上生长缓慢，常需数周。菌落棕褐色，表面有极短的菌丝。

（二）孢子丝菌

孢子丝菌属于腐生性真菌，广泛存在于土壤、植物、木材上，常因外伤接触带菌的花草、荆棘等引起感染。感染的主要病原为申克孢子丝菌（*Sporothrix schenckii*）。此菌可经微小损伤侵入皮肤，然后沿淋巴管分布，引起亚急性或慢性肉芽肿。此菌也可经口进入肠道或经呼吸道进入肺，随后经血行播散至其他器官引起深部感染。在沙保培养基上置室温培养 3～5 天可长出黑褐皱褶薄膜菌落。在含有胱氨酸的血平板上 37℃培养，则长出酵母型菌，以出芽方式繁殖。玻片培养可见细长的分生孢子柄从菌丝两侧成直角伸出，柄端长有成群的梨状小分生孢子。

三、深部感染真菌

深部感染或系统性感染真菌是一类侵犯深部组织和内脏甚至可引起全身性感染的真菌。它们主要引起慢性肉芽肿样炎症、溃疡及坏死等。

（一）地方性流行真菌

地方性致病真菌属双相型真菌，对环境温度敏感。主要有荚膜组织胞浆菌、厌酷球孢子菌、马尔尼菲青霉、皮炎芽生菌和巴西副球孢子菌。这类真菌在正常人体内不存在，侵入机体后可导致疾病发生。它们的感染受地理、气候等条件的限制而仅限于世界的某些地区，我国均少见。

（二）机会致病性真菌

1. 白假丝酵母菌

白假丝酵母菌（*Candida albicans*）又称白色念珠菌，是人类最常见的条件致病性真菌。该菌可寄生于人的口腔、阴道、肠道等处，当机体免疫功能下降或菌群失调时引起疾病。

（1）生物学性状

菌体圆形或卵圆形，革兰染色阳性，着色不匀。以出芽方式繁殖，芽管延长不与母体脱离，形成假菌丝（图 21-3）。

在沙保弱培养基上室温或 37℃培养 1～3 天长出类酵母型菌落，有大量向下生长的假菌丝。用玉米吐温琼脂培养时易形成厚膜孢子（图 21-4）。假菌丝和厚膜孢子具有诊断价值。

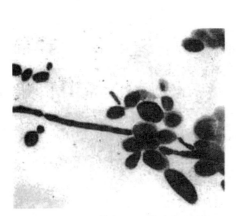
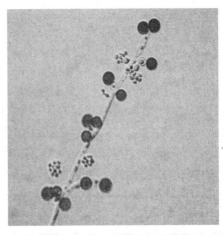

图 21-3　白假丝酵母菌(革兰染色,×1000)　　图 21-4　白假丝酵母菌的假菌丝和厚膜孢子(×1000)

（2）致病性

1）皮肤和黏膜感染。皮肤感染好发于皮肤皱褶潮湿处,如腋窝、腹股沟、乳房下等部位。黏膜感染有鹅口疮、口角糜烂、外阴与阴道炎等,以鹅口疮最为多见,多发生于体质虚弱的初生婴儿,特别是人工喂养者,病灶表面为白斑,其下为坏死组织。外阴及阴道炎患者表现为患部痒、痛及局部黏膜白斑样变。

2）内脏感染。机体抵抗力低下时,假丝酵母可经血流扩散至各种器官,引起肺炎、支气管炎、食管炎、肠炎、膀胱炎和肾盂肾炎和心内膜炎等,偶尔也可引起败血症。

3）中枢神经感染。可引起脑膜炎、脑膜脑炎、脑脓肿等。多由原发病灶转移而来。

（3）微生物学检查

脓、痰标本可直接涂片行革兰染色后镜检,皮屑先用10% KOH消化后镜检。镜下见到出芽的酵母菌及假菌丝,结合临床表现可做出诊断。芽管形成试验、厚膜孢子形成试验也有助于区分白假丝酵母菌和其他假丝酵母。

（4）防治原则

预防白假丝酵母菌感染,应注意提高机体免疫力,避免菌群失调。治疗可用克霉唑、制霉菌素、二性霉素B等。

2. 新生隐球菌

新生隐球菌(*Cryptococcus neoformans*)在自然界分布广泛,特别是鸽粪中大量存在,故鸽子是重要的传染源。正常人的皮肤、口腔和肠道也可分离出此菌,但一般不致病。

（1）生物学性状

菌体为圆形的酵母型菌,菌体外包一层肥厚的荚膜,可比菌体大1～3倍。用印度墨汁做负染后镜检,可在黑色背景中见到圆形或卵圆形的透亮菌体(图21-5)。

在沙保弱或血琼脂培养基上,培养数天后即生成酵母型菌落,表面黏稠,初为乳白色,后转变为橘黄色,最后变成棕褐色。有的菌落日久液化,可以流动。

根据其荚膜多糖抗原分为4个血清型。我国从临床分离的菌株主要为A型。

（2）致病性

该菌有肥厚的荚膜,是其重要致病物质。一般是外源性感染,也可引起内源性感染。病菌多经呼吸道进入人体,首先侵入肺部。大多情况下不引起明显症状,且能自愈,少数患者

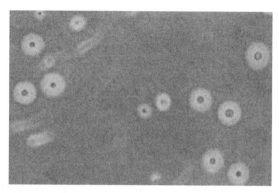

图 21-5　新生隐球菌(×1000)

可引起支气管肺炎。新生隐球菌一旦侵入血流可播散至全身各部位,特别是易侵犯中枢神经系统,引起亚急性或慢性脑膜炎。隐球菌性脑膜炎常发生于 AIDS 患者、白血病患者等细胞免疫功能低下者中。预后不良,如不治疗,常导致患者死亡。

(3) 微生物学检查

脓、痰标本可直接检查,脑脊液则离心取沉淀检查。标本加印度墨汁,在玻片上做负染后镜检,见圆形或卵圆形的透亮菌体,外围有透明肥厚的荚膜,即可确诊。

(4) 防治原则

鸽粪是该菌的主要传染源,正确处理鸽粪可控制此病的发生。治疗肺部感染可用 5 - 氟尿嘧啶、酮康唑和伊曲康唑。中枢神经系统感染可静脉滴注两性霉素 B 或口服伊曲康唑。

(马丽娜)

第二十二章 病毒的基本性状

病毒(virus)属于非细胞型微生物(acellular microorganism)。其特点表现为：① 体积微小。通过普通的光学显微镜一般无法观察到病毒形态，必须借助电子显微镜放大数万或数十万倍后方可观察。② 结构简单。病毒无细胞结构，遗传物质仅有一种核酸(RNA或DNA)类型，外围有蛋白质衣壳或包膜包绕。③ 病毒因缺少其繁殖所需的高级细胞器(线粒体、核糖体等)，必须借助于活细胞才能生长繁殖。

病毒属于非细胞型微生物的范畴，在医学微生物学中占有相当重要的地位，而由病毒引起的感染性疾病约占感染性疾病的75%。人类常见的病毒性疾病有流行性感冒、麻疹、腮腺炎、风疹、脊髓灰质炎、病毒性心肌炎、病毒性肝炎、水痘、疱疹、艾滋病和狂犬病等。病毒性疾病因其传染性强、流行广、死亡率高、有效治疗药物少等特点，常对健康、经济发展和社会安定造成严重威胁。病毒性疾病临床表现呈现多样性，除急性感染外，部分病毒还可引起持续性感染、整合感染等，且与部分肿瘤和自身免疫性疾病的发生密切相关。随着分子生物学和分子流行病学的发展，人类对病毒的认识逐渐形成一门新的学科——病毒学。随着对病毒与宿主间关系认识的不断深入，其致病机制不断被阐释，病毒学已成为现代医学和生命科学研究的热点学科之一。

第一节 病毒的形态结构与化学组成

一、病毒的大小与形态

病毒体(virion)是一个完整成熟的病毒颗粒，是病毒在细胞外的结构形式，具有典型的形式、结构，具有感染性。病毒体大小测量最可靠的方法是电子显微镜，也可用超速离心沉淀和X线晶体衍射等技术来研究病毒的大小、形态、结构和亚单位等。病毒体大小测量单位为纳米(nanometer, nm)。不同病毒体的大小差异悬殊，大型病毒体约为300 nm(如痘类病毒)，中型病毒体为100 nm(如流感病毒)，小型病毒体为20~30 nm(如肠道病毒)。病毒体的形态亦呈多样性，人和动物病毒多数呈球形或近球形，少数呈丝状、弹状和砖块状，而植物病毒体多数呈杆状，噬菌体呈蝌蚪状。病毒体与其他微生物大小及形态的比较见表22-1。

表 22-1　病毒与其他微生物的比较

特性	病毒	细菌	支原体	立克次体	衣原体	螺旋体	真菌
结构	非细胞	原核细胞	原核细胞	原核细胞	原核细胞	原核细胞	真核细胞
核酸类型	DNA或RNA	DNA+RNA	DNA+RNA	DNA+RNA	DNA+RNA	DNA+RNA	DNA+RNA
有无细胞壁	无	有	无	有	有	有	有
细胞培养	+	不用	不用	+	+	不用	不用
人工培养基培养	-	+	+	-	-	+	+
通过0.45μm细菌滤器	+	-	+	-	+	-	-
繁殖方式	复制	二分裂	二分裂	二分裂	二分裂	二分裂	有性或无性
抗菌药物敏感性	-	+	+	+	+	+	+
干扰素敏感性	+	+	+	+	+	+	+

二、病毒的结构

病毒体的基本结构是由核心(core)和衣壳(capsid)构成的核衣壳(nucleocapsid),有些病毒的核衣壳外部还有一层包膜(envelope)包裹。

(一)核衣壳

1. 核心

位于病毒体中心,主要成分为核酸,除核酸外可能含有少量的病毒非结构蛋白。病毒的核酸构成其基因组,为病毒复制、遗传和变异提供遗传信息。非结构蛋白,如核酸多聚酶、反转录酶、整合酶和蛋白酶等,可参与病毒的增殖。

2. 衣壳

是包绕在核酸外面的蛋白质外壳。衣壳由一定数量的壳粒(capsomere)所组成,壳粒为衣壳的形态亚单位(morphologic submit),由一个或多个多肽分子组成,多肽分子又称为结构亚单位(structuarl submit)。不同病毒体的衣壳所含有的壳粒数量和对称方式均不同,可作为病毒鉴定和分类的依据之一。病毒的对称类型主要有三种:① 螺旋对称型(helical symmetry)。壳粒沿着螺旋形盘旋的病毒核酸对称排列,如流感病毒、麻疹病毒等。② 二十面体对称型(icosahedral symmetry)。核酸浓集成球形或近球形,外周的壳粒排列成二十面体对称型,如脊髓灰质炎病毒、轮状病毒、甲肝病毒等。③ 复合对称型(complex symmetry)。病毒体结构较为复杂,既有螺旋对称又有二十面体对称,如痘病毒、噬菌体等。衣壳具有抗原性,是病毒体的主要抗原成分,可保护内部的核酸免受外界的核酸酶或其他影响因素的破坏,介导病毒进入宿主细胞,参与病毒的增殖。

(二)包膜

包膜(envelope)是包绕在病毒核衣壳外面的双层膜,部分病毒在成熟、释放过程中以出芽形式穿过宿主细胞时获得,含有宿主细胞膜或核膜成分,包括脂质、多糖和少许蛋白质。

包膜表面常存在不同形状的突起,称为包膜刺突(spike)或子粒(peplomere),其化学成分为糖蛋白(glycoprotein),具有抗原性,也是病毒体主要抗原成分,保护内部的核衣壳,参与病毒的增殖。具有包膜的病毒体称为包膜病毒(enveloped virus),反之为裸露病毒(naked virus)。人和动物病毒多数具有包膜。包膜的主要功能有:① 保护病毒;② 介导病毒体吸附、穿入易感细胞;③ 具有免疫原性,激发机体产生免疫应答;④ 化学本质是脂质,对脂溶剂敏感,可作为鉴定病毒的一个指标;⑤ 脂蛋白可引起机体发热反应。有些包膜病毒在核衣壳外层和包膜内层之间有基质蛋白,其主要功能是把内部核衣壳蛋白和包膜联系起来,此区域称为被膜。不同病毒的被膜薄厚不一,也可作为病毒鉴定的参考。病毒的结构在病毒分类和病毒感染诊断方面具有重要价值。

三、病毒的化学组成与功能

(一)核酸

病毒核酸的化学成分为 DNA 或 RNA,但只有一种,据此分成 DNA 和 RNA 病毒两大类。病毒的核酸具有多样性,可为线性或环状,如流感病毒和环状病毒;可为单链或双链,如流感病毒和疱疹病毒;可为分节段或不分节段,如流感病毒和副流感病毒。双链 DNA 或 RNA 有正链和负链,单链 RNA 也有正链和负链之分。病毒核酸大小差异悬殊,有的仅有 5000 个核苷酸组成,如细小病毒;有的约有 4000000 个核苷酸组成,如痘类病毒。病毒的核酸是病毒感染、增殖、遗传和变异的物质基础。病毒核酸的功能有:① 控制病毒的增殖。病毒增殖以病毒核酸基因组(genome)为模板,经过转录、翻译、合成、装配和释放等复制方式进行。② 决定病毒的特性。病毒的核酸携带病毒全部信息,决定病毒遗传和变异的特性。③ 参与病毒的感染。部分病毒的核酸具有感染性,被称为感染性核酸(infectious nucleic acid),即除去衣壳的病毒核酸进入宿主细胞也能增殖。感染性核酸不受衣壳蛋白和宿主细胞表面受体的限制,易感细胞范围较广,但缺少衣壳蛋白的保护,易被环境中核酸酶或其他因素破坏,因此感染性较完整的病毒体低。

(二)蛋白质

病毒蛋白质是病毒的主要组成部分,约占病毒体总重的70%,由病毒基因组所编码。病毒蛋白质可分为非结构蛋白和结构蛋白。病毒的非结构蛋白主要由酶类和特殊功能蛋白组成,如蛋白水解酶、DNA 聚合酶、反转录酶等,参与控制病毒复制过程,但不构成病毒体的组成。病毒的非结构蛋白可以存在病毒体内,也可以存在感染细胞中。病毒的结构蛋白是指构成病毒体的蛋白质成分,主要分布于衣壳、基质和包膜中,具有良好的抗原性。结构蛋白中能与宿主细胞表面受体结合的蛋白称为病毒吸附蛋白(viral attachment protein,VAP),VAP 与宿主细胞表面受体的相互作用决定了病毒感染的组织亲嗜性,如呼吸道病毒结合红细胞的血凝素(hemagglutinin,HA)。病毒结构蛋白的主要功能有:① 保护病毒核酸。如衣壳蛋白保护内部核酸免受外界环境影响。② 参与感染过程。如 VAP 吸附易感细胞,介导病毒进入易感细胞,引起感染。③ 具有抗原性:如包膜刺突或衣壳蛋白均是一种良好抗原,刺激机体引发特异性体液免疫和细胞免疫,也是疫苗研究的热点。

(三) 脂类和糖类

病毒体的脂类主要存在于包膜中,部分病毒含有少量糖类,糖类以糖蛋白形式也存在于包膜之中。包膜中磷脂、胆固醇及脂肪等加固病毒体的结构,且包膜中的脂类成分与宿主细胞脂类成分具有同源性,易于彼此融合和释放,参与病毒感染。包膜中糖蛋白具有病毒种、型特异性,是病毒鉴定和分型的依据之一。

第二节 病毒的增殖

病毒因缺乏增殖所需的酶系统,不能独立地进行代谢,必须在易感的活细胞内才能进行增殖。病毒以复制方式进行增殖,即以其基因组为模板,在 DNA 聚合酶或 RNA 聚合酶和其他必要因素共同作用下,进行复杂的生物合成,复制出子代病毒的基因组,转录、翻译出大量病毒结构蛋白,经过装配,最终从宿主细胞内释放出子代病毒体。

一、病毒的复制周期

病毒从进入宿主细胞开始,经过基因复制、转录、翻译、装配,到最后释放子代病毒体,被称为一个复制周期(replication cycle)。感染性病毒颗粒进入宿主细胞内的复制初期时,其结构消失,通常称为隐蔽期(eclipse period),继而进入增殖期。病毒量逐渐增多的时间长短视病毒种类而异。人和动物病毒的复制周期依次包括吸附、穿入、脱壳、生物合成、装配和释放等 5 个阶段。

(一) 吸附(adsorption)

病毒通过表面的 VAP 吸附易感宿主细胞表面的特异性受体,是引发感染的第一步。病毒不能吸附于无受体细胞,因此病毒不能感染无受体的细胞。不同宿主细胞表面有着不同的受体,它决定了病毒的不同嗜组织性和感染宿主的范围。包膜病毒多通过表面糖蛋白与细胞之间的特异性受体结合而完成吸附,如流感病毒通过 HA 与细胞表面受体唾液酸结合发生吸附;人类免疫缺陷病毒(human immunodeficiency virus,HIV)包膜 gp120 糖蛋白与人类细胞表面受体 CD4 相结合。裸露病毒通过衣壳蛋白或突起与细胞表面受体相结合完成吸附,如小 RNA 病毒通过衣壳蛋白与人类及灵长类动物细胞表面脂蛋白受体结合;腺病毒通过衣壳触须样纤维与细胞表面特异性受体蛋白相结合。VAP 与受体结合是组织亲嗜性的主要决定因素,但并不是唯一的决定因素,如流感病毒受体存在于许多组织中,但病毒却不能感染所有的细胞类型。不同细胞含有的受体数量不尽相同,最敏感细胞可含有 10 万个受体。吸附过程可在几分钟到几十分钟内完成。常见病毒的吸附蛋白(VAP)与相对应的宿主细胞受体见表 22-2。

表 22-2 常见病毒的吸附蛋白(VAP)与相对应的宿主细胞受体

病毒	VAP	宿主细胞受体
甲型流感病毒	HA	唾液酸
鼻病毒	VP1～VP3	黏附因子 I(ICAM-1)
麻疹病毒	HA	CD46
呼肠病毒	δ1 蛋白	β-肾上腺素受体
脊髓灰质炎病毒	VP1～VP3	特异膜受体(Ig 超家族成员)
埃可病毒	VP1～VP3	连接素(nectin)
单纯疱疹病毒	gB、gC、gD	硫酸乙酰肝素聚糖及 FGF 受体
人巨细胞病毒	CD13 样分子	MHC I 类抗原受体
EBV	gp350	CD21
HIV	gp120	CD4、CCR5、CXCR4
狂犬病毒	GpG	乙酰胆碱受体

(二) 穿入(penetration)

病毒吸附易感的宿主细胞后,不同的病毒进入细胞的方式不同,主要通过吞饮(endocytosis)、融合(fusion)和直接穿入等方式进入细胞。① 吞饮:病毒与细胞表面结合后通过内凹入细胞或细胞膜内陷等形式进入细胞,病毒整体进入细胞质内。裸露病毒多以吞饮形式进入易感细胞内。② 融合:在融合蛋白的作用下,病毒包膜与细胞膜融合,将病毒的核衣壳释放到细胞质内。包膜病毒多数以融合的形式穿入细胞。③ 直接穿入:有的病毒体表面位点与细胞受体结合后,由细胞表面的酶类协助病毒脱壳,将病毒核酸直接注入宿主细胞内。噬菌体多以直接穿入方式进入细胞。

(三) 脱壳(uncoating)

病毒体必须脱去蛋白质衣壳后,核酸才能发挥作用,多数病毒在穿入细胞时在胞内溶酶体作用下脱壳释放出核酸。

(四) 生物合成(biosynthesis)

病毒脱壳后释放出基因组,即进入病毒复制的生物合成阶段。此阶段病毒利用宿主细胞提供的低分子物质大量合成病毒核酸和蛋白质,用血清学方法和电子显微镜检查宿主细胞时找不到病毒颗粒,故被称为隐蔽期。不同病毒隐蔽期的长短不一,如脊髓灰质炎病毒为 3～4 h,流感病毒 7～8 h,腺病毒 16～17 h。根据病毒基因组转录和翻译的不同,病毒生物合成过程可分为 7 大类型:双链 DNA 病毒、单链 DNA 病毒、双链 RNA 病毒、单正链 RNA 病毒、单负链 RNA 病毒、反转录病毒和嗜肝 DNA 病毒。核酸类型不同的病毒,其生物合成过程也是不同的。

(1) 双链 DNA(dsDNA)病毒 大多数感染人和动物的病毒 DNA 基因组为双链 DNA,除痘类病毒外,dsDNA 病毒在细胞核内进行 DNA 复制,在细胞质内进行 mRNA 翻译。

dsDNA 病毒生物合成一般分为三个阶段：① 合成早期蛋白。双链 DNA 病毒转录出早期 mRNA，翻译出早期蛋白。早期蛋白是非结构蛋白，主要为 DNA 复制所需的 DNA 多聚酶和脱氧胸腺嘧啶激酶。② 合成子代 DNA 分子。双链 DNA 病毒以自身 DNA 分子为模板，半保留复制，合成大量子代 DNA 分子。③ 合成晚期蛋白。子代 DNA 分子转录晚期 mRNA，翻译出晚期蛋白。晚期蛋白属结构蛋白，主要为衣壳蛋白。病毒合成衣壳蛋白通常先合成一个大的蛋白，再在蛋白酶作用下将其降解成若干小的衣壳蛋白，为后续组装做好准备。若没有蛋白酶作用，或者蛋白酶受到抑制和灭活，不能形成衣壳蛋白，病毒则无法组装，可形成缺陷病毒（defective virus）。双链 DNA 病毒生物合成示意图见图 22-1。

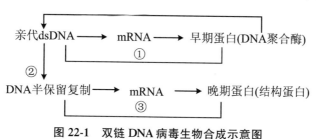

图 22-1 双链 DNA 病毒生物合成示意图
① 早期蛋白合成；② 子代 DNA 分子合成；③ 晚期蛋白合成

（2）单链 DNA（ssDNA）病毒　ssDNA 病毒的种类较少，如细小病毒 B19。ssDNA 病毒以自身为模板，在 DNA 聚合酶作用下，产生互补链，合成双链 DNA 作为其复制中间型，然后遵循双链 DNA 病毒合成的三个阶段：① 合成早期蛋白。双链 DNA 病毒转录出早期 mRNA，翻译出早期蛋白。② 合成子代 DNA 分子。以互补链为模板，合成大量子代 DNA 分子。③ 合成晚期蛋白。双链 DNA 病毒转录出晚期 mRNA，翻译出晚期蛋白。单链 DNA 病毒生物合成示意图见图 22-2。

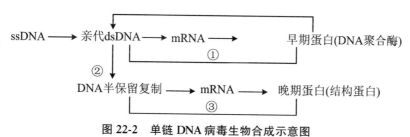

图 22-2 单链 DNA 病毒生物合成示意图
① 早期蛋白合成；② 子代 DNA 分子合成；③ 晚期蛋白合成

（3）单正链 RNA（+ssRNA）病毒　单正链 RNA 病毒主要有小 RNA 病毒、黄病毒、出血热病毒和冠状病毒等。生物合成分为三个阶段：① 合成早期蛋白。单正链 RNA 病毒本身具有 mRNA 功能，翻译出早期蛋白。② 合成子代 RNA 分子。在 RNA 聚合酶的作用下，转录出互补链负链，以负链为模板，合成大量子代 RNA 分子。③ 合成晚期蛋白。以子代 RNA 为 mRNA，翻译出晚期蛋白。单正链 RNA 病毒生物合成示意图见图 22-3。

（4）单负链 RNA（-ssRNA）病毒　单负链 RNA 病毒为大多数包膜病毒，如流感病毒、麻疹病毒、腮腺炎病毒和狂犬病毒等。-ssRNA 病毒在 RNA 聚合酶作用下，合成双链 RNA 作为其复制中间型，然后分为三个阶段：① 合成早期蛋白。正链 RNA 具有 mRNA 功能，翻译出早期蛋白。② 合成子代 RNA 分子。以正链为模板，合成大量子代 RNA 分子。③ 合成晚期蛋白。以正链为 mRNA，翻译出晚期蛋白。单负链 RNA 病毒生物合成示意图见图 22-4。

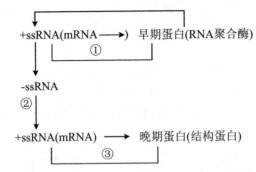

图 22-3　单正链 RNA 病毒生物合成示意图

① 早期蛋白合成；② 子代 RNA 分子合成；③ 晚期蛋白合成

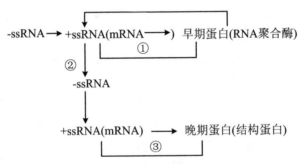

图 22-4　单负链 RNA 病毒生物合成示意图

① 早期蛋白合成；② 子代 RNA 分子合成；③ 晚期蛋白合成

(5) 双链 RNA(dsRNA)病毒　双链 RNA 病毒主要见于呼肠病毒科。其生物合成分为三个阶段：① 合成早期蛋白。正链 RNA 具有 mRNA 功能，翻译出早期蛋白。② 合成子代 RNA 分子。以负链为模板，合成正链，以正链为模板，合成负链。与双链 DNA 半保留复制不同，双链 RNA 复制为全保留复制，子代每条 RNA 分子链都是新合成的。③ 合成晚期蛋白。以正链为 mRNA，翻译出晚期蛋白。双链 RNA 病毒生物合成示意图见图 22-5。

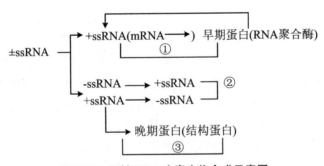

图 22-5　双链 RNA 病毒生物合成示意图

① 早期蛋白合成；② 子代 RNA 分子合成；③ 晚期蛋白合成

(6) 反转录病毒　反转录病毒主要见于反转录病毒科，如 HIV 病毒等。病毒在反转录酶作用下，以病毒 RNA 为模板，合成互补的 DNA，形成 RNA:DNA 中间体，中间体在 RNA 酶作用下，形成单链 DNA，再在 DNA 聚合酶作用下，形成双链 DNA。双链 DNA 整合到宿主细胞的 DNA 上,成为前病毒(provirus)。前病毒转录出子代 RNA 和 mRNA,mRNA 翻译出子代病毒的蛋白质。反转录病毒生物合成示意图见图 22-6。

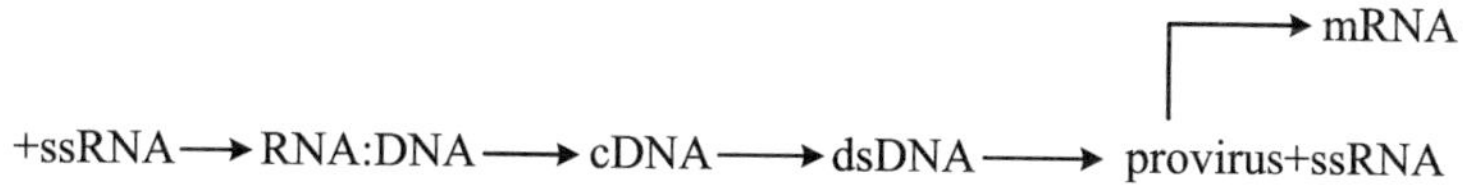

$$+ssRNA \longrightarrow RNA:DNA \longrightarrow cDNA \longrightarrow dsDNA \longrightarrow provirus+ssRNA \longrightarrow mRNA \longrightarrow 结构蛋白$$

图 22-6　反转录病毒生物合成示意图

(7) 嗜肝 DNA 病毒　乙型肝炎病毒属于该类型病毒,其复制过程中有反转录过程。病毒基因组为不完全闭合的双链 DNA,生物合成时首先补齐短链变成完全闭合双链 DNA,转录出前基因组 RNA 和 mRNA,mRNA 翻译出衣壳蛋白包裹前基因组 RNA,以前基因组为模板反转录形成 RNA:DNA 中间体,在 RNA 酶作用下形成负链 DNA,合成部分互补正链 DNA,形成不完全闭合的环状子代 DNA。嗜肝 DNA 病毒生物合成示意图见图 22-7。

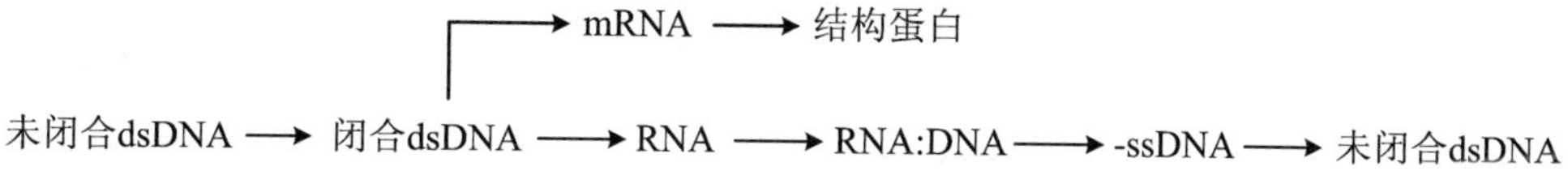

$$未闭合dsDNA \longrightarrow 闭合dsDNA \longrightarrow RNA \longrightarrow RNA:DNA \longrightarrow -ssDNA \longrightarrow 未闭合dsDNA \longrightarrow mRNA \longrightarrow 结构蛋白$$

图 22-7　嗜肝 DNA 病毒生物合成示意图

(五) 装配与释放(assembly and release)

病毒核酸与蛋白质合成后,病毒复制进入装配与释放阶段。依据病毒种类的不同,其在细胞内装配的部位和方式也有所不同。DNA 病毒均在细胞核内装配,痘病毒除外;大多数 RNA 病毒在细胞质内装配,流感病毒除外。装配一般需经过核酸浓缩、壳粒聚集及核酸装灌等步骤,包膜病毒还需在衣壳外加装一层包膜。装配完成后,裸露病毒以宿主细胞破裂的方式释放病毒,包膜病毒以出芽方式释放病毒。部分病毒以细胞间桥或细胞融合等方式在细胞间传播,或通过整合宿主细胞染色体随细胞分裂出现在子代细胞中。

二、病毒的异常增殖与干扰现象

病毒进入细胞并在细胞内复制的实质是病毒和细胞相互作用的过程,不是所有的病毒成分均能组装成完整的子代病毒,可因病毒自身和宿主细胞两方面的原因导致病毒不能完成复制,出现异常增殖。此外,若两种或两种以上病毒感染同一细胞时,病毒之间也会出现相互影响,表现干扰现象。

(一) 异常增殖

(1) 缺陷病毒(defective virus)　病毒基因位点有改变或基因组不完整,病毒不能正常增殖,复制不出完整的有感染性病毒颗粒,此种病毒称为缺陷病毒。当缺陷病毒与另一种病毒共同培养时,若该病毒能为缺陷病毒提供所必须物质,帮助缺陷病毒完成正常增殖,这种具有辅助作用的病毒称为辅助病毒(helper virus)。丁型肝炎病毒就是一种缺陷病毒,必须依赖于其辅助病毒乙型肝炎病毒才能复制;腺病毒伴随病毒(adenoassociated virus)也是一种缺陷病毒,只有依赖于腺病毒才能复制。

(2) 顿挫感染(abortive infection)　病毒进入宿主细胞后,细胞不为病毒增殖提供必要的成分,病毒不能合成本身成分,或者虽然能合成成分但不能组装和释放出有感染性病毒颗粒,此类感染称为顿挫感染。不为病毒增殖提供必要条件的细胞称为非容纳细胞(nonpermissive cell)。病毒在非容纳细胞内呈顿挫感染。非容纳细胞可依据病毒种类的不同而有不同结局,对一种病毒为非容纳细胞,但对另一种病毒可为容纳细胞,该病毒在细胞内也可完成增殖。例如,人腺病毒感染人胚肾细胞能正常增殖,若感染猴肾细胞则发生顿挫感染;对于腺病毒而言,人胚肾为容纳细胞,而猴肾细胞则为非容纳细胞。顿挫感染和非容纳细胞在病毒学的临床诊断和实验研究中是必须要考虑的因素之一。

(二) 干扰现象(interference)

同一宿主细胞被两种病毒感染时,可出现一种病毒抑制另一种病毒增殖的现象,该现象称为干扰现象。病毒干扰现象发生范围较广,可发生于异种病毒之间,也可发生于同种、同型及同株病毒之间,如脊髓灰质炎病毒3型间存在干扰现象。干扰现象不仅可以在活病毒间出现,灭活病毒也能干扰活病毒。当同一病毒株中有完整病毒与缺陷病毒混合时,同时感染同一宿主细胞,完整病毒的增殖受到抑制的现象称为自身干扰现象,发挥干扰作用的缺陷病毒称为缺陷干扰颗粒(defective interfering particle,DIP)。病毒的干扰现象能阻止宿主发病,也可使感染终止,使宿主康复。干扰现象出现原因可能是病毒诱导宿主细胞产生干扰素,或者病毒的吸附封闭细胞的表面受体及改变宿主细胞的代谢途径,阻止另一种病毒的吸附和穿入等过程。

第三节 理化因素对病毒的影响

病毒受理化因素影响后,失去感染性称为灭活(inactivation)。灭活的病毒仍然保留许多病毒的特性,如抗原性、血凝、红细胞吸附及细胞融合等,这些特性在病毒的诊断和预防方面有着重要的价值。

一、物理因素

1. 温度

大多数病毒耐冷不耐热,在0℃以下的温度,或在干冰温度(-70℃)和液氮温度(-196℃)下,可保持长期的感染性,但反复冻融可使许多病毒灭活。多数病毒在50~60℃下30 min很快灭活,但肝炎病毒除外。热对病毒的灭活主要是使病毒结构蛋白(衣壳蛋白、包膜糖蛋白)发生变性,使其失去感染性。同时热也能破坏病毒增殖所需的酶类,使病毒不能正常增殖。

2. pH

大多数病毒在pH 5~9的范围内较为稳定,当pH<5.0或pH>9.0时,病毒很快灭活。保存病毒则以中性或微碱性为宜。不同病毒对pH的耐受能力有很大区别,如肠道病毒在pH 3.0~5.0时稳定,但鼻病毒迅速被灭活。

3. 射线和紫外线

γ线、X线和紫外线都能灭活病毒。射线可引起病毒核苷酸链发生致死性断裂,紫外线则引起病毒的多核苷酸(胸腺嘧啶、尿嘧啶)形成二聚体,抑制病毒的增殖。部分病毒经紫外线照射灭活后,若再用可见光照射,又可出现灭活的病毒重新复活的现象。因此,紫外线不宜用来制备灭活病毒的疫苗。

二、化学因素

1. 脂溶剂

包膜病毒的包膜中含有脂类物质,容易被脂溶剂(乙醚、三氯甲烷、去氧胆酸盐等)溶解。在脂溶剂中,乙醚对病毒的包膜破坏作用最大,但对裸露病毒无作用,因此可用乙醚灭活试验来鉴别包膜病毒和裸露病毒。包膜病毒进入人体消化道后,即被肠道内胆汁破坏,故包膜病毒疫苗不建议使用口服途径。

2. 酚类

酚及其衍生物多数为蛋白质变性剂,可作为病毒的消毒剂。但消毒剂对病毒的灭活效果不如细菌,且不同病毒对消毒剂的敏感性也不同,无包膜的小病毒对消毒剂的抵抗力较强。

3. 氧化剂、卤素及其化合物

病毒对这些化学物质都很敏感。

4. 抗生素和中草药

抗生素对病毒无抑制作用,但可以抑制待检样品中的细菌,有利于病毒的分离。部分中草药如板蓝根、大青叶、大黄、黄芪等对一些病毒有一定的抑制作用,可用于一般性治疗。

第四节 病毒的遗传与变异

病毒的基因组比较简单,基因数量仅有几个,其增殖速度快,是较早用于遗传学研究的工具。病毒的遗传(heredity)是指病毒在复制过程中,子代与亲代性状保持相对稳定性的现象;病毒的变异(variation)是指病毒在复制过程中,子代与亲代性状的差异性。病毒的变异有遗传性变异和非遗传性变异,前者是病毒遗传物质发生改变,变异的性状可遗传给子代病毒,其主要包括基因突变、基因重组与重配及基因整合等;后者病毒遗传物质并未发生改变,变异的性状不可遗传给子代病毒,其主要包括基因产物的互补、表型混合与核质转移等。

病毒的遗传与变异机制的研究对于病毒性疾病发病机制的阐明、病毒疫苗的制备和病毒性疾病的防治原则都具有十分重要的意义。病毒的基因组少,为充分利用核酸,病毒基因组中的多种基因常常以互相重叠的形式存在,即基因中的编码序列的外显子(exon)间有重叠现象,而病毒基因的转录和翻译的产物也需要在细胞内进行剪切和加工等过程。

一、基因突变

病毒在增殖过程中常发生基因组中碱基序列的变化,如置换、缺失或插入等,引起基因突变,其自发突变率通常为 $10^{-8} \sim 10^{-6}$。用理化因素(如紫外线、γ射线、亚硝基胍、5-氟尿嘧啶等)处理病毒时,可诱发病毒突变,并提高突变率。因基因突变而产生的病毒表型形状改变的毒株称为突变株(mutant)。突变株可出现多种表型的改变,如病毒颗粒大小和形状、病毒抗原性、病毒宿主范围、营养要求、细胞病变及致病性的改变等。常见且有实际意义的突变株主要有以下几种:

1. 条件致死性突变株(conditional lethal mutant)

是指只能在某种条件下增殖,而在另一种条件下不能增殖的病毒株,如温度敏感性突变株(temperature sensitive mutant,ts)在28~35℃条件下可增殖(称容许性温度),而在37~40℃条件下不能增殖(称非容许性温度)。ts株可来源基因组任何部位的改变,产生各种类型的ts突变株,而典型的ts株的基因编码的酶蛋白或结构蛋白在较高温度下失去活性或功能,导致病毒不能增殖。ts突变株通常具有毒力减弱而保持免疫原性的特点,是生成减毒活疫苗的理想突变株,但其极易出现回复突变(回复率10^{-4}),因此在制备疫苗时,必须经多次诱变后,才能获得在一定宿主范围内稳定传代的突变株,又称变异株(variant)。脊髓灰质炎减毒活疫苗就是这种稳定的ts突变株。

2. 缺陷型干扰突变株(defective interference mutant,DIM)

病毒基因组中碱基缺失突变引起,其所含核酸较正常病毒明显减少,且发生各种各样的结构重排。DIM的特点是因基因的缺陷而不能单独复制,必须在辅助病毒(野生株)存在时才能复制,同时能干扰野生株的增殖。DIM对野生株的干扰作用可以减弱野生株的毒性,但在有些疾病中其也起到重要作用,特别是与部分慢性疾病的发病机制有关。

3. 耐药突变株(drug-resistant mutant)

临床上使用抗病毒药物后,部分病毒经短暂的抑制后又重新复制,通常是因为编码病毒酶的基因改变而降低了病毒酶对药物的亲和力或作用,从而使病毒对药物产生抗药性而能继续增殖,称为耐药突变株。

4. 宿主范围突变株(host-range mutant)

病毒基因组突变而影响了对宿主细胞的感染范围,能感染野生病毒不能感染的宿主细胞。人类利用此特性可制备狂犬病毒疫苗,也可对分离的流感病毒株等进行基因分析,及时发现是否携带非人来源的病毒株等。

二、基因重组与重配

两种或两种以上病毒感染同一宿主细胞时,病毒之间可发生多种形式的相互作用,如干扰现象、共同感染、基因转移与互换、基因产物的相互作用等,但常发生于亲缘关系相近的病毒或宿主敏感性相似的病毒间。两种病毒感染同一宿主细胞发生基因的交换,产生具有两个亲代特征的子代病毒,并且能继续增殖,此变化称为基因重组(gene recombination),子代病毒称为重组体(recombinant)。基因重组能发生于两种活病毒之间,也可发生于一种活病毒与另一种灭活病毒之间,甚至发生于两种灭活病毒之间。有些病毒(如流感病毒、轮状病毒等)可通过交换基因节段而进行基因重组,被称为基因重配(gene reassortment)。基因重组与重配可使病毒的基因序列发生改变从而影响其性状。灭活的病毒在基因重组中可成为具有感染性的病毒,如经紫外线灭活的病毒与另一种近缘的活病毒感染同一宿主细胞时,经基因重组而使灭活病毒复活,称为交叉复活(crossing reactivation);两种或两种以上的近缘的灭活病毒感染同一宿主细胞,可经过基因重组出现具有感染性的子代病毒,称为多重复活(multiplicity reactivation)。

三、基因整合

病毒感染宿主细胞的过程中,有时病毒将基因组或基因中某些DNA片段插入宿主染色体中,这种病毒基因组与细胞基因组的重组过程称为基因整合(gene integration)。转导性噬菌体可引起宿主菌基因的普遍性转导和局限性转导,溶原性噬菌体可使宿主菌变成溶原状态。多种 DNA 病毒、逆转录病毒等均有整合宿主细胞染色体的特性,整合既可引起病毒基因的变异,也可引起宿主细胞染色体基因的改变,导致细胞转化发生肿瘤等。

四、病毒基因产物的相互作用

两种病毒感染同一细胞时,除可以发生基因重组外,也可发生病毒基因产物的相互作用,主要有互补、表型混合与核壳转移及基因型混合等,产生子代病毒的表型变异。

1. 互补作用(complementation)

是指两种病毒感染同一细胞时,其中一种病毒的基因产物(如代谢酶或结构蛋白)促使另一种病毒增殖。这种现象可发生于感染性病毒与缺陷病毒或灭活病毒之间,甚至发生于两种缺陷病毒之间的基因产物互补,从而产生两种子代病毒。

2. 表型混合与核壳转移

病毒增殖过程中,核酸的复制与转录、病毒蛋白质的翻译是分别在细胞内不同场所中进行的,因此两株病毒共同感染同一细胞时,一种病毒复制的核酸可能被另一种病毒编码的蛋白质衣壳或包膜包裹,发生例如耐药性或细胞嗜性等生物学特征的改变,这种改变不是由于遗传物质的交换,而是由于基因产物的交换,称为表型混合(phenotypic mixing)。表型混合获得的新的性状并不稳定,经细胞传代后又可恢复为亲代表型。无包膜病毒发生的表型混合称为核壳转移(transcapsidation),例如脊髓灰质炎病毒与柯萨奇病毒感染同一细胞时,常发生核壳转移,甚至有两亲代病毒核酸编码的壳粒相互混合组成的衣壳。通常用传代来确定病毒新性状的稳定性,以区分是基因的重组体还是表型混合。

3. 基因型混合(genotype mixing)

是指两种病毒的核酸偶尔混合装在同一病毒衣壳内,或两种病毒的核衣壳偶尔包在一个囊膜内,但它们的核酸都未发生重组,也没有遗传性。

第五节 病毒的分类

病毒分类的研究历史较短,一般采用一种非系统、多原则、分等级的分类法。国际病毒分类委员会(international committee on taxonomy of viruses,ICTV)公布的病毒分类报告将病毒分为科、亚科、属等等级。随着病毒基因和基因组测序研究的不断深入,病毒的分类从单一基因水平进入全基因水平。

病毒分类的依据主要有以下几种:① 核酸的类型与结构(DNA 或 RNA、单链或双链、分子量、基因数及基因组信息),详见表 22-3 和表 22-4;② 病毒体的大小与形状;③ 病毒体有无包膜;④ 病毒衣壳对称方式;⑤ 病毒对理化因素的敏感性;⑥ 病毒生物学特征(繁殖方式、宿主范围、传播途径致病性);⑦ 病毒表面抗原的抗原性。

表 22-3　DNA 病毒分科及重要病毒

病毒科名	分类特点	主要病毒
痘病毒科(Poxviridae)	dsDNA,有包膜	天花病毒、传染性软疣病毒等
疱疹病毒科(Herpesviridae)	dsDNA,有包膜	单纯疱疹、水痘-带状疱疹、EB病毒、巨细胞病毒等
腺病毒科(Adenoviridae)	dsDNA,无包膜	腺病毒
嗜肝病毒科(Hepadnaviridae)	dsDNA 环状,有逆转录	乙型肝炎病毒
小 DNA 病毒科(Parvoviridae)	+ssDNA,无包膜	细小 B19、腺病毒伴随病毒
乳多空病毒科(Papovaviridae)	dsDNA 环状,无包膜	乳头瘤病毒

表 22-4　RNA 病毒分科及重要病毒

病毒科名	分类特点	主要病毒
正黏病毒科(Orthomyxoviridae)	-ssRNA 分节段,有包膜	流感病毒
副黏病毒科(Paramyxoviridae)	-ssRNA 不分节段,有包膜	副流感病毒、麻疹病毒、腮腺炎病毒等
冠状病毒科(Coronaviridae)	+ssRNA 不分节段,有包膜	冠状病毒
小 RNA 病毒科(Picornaviridae)	+ssRNA 不分节段,无包膜	脊髓灰质炎病毒、柯萨奇病毒等
逆转录病毒科(Retroviridae)	两条相同+ssRNA 不分节段,有包膜	人类免疫缺陷病毒、人类嗜 T 细胞病毒
沙粒病毒科(Arenaviridae)	-ssRNA 分节段,有包膜	拉沙热病毒等
纤丝病毒科(Filoviridae)	-ssRNA 不分节段,有包膜	埃博拉病毒等
弹状病毒科(Rhabdoviridae)	-ssRNA 分节段,有包膜	狂犬病毒等

在研究病毒过程中还发现了一些比病毒更小、结构更简单的微生物,称为亚病毒(subvirus),其主要包括类病毒、卫星病毒等,是一些非寻常病毒。

1. **类病毒(viroid)**

多为植物病毒,仅有 250～400 个核苷酸组成,为单链杆状 RNA,不含有蛋白质,无包膜或衣壳,有二级结构。类病毒在细胞核内增殖,利用细胞的 RNA 聚合酶Ⅱ进行复制。类病毒对核酸酶敏感,对热、有机溶剂有抵抗力,可直接干扰宿主细胞的核酸代谢而致病,但与人类疾病的关系尚不清楚。

2. **卫星病毒(satellite virus)**

与植物病害有关的病毒,通常有由 500～2000 个核苷酸构成的单链 RNA。卫星病毒可分为两类:一类为卫星病毒 RNA 分子,曾称为拟病毒(virusoid),不能编码自身衣壳蛋白,需利用辅助病毒衣壳完成增殖;另一类为可编码自身衣壳蛋白的病毒。

(张涛)

第二十三章 病毒的感染与免疫

病毒进入机体后,在易感的宿主细胞中增殖的过程称为病毒感染(viral infection)。病毒的感染是从病毒侵入宿主开始,其致病作用主要通过易感细胞的损伤或改变细胞的功能而引发组织、器官和系统病理性改变。病毒感染的结局取决于病毒和宿主两方面力量对比。病毒因素主要与病毒的毒力相关,包括病毒株、病毒量和感染途径等因素。宿主因素主要与机体的免疫应答相关,包括宿主基因背景、免疫状态、年龄以及个体的一般健康状况等因素。因此,不同个体感染同一病毒体或同一病毒体感染不同个体的感染结局各异。

第一节 病毒的感染

感染机体的病毒来源于外环境,传染源主要有患者、病毒携带者和患病及携带病毒的动物或中间宿主。病毒必须通过一定的途径进入机体,以特定的方式突破机体的屏障进入宿主细胞后才可能产生感染。

一、病毒感染的传播方式及体内播散

(一)病毒感染的途径

病毒感染途径是指病毒侵入宿主的部位。不同病毒通过不同途径侵入机体(表23-1),在相对适应的系统、器官和组织内寄居、生长和繁殖并引发疾病。多数病毒以一种途径进入机体,但也有通过多种途径感染的病毒,如乙型肝炎病毒、人类免疫缺陷病毒等。

表23-1 人类病毒的感染途径

感染途径	传播方式及媒介	常见病毒
呼吸道感染	气溶胶、飞沫、痰液、唾液等	流感病毒、副流感病毒、麻疹病毒、腮腺炎病毒、水痘病毒等
消化道感染	饮水、食物等	脊髓灰质炎病毒、轮状病毒、甲型肝炎病毒、戊型肝炎病毒等
经血感染	注射、输血、针刺、器官移植等	乙型肝炎病毒、丙型肝炎病毒、人类免疫缺陷病毒、人巨细胞病毒等
经皮肤感染	动物咬伤、昆虫叮咬等	乙型脑炎病毒、狂犬病毒等
眼或泌尿生殖道感染	游泳池、洗浴用具、性接触等	人类免疫缺陷病毒、单纯疱疹病毒、人乳头瘤病毒等
胎盘、产道或围生期感染	胎盘、分娩、哺乳等	人类免疫缺陷病毒、乙型肝炎病毒、风疹病毒、人巨细胞病毒、单纯疱疹病毒等

（二）病毒感染的传播方式

病毒感染的传播方式是指病毒以某种方式从传染源到达机体的过程。流行病学把病毒传播分为水平传播（horizontal transmission）和垂直传播（vertical transmission）两种方式。

水平传播是指病毒在人群中不同个体之间的传播，也包括病毒从动物到动物再到人的传播。水平传播为大多数病毒的传播方式，病毒主要通过呼吸道、消化道、皮肤、黏膜和血液等途径进入机体。

垂直传播是指病毒由宿主的亲代传给子代的传播方式，主要通过胎盘、产道、哺乳等方式传播，也可见其他方式传播，如病毒基因经生殖细胞的遗传等。

（三）病毒在体内的播散方式

病毒侵入机体后，有些病毒只在侵入部位感染细胞，增殖和产生病变，称为局部感染（local infection）或表面感染（superficial infection），如鼻病毒仅在上呼吸道黏膜细胞内增殖，引起普通感冒；轮状病毒在肠道黏膜内增殖而引起急性胃肠炎。当病毒的毒力过强或机体的免疫力下降时，有些病毒可由入侵部位向周围组织或全身播散、增殖和产生病变，称为全身感染（systemic infection）。病毒侵入血液称为病毒血症（viremia）。

病毒播散的方式有：① 接触播散。经过细胞间的接触而播散。② 血流播散。从入侵部位直接进入血液播散，或通过输血、接种、注射、动物叮咬和外伤等方式进入血液播散。③ 神经系统播散。病毒和感染部位的神经元接触，发生感染并向远端或全身播散（表23-2）。

表 23-2 病毒体内播散方式

播散方式	常见病毒
接触播散	流感病毒、副流感病毒、腺病毒等
血流播散	乙型肝炎病毒、麻疹病毒、脊髓灰质炎病毒、柯萨奇病毒、乙型脑炎病毒、巨细胞病毒及EB病毒等
神经系统播散	单纯疱疹病毒、带状疱疹病毒及狂犬病毒等

病毒感染组织具有亲嗜性，即病毒侵入机体感染细胞具有一定的选择性，特定的病毒只对机体有些种类的细胞易感，并在一定种类细胞内寄生和增殖，如流感病毒对呼吸道黏膜有亲嗜性，肝炎病毒对肝脏组织有亲嗜性，乙型脑炎病毒对神经组织有亲嗜性等。病毒对组织的亲嗜性造成病毒对特定组织的损伤，也是形成临床上不同系统病毒性疾病的原因。病毒亲嗜性的物质基础是特定组织的细胞表面有病毒受体，特异性与病毒相结合，但多数病毒受体的化学性质目前并不清楚。

二、病毒感染的致病机制

病毒侵入机体后，在宿主细胞内增殖，形成病毒性感染，但是否能引起病毒性疾病与病毒的致病机制密切相关。病毒的致病机制由病毒与机体两方面因素决定：一方面，病毒在宿主细胞内增殖干扰细胞代谢，导致细胞损害及功能障碍；另一方面，病毒成分诱发机体产生免疫病理反应，直接或间接导致细胞及器官的免疫损伤及功能障碍。

（一）病毒对宿主细胞的致病作用

1. 杀细胞感染（cytocidal infection）

病毒在宿主细胞内复制增殖，在较短时间释放出大量子代病毒，细胞被裂解而死亡，此种杀细胞效应（cytocidal effect）的感染为杀细胞感染。杀细胞感染主要见于无包膜、杀伤力强的裸露病毒，如脊髓灰质炎病毒、柯萨奇病毒等。病毒的杀细胞效应可通过细胞病变效应（cytopathic effect，CPE）直接观察到，即通过体外细胞培养和接种杀细胞性病毒，经过一定时间孵育，可用光学显微镜观察到细胞肿胀变圆、聚集、融合、裂解、坏死等病理性改变。一般来说病毒在体外细胞培养所产生的 CPE 和体内感染产生的杀细胞效应是一致的，但因体内条件复杂，也会存在一定差异。病毒引起杀细胞感染的主要机制有：① 病毒在增殖过程中可通过阻断细胞核酸与蛋白质的合成，使细胞的新陈代谢功能紊乱，造成细胞病变或死亡。② 病毒诱导细胞溶酶体膜通透性增高，释放大量溶酶体酶，引发细胞自溶。③ 病毒蛋白的毒性作用。部分病毒产生的蛋白具有直接杀伤宿主细胞的效应，如腺病毒蛋白纤维突起。④ 病毒感染早期可造成宿主细胞核、细胞膜、内质网、线粒体和核糖体等细胞器的损伤。⑤ 病毒抗原蛋白可表达在细胞膜表面，引发细胞间融合或免疫损伤。病毒的杀细胞效应若发生在重要器官，如中枢神经系统，当达到一定程度可引起严重后果，甚至危及生命或造成严重后遗症。

2. 稳定状态感染（steady state infection）

有些病毒进入宿主细胞内后，增殖过程相对缓慢，对细胞的病理作用（如细胞代谢干扰、溶酶体膜通透性等）较轻，常以出芽方式释放子代病毒，细胞在短时间内并不会立即裂解死亡，这类感染称为稳定状态感染，如流感病毒、疱疹病毒等的感染。受病毒感染的细胞在病毒大量释放子代病毒时，细胞表面可表达新抗原（如病毒抗原），成为细胞免疫攻击的靶细胞，最终导致感染细胞的死亡。这类受病毒感染细胞的胞膜常出现一定的变化：① 细胞表面抗原改变。病毒在细胞内增殖过程中，病毒基因编码的蛋白质插入细胞膜表面，导致细胞膜表面抗原改变，这些改变的抗原可被机体的特异性抗体和细胞毒性 T 细胞所识别，诱导机体免疫损伤。② 细胞融合。有些病毒感染宿主细胞后，细胞的胞膜表面病毒蛋白具有融合膜的生物学活性（如麻疹病毒），可以感染细胞与邻近细胞融合，导致病毒从感染细胞直接进入相邻的正常细胞，有利于病毒在细胞间的扩散。细胞融合的结果是形成多核巨细胞或合胞体，如麻疹病毒在体内形成多核巨细胞，可辅助疾病的诊断。

3. 包涵体形成

有些病毒感染细胞后，在光学显微镜下可观察到宿主细胞的细胞质或（和）细胞核内出现嗜酸性或嗜碱性、大小数量不同的圆形或椭圆形斑块结构，与正常细胞的结构不同，称为包涵体（inclusion body）。病毒包涵体是由病毒颗粒或未装配的病毒成分在细胞内堆积而成，也可能是病毒增殖场所或细胞对病毒作用的反应物。包涵体的形成破坏或干扰了细胞正常结构和功能，有时也可引起细胞死亡。病毒包涵体有的位于胞质内，有的位于胞核内，或者两者都有；有的嗜酸性，有的嗜碱性。因包涵体与病毒的增殖、存在有关，且具有病毒感染的特征，可作为诊断依据和鉴定病毒的参考。

4. 细胞凋亡（cell apoptosis）

细胞凋亡是由宿主细胞基因指令发生的一种生物学过程。当细胞受到一些诱导因子作用后激发信号传入细胞内，细胞凋亡基因被激活，细胞核浓缩形成凋亡小体，染色体 DNA

被降解,凝胶电泳出现阶梯式 DNA 条带,而细胞膜出现鼓泡等凋亡现象。有些病毒(如腺病毒、人类免疫缺陷病毒等)感染细胞后,可直接由病毒本身或病毒编码的蛋白发挥作用,诱导宿主细胞产生细胞凋亡。病毒感染过程中细胞凋亡可能促进细胞中病毒释放,但同时也限制了细胞内病毒增殖的数量。

5. 病毒基因整合(viral gene integration)

病毒的遗传物质(如 DNA 或 RNA)结合至宿主细胞的染色体中,称为病毒基因整合。整合在宿主细胞染色体上的病毒核酸称为前病毒(provirus)。整合的病毒 DNA 可随着细胞分裂而带入子代细胞。病毒基因的整合会导致宿主细胞基因的损伤。整合在细胞中的病毒有些能增殖(如人类免疫缺陷病毒),有些不能增殖,但可导致细胞染色体整合处基因失活或附近基因被激活等现象,若病毒整合宿主细胞染色体处有抑癌基因或癌基因的存在,细胞可能发生与肿瘤相关的一系列变化。

6. 细胞增生与细胞转化

少数病毒感染细胞后不仅不抑制宿主细胞 DNA 的合成,反而促进 DNA 合成,导致细胞增生。有些病毒感染细胞可使细胞形态发生改变,细胞繁殖加快,失去细胞间的接触抑制,呈成堆生长等特点,这些细胞生物学行为的改变,称为细胞转化(cell transformation)。部分增生或转化的细胞可以变成肿瘤细胞,但并非所有的增生或转化细胞都会转变成肿瘤细胞发生癌变。

(二)病毒感染的免疫病理作用

病毒感染机体后会诱发机体的免疫应答。免疫应答一方面有利于机体清除病毒,另一方面所产生的超敏反应和炎症反应也会导致病毒感染局部的免疫病理损伤。虽然不少病毒的致病机制目前还不清楚,但病毒通过免疫病理损伤在病毒感染性疾病中的作用越发显得重要,特别是持续性病毒感染及病毒感染自身免疫病等疾病。病毒免疫病理损伤主要包括特异性体液免疫病理作用和特异性细胞免疫病理作用,少数病毒免疫病理损伤还可能存在非特异性免疫机制引起的损伤。一种病毒感染可能诱发一种免疫损伤机制,也可能存在两种或两种以上的免疫损伤机制。

1. 体液免疫病理作用

病毒的包膜蛋白、衣壳蛋白均为较强的抗原,能刺激机体产生相应的特异性抗体,抗体与抗原结合可阻止病毒扩散,利于病毒的清除。特异性抗体产生也会介导机体产生体液免疫病理作用:① 特异性抗体与出现在细胞膜上的病毒抗原结合,激活补体引发宿主细胞破坏、溶解,发生Ⅱ型超敏反应。例如,血细胞表面登革热病毒抗原与相应抗体结合,激活补体导致红细胞和血小板的破坏,临床上出现出溶血性休克综合征。② 特异性抗体与病毒抗原结合形成免疫复合物,沉积在某些器官组织的膜表面,激活补体引起Ⅲ型超敏反应,造成器官组织的损伤和炎症。例如,慢性病毒性肝炎患者产生的免疫复合物沉积在关节、肾脏等器官,并发关节炎、肾炎等疾病。

2. 细胞免疫病理作用

特异性细胞免疫是宿主清除细胞内病毒的重要机制,对病毒感染的恢复起到关键作用。但细胞免疫也会损伤宿主细胞,导致组织器官功能紊乱,也是病毒致病机制中的一个重要方面,属于Ⅳ型超敏反应。病毒感染细胞后,致敏的细胞毒性 T 细胞(CTL)可损伤特异性表达病毒抗原的宿主细胞的细胞膜,造成宿主细胞的病变、死亡。例如,乙型肝炎病毒感染的肝细胞表面存在乙肝病毒的多种蛋白抗原（HBsAg、HBeAg 等），细胞毒性 T 细胞介导的细胞毒性效应在清除病毒的同时也造成肝细胞的损伤，其免疫应答的强弱决定了疾病的预后。

3. 炎性因子病理作用

病毒感染细胞时，诱导产生大量炎性细胞因子（如 INF-g、TNF-a、IL-1 等），导致代谢紊乱，并活化血管活化因子，引起休克、弥散性血管内凝血（DIC）等严重病理过程，严重者可危及生命。

4. 免疫抑制作用

某些病毒感染后可主动抑制宿主的免疫应答，导致机体的免疫应答性降低。免疫应答低下与病毒侵犯免疫细胞有关，如麻疹病毒可侵入 T 细胞、B 细胞、巨噬细胞，并导致淋巴组织中出现多核巨细胞；人类免疫缺陷病毒侵犯 T 辅助性细胞和巨噬细胞等，导致艾滋病的发生。病毒免疫抑制不仅影响机体的免疫功能（如吞噬功能降低、抗原递呈功能降低、抗体产生低下、细胞杀伤功能低下等），导致清除病毒困难，还可激活体内潜伏的病毒或促进某些肿瘤的生长，使病毒性疾病更加复杂化，也是导致病毒持续性感染的原因之一。

5. 免疫逃逸作用

病毒的免疫病理作用除了直接损伤和免疫抑制外，也与病毒的免疫逃逸（immune escape）能力有关。病毒可通过免疫逃逸机制逃避机体免疫防御、防止免疫激活或阻止免疫应答的发生等方式来逃脱免疫应答。有些病毒通过编码抑制免疫应答的蛋白质实现免疫逃脱，有些病毒形成合胞体让病毒在细胞间传播逃避免疫应答。常见病毒的免疫逃逸机制见表 23-3。

表 23-3　病毒免疫逃逸机制

免疫逃逸	病毒举例及作用方式
细胞内寄生	病毒属严格活细胞内寄生，逃避抗体、补体等免疫杀伤
损伤免疫细胞	HIV、EB 病毒等在 T 或 B 细胞内寄生导致宿主细胞凋亡
免疫增强	登革热病毒、黄病毒等再次感染激活预先致敏的单核细胞导致登革休克综合征
免疫抑制	麻疹病毒、风疹病毒、HIV 等导致 T 细胞清除，诱导耐受，破坏抗原递呈细胞，抑制效应细胞功能
抗原结构复杂	鼻病毒、柯萨奇病毒等型别多，抗原多态性导致免疫应答不力
抗原变异	HIV、甲型流感病毒高频率的抗原变异导致免疫应答滞后
抗原表达降低	腺病毒、巨细胞病毒可抑制 MHC-I 转录及表达

6. 自身免疫病

病毒感染免疫系统后还可导致免疫应答功能紊乱，主要表现为失去对自身与非自身异己抗原的识别功能，产生对自身细胞或组织的体液免疫或细胞免疫，可发展成自身免疫病。

三、病毒感染的类型

病毒侵入机体后，因病毒种类、毒力和机体免疫力等状况不同，可表现不同的感染类型。根据有无临床症状，分为显性感染和隐性感染；显性感染根据病毒在机体内感染的过程及滞留的时间,分为急性感染和持续性感染;持续性感染又可分为潜伏感染、慢性感染和慢发感染。

(一) 隐性感染(inapparent infection)

病毒侵入机体后,若病毒毒力较弱或机体防御力较强,病毒不能大量增殖,对组织细胞损伤不明显;或病毒侵犯后未到达靶细胞,临床无症状或症状不典型,称为隐性感染或亚临床感染(subclinical infection)。隐性感染容易造成漏诊和误诊,虽然不出现临床症状,但仍可刺激机体产生免疫应答获得免疫力而终止感染。部分隐性感染者一直不产生免疫力,病毒可在体内增殖并向外界排泄和播散,成为流行病学重要传染源。这种隐性感染者被称为病毒携带者(viral carrier),其在流行病学上具有重要意义。

(二) 显性感染(apparent infection)

病毒侵入机体后,大量增殖造成细胞严重损伤,导致机体出现临床症状和体征,称为显性感染。依据症状出现早晚和持续时间长短又分为急性感染和持续性感染,持续性感染又可分为潜伏感染、慢性感染和慢发感染等方式(图23-1)。

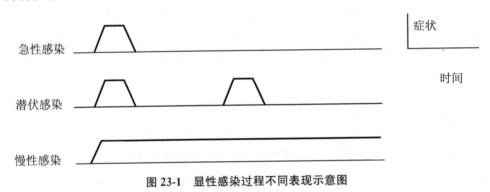

图 23-1 显性感染过程不同表现示意图

1. 急性感染(acute infection)

病毒侵入机体后,在细胞内增殖,潜伏期短,数日到数周发病。病毒在潜伏期内增殖到一定水平,导致靶细胞损伤和死亡,造成组织器官损伤和功能障碍,出现临床症状。从潜伏期起,机体动员免疫系统发挥免疫机制清除病毒,除死亡病例外,宿主一般都能在出现症状后的一段时间内,将病毒清除进入恢复期。恢复期机体不再携带病毒,常获得适应性免疫,特异性抗体可作为既往感染的证据,如急性病毒性肝炎感染过程。

2. 持续性感染(persistent infection)

此类感染病毒可在机体内持续存在数月至数年,甚至数十年,可出现症状,也可以不出现症状而长期携带病毒,引起慢性进行性疾病,并可成为重要的传染源,如人类免疫缺陷病毒、乙型肝炎病毒等。此外,持续性感染也可引发自身免疫性疾病或与部分肿瘤的发生相关。造成持续性感染的原因有病毒和机体两方面因素,病毒方面有病毒的抗原性弱或抗原变异、缺陷性干扰颗粒形成及整合感染等因素;机体方面有机体免疫应答异常和病毒免疫逃逸等因素。持续性感染的病毒致病机制不同,而且临床表现各异。根据持续性感染的临床表现差异,可分为下列3种类型:

(1) 潜伏感染(latent infection) 某些病毒经隐性或显性感染后,病毒基因存在于细胞内,潜伏于某些组织器官内不复制,在某些条件下病毒可被激活而发生一次或多次复发感染的急性显性发作。在显性感染时,可检测到病毒存在,而在潜伏期内查不出病毒。例如,单纯疱疹病毒感染后,在机体三叉神经节中潜伏,机体无临床症状也无病毒排出,当机体受到劳累或免疫功能低下因素影响时,潜伏的单纯疱疹病毒被激活后发生单纯疱疹。

(2)慢性感染(chronic infection) 病毒在显性感染或隐性感染后未完全清除,可持续性存在血液或组织中并不断排出体外,可出现临床症状也可无症状,但常反复发作,病程长达数月至数年,迁延不愈,如乙型肝炎病毒、丙型肝炎病毒等。

(3)慢发感染(slow infection) 此类型病毒感染较为少见,但后果严重。病毒在显性或隐性感染后,有很长的潜伏期,可达数月、数年甚至数十年,既不能分离出病毒也无症状,但可发生进行性疾病变化,最终导致死亡,如人类免疫缺陷病毒引起的艾滋病、麻疹病毒引起的亚急性硬化性全脑炎等。

第二节 抗病毒免疫

机体抗病毒免疫应答包括固有免疫(非特异性免疫)和适应性免疫(特异性免疫或获得性免疫)。固有免疫(innate immunity)是指机体在种系发育和进化过程中形成的天然免疫防御功能,即出生后就已具备的非特异性防御功能,是机体获得性免疫产生之前,机体对病毒初期感染的天然抵抗力,主要为单核-巨噬细胞、自然杀伤细胞及干扰素等的作用,是针对病毒感染的第一道防线。适应性免疫(adaptive immunity)是指机体淋巴细胞在病毒抗原的刺激下对抗原的特异性反应,主要是抗体介导和细胞介导的抗病毒作用,能够产生免疫记忆效应,在彻底消灭病原体以及防止再感染方面起着关键作用。

一、固有免疫

固有免疫是针对病毒感染的第一道防线,主要包括机械和化学屏障、单核-巨噬细胞和自然杀伤细胞、干扰素和先天不感受性等因素,对病毒的进入能迅速发挥作用,并激活适应性免疫发挥作用。通常固有免疫防御可控制感染、防止临床症状出现,其中干扰素、巨噬细胞和自然杀伤细胞起主要作用。

(一)机械和化学屏障

宿主的皮肤、黏膜是阻止病毒感染的良好屏障。呼吸道黏膜上皮细胞的纤毛运动是机体的一种保护机制,阻止病毒的黏附和入侵;消化道的胃酸和胆汁对病毒有灭活作用,有包膜病毒一般不能通过消化道感染;血脑屏障和胎盘屏障可阻止大多数病毒感染脑细胞和胎儿。若屏障功能受损,机体易发感染。例如,呼吸道病毒(流感病毒、副流感病毒等)感染破坏呼吸道黏膜细胞时,易发生继发感染;多数肠道病毒属裸露病毒,具有耐酸性,易引发肠道感染。

(二)单核-巨噬细胞和自然杀伤细胞

单核-巨噬细胞吞噬和消化大分子异物如病原体(病毒)、抗体或补体起到调理作用;IFN-g活化的巨噬细胞增强杀灭病毒的能力。

自然杀伤细胞(natural killer cell, NK 细胞)在无抗原刺激下,通过非抗体依赖的方式自然杀伤病毒感染的细胞,是机体抗病毒的第一道防线的重要力量。NK 细胞在血中占淋巴细胞的 10%,是一种不受 MHC 限制,也不依赖抗体而具有杀伤作用的免疫细胞。NK 细胞可通过多种途径被活化,其中以被干扰素激活在抗病毒免疫中尤为重要。病毒感染细胞后,细胞膜发生变化,成为 NK 细胞识别的靶细胞,NK 细胞与靶细胞接触后,通过释放穿孔素溶解病毒感染细胞,从而终止病毒的增殖。IFN-g 可增强其活性,活化的 NK 细胞还可释放 TFN-a 或 IFN-g 等细胞因子进一步发挥抗病毒效应。

(三) 干扰素(interferon, IFN)

干扰素是由病毒或其他干扰素诱生剂刺激人或动物细胞产生的一种糖蛋白,具有抗病毒、抗肿瘤和免疫调节等多种生物学特性。除病毒外,细菌内毒素、人工合成的双链 RNA 等干扰素诱生剂也可诱导细胞产生干扰素。巨噬细胞、淋巴细胞及体细胞均可产生干扰素。干扰素具有广谱抗病毒作用,但只能抑制病毒增殖而无杀灭病毒作用。

1. 种类与性质

IFN 无病毒特异性,一种病毒诱生的 IFN 对其他病毒也有效,但有种属特异性,一般在同种细胞中活性最高,对异种细胞无活性,如小鼠产生的 IFN 对人体无效。人类细胞诱生的干扰素根据抗原性不同分为 a、b、g 三种,每种又依据氨基酸序列不同分为若干亚型。IFN-a 主要由白细胞产生,IFN-b 主要由成纤维细胞产生,两者均属于 I 型干扰素。IFN-g 由 T 细胞和 NK 细胞产生,属于 II 型干扰素。I 型干扰素抗病毒作用比 II 型干扰素强;II 型干扰素免疫调节和抗肿瘤作用比 I 型干扰素强。干扰素分子量小,对热稳定,4℃可保存较长时间,-20℃可长期保存,56℃被灭活,可被蛋白酶降解,临床贮存时应注意温度对其的影响。干扰素也有抗原性,在使用干扰素治疗期间,机体可能产生干扰素抗体,干扰素抗体的形成可能会影响干扰素的生物学活性,降低临床治疗效果。

2. 抗病毒活性

干扰素不能直接灭活病毒,而是通过诱导细胞合成抗病毒蛋白(antiviral protein, AVP)发挥效应。干扰素的抗病毒机制:正常情况下,干扰素基因处于抑制状态,不表达干扰素;当病毒或其他干扰素诱生剂作用细胞后,干扰素基因被激活,翻译出干扰素蛋白,干扰素蛋白与宿主细胞表面的干扰素受体结合,触发信号传递等一系列的生物化学过程,激活宿主细胞的基因合成多种 AVP 从而实现抗病毒作用。AVP 主要包括 $2',5'$-腺嘌呤核苷合成酶($2',5'$-A 合成酶)和蛋白激酶(protein kinase R, PKR)。$2',5'$-A 合成酶激活核糖核酸酶而降解 mRNA,PKR 可使合成蛋白质的启动因子 2(eIF-2)磷酸化而失活,从而抑制蛋白质的合成(图 23-2)。AVP 只作用于病毒,对宿主细胞蛋白质合成没有影响。

干扰素发挥抗病毒作用十分迅速,在病毒感染的几小时内就能起到作用,抗病毒状态可持续 2~3 天。IFN 合成后很快释放到细胞外,扩散至邻近细胞发挥抗病毒作用。IFN 既能中断受染细胞的病毒感染,又能限制病毒的扩散,因此 IFN 在感染的早期发挥重要的作用。IFN 对多种病毒均有一定抑制作用,但近年来也发现许多病毒已形成一些较为复杂的机制来对抗或逃避 IFN 的抗病毒作用,表现一定的抗药性。IFN 抗病毒有效的治疗方法要求正确使用其亚型和它在适当浓度下的迅速释放。

3. 免疫调节及抗肿瘤活性

干扰素还具有免疫调节作用,能促进巨噬细胞的吞噬作用,活化 NK 细胞,增强淋巴细

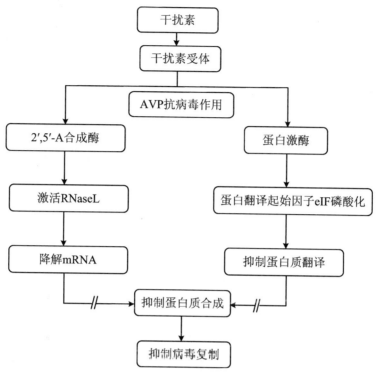

图 23-2 干扰素抗病毒作用机制示意图

胞对靶细胞的杀伤作用；还能抑制肿瘤细胞的分裂。因此，IFN 已用于临床治疗抗感染和抗肿瘤的辅助治疗。

（四）先天不感受性

先天不感受性主要取决于宿主细胞的细胞膜上有无病毒受体。机体的遗传因素决定了种属和个体对病毒感染的差异，如有些动物病毒不能使人感染，有些人类病毒不能感染动物细胞，其原因主要在于种属细胞的细胞膜上无相应 VAP 受体而不被感染。

二、适应性免疫

免疫应答是宿主清除病毒感染或防止再次感染的最好方式，机体以适应性免疫来清除病毒，主要包括体液免疫和细胞免疫，两者在抗病毒作用都很重要。病毒感染过程中，病毒的各种结构蛋白和非结构蛋白经抗原递呈细胞的抗原加工和递呈，活化 B 淋巴细胞和 T 淋巴细胞，诱发体液免疫和细胞免疫发挥适应性免疫。体液免疫主要是存在血流中的中和抗体（IgM、IgG）或黏膜表面的中和抗体（sIgA）发挥抗病毒作用并有效防止再次感染。细胞免疫主要是由细胞毒性 T 淋巴细胞对病毒感染的靶细胞进行杀伤，阻断病毒在细胞内复制，是终止病毒感染的主要免疫机制。活化的 T 细胞所分泌的多种细胞因子如 TFN-a 和 IFN-g 等也对病毒的清除发挥一定作用。

（一）体液免疫

体液免疫可清除细胞外的游离病毒，并可有效抑制病毒通过病毒血症向靶组织扩散，其发挥作用主要通过各类抗体来实现的。抗体包括中和抗体和非中和抗体两类：中和抗体可中和游离病毒体，通过调理中作用增强吞噬细胞吞噬杀灭病毒，主要对再次入侵的病毒体有预防作用；非中和抗体不能中和病毒体，无免疫保护作用，但有时具有诊断价值，用于临床病毒性疾病的诊断。

1. 中和抗体（neutralizing antibody）

是指针对病毒某些表面抗原的抗体，具有与病毒结合后消除病毒感染性的抗体。中和抗体不能直接灭活病毒，其抗病毒作用机制主要有以下几种：① 中和抗体与病毒表面抗原结合，可使病毒表面抗原构型发生改变，阻止其吸附于易感的宿主细胞。② 中和抗体与病毒表面抗原结合后，易被吞噬细胞清除（调理作用）。③ 中和抗体与病毒表面抗原结合后激活补体，导致包膜病毒裂解。④ 宿主细胞感染病毒后常在细胞表面表达病毒抗原，由中和抗体结合，通过激活补体或免疫细胞发挥作用，溶解靶细胞。血凝抑制抗体（haemagglutination inhibition antibody）属于中和抗体的一种，某些病毒（如流感病毒）表面含有血凝素，刺激机体产生中和抗体（血凝素抗体），除中和抗体一般作用外，其还能抑制病毒的血凝现象，故称血凝抑制抗体。此类抗体的检测有助于血清学诊断。

2. 非中和抗体（nonneutralizing antibody）

是指不能与病毒表面抗原结合的抗体或病毒体内部抗原所诱生的抗体。这些抗体针对的是包膜病毒的基质蛋白或其中的核蛋白，或者是病毒复制酶等。此类抗原与病毒入侵靶细胞无关，不能中和病毒的感染性，但可通过调理作用增强吞噬细胞的吞噬作用，具有诊断价值，可协助诊断某些病毒性疾病。

（二）细胞免疫

病毒属于严格细胞内寄生的微生物，体液免疫只能清除细胞外的病毒，而细胞内寄生病毒清除主要依赖于细胞免疫。细胞免疫在抗病毒感染中起到重要作用，主要通过细胞毒性T细胞（CTL）及T细胞释放的细胞因子发挥抗病毒作用。

1. 细胞毒性T细胞

CTL接触病毒感染的靶细胞后，能特异性识别靶细胞表面和MHC-Ⅰ类分子结合的病毒抗原特异性多肽，激活后释放穿孔素及细胞毒素，导致靶细胞裂解或细胞凋亡，直接杀伤靶细胞。靶细胞破坏后释放的病毒体和蛋白质可在抗体作用下由巨噬细胞清除。

2. 细胞因子

活化的T细胞释放多种细胞因子，激活巨噬细胞、NK细胞等诱发炎症反应；这些因子进一步促进CTL的增殖和分化，在抑制病毒复制及清除靶细胞内的病毒中协同发挥作用。

三、抗病毒免疫的持续时间

抗病毒免疫持续时间的长短在各种病毒之间差异很大，但一般具有以下一些特点：

① 有病毒血症的全身性病毒感染，由于病毒抗原能与免疫系统广泛接触，免疫原性强，病后免疫性较为牢固，且持续时间较长，如水痘病毒、天花病毒、腮腺炎病毒、麻疹病毒、脊髓灰质炎病毒等。无病毒血症的局部组织或黏膜的病毒感染，免疫原性较弱，常引起短暂的免疫，免疫力不强，宿主可多次感染，如流行性感冒病毒、鼻病毒等。

② 只有单一血清型的病毒感染，病后获得牢固免疫力，且持续时间长，如乙型脑炎病

毒。血清型别多的病毒感染,其仅对同型病毒感染有免疫力,对其他型别的病毒感染无免疫力,如鼻病毒。

③ 易发生抗原变异的病毒感染,病后只产生短暂免疫力,如流行性感冒病毒表面抗原发生变异,产生新型别的流感病毒,人群对变异病毒无免疫力,极易引起流感的流行。

(张涛,陈登宇)

第二十四章 病毒感染的检查与防治原则

病毒性疾病在人类疾病中占有十分重要的地位,因此对病毒性疾病的及时正确分离和鉴定病毒,不但有助于抗病毒治疗,而且对于监测病毒流行病和发现新病毒均具有重要价值。随着分子生物学的研究进展,近年来出现的快速诊断及分子生物学技术,为临床病毒学检查开创了新方法。病毒感染的早期诊断有利于患者的早期抗病毒治疗,对控制病毒感染具有重要的现实意义。病毒性疾病的防治原则分为特异性防治原则和非特异性防治原则,特异性防治原则包括接种疫苗、注射抗体及细胞免疫剂等,非特异性防治原则包括使用抗病毒药物、干扰素、中草药等。

第一节 病毒感染的检查

病毒感染的实验室检查主要包括标本的采集和送检、病毒的分离鉴定和血清学诊断等三个方面。随着分子病毒学的发展,不断建立的新型快速诊断方法,极大地提高了实验室对病毒性疾病的诊断水平。

一、标本的采集和送检

1. 标本采集部位需依据临床感染具体情况而定

应根据不同病毒感染、不同病程,采取不同部位的标本。例如,呼吸道感染应采集鼻咽分泌物或痰液;肠道感染应采集粪便;中枢神经系统感染应采集脑脊液;皮肤疱疹性疾病应取水疱液;有病毒血症的感染采集血液等。

2. 采集标本应在发病的初期或急性期

主要用于分离病毒或检测病毒及其核酸成分的标本,应于病程早期(发病1~2天)采集标本,此时标本中病毒含量多,检出率高。

3. 标本采集时必须严格无菌操作

对含有杂菌的标本,如痰液、粪便、尿液等,可使用抗生素或抗真菌等药物抑制杂菌生长繁殖。

4. 标本送检应冷藏保存和快速

病毒在室温环境下易被灭活,标本采集后应立即送实验室检查,如离实验室较远,送检的标本需在低温下保存送检;若不能立即送检或分离培养时,应将标本存放在-70℃低温冰箱或液氮罐内保存。

5. 血清学诊断应采集双份血清

血清学诊断标本应采集患者急性期和恢复期各1份血清,动态观察双份血清抗体效价,一般恢复期血清抗体效价比急性期高出4倍或4倍以上有诊断意义。

二、病毒的分离与鉴定

由于病毒属于非细胞性微生物,需使用活体组织培养技术对病毒进行分离培养和鉴定,常用的方法有组织细胞培养、鸡胚培养及敏感动物接种等。病毒具有严格的细胞内寄生性,故应根据病毒的种类选用相应的组织细胞、鸡胚或敏感动物进行病毒的分离和鉴定,这是病毒病原学诊断的金标准。这些实验手段方法复杂、要求严格且耗时较长,一般不适用于临床诊断,只适用于病毒的实验室研究或流行病学调查。适合病毒分离与鉴定的情况如下:① 病毒性疾病的病原学诊断或鉴别诊断;② 新发病毒性疾病或再发病毒性疾病的病原学诊断;③ 指导病毒性疾病治疗;④ 监测病毒疫苗效果;⑤ 病毒性疾病的流行病学调查;⑥ 病毒生物学性状研究。

(一)细胞培养

细胞培养是指将离体活组织块或分散的活组织细胞进行培养的方法,是目前病毒分离鉴定中最常用的方法。细胞培养根据细胞生长方式可分为单层细胞培养和悬浮细胞细胞两种;从细胞来源及传代次数等又可分为原代细胞、二倍体细胞和传代细胞等3种类型。

(二)鸡胚培养

鸡胚对多种病毒敏感,一般采用9~14天鸡胚,根据病毒种类不同,接种鸡胚的不同部位,如羊膜腔、尿囊腔、卵黄囊和绒毛尿囊膜等部位。通常含有血凝素的流感病毒、腮腺炎病毒等接种羊膜腔和尿囊腔,能形成痘疱的痘病毒和疱疹病毒等接种绒毛尿囊膜,嗜神经的狂犬病毒、流行性乙型脑炎病毒等接种卵黄囊。鸡胚接种孵育2天后,观察鸡胚的活动或死亡情况,收集相应的组织或囊液等标本用作病毒的鉴定。鸡胚接种方法对流感病毒最敏感,目前除分离流感病毒外,其他病毒的分离培养基本被细胞培养所取代。

(三)动物接种

动物接种是最早的病毒分离方法,目前使用并不多。根据病毒的亲嗜性选择敏感动物及其接种部位,常用的动物有小鼠、大鼠、家兔、雪貂、猩猩及猴子等,常用的接种部位有鼻下、皮下、皮内、腹腔、脑内及静脉等。接种后观察动物的发病情况,进行血清学检测,测定ID_{50}和LD_{50}等。

(四)病毒的鉴定

根据所分离病毒的生物学特性、培养特性、细胞病变(CPE)特征、红细胞吸附现象、干扰现象及细胞代谢等特征,即可初步确定病毒的科属,若需进一步鉴定,可采用血清学方法。

1. CPE

病毒在敏感细胞内增殖可引起特有的CPE变化。CPE在未固定、未染色时,可用低倍显微镜观察到,可作为判定病毒增殖的指标之一。常见的CPE主要包括细胞变圆、皱缩、胞质颗粒增多、聚集、融合、拉丝、滑丝、脱落或溶解、堆积呈葡萄串状、形成包涵体等。

2. 吸附红细胞(hemadsorption)

带有血凝素的病毒(如流感病毒、麻疹病毒、狂犬病毒等)感染宿主细胞后,可在宿主细胞细胞膜上表达血凝素,具有吸附脊椎动物(豚鼠、鸡、猴等)红细胞的能力,这种现象称为红细胞吸附,可作为判定病毒增殖的指标之一。红细胞吸附试验常用来测定具有 HA 的呼吸道病毒(正黏病毒与副黏病毒)增殖指标。若有相应的抗 HA 血清,则能中和红细胞膜上 HA,阻断红细胞吸附的形成,称为红细胞吸附抑制试验,此试验是血清学试验。

3. 干扰现象(interference phenomenon)

某些病毒感染宿主细胞后不出现 CPE,但可以干扰另一种可以产生 CPE 的病毒在该细胞中的增殖,从而阻断后者所特有的 CPE,此现象可作为判定病毒增殖的指标之一。例如,风疹病毒感染猴肾细胞不出现 CPE,而埃可病毒Ⅱ型感染猴肾细胞却可引起 CPE,两种病毒同时感染猴肾细胞可出现风疹病毒干扰埃可病毒Ⅱ型的增殖,故可用于风疹病毒的检测。此方法因缺乏特异性而被免疫学等方法所代替。

4. 细胞代谢变化

病毒感染细胞后,细胞代谢发生生物化学的改变,可使细胞培养液的 pH 出现变化,也可作为病毒增值的指标之一。

(五) 病毒的定量测定

1. 空斑形成单位(plague forming unit, PFU)测定

是测定病毒感染性一种比较准确的方法。先将适当稀释浓度的病毒悬液定量接种到敏感的单层细胞中,经过一段时间培养后病毒吸附到细胞上,再在其上覆盖一层熔化的半固体营养琼脂层,待其凝固后继续培养。当病毒在细胞内复制增殖,每一个感染性病毒颗粒在单层细胞中产生一个局限性感染细胞病灶,形成肉眼可见的空斑。由于每个空斑是由单个病毒颗粒在宿主细胞内复制形成,所以计数营养琼脂中细胞的空斑数可推算出样品中活病毒的数量,通常以每毫升空斑形成单位(PFU/mL)表示病毒悬液的滴度。

2. 红细胞凝集(red cell agglutination)试验

将含有血凝素的病毒样品接种鸡胚或感染细胞后,收集鸡胚羊膜腔液、尿囊液或细胞培养液,加入敏感动物红细胞后可出现红细胞凝集的试验,亦称血凝试验。将病毒样品稀释制成不同稀释度的悬液,以出现血凝试验阳性反应的最高稀释度作为血凝效价,可半定量检测病毒颗粒的含量。

3. 50%致死量(LD_{50})或 50%组织细胞感染量($TCID_{50}$)测定

通过病毒感染易感动物或培养的组织细胞后,测定引发 50%发生死亡或病变的最小病毒量,此法可估计所含病毒的感染量。将待测病毒悬液进行 10 倍连续稀释,分别接种鸡胚、易感动物或组织细胞,经一定时间后,观察记录动物死亡数或 CPE 情况,按 Reed-Muencha 法计算出 LD_{50} 或 $TCID_{50}$。

三、病毒感染的血清学诊断

病毒感染的血清学诊断依据血清学试验原理,用已知的病毒抗原检测患者血清中相应抗体,具有辅助诊断病毒性疾病的价值。另外,患者血清中抗体类型对于明确病毒性疾病的感染阶段具有指导意义。例如,IgM 抗体检测可用于病毒性疾病的早期诊断;IgG 抗体检测则必须检测急性期和恢复期双份血清,动态观察抗体效价,效价增高 4 倍或 4 倍以上有诊断意义。病毒性疾病血清学诊断适用于下列情况:① 采取标本分离病毒为时已晚;② 目前尚无分离此病毒的方法或难以分离的病毒;③ 证实分离病毒的临床意义;④ 血清流行病学调查。

1. 中和试验(neutralizing test)

是利用病毒在活体内或细胞培养中被特异性抗体中和而失去感染性的一种试验,可用来检测患者血清中抗体的消长情况,也可用来鉴定未知病毒或研究病毒的抗原结构。一般是用不同稀释度的血清与定量病毒混合,在室温下作用一定时间后,接种敏感细胞进行培养,以能保护半数细胞不出现细胞病变的血清最高稀释度为终点效价。中和抗体是作用于病毒表面(衣壳或包膜)抗原的抗体,同种不同型病毒间一般无交叉,特异性高,而且抗体在体内维持时间长。中和抗体阳性并不代表正在感染中,也可能是隐性感染所致。中和抗体试验适用于人群免疫情况的调查,临床诊断较少使用。

2. 补体结合试验(complement fixation test)

是用已知病毒可溶性补体抗原检测患者血清中有无相应补体抗体。补体抗原属病毒内部抗原,同种异型间常有交叉,故补体结合抗体特异性一般低于中和抗体,但补体抗体出现较早,消失较快,可作为近期感染的指标。

3. 血凝抑制试验(hemagglutination inhibition test)

许多病毒能使鸡、豚鼠、人等红细胞凝集,这种现象能被相应抗体所抑制,称为血凝抑制试验。血凝抑制试验原理为相应的抗体与病毒结合,阻止病毒表面血凝素与红细胞结合,抑制血凝现象出现。本试验经济、简便、快速、特异性高,可鉴别病毒的型与亚型,常用于流感病毒和乙型脑炎病毒感染的辅助诊断及流行病学调查。

4. 凝胶免疫扩散试验

常用半固体琼脂糖进行抗原、抗体的沉淀反应,方法简便、特异性与敏感性均较高,且衍生出对流免疫电泳和火箭电泳等更为敏感的检测技术。此法在病毒性疾病中主要用于乙肝病毒和乙型脑炎病毒等感染诊断。

四、病毒感染的快速诊断

病毒感染的快速诊断对于疾病的早期诊断和早期治疗都具有十分重要的意义,病毒感染的快速诊断要求临床试验方法操作简便、准确度高、特异性强和耗时短等特点,常用方法主要包括形态学检查、病毒抗原成分和核酸成分检测等。

1. 光学显微镜检查

某些病毒在宿主细胞内增殖,在细胞内出现特征性病毒包涵体,可在光学显微镜下观察到。通常 DNA 病毒产生核内包涵体,RNA 病毒产生胞质包涵体。

2. 电子显微镜检查

利用电子显微镜放大数万或数十万倍观察病毒颗粒的形态结构,而且对研究和发现新的未知病毒也是一个有效手段。常用技术有负染技术、免疫电镜技术和超薄切片电镜技术等。

3. 病毒抗原检测

采用标记免疫技术直接检测标本中的病毒抗原进行早期诊断,主要包括酶免疫测定、荧光免疫测定、放射免疫测定及蛋白印记技术等方法。目前常用酶免疫测定和荧光免疫测定,放射免疫测定因放射性污染的问题较少采用,取而代之是非放射性标记物(如地高辛等)免疫测定。这些技术操作简单、特异性强、敏感性高,特别是用单克隆抗体标记可检测到微量水平(ng 或 pg)的抗原或半抗原。蛋白印迹技术也可检测病毒抗原,但一般不常用。

4. 病毒核酸检测

分为核酸扩增技术、核酸杂交技术、基因芯片技术、基因测序技术等。病毒核酸检测阳性只代表标本或病变部位有相应核酸成分，并不代表标本中或病变部位一定有活病毒。

第二节 病毒感染的防治原则

一、病毒感染的预防

病毒性感染约占微生物感染的75%以上，由于目前治疗病毒感染的有效药物十分有限，所以病毒感染的人工免疫对于预防病毒性感染具有重要意义。病毒感染的人工免疫预防是应用适应性免疫的原理，通过人工主动免疫或人工被动免疫，使机体主动或被动产生抗病毒的特异性免疫，从而达到预防和治疗病毒感染性疾病的目的。

（一）人工主动免疫

病毒感染的治疗药物效果远不及抗菌药物等对细菌感染的疗效，故病毒疫苗已经成为人们预防病毒性疾病的最重要、最有效的手段，越来越受到人类的重视。人工主动免疫主要以疫苗（病毒抗原）刺激机体，使机体主动产生抗病毒的特异性免疫。疫苗的种类主要包括灭活疫苗、减毒活疫苗、亚单位疫苗、基因工程疫苗、核酸疫苗等。目前我国常用的病毒疫苗见表24-1。

表24-1 我国常用的病毒疫苗

疫苗名称	疫苗种类	培养细胞种类
麻疹疫苗	减毒活疫苗	鸡胚细胞
流行性腮腺炎疫苗	减毒活疫苗	鸡胚细胞
风疹疫苗	减毒活疫苗	人二倍体细胞
脊髓灰质炎疫苗	减毒活疫苗	人二倍体细胞、Vero细胞
甲型肝炎疫苗	减毒活疫苗	人二倍体细胞
乙型肝炎疫苗	基因工程疫苗	酵母菌表达
人用狂犬疫苗	灭活疫苗	人二倍体细胞
乙型脑炎疫苗	灭活疫苗	地鼠肾细胞
森林脑炎疫苗	灭活疫苗	地鼠肾细胞

1. 灭活疫苗(inactivated vaccine)

通过理化方法将具有毒力的病毒灭活，常以甲醛作为灭活剂，使病毒失去感染性，保留病毒的抗原性。通常在那些毒力不能减弱或可能致癌的病毒株中制备灭活疫苗。目前常用的灭活疫苗有流行性乙型脑炎疫苗、狂犬疫苗和流感疫苗。灭活疫苗的优点是易于保存，一般可保存一年左右，缺点是灭活疫苗接种的免疫保护力维持时间较短，需多次接种，接种剂量大，局部和全身反应较为明显。

2. 减毒活疫苗(attenuated vaccine)

通过自然界或人工突变培育筛选出减弱或丧失毒力的病毒突变株制备而成。常用的减毒活疫苗有牛痘苗、脊髓灰质炎疫苗、麻疹疫苗、风疹疫苗、腮腺炎疫苗、甲肝疫苗等。减毒活疫苗接种后,在人体内有一定的生长繁殖能力,形成隐性感染。减毒活疫苗一般只需接种一次,疫苗接种量小,不良反应轻,而免疫效果较好,形成免疫力较持久。部分减毒活疫苗经自然途径接种后,除诱导产生循环抗体和细胞免疫外,还可诱导产生黏膜抗体 sIgA,发挥局部黏膜免疫保护作用。减毒活疫苗的缺点是稳定性较差,不易保存,易失效,有毒力回复突变的危险性。例如,脊髓灰质炎病毒的减毒活疫苗接种后疫苗相关或衍生的感染病例时常有所报道,已引起医学界的重视。

3. 亚单位疫苗(subunit vaccine)

用化学试剂裂解病毒,提取病毒保护性抗原(包膜、衣壳等)的蛋白质亚单位,除去核酸,但能诱导机体产生免疫应答的疫苗。如流感病毒血凝素和神经氨酸酶亚单位疫苗、脊髓灰质炎病毒衣壳蛋白亚单位疫苗、乙肝病毒表面抗原亚单位疫苗等。

4. 基因工程疫苗(gene engineered vaccine)

采用 DNA 重组技术,将编码病毒有效抗原的 DNA 片段转入载体,形成重组 DNA,再导入宿主细胞(大肠杆菌或酵母菌)中表达、纯化后制成的疫苗。重组的基因工程乙型肝炎疫苗免疫原性强,具有良好的安全性,避免血源疫苗的潜在安全隐患,目前已广泛取代血源疫苗,用于预防乙型肝炎的计划免疫。

5. 核酸疫苗(nucleic acid vaccine)

核酸疫苗包括 DNA 疫苗和 RNA 疫苗,是近几年备受人类关注的新疫苗。目前研究较多的是 DNA 疫苗,是由编码能够产生有效免疫的病毒抗原的基因片段和真核质粒载体构建重组质粒 DNA,再导入人体进行表达,产生抗原,刺激机体产生免疫应答反应。核酸疫苗具有制备简便,易贮存和运输,可诱导机体产生体液和细胞免疫,免疫应答维持时间持久等优点,被认为是一种具有重要发展前景的疫苗,已被应用于多种病毒疫苗的研究。但 DNA 疫苗亦存在许多问题,如刺激机体免疫反应的能力较弱;目的基因往往表达水平不高;体内抗原蛋白的表达持续时间尚不清楚;外源性 DNA 片段导入机体有整合风险,且整合的位点难以控制,有诱发基因突变的可能,且有可能引起免疫系统自身紊乱。因此,对于核酸疫苗还需要进行深入研究,对其安全性和长效性进行观察,全面衡量核酸疫苗的利弊。

(二) 人工被动免疫

大多数人均受过不同种类的病毒感染,因而体内含有不同程度的抗病毒特异性免疫产物(如抗体、细胞因子等)。从正常人血清中提取的特异性免疫产物可用于进行短期或紧急预防。人工被动免疫制剂主要包括免疫球蛋白和细胞因子等。

1. 免疫球蛋白

主要从正常人血浆中提取的血清丙种球蛋白,用于某些病毒性疾病(如麻疹、甲型肝炎等)的紧急预防。此外,还有针对某一种特定病毒的高效价的特异性免疫球蛋白,如预防狂犬病的免疫球蛋白、预防乙型肝炎的高效价抗 HBs 免疫球蛋白。

2. 细胞因子

目前用于临床治疗的细胞因子包括 IFN-α、IFN-β、IFN-γ、IL-2、IL-6、IL-12、TNF 等,主要用于某些病毒性疾病和肿瘤治疗。

二、病毒感染的治疗

由于病毒为严格细胞内寄生性微生物,故要求抗病毒药物必须进入宿主细胞内才能作用于病毒,且必须对病毒有选择性抑制作用而对宿主细胞或机体无损伤,迄今尚无十分理想的药物。抗病毒的特异性药物治疗一直是医学界关注和研究的热点。目前抗病毒药物的应用仍有较大的局限性,其主要原因有抗病毒药物作用的靶位均是病毒复制周期的某一环节,对不复制的潜伏病毒无效;某些复制突变率较高的病毒对抗病毒药物易产生耐药性等因素。近年来,用于病毒治疗的药物和制剂主要有以下几种:

(一) 抗病毒化学制剂

1. 核苷类药物

此类是最早用于临床治疗的抗病毒药物,药物能与正常核酸前体竞争磷酸化酶和多聚酶,抑制病毒核酸的生物合成,广泛用于疱疹病毒感染引起的疾病。核苷类药物主要有:① 碘苷(idoxuridine,IDU),又名疱疹净,是 1959 年由 Prusoff 合成,用于疱疹性角膜炎的治疗,被誉为抗病毒发展史上的里程碑,并沿用至今。② 阿昔洛韦(acyclovir,ACV),又名无环鸟苷,是目前最有效的抗疱疹病毒药物之一,用于单纯疱疹、生殖器疱疹及带状疱疹的治疗。③ 阿糖腺苷(adenine arabinoside,Ara-A),为腺嘌呤核苷类衍生物,能抑制病毒 DNA 聚合酶,能阻断病毒 DNA 合成,用于疱疹病毒、巨细胞病毒和乙型肝炎病毒的治疗。④ 叠氮胸苷(azidothymidine,AZT),又名齐多夫定,为胸腺嘧啶核苷类药物,阻断前病毒 DNA 合成,从而抑制 HIV 的复制。AZT 可以有效降低艾滋病的发病率和病死率,但易形成病毒的耐药及抑制骨髓等不良反应而被淘汰。⑤ 利巴韦林(ribavirin),又名三叠核苷唑,即病毒唑,能抑制多种 DNA 和 RNA 病毒复制,主要用于 RNA 病毒的治疗,临床上用于流感和呼吸道合胞病毒的治疗。⑥ 拉米夫定(lamivudine),又名贺普丁,为脱氧胞嘧啶核苷类药物,能抑制病毒的复制,并可作为底物类似物竞争抑制病毒逆转录酶活性,是目前治疗艾滋病和慢性乙型肝炎等较好的药物。⑦ 双脱氧肌苷(dideoxyinosine,DDI)、双脱氧胞甘(dideoxycytosine,DDC),为胸腺嘧啶核苷类药物,对 HIV 有明显抑制作用。

2. 其他抗病毒药物

主要用于治疗流感病毒、疱疹病毒等感染。常用的药物主要有:① 金刚烷胺(amantadine)和甲基金刚烷胺(rimantadine),金刚烷胺为合成胺类,甲基金刚烷胺是其衍生物,两者有相同的抗病毒谱和副作用,能抑制病毒包膜与宿主细胞膜融合,能阻止病毒脱壳,主要用于甲型流感病毒的治疗。② 磷甲酸钠(phosphonoformic acid),是焦磷酸化合物,可抑制疱疹病毒的 DNA 聚合酶,对 HIV 逆转录酶的活性也有抑制作用,可用于疱疹病毒、HIV 的治疗。

(二) 干扰素和干扰素诱生剂

1. 干扰素

具有广谱抗病毒作用,毒性小,使用干扰素无抗原性,主要用于人类疱疹病毒、人乳头瘤病毒、乙型肝炎病毒和丙型肝炎病毒的治疗。

2. 干扰素诱生剂

是一种由多聚肌苷酸和多聚胞酸构成的 poly I:C,属人工合成的双链 DNA,具有诱生干扰素和免疫促进作用。目前临床主要用于带状疱疹、病毒性肝炎和出血热的治疗。

(三) 中草药

许多中草药对病毒性疾病有预防和治疗作用,或直接抑制病毒增殖,或通过增强机体特异和非特异免疫力而发挥抗病毒作用。具有抗病毒作用的中草药种类较多,如黄芪、板蓝根、穿心莲、大青叶、金银花、黄芩、贯众、螃蜞菊、甘草和大蒜提取物等。

(四) 新抗生素类

近年来抗病毒药物研究的进展表明,一些来自真菌、放线菌等微生物的抗生素具有抗病毒感染作用。例如,真菌产物 isochromophilones Ⅰ 和 Ⅱ 及其衍生物能抑制 HIV 包膜与 T 细胞结合,阻止病毒吸附和穿入细胞;放线菌产物 chloropeptins Ⅰ 和 Ⅱ 也能有效抑制 HIV 包膜与 T 细胞结合;新霉素 B 可作用于病毒复制中的调控因子,阻断 RNA 与蛋白质的结合,从而干扰病毒 RNA 的复制。

(五) 治疗性疫苗

治疗性疫苗是一种以治疗疾病为目的的新型疫苗,主要有 DNA 疫苗和抗原抗体复合物疫苗。目前有用乙肝疫苗(HBsAg)与其抗体(抗 HBs)及其编码基因一起制备治疗性疫苗用于乙肝病毒携带者和慢性肝炎的治疗。

(六) 治疗性抗体

治疗性抗体对于病毒性疾病的治疗有重要作用,可通过中和病毒、杀伤感染细胞及调节免疫应答等机制达到治疗目的。随着抗体技术的发展,抗病毒抗体治疗病毒性疾病的研究已成为研究的热点。人源化鼠单克隆抗体帕利珠单克隆抗体(palivizu monoclonal antibody)是第一个用于病毒感染性疾病治疗的治疗性抗体,主要用于严重呼吸道合胞病毒的治疗。

(七) 基因治疗剂

抗病毒基因治疗已成为抗病毒的研究热点,并展现出良好的前景。目前正在研制的抗病毒基因治疗剂主要有以下几种:

1. 反义核酸(antisense oligonucleotide,asON)

反义核酸是根据病毒基因组已知序列,设计能与病毒基因某些序列互补结合的寡核苷酸,可以在病毒基因的复制、转录、转译阶段起抑制病毒的复制作用。反义核酸有反义 RNA 和反义 DNA 两种。反义 RNA 与病毒靶基因的 mRNA 互补结合,阻断病毒 mRNA 与核糖体的结合,从而抑制病毒蛋白的翻译。反义 DNA 可与病毒关键序列结合,阻止病毒 DNA 复制和 RNA 转录。

2. 核酶(ribozyme)

是一类具有双重特性的 RNA 分子,一方面能识别特异的 RNA 靶序列并与之结合,另一方面又具有酶活性,能通过特异性位点切割和降解靶 RNA,从而抑制病毒的复制。核酶比反义 RNA 阻断活性高,可作为抗病毒基因的新型分子,受到广泛重视,目前已成为抗病毒基因治疗研究中重要组成部分。但核酶本质是 RNA,易被 RNA 酶破坏,因此实际应用受到限制。

3. 小干扰 RNA(short interfering RNA,siRNA)

是一个长 20~25 个核苷酸的双股 RNA,可与靶定的病毒 mRNA 相结合,导致其基因沉默,诱发同源 mRNA 降解。siRNA 所引起的基因沉默作用不仅在注射细胞内发生,还可以转移到其他部位的组织和细胞,并可传代,这种干扰现象具有放大效应。因此,siRNA 的研究受到特别关注。

(张涛)

第二十五章 呼吸道病毒

呼吸道病毒(respiratory virus)是一大类能侵犯呼吸道引起呼吸道感染、或以呼吸道为侵入门户引起其他组织器官病变的病毒。据统计,大约90%以上的呼吸道感染由病毒引起。呼吸道病毒中最主要的是流行性感冒病毒和麻疹病毒,常见的还有腮腺炎病毒、冠状病毒、风疹病毒、呼吸道合胞病毒、鼻病毒、呼肠病毒等(表25-1)。病毒性呼吸道感染具有传播快、传染性强、可反复感染等特点,常可造成大流行甚至暴发流行。

表 25-1 常见呼吸道病毒及所致主要疾病

科及亚科	属	种	所致主要疾病
正黏病毒科	甲、乙、丙型流感病毒属	甲、乙、丙型流感病毒	流感
	索戈托病毒属	索戈托病毒	流感样综合征
副黏病毒科	副黏病毒属	副流感病毒	普通感冒、支气管炎
副黏病毒亚科	麻疹病毒属	麻疹病毒	麻疹、亚急性硬化性全脑炎
	腮腺炎病毒属	腮腺炎病毒	流行性腮腺炎、睾丸炎、脑膜炎
肺病毒亚科	肺炎病毒属	呼吸道合胞病毒	婴幼儿支气管炎、肺炎
小RNA病毒科	鼻病毒属	人鼻病毒	普通感冒、上呼吸道感染
冠状病毒科	冠状病毒属	人冠状病毒	普通感冒、上呼吸道感染
腺病毒科	哺乳动物腺病毒属	人腺病毒2型	小儿肺炎、上呼吸道感染
披膜病毒科	风疹病毒属	风疹病毒	风疹、先天性风疹综合征
呼肠孤病毒科	呼肠病毒属	轮状病毒	腹泻、上呼吸道感染

第一节 流行性感冒病毒

流行性感冒病毒(*Influenza virus*,流感病毒)属于正黏病毒科,分甲、乙、丙型,可引起人类和动物的流行性感冒(流感)。其中甲型流感病毒常引起大流行甚至世界性大流行,乙型流感病毒可引起地区性流行,丙型流感病毒只引起人类不明显的或轻微的上呼吸道感染,很少造成流行。

一、生物学性状

(一)形态结构

病毒呈球形或椭圆形,从病人体内初次分离时常呈丝状。球形体直径约80~120 nm,

丝状体长度可达 4000 nm 左右(图 25-1)。

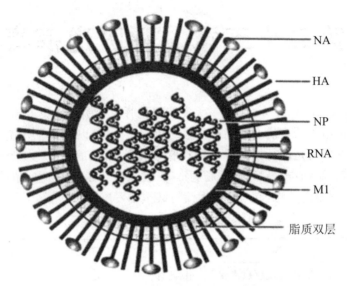

图 25-1 甲型流感病毒结构模式图
(引自:贾文祥.医学微生物学[M].5版.北京:人民卫生出版社,图 13-4)

1. 核心

为螺旋对称的核衣壳。由病毒核酸、包绕核酸的核蛋白(nuclear protein,NP)及 RNA 多聚酶组成。病毒核酸为分节段的单负链 RNA,甲型、乙型流感病毒分 8 个节段、丙型流感病毒分 7 个节段。每个节段均为独立的基因组,基因组 1~6 节段依次编码 RNA 依赖 RNA 聚合酶(PB2、PB1、A)、血凝素(hemagglutinin,HA)、NP、神经氨酸酶(neuraminidase,NA),第 7 节段编码 M 蛋白(M1 和 M2),第 8 节段编码非结构蛋白(NS1 和 NS2)。流感病毒核酸分节段这一特点使病毒在复制过程中易发生基因重组,导致新的病毒株出现。NP 抗原性稳定,很少发生变异。NP 与包膜中 M 蛋白共同组成流感病毒的甲、乙、丙型特异性抗原。

2. 包膜

流感病毒包膜分两层。内层为 M 蛋白,具有保护核心及维持病毒外形的作用。M 蛋白由病毒基因编码并整合于感染细胞膜,使复制后的核衣壳能选择性地从该部位出芽释放。M 蛋白抗原性较稳定,具有型特异性。外层为脂质双层,来源于宿主细胞膜。甲型和乙型流感病毒其上镶嵌有两种由病毒基因编码的糖蛋白刺突:一种为 HA,呈柱状;另一种为 NA,呈蘑菇状。HA 及 NA 即流感病毒的表面抗原,其抗原性极不稳定,常发生变异,是划分流感病毒亚型的重要依据。

(二)分型与变异

1. 分型

根据 NP 和 M 蛋白抗原性的不同将流感病毒分为甲、乙、丙三型,三型抗原间无交叉反应。甲型流感病毒又可根据 HA、NA 抗原性的不同,分为多个亚型;乙型、丙型流感病毒尚未发现亚型。

2. 变异

甲型流感病毒的 HA、NA 均极易发生变异,尤以 HA 为甚。两者的变异可同时出现,也

第二十五章 呼吸道病毒

可单独发生,病毒的变异幅度与流行的关系密切。流感病毒变异有两种形式:① 抗原漂移(antigenic drift),变异幅度小,HA、NA氨基酸变异率小于1%,属量变,约每2~5年出现一次,常引起局部中、小型流行。② 抗原转变(antigenic shift),变异幅度大,HA氨基酸变异率大于20%~25%,属质变,常导致新亚型的出现。由于人群对其完全无免疫力,故常引起世界性流感暴发流行。

近一个世纪以来,甲型流感病毒已经历数次重大变异(表25-2),每次一种新亚型出现均伴随着一次较大规模的流行。流感病毒抗原变异的机理尚不明确,但有两种学说。一为突变与选择学说,认为旧亚型经过一系列突变,再经过机体的自然筛选形成的新亚型;二为动物来源或基因重组学说,认为新亚型来源于动物流感病毒突变株或由动物流感病毒与人类流感病毒经基因重组形成的新亚型。

表25-2 甲型流感病毒亚型类别、流行年代及代表株

流行年代	亚型类别	代表株
1947~1957	Hsw1N1	可能为猪流感病毒
1947~1957	H1N1(亚甲型)	A/FM/1/47
1957~1938	H2N2(亚洲甲型)	A/Singapore/1/57
1968~1977	H3N2(香港甲型)	A/HongKong/1/68
1977~	H1N1 H3N2	A/USSR/90/77
2009~	H1N1(新亚型)	尚未确定

(三)培养特性

1. 鸡胚培养

流感病毒适宜在鸡胚中增殖。初次分离接种于鸡胚羊膜腔中阳性率较高,传代培养可移种于尿囊腔。病毒在鸡胚中增殖不引起明显病变,可取羊水或尿囊液作血凝试验以确定是否分离到流感病毒。

2. 细胞培养

可选用原代猴肾细胞(PMK)或狗肾传代细胞(MDCK),流感病毒在细胞中增殖后无明显细胞病变,常用红细胞吸附试验或免疫学方法证实病毒的存在。

(四)抵抗力

流感病毒抵抗力较弱,加热56℃ 30 min即可灭活,室温下感染性很快消失,0~4℃可存活数周,-70℃或冷冻真空干燥可长期保存。对干燥、日光、紫外线、脂溶剂、氧化剂等均敏感。

二、致病性与免疫性

1. 致病性

流感为冬春季节呼吸道传染病,传染源主要为患者,病毒经飞沫传播,传染性极强。感染后症状轻重不等,约50%感染者无症状,严重者可致病毒性肺炎。病毒经其表面HA与呼吸道柱状上皮细胞受体结合,进入细胞内增殖后可导致细胞变性、坏死、脱落,黏膜水肿、充

血等病理改变。潜伏期为1～4天,突然起病。呼吸道卡他症状明显,并有畏寒、发热、头痛、肌肉关节酸痛等全身表现,有时伴有呕吐、腹痛、腹泻等消化道症状。病毒仅在呼吸道局部增殖,一般不进入血液。病程一般持续3～5天,年老体弱、心肺功能不全及婴幼儿感染者,易继发细菌感染,使病程延长,严重者可危及生命。

2. 免疫性

病毒感染后机体可产生特异性体液免疫和细胞免疫,体内可出现针对HA、NA、NP、M1的抗体。抗-HA抗体为中和抗体(包括血清中IgG、IgM和局部SIgA),中和抗体在预防感染和阻止疾病发生中有重要作用。血清中抗-HA抗体可维持数十年,对同型病毒有牢固免疫力,对同型变异株的免疫力可持续4～7年,不同亚型间无交叉免疫。病后特异性$CD4^+$和$CD8^+$T细胞对病毒有广泛的亚型间交叉免疫,在清除病毒和疾病的恢复过程中有重要意义。

三、微生物学检查

在流感暴发流行时,根据典型症状即可做出临床诊断。实验室检查主要用于鉴别诊断和分型、监测变异株、预测流行趋势和制备疫苗。常用的检查方法如下:

1. 病毒分离

取急性期患者咽漱液或鼻咽拭子,经抗生素处理后接种培养细胞或鸡胚,培养后做红细胞吸附试验或血凝试验以确定有无病毒。

2. 血清学诊断

取发病急性期(5天内)血清及恢复期(病后2～4周)血清做血凝抑制试验,若恢复期抗体效价较急性期增长4倍以上,可辅助诊断。此外,可选用补体结合试验、ELISA、中和试验等方法。

3. 病毒核酸测定

可用核酸杂交、PCR或序列分析检测病毒核酸和进行病毒分型。

四、防治原则

流感病毒传染性强,传播迅速,易引起暴发流行,故严密监测流感病毒的变异,切实做好预防工作十分重要。流行期间,应避免人群聚集。公共场所可用乳酸蒸熏进行空气消毒。常用方法为2～4 mL乳酸/100 m^3空间,溶于10倍水,加热蒸熏,能灭活空气中的流感病毒。接种疫苗是预防流感最有效的方法,但疫苗株必须与当前流行株抗原型别基本相同,目前较多使用的为灭活三价疫苗(2个甲型流感病毒亚型加1个乙型流感病毒)。

流感无特效疗法,盐酸金刚烷胺及其衍生物可用于流感的预防,发病24～48 h内使用可减轻病状。此外,干扰素及中药板蓝根、大青叶等有一定疗效。

第二节　麻疹病毒

麻疹病毒(*Measles virus*)是麻疹的病原体,属副黏病毒科。麻疹为儿童时期常见的急性呼吸道传染病。在疫苗广泛使用以前,每年全球约有1.3亿儿童患病,约700万～800万患儿因并发症死亡。自广泛使用麻疹减毒活疫苗以来,发病率已大幅下降。

一、生物学性状

形态结构与流感病毒相似,但颗粒较大,直径约 150 nm,球形。核壳体呈螺旋对称,有包膜,包膜上有血凝素(H)和融合因子(F)二种刺突。病毒基因组为完整的单负链 RNA,不分节段。病毒可在多种传代细胞中增殖,由于融合因子的作用可引起细胞融合形成多核巨细胞,细胞核内、浆内可见嗜酸性包涵体。麻疹病毒只有一个血清型,过去认为极少发生变异。自 20 世纪 80 年代以来,各国都有关于麻疹病毒抗原性变异的报道,经核苷酸序列分析表明,麻疹病毒也存在抗原漂移现象。

二、致病性与免疫性

(一)致病性

冬春季节流行。传染源为麻疹患者(自潜伏期至出疹期均有传染性)。病毒经飞沫直接传播,也可因鼻腔分泌物污染玩具、用具等感染。易感人群为 6 个月至 5 岁的婴幼儿,病毒传染性极强,易感者感染后发病率可达 90% 以上。

病毒先在呼吸道上皮细胞内增殖,然后进入血流,形成第一次病毒血症;随后病毒侵入全身淋巴组织和单核-巨噬细胞系统,在细胞内增殖达一定数量后再次侵入血流,形成第二次病毒血症。此时眼结膜、口腔黏膜、皮肤、呼吸道、消化道、小血管等均受染产生病变,表现为局部水肿,多核巨细胞的形成,细胞内出现包涵体等。由于细胞表面 CD46 分子为麻疹病毒受体,而人体细胞除红细胞外均表达 CD46 分子,因此病变范围十分广泛,少数病例还可侵犯中枢神经系统。麻疹潜伏期为 6~18 天,突然发病,前驱期症状为发热、畏光、流泪、眼结膜充血、流涕、咳嗽。发病 2 天后口颊黏膜出现 Koplik 斑(周围绕有红晕的针尖样灰白色斑点),是麻疹早期的典型体征。随后 1~2 天进入出疹期,全身皮肤相继出现红色斑丘疹,从面部、躯干至四肢,病程约 1 周左右。出疹高峰期全身中毒症状严重,高热可达 40 ℃,并可出现嗜睡、抽搐等症状。麻疹一般可自愈,但由于发病过程中免疫力降低,易并发细菌感染,引起支气管炎、中耳炎、肺炎等,导致病情加重,甚至死亡。

亚急性硬化性全脑炎(subacute sclerosing panencephalitis,SSPE)是麻疹晚期中枢神经系统并发症。约在麻疹病愈后 2~17 年(平均 7 年)发生,发病率仅为 0.6~2.2/10 万。患者大脑功能渐进性衰退,表现为反应迟钝、精神异常、运动障碍,最终昏迷死亡。SSPE 患者血清及脑脊液中有高水平的麻疹抗体,现认为患者脑组织中有麻疹缺陷病毒存在,不易分离。麻疹病毒的 M 基因突变,可能是病毒逃避机体的免疫机制而在组织中长期存在的原因。

(二)免疫性

麻疹自然感染后免疫力牢固,一般为终身免疫。血清中的抗 H 抗体和抗 F 抗体在预防再感染中有重要作用;细胞免疫可清除细胞内病毒,是麻疹痊愈的主要因素。

三、微生物学检查

麻疹诊断一般无需进行实验室检查。病毒分离可采取前驱期呼吸道分泌物接种原代人胚肾或猴肾细胞;亦可取呼吸道、尿沉渣用免疫荧光法检查病毒抗原、观察多核巨细胞及包涵体;血清学检查可取急性期和恢复期双份血清进行血凝抑制试验,抗体滴度增长4倍以上有诊断意义。

四、防治原则

麻疹病毒减毒活疫苗是当前最有效的疫苗之一。自实施常规免疫以来,麻疹发病率已大幅度下降。初次免疫为8月龄婴儿,接种后抗体阳性率可达90%,因第一次免疫后抗体仅能维持10年左右,故7岁时须再次免疫。目前,WHO也已将消灭麻疹列为主要目标。

对已接触麻疹患者的易感儿童,可紧急肌肉注射胎盘球蛋白或丙种球蛋白进行人工被动免疫,可防止发病或减轻症状。

第三节 冠状病毒

人冠状病毒属于冠状病毒科(Coronaviridae)冠状病毒属(Coronavirus),电镜下病毒外膜突起呈日冕状,故命名为冠状病毒。冠状病毒只感染脊柱动物,可引起呼吸道、消化道及神经系统疾病。2003年冬春季节,全球暴发流行的严重急性呼吸综合征(severe acute respiratory syndrome,SARS),为新型冠状病毒(SARS-CoV)引起的急性呼吸道传染病。

一、生物学性状

1. 形态结构

形态为多形性,大小约60~200 nm,核酸类型为正单股RNA,有包膜,包膜上有间隙较宽的突起,使整个病毒外形呈日冕状。

2. 理化性状

对理化因子的抵抗力较弱。因包膜中含有脂类,故病毒对脂溶剂敏感,乙醚、氯仿、乙醇(70%)、甲醛、胰酶、紫外线等均可灭活病毒;加热56 ℃ 30 min或37 ℃数小时均可使病毒失去感染性;病毒对pH也较为敏感,最适pH为7.2,在酸性环境中很快灭活。

3. 基因结构及抗原性

冠状病毒基因组为正单股RNA,长约27~32 kb,是所有RNA病毒中最大的。引起SARS的新冠状病毒基因排序已被确定,对研究其致病性、疫苗研制均有重要意义。已知人冠状病毒有三个抗原型,用不同的分离法获得的病毒间仅有微弱的交叉免疫性。通常在一个流行季节中仅由其中一个血清型引起,但在SARS暴发流行中各地是否有不同的变异株尚待进一步研究确定。

二、致病性与免疫性

冠状病毒感染多发生于冬春季节,传播方式常有两种:侵犯呼吸道的冠状病毒通过呼吸道飞沫传播;侵犯肠道的冠状病毒经口传播,且排毒时间较长。

一般认为,冠状病毒潜伏期为3~5天。普通冠状病毒的呼吸道感染主要是引起普通感冒,很少波及下呼吸道,20世纪70年代美国海军新兵中曾暴发过冠状病毒肺炎及胸膜炎。消化道感染则以水样腹泻为主,偶有冠状病毒引起新生儿坏死性结肠炎流行的报道。2003年冬春季节全球30余国家发生的SRAS传染性极强,临床特征主要为发热、干咳、中性粒细胞不增高或降低、肺部有弥漫性炎症,部分病例迅速发展为呼吸衰竭,并可能伴有其他各器官衰竭,死亡率约4.2%。国内最初将本病定名为传染性非典型性肺炎,2003年3月世界卫生组织正式命名为严重急性呼吸衰竭综合征(SARS)。

过去认为呼吸道冠状病毒感染局限于上呼吸道,只引起较弱的免疫反应,而目前已从SARS病后恢复者血清中测到高效价的IgM和IgG抗体,证明体液免疫在病后有一定的预防作用。因SARS是一种新发现的传染病,对它的致病性、致病机制、机体免疫性等问题均有待进一步研究。

三、微生物学检查及防治原则

1. 病毒的分离培养

冠状病毒繁殖要求条件比较严格,需用人气管培养分离病毒,不适于临床标本的诊断。

2. 血清学检查

可用中和试验、补体结合试验、血凝试验、ELISA试验等方法测定血清中抗体。双份血清检测,恢复期血清抗体效价比急性期增长4倍以上作为诊断标准。

2. 快速诊断

包括免疫荧光法、核酸杂交、PCR或序列分析等,可快速检测出待检标本中少量的病毒颗粒或基因。目前,已有针对变异后冠状病毒的快速诊断试剂盒研制成功的报道。

四、防治原则

SARS已列为乙类传染病,应严格按照传染病防治原则条例对该病进行广泛预防宣教。疾病暴发流行期要严格控制传染源,隔离病人及疑似病例;注意空气流通及消毒;增强体质,避免过度劳累。本病无特异治疗药物,我国已总结出对重症病例使用肾上腺皮质激素、人干扰素、中医中药、适当抗生素及支持疗法等综合治疗措施,具有较好疗效。

第四节 腮腺炎病毒

腮腺炎病毒(Mumps virus)属副黏病毒科,是流行性腮腺炎的病原体。

病毒为球形,核衣壳呈螺旋对称,有包膜。包膜上有血凝素-神经氨酸酶刺突(HN)和融合因子刺突(F)。基因组为单负链RNA。腮腺炎病毒可在鸡胚羊膜腔或鸡胚细胞中增殖,可出现细胞融合,但细胞病变不明显。腮腺炎病毒仅有一个血清型。抵抗力较弱,56℃下30 min可被灭活,对紫外线及脂溶剂敏感。

人是腮腺炎病毒唯一宿主,病毒经飞沫传播,易感者为学龄期儿童,好发于冬春季节。本病潜伏期约2~3周,病毒侵入呼吸道上皮细胞和局部淋巴结内增殖后,进入血流,然后经血流侵入腮腺及其他腺体器官如睾丸、卵巢、胰腺、肾脏和中枢神经系统等。临床表现主要为一侧或双侧腮腺肿大,伴发热、乏力、肌肉疼痛等。病程1~2周,青春期感染者易并发睾丸炎或卵巢炎,约0.1%的患儿可并发病毒性脑膜炎。并发睾丸炎者可导致男性不育症,腮腺炎也是导致儿童期获得性耳聋的常见原因。

腮腺炎病后可获得牢固免疫力。

典型病例无需做实验室检查。必要时,可做病毒分离或血清学试验以明确诊断。

及时隔离患者,防止传播。疫苗接种是有效的预防措施。目前我国使用的为 S97 株减毒活疫苗,免疫效果良好。美国等已研制出腮腺炎病毒-麻疹病毒-风疹病毒三联疫苗,我国的三联疫苗正在研制中。

第五节　风疹病毒

风疹病毒(Rubella virus)属于披膜病毒科,是引起风疹的病原体。

病毒颗粒大小约 60 nm,核衣壳为 20 面体立体对称,外有包膜,包膜上的刺突有血凝和溶血活性,基因组为单正链 RNA。风疹病毒能在多种细胞中增殖,1962 年首次分离成功。病毒只有一个血清型,人是唯一的自然宿主。

病毒经呼吸道传播,在局部淋巴结增殖后,进入血流播散全身。儿童为主要感染者,表现为发热、麻疹样出疹(但较麻疹为轻)、耳后及枕下淋巴结肿大;成人感染后症状较重,除出疹外,常伴有关节疼痛、血小板减少、出疹后脑炎等。风疹一般为自愈性疾病,病后可获得牢固免疫力。

风疹病毒妊娠期感染后可经垂直传播导致胎儿先天畸形。孕妇在孕期 20 周以内感染对胎儿危害最大,胎龄越小,危害越严重。感染后胎儿细胞的有丝分裂和染色体结构均可发生变化,引起胎儿死亡或畸形(风疹综合征),表现为先天性心脏病、耳聋、失明、智力低下等。

风疹减毒活疫苗是预防风疹的有效措施,接种对象为风疹抗体阴性的育龄妇女,免疫效果良好,风疹抗体阴性的孕妇若接触风疹病人应立即大剂量注射丙种球蛋白以被动免疫。

第六节　呼吸道合胞病毒

呼吸道合胞病毒(Respiratory syncytial virus)是引起婴幼儿严重呼吸道感染的最重要的病原体,因其在细胞培养中能引起特殊的细胞融合而得名。

RSV 经手、污染物经眼、鼻黏膜传染和呼吸道飞沫传播,冬季流行,人群普通易感。

病毒感染局限于呼吸道,不产生病毒血症。病毒在呼吸道上皮细胞内增殖,导致细胞融合,确切的致病机制不清。RSV 常引起婴幼儿细支气管炎和细支气管肺炎,因炎症及坏死组织黏液结集,易造成细支气管阻塞,死亡率较高。在较大儿童和成人中主要引起上呼吸道感染。

RSV 感染后免疫力不强,可反复感染;母体通过胎盘传递的抗体能使新生儿获得被动免疫。至今尚无有效的疫苗。

(管俊昌)

第二十六章 肠道感染病毒

肠道病毒（Enterovirus）经消化道感染和传播,能在肠道中复制增殖,后经血液侵犯其他器官,引起各种肠道外各种临床综合征,主要包括脊髓灰质炎、无菌性脑膜炎、心肌炎、手足口等多种疾病,病毒分类主要来自人的咽喉部和肠道标本。在分类学上归属于小RNA病毒科（Picornaviridae）的肠道病毒属,是一类生物学性状相似、颗粒非常小的单正链RNA病毒。人类肠道病毒主要包括了以下四种病毒：① 脊髓灰质炎病毒（Poliovirus）。分为1、2、3三个血清型。② 柯萨奇病毒（Coxsackievirus）。分为A、B两组,A组包括1～22和24等23个血清型,B组包括1～6等6个血清型。③ 埃可病毒（Enteric cytopathogenic human orphan virus,简称ECHO病毒）。包括1～9,11～27,29～33等血清型。④ 新肠道病毒（New enteroviruses）。1969年以后陆续分离到的肠道病毒,因难以继续采用最初的区分标准（表26-1）,故按其发现的顺序统一命名,包括68、69、70和71等血清型。

表26-1 肠道病毒中不同种类病毒最初的区分标准

	对猴的致病性	对乳鼠的致病性	对猴和人培养细胞的致病性
脊髓灰质炎病毒	+	−	+
柯萨奇病毒	−	+	−
埃可病毒	−	−	+

注：根据对乳鼠的致病性的不同,柯萨奇病毒又可分为A和B两个组。

肠道病毒的共同特点：

① 为无包膜的小RNA病毒,直径24～30 nm,衣壳为二十面体立体对称。基因组为单正链RNA（+ssRNA）,长约7.4 kb,两端为保守的非编码区,中间为P1、P2和P3连续的开放读码框架。此外,5′端共价结合一小分子蛋白质VPg,与病毒RNA合成基因组装配有关（图26-1）。

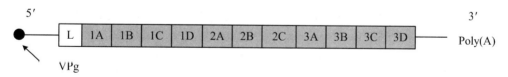

图26-1 小RNA病毒基因模式图

② 能在有相应病毒识别受体的易感细胞中增殖,迅速产生细胞病变（但柯萨奇病毒A组的某些型别,如A1、A19和A22,只能在新生乳鼠中增殖）。

③ 对理化因素的抵抗力较强,在污水、粪便中能存活数月;对酸有一定抵抗力,pH 3.0～5.0作用1～3 h还保持稳定;能耐受蛋白酶和胆汁作用;对乙醚、热和去垢剂有一定抗性,1 mol/L $MgCl_2$ 或其他二价阳离子能明显提高病毒对热的抵抗力。

④ 主要经粪-口途径传播,以隐性感染多见。

虽然这类病毒在肠道中增殖,却引起多种肠道外感染性疾病,如脊髓灰质炎、无菌性脑膜炎、心肌炎以及急性出血性结膜炎等。

第一节 脊髓灰质炎病毒

脊髓灰质炎病毒是脊髓灰质炎(poliomyelitis)的病原体,主要侵犯脊髓前角运动神经细胞,临床表现为发热、上呼吸道症状、肢体疼痛,少数病例出现急性迟缓性肢体麻痹(acute flaccid paralysis,AFP)。患者以儿童多见,故亦称小儿麻痹症(infantile paralysis)。病毒分为三个血清型,各型间没有交叉免疫反应,而85%左右的脊髓灰质炎患者均由1型病毒引起。通过相应疫苗接种可有效地预防脊髓灰质炎发生,WHO已将其列为第二个在全球消灭的病毒感染性疾病。目前对脊髓灰质炎病毒已采用新的命名方法。病毒鉴定应包括型、国家(或城市)、毒株号码及分离年限(如P1/中国/112/88)。

一、生物学性状

(一) 形态结构

脊髓灰质炎病毒呈球形,直径28 nm,衣壳呈二十面体立体对称,无包膜(图26-2)。病毒衣壳由60个相同的壳粒组成,病毒结构蛋白VP1、VP2、和VP3分布于衣壳表面,VP4位于病毒衣壳内部。核心含有单股、正链、非分节段的RNA。

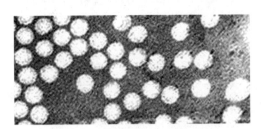

图26-2 脊髓灰质炎病毒电镜图

(二) 基因组与编码蛋白

病毒基因组为长约7.4 kb的单正链RNA。基因组中间为连续开放读码框,两端为保守的非编码区,非编码区与其他肠道病毒的同源性很高。此外,5′端共价结合一小分子蛋白质Vpg(由22~24个氨基酸组成),与病毒RNA合成和基因组装配有关;3′端带有polyA尾,与病毒的感染性有关。病毒RNA进入细胞后,可直接作为mRNA,翻译出一个约2200个氨基酸的大分子多聚蛋白(polyprotein)前体,后经酶切后形成病毒结构蛋白VP1~VP4和各种功能性蛋白。功能性蛋白包括2A~2C、3A~3D,其中至少含两个蛋白酶和一个依赖RNA聚合酶。脊髓灰质炎病毒还产生一种功能性蛋白,可降解真核细胞核糖体200 kD帽结合蛋白,以此阻断细胞mRNA的翻译。

暴露在病毒衣壳表面的结构蛋白VP1、VP2和VP3,带有可诱生中和抗体的抗原表位,诱生的抗体还可用于病毒的分型。VP1与病毒吸附有关,而VP4位于衣壳内部,在病毒VP1与细胞表面受体结合后才被释放出,并使病毒衣壳随之脱壳,有利病毒基因组穿入细胞。脊髓灰质炎病毒在细胞浆中进行生物合成,装配完成完整的病毒体后,通过细胞裂解方式释放。

(三) 抵抗力

与其他肠道病毒一样,脊髓灰质炎病毒对理化因素的抵抗力较强。在污水和粪便中病毒可存活数月,在胃肠道中能耐受胃酸,蛋白酶和胆汁作用。病毒对热、干燥较敏感,紫外线和55℃湿热条件下可迅速灭活病毒。含氯(0.1 ppm)消毒剂如次氯酸钠、二氧化氯等对脊髓灰质炎病毒有较好的灭活效果;有机物对病毒有保护作用,对有机物中的病毒灭活时需要提高消毒剂的浓度。

二、致病性与免疫性

(一) 致病性

传染源是脊髓灰质炎患者或无症状携带者。主要通过粪-口途径传播,夏秋季是主要流行季节,6岁以下儿童为主要易感者,潜伏期一般为7~14天。

病毒从上呼吸道、口咽和肠道黏膜侵入,先在局部黏膜和咽、扁桃体等淋巴组织和肠道集合淋巴结中增殖,释放入血,导致病毒血症。少数感染者中,病毒可以侵入中枢神经系统,感染脊髓前角运动神经元、脑干和脑膜组织等。脊髓灰质炎病毒识别的受体为免疫球蛋白超家族的细胞黏附分子(ICAM),人体内只有很少的细胞能表达这种受体,如脊髓前角细胞、背根节细胞、运动神经元、骨骼肌细胞和淋巴细胞等,因而限制了脊髓灰质炎病毒感染的宿主范围。脊髓灰质炎病毒可引起宿主细胞的杀细胞效应,所以细胞的损伤是由病毒的直接作用所造成的,患者由于运动神经元损伤而导致肌肉瘫痪。

脊髓灰质炎病毒感染人体后,机体免疫力的强弱明显影响其感染的结局。人群中约90%的感染者表现为隐性感染;约5%的感染者发生顿挫感染,只出现发热、头痛、乏力、咽痛和呕吐等非特异性症状,并迅速恢复;约1%~2%的感染者因病毒侵入中枢系统和脑膜,产生非麻痹性脊髓灰质炎或无菌性脑膜炎,出现颈背强直、肌肉痉挛等症状。只有0.1%~2.0%的感染者导致最严重的结局,包括暂时性肢体麻痹和永久性迟缓性肢体麻痹,其中以下肢麻痹多见;极少数患者发展为延髓麻痹,导致呼吸、心脏衰竭而死亡。脊髓灰质炎流行期间,进行扁桃体摘除、拔牙等手术或其他各种疫苗接种等,均可增加麻痹病例的发生。另外,成人感染脊髓灰质炎病毒的病情往往较儿童感染者严重。

因有效的脊髓灰质炎疫苗的广泛推广和使用,脊髓灰质炎病毒野毒株所致的感染已显著减少,现已仅见于印度等少数国家;但疫苗相关麻痹型脊髓灰质炎(vaccine-associated paralytic poliomyelitis, VAPP)病例在全世界每年都有发生,应引起足够的重视。疫苗相关性麻痹性脊髓灰质炎主要由疫苗中毒力恢复的2型和3型病毒引起,患者以免疫功能低下的人群多见。此外,还需警惕疫苗衍生脊髓灰质炎病毒(vaccine-derived poliovirus, VDPV)的局部暴发流行。

(二) 免疫性

人体被脊髓灰质炎病毒感染后,患者可获得长期而牢固的型特异性免疫,主要以体液免疫的中和抗体为主。中和抗体在感染早期,通常在临床症状出现前就已产生。血清中和抗体IgG、IgM可阻止病毒侵入中枢神经系统。血液中IgG抗体可经胎盘由母亲传给胎儿,故出生6个月以内的婴儿较少发病。另外,黏膜局部的sIgA可阻止病毒在咽喉部、肠道内的吸附，阻断病毒经粪便排出播散。

三、微生物学检查法

（一）病毒分离与鉴定

取粪便标本经抗生素处理后，接种于原代猴肾细胞或人源性传代细胞。病毒在细胞质中复制，培养 7 天后则逐渐出现典型的细胞病变，用中和试验进一步鉴定病毒的血清型别。

（二）血清学试验

取患者发病早期和恢复期双份血清做中和试验检测血清中的抗体效价，若恢复期血清特异性抗体效价为 4 倍或以上增长，则有诊断意义。也可采用检测血清中特异性 IgM 抗体的方法以检测病毒的感染。

（三）快速诊断

通过核酸杂交、PCR 等分子生物学方法，可检测出患者咽拭子、粪便等标本中病毒基因组的存在而进行快速诊断。同时可根据毒株核苷酸组成或序列的差异、酶切位点的不同等来区别脊髓灰质炎病毒的疫苗株与野生株。

四、防治原则

自 20 世纪 50 年代中期以来，灭活脊髓灰质炎疫苗（inactivated polio vaccine，IPV，Salk vaccine）和口服脊髓灰质炎减毒活疫苗（live oral polio vaccine，OPV，Sabin vaccine）的相继问世和广泛应用，使脊髓灰质炎发病率急剧下降，绝大多数发达国家已消灭了脊髓灰质炎野毒株。1998 年我国就已经没有发现野毒株，2001 年 10 月，WHO 宣布我国为亚太地区消灭脊髓灰质炎的第二批国家之一。但在非洲、中东和亚洲的少数发展中国家仍有野毒株的存在，因此疫苗主动免疫仍需继续加强，以尽早实现 WHO 提出的在全球消灭脊髓灰质炎的目标。

目前，IPV 和 OPV 都是三型脊髓灰质炎病毒的混合疫苗，免疫后均可获得针对三个血清型病毒的保护性抗体。OPV 口服免疫类似自然感染，既可诱发血清抗体，预防麻痹型脊髓灰质炎的产生，亦可刺激肠道局部产生 sIgA，阻止野生株在肠道的增殖和人群中的流行。此外，口服 OPV 后，病毒会在咽喉部存留 1~2 周，并从粪便中排出达数周，而疫苗病毒的传播可使接触者产生间接免疫。我国自 1986 年起实行卫生部颁布的免疫程序，即 2 月龄婴儿开始连续三次 OPV，每次间隔一个月，4 岁时加强一次的免疫程序，可形成和保持持久免疫力。IPV 通过肌肉注射接种，具有接种剂量大、不能产生肠道局部免疫、使用不方便等缺点，使其曾一度为 OPV 所代替。目前经改进的增效 IPV 可使 99%~100% 接种者产生针对三型病毒的抗体，也能诱导低水平的黏膜免疫。法国、芬兰、瑞典、荷兰、挪威等国使用 IPV 后已经控制并消灭了脊髓灰质炎，亦足以证明 IPV 的有效性。

因 OPV 热稳定性差，保存、运输、使用要求高，病毒还存在毒力回复的可能，特别是近年一些国家发生 VAPP，因此，新的免疫程序建议首先使用 IPV 免疫两次，然后再口服 OPV 进行全程免疫，可消除或降低 VAPP 发生的危险。

第二节 柯萨奇病毒、埃可病毒、新型肠道病毒

一、柯萨奇病毒、埃可病毒

柯萨奇病毒（Coxsackievirus）和埃可病毒（Echovirus）的形态、生物学性状以及感染、免疫过程与脊髓灰质炎病毒相似。由于柯萨奇病毒对乳鼠的致病特点和对细胞培养的敏感性不同，可将其分为A、B两组。A组病毒引起肌肉松弛型麻痹，多数不能在培养细胞中生长；B组病毒可引起肌肉痉挛性麻痹，能在多种培养细胞中生长。柯萨奇病毒和埃可病毒的型别很多，相应的病毒受体在组织和细胞中分布广泛（包括中枢神经系统、心、肺、胰、黏膜、皮肤等），因而引起的疾病谱复杂。这些病毒主要通过粪-口途径传播，但也可经呼吸道或咽部黏膜感染。其致病的显著特点是病毒在肠道中增殖却很少引起肠道疾病；不同的肠道病毒可引起相同的临床综合征，如散发性脊髓灰质炎样麻痹症、无菌性脑膜炎、脑炎、呼吸道感染等；同一种病毒也可引起几种不同的临床疾病。相关内容的总结见表26-2。

表 26-2 肠道病毒感染的临床表现和常见的病毒型别

临床表现	脊髓灰质炎病毒	柯萨奇病毒	埃可病毒	新型肠道病毒
麻痹型	1~3	A7,9；B2~5	2,4,6,9,11（可能 1,7,13,14,16,18,31）	70,71
无菌性脑膜炎	1~3	A2,4,7,9,10；B1~6	1~11,13~23,25,27,28,30,31	70,71
无菌性脑炎		B1~5	2,6,9,19（可能 3,4,7,11,14,19,20）	70,71
疱疹性咽峡炎		A2~6,8,10		
手足口		A5,10,16		71
皮疹		A4,5,6,9,16；B5	2,4,6,9,11,16,18（可能 1,3,5,7,12,14,19,20）	

由于柯萨奇病毒和埃可病毒的生物学性状相似，下面主要介绍它们所致疾病的特点。

（一）无菌性脑膜炎（aseptic meningitis）

几乎所有的肠道病毒均能引起无菌性脑膜炎、脑炎和轻瘫。无菌性脑膜炎临床表现为发热，头痛和脑膜刺激症状。肠道病毒性脑膜炎几乎每年夏秋季都有发生，而且有些型别（如埃可病毒3、11、18、19型，新肠道病毒71型）所致的病毒性脑膜炎曾引起过爆发性流行。

（二）疱疹性咽峡炎（herpangina）

主要由柯萨奇A组病毒某些血清型引起，夏秋季多见，主要见于1~7岁儿童。典型的症状为发热，咽痛，在软腭、悬雍垂周围出现水疱性溃疡损伤。

(三) 手足口病 (hand-food-mouth disease, HFMD)

主要由柯萨奇病毒 A16 和新肠道病毒 71 型 (EV71) 引起,而 EV71 曾引起过多次大流行,其重症率均高于柯萨奇病毒 A16 所致的 HFMD。手足口病的特点为手、足、臀部皮肤的皮疹和口舌黏膜溃疡等,可伴有发热。患者以 5 岁以下小儿多见,呈幼儿园和托儿所集体感染家庭聚集发病,流行季节多见于夏秋季。

(四) 流行性胸痛 (pleurodynia)

通常多由柯萨奇 B 组病毒所引起,症状为突发性发热和单侧胸痛,胸部 X 线检查多无异常。散发性胸痛也可由其他肠道病毒引起。

(五) 心肌炎 (myocarditis) 和心包炎 (pericarditis)

心肌炎和心包炎主要由柯萨奇 B 组病毒引起,散发流行于成人和儿童,但新生儿患病毒性心肌炎病死率高。病毒通过直接作用和免疫病理机制而引起心肌细胞的损伤。多数患者一般先有短暂的发热、感冒症状,继而出现心脏病的相应症状。

(六) 眼病

见于由柯萨奇病毒 A24 型引起的急性结膜炎 (acute conjunctivitis) 和新肠道病毒 70 型引起的急性出血性结膜炎 (acute hemorrhage conjunctivitis)。

此外,肠道病毒感染还可能与病毒感染后疲劳综合征、1 型糖尿病等相关。

柯萨奇病毒和埃可病毒感染人体后,可以刺激机体产生特异性的保护性抗体,形成针对同型病毒的免疫力。

由于这类肠道病毒所致疾病的临床症状具有多样性,因此仅根据临床表现不能对病因做出诊断,确诊必须依赖于微生物学检查。标本一般采取患者的咽拭子、粪便、脑脊液、心包液等。除柯萨奇 A 组病毒的少数几个型别必须在乳鼠中增殖外,其余病毒均可在易感细胞中增殖,产生典型的细胞病变。检查顺序一般为先用细胞培养分离到病毒后,再用中和试验进行鉴定和分型,这也是鉴定肠道病毒的常用方法,但其敏感性较低。亦有采用单克隆抗体建立的间接免疫荧光法检测病毒抗原,RT-PCR 技术检测病毒核酸等进行快速诊断。

目前尚无有效的疫苗用于预防,也没有特效的治疗药物。

二、新肠道病毒 68 型、69 型、70 型

新肠道病毒 (New enteroviruses) 是指 1969 年以后陆续分离到的肠道病毒,按其发现的顺序统一命名,目前包括 68、69、70 和 71 型等多种血清型。这些病毒与其他肠道病毒有相似的形态、结构、基因组及理化特性,亦可以在猴肾细胞中培养,但在抗原性方面,它们与脊髓灰质炎病毒、柯萨奇病毒和埃可病毒有着明显的不同。新型肠道病毒主要经粪-口途径传播,引起多种神经系统疾病以及机体其他部位的疾病。

(一) 新肠道病毒 68 型、69 型

新肠道病毒 68 型从呼吸道感染患儿的标本中分离获得,主要与儿童毛细支气管炎和肺炎有关。新肠道病毒 69 型从健康儿童的直肠标本中分离得到,其致病性目前尚不清楚。

(二)新肠道病毒70型(EV70)

病毒不能感染肠道黏膜细胞,但可以直接感染眼结膜,是人类急性出血性结膜炎(acute hemorrhagic conjunctivitis)的主要病原体。EV70复制的最适温度为33~35℃。急性出血性结膜炎俗称"红眼病",非洲和东南亚等地是该病最早的流行地区,现在世界各地均有报道。急性出血性结膜炎主要特征为点状或片状的突发性结膜下出血,主要通过接触传播,传染性较强,患者以成人多见。该病的潜伏期为1~2周,在疾病的早期容易从结膜中分离到病毒。治疗以对症处理为主,干扰素滴眼液有较好的治疗效果。

(三)新肠道病毒71型(EV71)

该病毒1969年从加利福尼亚一位患中枢神经系统疾病的婴儿粪便标本中首先分离到,此后在世界范围内都有了EV71流行的报道。

EV71是一种引起人类中枢神经系统感染的重要病原体,可引起疱疹性咽峡炎、无菌性脑膜炎、脑干脑炎及类脊髓灰质炎等多种疾病,严重感染者可引起死亡。此外,EV71还可以引起手足口病的爆发流行,是我国近年来手足口病的主要病原体之一,并呈持续流行状态,已经成为我国严重的公共卫生问题之一,被列入丙类传染病。HFMD是一种急性传染病,传染源为HFMD患者和隐性感染者,通过消化道、呼吸道和密切接触等途径传播。感染多发于学龄前儿童,尤以3~5岁以下年龄组发病率最高。主要临床表现为发热及手、足、臀等部位皮肤的斑丘疹或疱疹,常伴有口腔黏膜溃疡。机体被EV71感染后,可诱生抗VP1的特异性中和抗体。

目前尚无安全有效的疫苗来预防EV71的感染,也无特异性的抗病毒药物和特异性治疗手段,一般均采用常规的抗病毒和对症处理的方法。多数患者一周左右可痊愈,但重症患者需要住院治疗,而且需要密切注意病情变化,可减少患儿的死亡。

第三节 轮状病毒

除了前面介绍的肠道病毒,还有一类经消化道感染和传播、主要引起急性肠道内感染性疾病的胃肠道感染病毒,称为急性胃肠炎病毒(acute gastroenteritis virus)。其感染所致疾病的主要临床症状为腹泻、呕吐等,病毒从粪便标本中分离。

1973年,澳大利亚学者Bishop等在儿童急性非细菌性胃肠炎的研究报告中对轮状病毒(Rotavirus)进行了详细描述;1974年,Flewett通过电子显微镜首次观察到了该病毒颗粒,因电镜下的病毒颗粒形态酷似"车轮状"而被命名;1978年,该命名得到国际病毒分类委员会的正式认可;1983年,我国学者发现了成人腹泻轮状病毒(adult diarrhea rotavirus)。轮状病毒在分类上归属于呼肠病毒科(Reoviridae),是引起人类、哺乳动物和鸟类腹泻的重要病原体。依据病毒结构蛋白VP6的抗原性,将轮状病毒分为A~G 7个组,其中A组轮状病毒是世界范围内婴幼儿重症腹泻最常见的病原体,也是婴幼儿死亡的主要原因之一;B组轮状病毒引起成人腹泻,病死率低。

一、生物学性状

（一）形态

轮状病毒颗粒为球形，直径 70 nm 左右。病毒衣壳呈 20 面体立体对称，内外双层衣壳，无包膜。负染后电镜下观察，病毒外形酷似"车轮状"（图 26-3）。

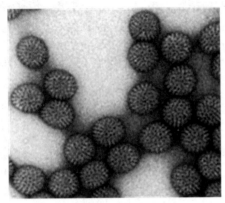

图 26-3　轮状病毒电镜图

（二）基因组及其编码的蛋白质

病毒核心含病毒核酸和依赖 RNA 的 RNA 多聚酶。病毒基因组为双链 RNA，由 11 个基因片段（segment）组成，总长约 18.5 kb。每个片段含一个开放读码框（ORF），分别编码 6 种结构蛋白（VP1～VP4、VP6、VP7）和 6 种非结构蛋白（NSP1～NSP6）。VP1～VP3 位于核心，分别为病毒依赖 RNA 的 RNA 多聚酶、转录酶成分和与帽状 RNA 转录子形成有关的蛋白。VP4 和 VP7 位于外衣壳，决定病毒的血清型。VP4 为病毒的血凝素，对蛋白酶敏感，与病毒吸附到易感细胞表面有关，是中和抗原。VP7 为表面糖蛋白，亦为重要的中和抗原。VP6 位于内衣壳，占病毒总蛋白的 51%，其抗原性具有组和亚组特异性。VP4 蛋白可以被胰蛋白酶裂解成 VP5 和 VP8，从而增强病毒的感染性。

轮状病毒的非结构蛋白为功能性酶或调解蛋白，在病毒复制和致病性中发挥着重要作用，如 NSP1、NSP2 是核糖核酸结合蛋白；NSP4 就是病毒性肠毒素，与引起腹泻症状有关。

（三）分组与分型

根据内衣壳蛋白 VP6 的抗原性，将轮状病毒分为 A～G 7 个组，其中 A 组轮状病毒还可根据 VP6 蛋白的差异再分为四个亚组（Ⅰ、Ⅱ、Ⅰ+Ⅱ、非Ⅰ非Ⅱ）。另外，根据 A 组轮状病毒 VP7 抗原的不同，可将其分为 14 个 G 血清型（亦称 VP7 血清型）；根据其 VP4 抗原的不同，将其分为 19 个 P 血清型（亦称 VP4 血清型）。

（四）抵抗力

轮状病毒对理化因素有较强的抵抗力，耐酸、耐碱，能在 pH 3.5～10 的环境中存活。耐乙醚、三氯甲烷和反复冻融。55 ℃下 30 min 可被灭活。但在室温下相对稳定，在粪便中可存活数天到数周。经胰酶作用后，VP4 裂解成 VP5 和 VP8，可增强病毒的感染性。

二、致病性与免疫性

轮状病毒流行呈世界性分布，A～C 组轮状病毒能引起人类和动物腹泻，D～G 组病毒只引起动物腹泻。全世界每年约有 60 多万名儿童死于轮状病毒感染所致的严重腹泻，主要分布在发展中国家。

A 组轮状病毒感染最为常见，是引起 6 个月～2 岁婴幼儿严重胃肠炎的主要病原体，占病毒性胃肠炎的80%以上,是导致婴幼儿死亡的主要原因之一,年长儿童和成人常呈无症状的隐性感染。

传染源是患者和无症状带毒者,主要通过粪-口途径传播,也可通过呼吸道传播。轮状病毒腹泻多发于深秋和初冬季节,在我国常被称为"秋季腹泻"。

轮状病毒经胃肠道侵入人体后,在小肠黏膜绒毛细胞内增殖,10~12 h内即可产生大量子代病毒并释放到肠腔内感染其他的细胞。感染造成小肠上皮细胞微绒毛萎缩、脱落和细胞溶解死亡,使肠道吸收功能受损;病毒非结构蛋白4(NSP4)有肠毒素样的作用,可刺激细胞内钙离子升高引发肠液过度分泌,水和电解质分泌增加,重吸收减少,出现严重腹泻。

轮状病毒腹泻的潜伏期为24~48 h,表现为突然发病,发热,水样腹泻,每日可达5~10次以上,伴呕吐,一般持续3~8天。轮状病毒感染多为自限性,可完全恢复。病情严重者可出现脱水和酸中毒,若不及时治疗,可导致患儿死亡,死亡的主要原因是严重脱水和电解质紊乱。儿童营养不良,可使疾病更加严重。据统计在发展中国家,每年约有50万名儿童因轮状病毒感染的腹泻而死亡。

B组轮状病毒引起成人腹泻,可产生暴发流行,但至今仅在我国有过报道。1982~1983年,B组轮状病毒在我国东北、西北矿区青壮年工人中引发了大规模霍乱样腹泻流行,患者达数十万人之多。

C组轮状病毒对人的致病性类似A组,但发病率很低,多呈散发流行。

轮状病毒感染机体后可诱生型特异型抗体,包括IgM、IgG和sIgA类抗体,对同型病毒感染有保护作用,其中肠道sIgA最为重要。诱生的抗体对其他型别的轮状病毒只有部分保护作用,加上婴幼儿免疫系统发育尚不完善,sIgA含量低,所以婴幼儿病愈后还可重复感染。抗轮状病毒的细胞免疫具有交叉保护作用。

三、微生物学检查

(一)检测病毒颗粒或病毒抗原

在腹泻高峰时,患者粪便中存在大量病毒颗粒(一般可达10^{10}/g粪便),取粪便做直接电镜检查,容易检出轮状病毒颗粒。采用放射免疫技术、直接或间接ELISA方法可检测粪便上清液中的轮状病毒抗原,具有较高的敏感性和特异性,还可对病毒进行分型。

(二)病毒核酸检出

从粪便标本中提取病毒RNA,进行聚丙烯酰氨凝胶电泳,根据轮状病毒11个基因片段特殊分布图形进行分析判断,在临床诊断和流行病学调查中具有重要意义。RT-PCR方法检测病毒核酸不仅灵敏度高,还可设计不同引物进行G、P血清型别的鉴定。

(三)病毒的分离培养

轮状病毒可在原代猴肾细胞、传代猴肾上皮细胞MA-104中增殖,胰酶预处理病毒或标本后可加强病毒对细胞的感染性。但因病毒培养过程复杂,较少用于轮状病毒感染的临床诊断。

四、防治原则

对轮状病毒感染的预防以控制传染源和切断传播途径为主,其中消毒污染物品和加强洗手环节都是重要措施。口服减毒活疫苗目前已进入临床试验阶段,该疫苗可刺激机体产生特异性抗体,取得了有效的保护效果,但安全性尚需进一步观察。治疗主要是及时输液、补充血容量、纠正电解质紊乱等支持疗法,以减少婴幼儿的病死率。

(高淑娴)

第二十七章 肝炎病毒

肝炎病毒是指一类主要侵犯肝脏并引起病毒性肝炎的病毒。已证实的人类肝炎病毒有5种，即甲型肝炎病毒（Hepatitis A virus，HAV）、乙型肝炎病毒（Hepatitis B virus，HBV）、丙型肝炎病毒（Hepatitis C virus，HCV）、丁型肝炎病毒（Hepatitis D virus，HDV）和戊型肝炎病毒（Hepatitis E virus，HEV）。这些病毒在病毒分类学上分别隶属于不同病毒科的不同病毒属，且传播途径和致病特点也不相同。其中HAV与HEV经消化道途径传播，引起急性肝炎，不发展成慢性肝炎或慢性病毒携带者；HBV与HCV主要经血液和体液等途径传播，除可引起急性肝炎外，主要表现为慢性感染，并与肝硬化及原发性肝细胞癌的发生密切相关；HDV是一种缺陷病毒，必须与HBV等嗜肝DNA病毒共生时才能复制，其传播途径和致病特点与乙型肝炎病毒相似（表27-1）。

表27-1 人类肝炎病毒的主要特征

名称	分类	大小	基因组	传播途径	主要疾病	致癌性
HAV	小RNA病毒科嗜肝病毒属	27nm	ssRNA 7.5 kb	粪-口	急性肝炎	否
HBV	嗜肝DNA病毒科正嗜肝DNA病毒属	42 nm	dsDNA 3.2 kb	血源性，垂直传播	急、慢性乙型肝炎，重症肝炎，肝硬化	是
HCV	黄病毒科丙型肝炎病毒属	55～65 nm	ssRNA 9.5 kb	血源性，垂直传播	急、慢性丙型肝炎，重症肝炎，肝硬化	是
HDV	未确定丁型肝炎病毒属	35 nm	ssRNA 1.7 kb	血源性	急、慢性丁型肝炎，重症肝炎，肝硬化	是
HEV	肝炎病毒科戊型肝炎病毒属	30～32 nm	ssRNA 7.6 kb	粪-口	急性戊型肝炎	否

除上述5种肝炎病毒外，目前尚有一些肝炎病因不明，提示可能存在尚未发现的肝炎病毒。曾报道在输血后肝炎患者的血清中发现一些新的病毒，如GBV-C（GB-virus C）和TT病毒（Torque Teno virus，TTV）等，但由于这些病毒的致病性尚不清楚，因此是否为新型人类肝炎病毒尚未定论。还有一些病毒如单纯疱疹病毒、黄热病病毒、巨细胞病毒、EB病毒、风疹病毒和肠道病毒等也可引起肝脏炎症，但不列入肝炎病毒范畴。

第一节 甲型肝炎病毒

甲型肝炎病毒（Hepatitis A virus，HAV）是甲型肝炎的病原体。1973年Feinstone采用免疫电镜技术，首次在急性肝炎患者的粪便中发现HAV颗粒。1979年Provost首次利用恒河猴肾细胞(FRhk6)成功培养出病毒。1983年国际病毒分类委员会(ICTV)将HAV归类于小RNA病毒科肠道病毒属72型。进一步的研究发现,HAV的大小和形态虽然与肠道病毒相似,但其基因序列及生物学性状与肠道病毒明显不同,因此,1993年ICTV将其重新归类为小RNA病毒科嗜肝病毒属(hepatovirus)。甲型肝炎一般为自限性疾病,预后良好,不发展成慢性肝炎和慢性病毒携带者。

一、生物学性状

(一) 形态结构

HAV颗粒呈球形,直径27～32 nm,核衣壳为二十面体立体对称,无包膜(图27-1)。电镜下HAV有两种形式的颗粒,一种为实心颗粒,是成熟的完整病毒颗粒,具有感染性;另一种为空心颗粒,是缺乏病毒核酸的空心衣壳,无感染性但具有抗原性。HAV基因组为ssRNA,长约7500个核苷酸,由5′末端非编码区(5′-noncoding region,5′NCR)、编码区和3′末端非编码区(3′-noncoding region,3′NCR)组成。编码区只有一个开放读码框(ORF),分为P1、P2、P3三个功能区,P1区编码VP1、VP2、VP3及VP4四种多肽,其中VP1、VP2、VP3为病毒衣壳蛋白的主要成分,包围并保护核酸,具有抗原性,可诱导机体产生中和抗体。VP4含量较少,其作用和功能尚不清楚。P2和P3区编码病毒RNA多聚酶、蛋白酶等非结构蛋白,主要在病毒RNA复制和蛋白加工过程中起作用。

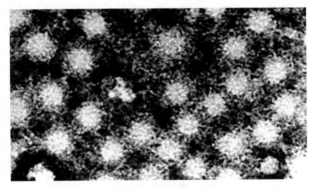

图27-1 甲型肝炎病毒电镜图

从世界各地分离的HAV毒株抗原性稳定,仅有一个血清型。根据基因序列的同源性,可将HAV分为7个基因型(Ⅰ～Ⅶ型),其中Ⅰ型和Ⅲ型又分为两个亚型,即ⅠA和ⅠB、ⅢA和ⅢB。Ⅰ、Ⅱ、Ⅲ、Ⅶ型可感染人类,我国流行的主要为ⅠA型。

(二) 抵抗力

HAV的一些性状与肠道病毒相似,如对理化因素的抵抗力较强,可耐受乙醚、三氯甲烷等有机溶剂,在pH 3的酸性环境中稳定,在60 ℃条件下可存活4 h,在淡水、海水、泥沙和毛蚶等水生贝类中可存活数天至数月。但100 ℃下5 min可使之灭活,对紫外线、甲醛和氯敏感。

（三）动物模型

人类及灵长类动物为 HAV 的主要宿主。我国学者毛江森等最早建立了短尾猴 HAV 感染动物模型。黑猩猩、狨猴、猕猴及红面猴等也对 HAV 易感，经口或静脉注射途径感染 HAV 后均可发生肝炎，感染后可在粪便中检出病毒颗粒，血清中出现 HAV 的相应抗体。动物模型主要用于 HAV 的病原学研究、疫苗免疫效果评价及药物筛选等。

HAV 可在多种原代及传代细胞中增殖，原代狨猴肝细胞、非洲绿猴肾细胞（Vero）、传代恒河猴胚肾细胞（FRhk4、FRhk6）、人胚肺二倍体细胞（MRC5 或 KMB17）及人肝癌细胞（PLC/PRF/S）等均可用于病毒的分离培养，但病毒在培养细胞中的增殖速度非常缓慢且不引起细胞病变，因此从标本中分离 HAV 常需数周甚至数月，并且需要用免疫学方法检测病毒的抗原成分才能确定是否有病毒在细胞中增殖。

二、致病性与免疫性

（一）传染源与传播途径

HAV 的传染源为急性期患者和隐性感染者，主要通过粪-口途径传播，通过污染水源、食物、海产品、食具等造成散发流行或暴发流行。1988 年春季上海市曾发生因食用被 HAV 污染的毛蚶所致的甲型肝炎暴发流行，患者多达 30 余万例，死亡 47 例。甲型肝炎的潜伏期为 15～50 天，平均 30 天，在潜伏期末粪便就大量排出病毒，传染性极强。发病 2 周以后，随着肠道中抗-HAV IgA 及血清中抗-HAV IgM 和 IgG 的产生，粪便中不再排出病毒。病毒主要侵犯儿童和青少年，感染后大多表现为隐性感染，不出现明显的症状和体征，但粪便中有病毒排出，是重要的传染源。

（二）致病性与免疫机制

HAV 经口侵入人体，首先在口咽部或唾液腺中增殖，然后达肠黏膜及局部淋巴结中大量增殖，侵入血流后形成病毒血症，并最终侵犯靶器官肝脏，在肝脏增殖后通过胆汁排入肠道并随粪便排出。病毒血症持续时间一般 1～2 周，在此期间存在经血液传播的可能性，但由于病毒血症持续时间较短，血中病毒滴度较低，因此临床上经血传播的甲型肝炎罕见。甲型肝炎患者有明显的肝脏炎症，临床上表现为中等程度发热、全身乏力、食欲减退、恶心、呕吐、黄疸、肝脾肿大和血清转氨酶升高等。HAV 引起肝细胞损伤的机制尚不清楚，目前认为，HAV 在肝细胞内增殖缓慢，一般不直接造成肝细胞的损害，其致病机制主要与免疫病理反应有关。在感染早期，主要是自然杀伤细胞（NK 细胞）起作用，引起受感染的肝细胞溶解。随后机体特异性细胞免疫被激活，杀伤性 T 淋巴细胞（CTL）在 HLA 的介导下杀伤肝细胞。干扰素在甲型肝炎病毒的感染和免疫损伤机制中也起重要作用。

HAV 的显性感染和隐性感染均可诱导机体产生持久的免疫力。抗-HAV IgM 在感染早期即出现，发病后一周达高峰，维持两个月左右逐渐下降。抗-HAV IgG 在急性期末或恢复期早期出现，并可维持多年，对 HAV 的再感染有免疫保护作用，是获得免疫力的标志（图 27-2）。成人多因隐性感染而获得免疫力，我国成人血清 HAV 抗体阳性率达 70%～90%。

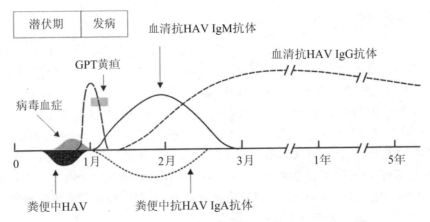

图 27-2 甲型肝炎病毒感染的临床与血清学过程

三、微生物学检查

HAV 的微生物学诊断以血清学检查和病原学检查为主,一般不做病原体的分离培养。血清学检查主要以采用 ELISA 法检测患者血清中的抗-HAV IgM 和 IgG。抗-HAV IgM 出现早,消失快,是甲型肝炎早期诊断最可靠的血清学指标。抗-HAV IgG 检测主要用于了解既往感染史或流行病学调查。病原学检查主要采用粪便标本,包括用 RT-PCR 法检测 HAV RNA,用 ELISA 法检测 HAV 抗原,用免疫电镜法检测病毒颗粒等。

四、防治原则

HAV 主要通过粪便污染食品和水源经口传播,因此做好卫生宣传工作,加强水源、食物和粪便管理是预防甲型肝炎流行的主要环节。患者的排泄物、物品、食具和床单衣物等要严格消毒处理。甲型肝炎为自限性疾病,尚无有效的抗病毒药物,临床主要以对症治疗为主。

目前,已有减毒活疫苗和灭活疫苗用于甲型肝炎病的特异性预防。我国成功研制的 HAV 减毒活疫苗 H2 株和 LA-1 株,源于患者粪便中分离的 HAV,经人胚肺二倍体细胞株连续传代减毒而成,免疫效果良好,接种后可获得持久的免疫力,现在我国已大规模使用。灭活疫苗在国外已研制成功,目前广泛使用的有单位灭活疫苗以及甲型肝炎和乙型肝炎联合疫苗两种,均具有良好的安全性和免疫保护效果。基因工程疫苗和多表位疫苗等新型 HAV 疫苗正在研制中。

第二节 乙型肝炎病毒

乙型肝炎病毒(*Hepatitis B virus*,HBV)在分类学上归属于嗜肝 DNA 病毒科(Hepadnaviridae)正嗜肝 DNA 病毒属(*Orthohepadnavirus*),是乙型肝炎的病原体。1965 年 Blumberg 等首次报道在澳大利亚土著人血清中发现一种与肝炎相关的抗原成分,称为澳大利亚抗原或肝炎相关抗原(hepatitis associated antigen,HAA),随后证实这种抗原是 HBV 的表面抗原。1970 年 Dane 在电镜下发现患者血清中存在 HBV 颗粒。HBV 病毒感染是全球性的公共卫生问题,估计全球 HBV 携带者高达 3.7 亿人。我国是乙型肝炎的高流行区,人群 HBV 携带率约为 8%～9%，携带者超过 1.2 亿人。HBV 感染后临床表现多样，主要表现有重症肝炎、急性肝炎、慢性肝炎或无症状携带者，其中部分慢性肝炎可演变成肝硬化或肝癌。

一、生物学性状

（一）形态与结构

电镜下 HBV 感染者的血清中可见三种不同形态的病毒颗粒，即大球形颗粒、小球形颗粒和管形颗粒（图 27-3）

（1）大球形颗粒 又称为 Dane 颗粒，是具有感染性的完整的 HBV 颗粒，电镜下呈球形，具有双层结构，直径约 42 nm。外层相当于病毒的包膜，为脂质双层和病毒编码的包膜蛋白组成。包膜蛋白包括三种蛋白，分别为小蛋白（small protein，S 蛋白）、中蛋白（middle protein，M 蛋白）和大蛋白（large protein，L 蛋白），比例约为 4：1：1。S 蛋白为 HBV 表面抗原（hepatitis B surface antigen，HBsAg），M 蛋白包含 HBsAg 及前 S1 抗原（PreS1 Ag），L 蛋白包含 HBsAg、PreS1 Ag 和前 S2 抗原（PreS2 Ag）。内层为病毒的核

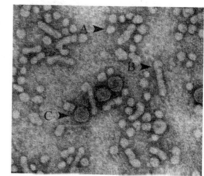

图 27-3 HBV 电镜图

心，相当于病毒的核衣壳，为 20 面体立体对称，直径约 27 nm，核心表面的衣壳蛋白为 HBV 核心抗原（hepatitis B core antigen，HBcAg）。病毒核心内部含病毒的双链 DNA 和 DNA 多聚酶。

（2）小球形颗粒 直径为 22 nm，是一种中空颗粒，主要成分为 HBsAg，由 HBV 在肝细胞内复制过程中产生的过剩的 HBsAg 装配而成，不含病毒 DNA 及 DNA 多聚酶，大量存在于血液中，无感染性。

（3）管形颗粒 为小球形颗粒聚合而成，直径与小球形颗粒相同，长度约 100～500 nm，亦存在于血液中。

（二）基因结构与功能

HBV DNA 的结构特殊，为不完全双链环状 DNA，两条链的长度不一致，长链为负链，长度固定，约含 3200 个核苷酸；短链为正链，长度约为负链的 50%～80% 不等。两条 DNA 链的 5' 端各有约 250 个核苷酸并可互相配对，因此，正负链核苷酸 5' 可构成黏性末端，使 DNA 分子形成环状结构。在黏性末端两侧各有由 11 个核苷酸（5'-TTCACCTCTGC）组成的直接重复序列（direct repeat，DR），称为 DR1 和 DR2 区。DR 区是病毒 DNA 成环及复制的关键序列。负链 DNA 的 5' 末端与病毒 DNA 聚合酶 N 末端的末端蛋白（terminal protein，TP）共价结合，TP 为负链 DNA 合成的引物。正链的 5' 末端有一段短的核苷酸序列，是引导正链 DNA 合成的引物（图 27-4）。

HBV 负链 DNA 含有 4 个开放读码框（ORF），分别称 S、C、P 和 X 区。各 ORF 相互重叠，使得病毒基因组的利用率大大提高。S 区由 S 基因、preS2 基因和 preS1 基因组成，均有各自的起始密码子。S 基因编码 S 蛋白，即 HBsAg；S 和 preS2 基因编码 M 蛋白，即 HBsAg

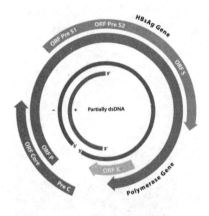

图 27-4　HBV 基因结构模式

+ PreS2 Ag；S、PreS2 和 PreS1 基因编码 L 蛋白，即 HBsAg + PreS2 Ag + PreS1 Ag。C 区由前 C(pre-C) 基因和 C 基因组成。pre-C 基因位于 C 基因上游，长 87 bp，与 C 基因共同编码 Pre-C 蛋白。Pre-C 蛋白是 HBeAg 的前体蛋白，经切割加工后形成 HBeAg 并分泌到血液循环中。HBeAg 为非结构蛋白，一般不出现在 HBV 颗粒中。C 基因编码核心蛋白，即 HBcAg，是病毒的衣壳蛋白，也存在与 HBV 感染的肝细胞的细胞核、胞质或胞膜上，一般不出现于血液中。P 区最长，编码 DNA 聚合酶，该酶含有逆转录酶结构域及 RNA 酶 H 结构域，因此该酶既具有 DNA 聚合酶的功能也具有逆转录酶和 RNA 酶 H 的活性。X 区编码的 HBxAg 为一种多功能蛋白质，具有广泛的反式激活作用，可反式激活细胞内的原癌基因、HBV 基因及多种信号通路，并具有与 p53 基因相互作用、影响细胞周期等活性，因此，HBxAg 与肝癌的发生发展有密切的关系。

根据病毒基因组的差异，可将 HBV 分为 A～H 8 个基因型，各基因型又可分为不同亚型。不同地区流行的基因型不同，A 型主要见于美国和西欧，D 型见于中东、北非和南欧，E 型见于非洲，我国及亚洲地区流行的主要是 B 型和 C 型。

（三）HBV 的复制

HBV 的复制过程如图 27-5 所示。

① HBV 通过 PreS1 和 PreS2 与肝细胞表面特异性受体结合吸附到肝细胞表面，继而进入肝细胞，在胞浆中脱去病毒衣壳。

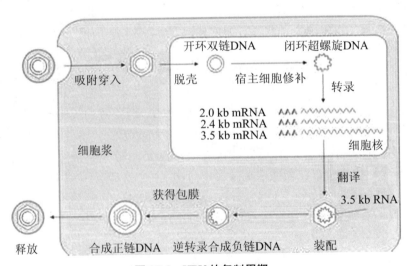

图 27-5　HBV 的复制周期

② 病毒 DNA 进入细胞核后，在 HBV 编码的 DNA 聚合酶的催化下，以负链 DNA 为模板，延长修补正链 DNA 缺口，形成共价闭合环状 DNA(covakaently closed circular DNA， cccDNA)。

③ 在细胞 RNA 聚合酶的作用下,以负链 DNA 为模板,转录成 0.8 kb、2.1 kb、2.4 kb 和 3.5 kb 的 4 种 mRNA。0.8 kb mRNA 编码 HBxAg;2.1 kb mRNA 按一定比例(4∶1)编码包膜 S 蛋白和 M 蛋白;2.4 kb mRNA 编码包膜 L 蛋白;3.5 kb mRNA 除可编码 DNA 多聚酶、HBcAg 和 HBeAg 前体蛋白外,还可作为病毒前基因组 RNA(pregenome RNA,pgRNA)复制子代病毒 DNA。

④ 病毒前基因组 RNA、DNA 聚合酶和 HBcAg 在胞浆中装配成病毒核心颗粒。

⑤ 在核心颗粒内,以前基因组 RNA 作为模板,在病毒逆转录酶作用下,逆转录成病毒全长负链 DNA,同时前基因组 RNA 模板被病毒 RNA 酶 H 降解。新合成的负链 DNA 作为模板合成子代正链 DNA,通常正链合成未完毕,核心颗粒即包装到包膜中,因此子代病毒基因组常为长短不一的不完整双链 DNA。

⑥ 核心颗粒进入内质网和高尔基体中加工成熟并获得包膜成为完整的病毒颗粒,最后通过细胞分泌通路释放到细胞外。

过去认为 HBV 为专一的嗜肝病毒,但近年来发现在单核细胞、脾、胰、骨髓、淋巴结、睾丸、卵巢等器官或组织中亦检出 HBV 的 DNA,提示 HBV 亦可能在肝外复制。

(四)HBV 的抗原组成

(1) HBsAg　HBsAg 是一种糖基化蛋白,大量存在于病毒感染者的血液中,是 HBV 感染的主要标志。HBsAg 含有 B 细胞表位和 T 细胞表位,可刺激机体产生保护性免疫应答,因此 HBsAg 是制备疫苗的主要成分。HBsAg 分子中有一段抗原性很强的序列,称为 a 抗原表位,此外还有二组互相排斥的抗原表位(d/y 和 w/r)。这些抗原表位按不同的组合形式,构成 HBsAg 的四种主要血清型,即 adr、adw、ayr、ayw。HBsAg 血清型的分布有明显的地区差异,并与种族有关,我国汉族多为 adr,少数民族多为 adw。因有共同的 a 抗原表位,因此各亚型之间有一定的交叉免疫保护作用。

(2) PreS1 及 PreS2　抗原性强,可刺激机体产生特异性抗体,抗- PreS2 出现于急性期患者的血清中,持续时间较短,一般仅为 2～3 个月,抗- PreS1 持续时间较长。PreS1 及 PreS2 抗原具有与肝细胞表面受体结合的表位,可介导 HBV 吸附于肝细胞表面,有利于病毒的侵入,因此抗- PreS2 和抗- PreS1 能通过阻断 HBV 与肝细胞结合而抗病毒作用。

(3) HBcAg　HBcAg 为 HBV 的衣壳蛋白,主要存在于 HBV 核衣壳表面,被病毒包膜所覆盖,也可存在于肝细胞的胞核、胞质和胞膜上,但一般不游离于血液循环中,因此不易从感染者的血中检出。HBcAg 抗原性强,能刺激机体产生非保护性抗体抗- HBc 及细胞免疫应答。

(4) HBcAg　HBeAg 是 PreC 蛋白翻译加工后的产物,游离存在于血循环中,亦可出现在肝细胞的胞质和胞膜上,其消长与病毒颗粒及病毒 DNA 多聚酶的消长基本一致,故其可作为 HBV 复制和具有强传染性的指标之一。HBeAg 可刺激机体产生抗- HBe,此抗体能与受病毒感染的肝细胞表面 HBeAg 结合,通过激活补体介导的细胞毒作用破坏受染的肝细胞,对清除 HBV 有一定的作用。

(五)动物模型与细胞培养

黑猩猩是对 HBV 最敏感的动物,一般用来进行 HBV 的致病机制研究和疫苗效果评价。此外，嗜肝 DNA 病毒科的其他成员如鸭乙型肝病毒、土拨鼠肝炎病毒及地松鼠肝炎病毒等可在其相应的天然宿主中造成类似乙型肝炎的感染，故可用这些动物作为实验动物模型。HBV 的体外培养尚未成功，目前仍采用的是病毒 DNA 转染的细胞培养系统，即将病毒 DNA 导入肝癌细胞株后，HBV 基因组与细胞 DNA 整合后可长期稳定表达 HBV 抗原成分或产生 Dane 颗粒。

（六）抵抗力

HBV 对外界环境的抵抗力较强，对低温、干燥、紫外线有耐受，不被 70%乙醇灭活。压力蒸汽灭菌法、100 ℃加热 10 min 可灭活 HBV，0.5%过氧乙酸、5%次氯酸钠和环氧乙烷等常用于 HBV 的消毒。因 HBV 的传染性和 HBsAg 的抗原性并不一致，上述消毒手段仅能使 HBV 失去传染性，但仍保留 HBsAg 的抗原性。

二、致病性与免疫性

（一）传染源

主要传染源为乙型肝炎患者或无症状 HBV 携带者。感染者的血液和多种体液均含有病毒，无论在潜伏期、急性期或慢性活动期，患者的血液和体液都具有传染性。HBV 携带者因无症状，不易被觉察，其作为传染源的危害性更为突出。

（二）传播途径

（1）血液或血制品传播　因 HBV 在血液循环中大量存在，微量的污染血进入人体即可导致感染，所以血液和血制品、注射、外科或牙科手术、针刺（文身）、共用剃刀或牙刷及皮肤黏膜的微小损伤等均可造成传播。医院内污染的器械（如内镜、牙科或妇产科器械等）亦可致院内传播。

（2）母-婴传播　多发生于胎儿期和围生期，HBsAg 和 HBeAg 双阳性母亲的 HBV 传播率较其他者高，可达 95%，其中宫内感染约为 10%～15%，其余大部分为围生期感染，即分娩时新生儿经产道时被感染。此外，HBV 亦可通过哺乳传播。

（3）性传播及密切接触传播　HBV 感染者的唾液、乳汁、精液及阴道分泌物等体液中均含有病毒，因此 HBV 可通过日常生活密切接触或性接触传播。HBsAg 阳性的配偶较其他家庭成员更易受感染，表明 HBV 可经性途径传播。在我国 HBV 高流行区，性传播不是 HBV 的主要传播方式，但在低流行区，HBV 感染主要发生在性乱者和静脉药瘾者中，所以西方国家将乙型肝炎列为性传播疾病。

（三）致病与免疫机制

乙型肝炎的潜伏期为 30～160 天。临床表现呈多样性，可表现为无症状 HBV 携带者、急性肝炎、慢性肝炎及重症肝炎。HBV 的致病机制迄今尚未完全明了，大量的研究结果表明，免疫病理反应以及病毒与宿主细胞间的互相作用是肝细胞损伤的主要原因。HBV 侵入机体后，首先感染以肝细胞为主的多种细胞，在细胞内复制产生完整的病毒颗粒并分泌 HBsAg、HBeAg 和 HBcAg 等抗原成分。在血液或肝细胞膜上的病毒抗原成分可诱导机体产生特异性的细胞免疫和体液免疫应答。免疫应答的强弱与临床过程的轻重及转归有密切

(1) 细胞免疫及其介导的免疫病理反应　病毒抗原致敏的 CTL 是彻底清除 HBV 的最重要环节。细胞免疫清除 HBV 的途径有三条：首先是特异性 CTL 的直接杀伤作用，活化的 CTL 通过识别肝细胞膜上的 HLA-Ⅰ类分子和病毒抗原而与之结合，继而分泌穿孔素（perforin）和淋巴毒素（lymphotoxin）等直接杀伤靶细胞；其次是特异性 T 细胞产生和分泌多种细胞因子而发挥的抗病毒效应，其中有些细胞因子可活化非特异性淋巴细胞和单核-巨噬细胞，从而扩大了细胞毒效应，另一些细胞因子如 TNF-α、IL-2、IFN-γ 等，通过抑制 HBV 基因表达和病毒的复制等非靶细胞损伤性抗病毒效应以清除病毒；第三是 CTL 诱导的肝细胞凋亡作用，HBV 感染的肝细胞表面可表达高水平的 Fas 抗原，CTL 通过识别肝细胞膜上的 Fas 抗原并与之结合而诱导肝细胞凋亡。然而，特异性 CTL 介导的细胞免疫效应在清除病毒的同时又可导致肝细胞损伤，过度的细胞免疫反应则可引起大面积的肝细胞破坏，导致重症肝炎。相反，特异性细胞免疫功能低下者则不能有效清除病毒，病毒在体内持续存在，从而形成慢性肝炎。

(2) 体液免疫及其介导的免疫病理反应　HBV 感染可诱导机体产生抗-HBs、抗-PreS1 和抗-PreS2 等特异性抗体，这些保护性中和抗体可直接清除血液循环中游离的病毒，并可阻断病毒对肝细胞的黏附，因此在抗病毒免疫和清除病毒过程中具有重要作用。然而，HBsAg 和抗-HBs 可形成免疫复合物，并随血液循环沉积于肾小球基底膜、关节滑液囊等处，激活补体，导致Ⅲ型超敏反应，故乙型肝炎患者常出现肾小球肾炎、关节炎等肝外损伤。若免疫复合物大量沉积于肝内，则可使肝毛细管栓塞，导致急性肝坏死，临床上表现为重型肝炎。

(3) 自身免疫反应引起的病理损害　HBV 感染肝细胞后，细胞膜上除含有病毒特异性抗原外，还可引起肝细胞表面自身抗原结构发生改变，暴露出肝特异性脂蛋白（liver specific protein, LSP）抗原。LSP 可作为自身抗原诱导机体产生自身抗体，通过 ADCC 作用、CTL 的杀伤作用或释放淋巴因子等直接或间接损伤肝细胞。在慢性肝炎病例血清中常可检测到 LSP 抗体、抗核抗体或抗平滑肌抗体等自身抗体。

(4) 免疫耐受与慢性肝炎　机体对 HBV 的免疫耐受常是导致 HBV 持续性感染的重要原因。当 HBV 感染者适应性细胞免疫和体液免疫处于较低水平或完全缺乏时，机体既不能有效地清除病毒，亦不能产生有效的免疫应答杀伤靶细胞，出现病毒与宿主之间"和平共处"的现象，形成免疫耐受，临床上表现为无症状 HBV 携带者或慢性持续性肝炎。对 HBV 的免疫耐受可发生在母婴垂直感染和成人感染过程中，当感染发生在宫内时，胎儿胸腺淋巴细胞与 HBV 抗原相遇，导致特异性淋巴细胞克隆被排除而发生免疫耐受；幼龄感染 HBV 时，因免疫系统尚未发育成熟，也可对病毒形成免疫耐受；成人感染 HBV，若病毒的感染量大，导致特异性 T 细胞被耗竭或由于大量细胞凋亡而使特异性 T 细胞消耗过多时，机体也可形成免疫耐受。此外，HBV 感染后，机体免疫应答能力低下，干扰素产生不足，导致靶细胞的 HLA-Ⅰ类抗原表达低下，由于 CTL 杀伤靶细胞需要 HLA-Ⅰ类抗原的参与，因此靶细胞 HLA-Ⅰ类抗原表达低下可使 CTL 的杀伤作用减弱，故而不能有效地清除病毒。

综上所述，机体对 HBV 的免疫效应具有双重性：既可清除病毒，也可造成肝细胞的损伤。当机体免疫功能正常时，感染后可获得特异性的免疫保护，并很快将病毒局限化，受累的肝细胞不多，可通过彻底清除病毒而痊愈，临床上表现为急性肝炎。相反，若被感染的肝细胞较多，机体出现强烈的免疫反应导致大量的肝细胞坏死，则表现为重症肝炎。当机体免疫功能低下、免疫耐受或由于病毒变异而发生免疫逃逸时，机体免疫系统不能有效地清除病毒，病毒则持续存在并不断复制，表现为慢性肝炎。慢性肝炎造成的肝细胞慢性病变过程可促进成纤维细胞增生，引起肝硬化。

(5) 病毒变异与免疫逃逸　HBV DNA 的 4 个 ORF 区均可发生变异，导致病毒的抗原性和机体特异性免疫应答的改变。S 基因编码的"a"抗原表位基因可发生点突变或插入突变，使其抗原性改变，导致免疫逃逸。此外，"a"抗原性改变使现有的诊断方法不能检出 HBsAg，临床上虽有 HBV 感染，但 HBsAg 检查结果却呈阴性，出现所谓的"诊断逃逸"。preC 基因的 1896 位核苷酸常发生变异，使鸟嘌呤(G)变为腺嘌呤(A)，导致 preC 区的第 28 位密码子由 TGG 变为终止密码子 TAG，从而不能转译出完整的 HBeAg，导致病毒逃避机体的免疫清除作用。C 基因编码的 HBcAg 是特异性 CTL 的靶抗原，C 基因的变异导致 HBcAg 抗原位点的改变，从而影响 CTL 对 HBcAg 的识别，形成所谓"CTL 逃逸突变株"。病毒基因突变导致的免疫逃逸作用在 HBV 感染慢性化过程中具有重要意义。此外在长期接受逆转录酶抑制剂或 DNA 聚合酶治疗过程中，HBV 的 P 区基因发生突变导致药物耐受性变异。

(6) HBV 与原发性肝癌　目前已有大量的证据表明，HBV 感染与原发性肝细胞癌(hepatocellular carcinoma，HCC)有密切关系。研究发现，初生时即感染土拨鼠肝炎病毒(WHV)的土拨鼠，经 3 年饲养后 100% 发生肝癌，而未感染 WHV 的土拨鼠无一发生肝癌；人群流行病学研究显示，我国 90% 以上的 HCC 患者感染过 HBV，HBsAg 携带者发生原发性肝癌的危险性比正常人高 217 倍。肝细胞染色体中有 HBV DNA 的整合，整合的 HBV 基因片段有 50% 左右为负链 5′末端片段，即 X 基因片段。X 基因编码的 X 蛋白通过广泛的反式激活作用和多种生物学作用影响细胞周期，促进细胞转化，也最终发展成了 HCC。

三、微生物学检查法

HBV 感染的实验室诊断方法主要是检测血清标志物。HBV 的血清标志物主要包括抗原抗体系统和病毒核酸等。

(一) HBV 抗原、抗体检测

用 ELISA 法检测患者血清中的 HBV 抗原和抗体是目前临床上诊断乙型肝炎最常用的检查方法。主要检测 HBsAg、抗-HBs、HBeAg、抗-HBe 及抗-HBc(俗称"两对半")，必要时也可检测 PreS1 Ag 和 PreS2 Ag 和相应抗体。

(1) HBsAg 和抗-HBs　HBsAg 是机体感染 HBV 后最先出现的血清学指标，HBsAg 阳性见于急性肝炎、慢性肝炎或无症状携带者，是 HBV 感染的指标之一，也是筛选献血员的必检指标。急性肝炎恢复后，一般在 1～4 个月内 HBsAg 消失，若持续 6 个月以上则认为已向慢性肝炎转化。无症状 HBV 携带者的肝功能正常，但可长期 HBsAg 阳性。HBsAg 阴性不能完全排除 HBV 感染，因为 S 基因突变或低水平的表达可使常规检查方法难于检出。抗-HBs 是 HBV 的特异性中和抗体，见于乙型肝炎恢复期、既往 HBV 感染者或接种 HBV 疫苗后。抗-HBs 的出现表示机体对乙型肝炎有免疫力。

(2) HBcAg 和抗-HBc　HBcAg 阳性表示病毒颗粒存在，具有传染性，但因其仅存在于肝细胞内，不易在血清中检出，故不用于常规检测。抗-HBc 产生早，滴度高，持续时间长，几乎所有急性期病例均可检出。抗-HBc IgM 阳性提示 HBV 处于复制状态，具有强的传染性。抗-HBc IgG 在血中持续时间较长,是感染过 HBV 的标志,检出低滴度的抗-HBc IgG 提示既往感染,滴度高提示为急性感染。

(3) HBeAg 和抗-HBe　HBeAg 与 HBV DNA 多聚酶的消长基本一致,因此 HBeAg 阳性提示 HBV 在体内复制活跃,有较强的传染性,若转为阴性,则提示病毒复制减弱或停止。若持续阳性则提示有发展成慢性肝炎的可能。抗-HBe 阳性表示机体已获得一定的免疫力,HBV 复制能力减弱,传染性降低。但在 PreC 基因发生变异时,由于变异株的免疫逃逸作用,即使抗-HBe 阳性,病毒仍大量增殖,因此,对抗-HBe 阳性的患者也应注意检测血中 HBV DNA,以全面了解病毒的复制情况。

(4) PreS1 Ag 和 PreS2 Ag　与病毒的活动复制有关,且含量的变化与血中 HBV DNA 的含量成正比,因此这两抗原的检出可作为病毒复制的指标。抗-PreS1 及抗-PreS2 常见于急性乙型肝炎恢复期的早期,其检出提示病毒正在或已经被清除,预后良好。

HBV 抗原、抗体的血清学标志与临床关系较为复杂,必须对几项指标同时分析,方能做出正确的诊断,结果分析见表 27-2。

表 27-2　HBV 抗原、抗体检测结果的临床分析

HBsAg	HBeAg	抗-HBs	抗-HBe	抗-HBc IgM	抗-HBc IgG	结果分析
+	-	-	-	-	-	HBV 感染者或无症状携带者
+	+	-	-	+	-	急性或慢性乙型肝炎(传染性强,俗称"大三阳")
+	-	-	+	-	+	急性感染趋向恢复(俗称"小三阳")
+	+	-	-	+	+	急性或慢性乙型肝炎或无症状携带者
-	-	+	+	-	+	既往感染
-	-	-	-	-	+	既往感染
-	-	+	-	-	-	既往感染或接种过疫苗

(二) 血清 HBV DNA 检测

目前一般采用荧光定量 PCR 法检测 HBV DNA。感染者血清 HBV DNA 出现早,在慢性感染者中 HBV DNA 可持续阳性,检出 HBV DNA 是病毒复制和传染性最可靠的指标,因此已被广泛应用于临床诊断和药物效果评价。

四、防治原则

患者的血液、分泌物和排泄物,用过的食具、药杯、衣物、注射器和针头等均须严格消毒。加强对献血员的筛选,以降低输血后乙肝的发生率。提倡使用一次性注射器具。对高危人群应采用特异性预防措施。

(一) 主动免疫

接种乙肝疫苗是最有效的预防方法。第一代乙型肝炎疫苗为血源 HBsAg 疫苗,是从

HBsAg 携带者血液中提纯的 HBsAg 经甲醛灭活而成,曾被广泛应用,但由于来源安全性问题,现已停止使用。第二代乙肝疫苗为基因工程疫苗,是将编码 HBsAg 的基因克隆到酵母菌、哺乳动物细胞或牛痘苗病毒中高效表达后纯化而来。基因工程疫苗的优点是具有良好的安全性,可以大量制备且排除了血源疫苗的潜在安全隐患。我国已将乙肝疫苗接种纳入计划免疫,按 0、1、6 个月方案接种 HBV 疫苗共 3 次,可获得良好的免疫保护作用。

(二) 被动免疫

含高效价抗-HBs 的人血清免疫球蛋白(HBIG)可用于紧急预防。意外暴露者在 7 日内注射 HBIG 0.08 mg/kg,一个月后重复注射一次,可获得免疫保护。HBsAg 阳性母亲的新生儿,应在出生后 24 h 内注射 HBIG 1 mL,然后再全程接种 HBV 疫苗,可有效预防新生儿感染。

对乙型肝炎尚无特效疗法。慢性肝炎患者可用免疫调节剂、护肝药物及抗病毒药物联合治疗。常用的抗病毒药物有 IFN-α、逆转录酶或 DNA 聚合酶抑制剂如拉米夫啶(lamivudine,LAM)、阿德福韦酯(adefovir dipivoxil,ADV)和恩替卡韦(entecavir,ETV)等。清热解毒、活血化瘀的中草药等对 HBV 感染有一定的疗效。

第三节 丙型肝炎病毒

丙型肝炎病毒(*Hepatitis C virus*,HCV)引起的丙型肝炎以前曾被称为肠道外传播的非甲非乙型肝炎(parenterally transmitted nonA, nonB hepatitis, PT-NANB)。1989 年,美国学者 Choo 等首次在实验室感染 PT-NANB 的黑猩猩血浆中获得了病毒的 cDNA 克隆,测定了约 70% 的 HCV 基因序列,并用这些基因产物表达作为抗原,检测到 PT-NANB 患者血清中存在该抗原的特异性抗体。随后又从 PT-NANB 患者血清中获得了病毒全基因序列,从而确认了 PT-NANB 的病原体,并将其命名为 HCV。1991 年国际病毒命名委员会将其归类为黄病毒科(Flaviviridae)丙型肝炎病毒属(*Hepacivirus*)。

HCV 感染呈全球性分布,主要经血或血制品传播。HCV 感染的重要特征是易于慢性化,急性期后易于发展成慢性肝炎,部分患者可进一步发展为肝硬化或肝癌。

一、生物学性状

(一) 形态结构

HCV 呈球形,有包膜,直径约 55~65 nm。单正链线状的 RNA 长度约 9.5 kb,基因组由 5′端非编码区(5′UTR)、编码区和 3′端非编码(3′UTR)组成(图 27-6)。5′端非编码区为 HCV 基因组中最保守的序列,是设计诊断用 PCR 引物的首选部位,该区还存在一个内部核糖体进入位点,主要对 HCV 调控基因的表达进行调控。编码区仅含一个长的开放阅读框(ORF),编码一个大分子的多聚蛋白前体,在病毒蛋白酶和宿主信号肽酶的切割作用下,该前体蛋白产生病毒的结构蛋白和非结构蛋白。病毒的结构蛋白包括核心蛋白 C 和包膜蛋白 E1 和 E2。核心蛋白 C 组成病毒的核衣壳,其抗原性强,含多个 CTL 识别位点,可诱导细胞免疫反应。包膜蛋白 E1 和 E2 是两种高度糖基化的蛋白,编码这两种蛋白的基因具有高度变异性,导致包膜蛋白的抗原性发生快速变异。这种变异引起的免疫逃逸作用是病毒在体内持续存在,感染易于慢性化的主要原因,也是HCV疫苗研制的一大障碍。非结构蛋白包括NS2、NS3、NS4a、NS4b、NS5a和NS5b,其中NS3蛋白具有解旋酶活性,NS5蛋白具有依赖RNA的RNA多聚酶活性,这两种非结构蛋白在病毒的复制过程中起重要作用。

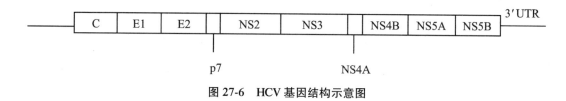

图27-6　HCV基因结构示意图

(二) 基因分型

根据HCV NS5区基因序列的同源性,可将HCV分为6个基因型,11个亚型,即1a、1b、1c、2a、2b、2c、3a、3b、4a、5a、6a。其中1a、1b、2a、2b和3a多见于欧美流行株,4a主要流行于中东地区,亚洲包括我国则以1b、2a、2b亚型较为多见。

(三) 培养特性

HCV体外培养较为困难,至今尚无理想的细胞模型。黑猩猩对HCV敏感,病毒可在其体内连续传代,是目前常用的动物模型。

(四) 抵抗力

HCV对理化因素抵抗力不强,对乙醚、三氯甲烷等有机溶剂敏感,100 ℃下5 min、紫外线照射、甲醛(1∶6000)、20%次氯酸等均可灭活。

二、致病性与免疫性

人类是HCV的天然宿主。传染源主要为急、慢性丙型肝炎患者和慢性HCV携带者。传播途径主要为输血或血制品传播。此外,亦可通过非输血途径的隐性微小创伤、性接触、家庭密切接触及母婴传播。人群对HCV普遍易感,同性恋者、静脉注射者及接受血液透析的患者为高危人群。

HCV感染的临床表现较为复杂,可表现为急性肝炎、慢性肝炎或无症状携带者。HCV感染极易慢性化,40%~50%的丙肝患者可转变为慢性肝炎。大多数急性HCV感染者临床表现不明显,发现时已成慢性过程。约20%的慢性丙型肝炎可发展成肝硬化,在此基础上又可发展为肝细胞癌。HCV感染与肝细胞癌发生的关系是近几年的热点研究领域,很多国家的学者都在探讨。

HCV的致病机制尚不完全明了。目前认为,HCV的致病机制与病毒的直接致病作用、免疫病理反应及细胞凋亡有关。HCV通过包膜蛋白E2与肝细胞表面的相应受体CD81分子结合,介导病毒进入肝细胞。病毒在肝细胞内复制,使细胞结构和功能发生改变或干扰蛋白质合成,直接导致肝细胞损伤;免疫病理反应是HCV另一重要的致病机制,HCV诱导产生的特异性CTL的直接杀伤作用、免疫活性细胞释放炎症细胞因子和自身免疫反应均可造成肝细胞损伤;此外,HCV诱导的肝细胞凋亡也可能在HCV的致病过程中起作用,HCV

感染可使肝细胞大量表达 Fas 抗原,同时被激活的 CTL 大量表达 Fas 配体(FasL),CTL 与肝细胞膜上表达的 Fas 抗原结合,诱导肝细胞凋亡。

HCV 感染易于慢性化的可能机制除了与 HCV 基因组易于变异,导致免疫逃避作用有关外,还可能与 HCV 在体内呈低水平复制,病毒血症水平较低,不易诱导高水平的免疫应答或 HCV 可存在于肝外组织中,使病毒不易被清除等因素有关。

HCV 感染后不能诱导有效的免疫保护反应。机体感染病毒后,虽然可产生特异性 IgM 和 IgG 型抗体,但由于病毒易于变异,不断出现免疫逃逸突变株,因此,抗体的免疫保护作用不强及滞后。HCV 感染后可诱生细胞免疫,但其主要作用可能是参与肝细胞损伤,而不能提供有效的免疫保护。

三、微生物学检查

(一)检测病毒 RNA

HCV RNA 的检测是判断 HCV 感染及传染性的可靠指标。目前检测 HCV RNA 的常用方法有 RT-PCR、套式 RT-PCR 和荧光定量 PCR 法,这些方法敏感性高,可检出患者血清中极微量的 HCV-RNA。荧光定量 PCR 技术不仅可以定性,还可对 HCV-RNA 进行定量检测,常用于早期诊断及疗效评价。

(二)检测抗体

HCV 感染后机体可产生结构蛋白和非结构蛋白的特异性抗体,采用 C22、NS3、NS4、NS5 等基因组蛋白抗原,用 ELISA 法和 Western blot 法检测血清中特异性 HCV 抗体,亦是简便、快速、特异的检测手段,可用于丙型肝炎的诊断、筛选献血员和流行病学调查。

四、防治原则

我国规定必须对供血员进行抗-HCV 检测,以减少 HCV 的感染和传播。对血制品亦需要进行 HCV 检测。HCV 免疫原性不强,且易于变异,因此疫苗的研制较为困难,目前尚无疫苗用于特异性预防。对丙型肝炎尚缺乏特效药物,已证明 IFN-α 对早期慢性 HCV 感染有效率较高,目前 HCV 感染的首选治疗方案是 IFN-α 和利巴韦林(RBV)联合治疗。

第四节 其他肝炎病毒

一、丁型肝炎病毒

1977 年,意大利学者 Rizzetto 在用免疫荧光法检测乙型肝炎患者的肝组织切片时,发现了一种新的抗原,当时称其为 δ 抗原或 δ 因子。后来通过黑猩猩实验证实这是一种不能独立复制的缺陷病毒(defective virus)的抗原,这种缺陷病毒必须在 HBV 或其他嗜肝 DNA 病毒的辅助下才能复制,1983 年被正式命名为丁型肝炎病毒(*Hepatitis D virus*,HDV)。目前 HDV 的病毒分类学地位尚未确定。

(一) 生物学性状

HDV 为球形,直径 35~37 nm,有包膜,但包膜蛋白并非为 HDV 的基因产物,而是由 HBV 编码产生的 HBsAg。病毒颗粒内部由 HDV RNA 和与之结合的 HDV 抗原(HDAg)组成(图 27-7)。HDV 基因组为单负链环状 RNA,长度约 1.7 kb,是目前已知动物病毒中最小的基因组。

HDV 有 P24 和 P27 两种多肽形式,在病毒复制过程中起重要作用。若 HDV 单独被 HBsAg 包装,可形成不含 HDV RNA 的"空壳颗粒"。HDV 主要存在于肝细胞内,亦可出现在血清中,但出现较早,维持时间亦短,故不易检出。但 HDAg 可刺激机体产生抗体,可从感染者血清中检出抗-HD。应用抗-HD 还可检测肝组织中的 HDAg。

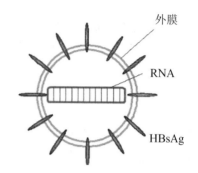

图 27-7 丁型肝炎病毒形态结构示意图

黑猩猩、土拨鼠和北京鸭对 HDV 敏感,可作为 HDV 研究的动物模型。

(二) 致病性与免疫性

HDV 的传染源为急、慢性丁型肝炎患者和 HDV 携带者,传播途径与 HBV 相同,主要是血源性传播。感染后可表现为急性肝炎、慢性肝炎或无症状携带者。HDV 感染有联合感染(coinfection)和重叠感染(superinfection)两种类型。联合感染是指从未感染过 HBV 的正常人同时发生 HBV 和 HDV 的感染;重叠感染是指已受 HBV 感染的乙型肝炎患者或无症状的 HBsAg 携带者又继发 HDV 感染。重叠感染常可导致原有的乙型肝炎病情加重与恶化,易于发展成重症肝炎,故在发现重症肝炎时,应注意是否存在 HBV 和 HDV 的重叠感染。在感染早期,HDAg 主要存在于肝细胞核内,随后出现 HDAg 血症。HDAg 可刺激机体产生特异性 IgM 和 IgG 型抗体,但这些抗体不具有中和作用,不能清除病毒。

HDV 感染呈世界性分布,地中海沿岸国家、非洲和中东地区等为 HDV 感染的高发区,我国各地 HBsAg 阳性者中 HDV 感染率约 0~32%,北方偏低,南方较高。

HDV 与 HBV 有相同的传播途径,因此预防乙型肝炎的措施同样适用于丁型肝炎。由于 HDV 是缺陷病毒,如果抑制了 HBV 的增殖,则 HDV 亦不能复制,因此通过接种 HBV 疫苗可达到预防 HDV 感染的目的。目前对 HDV 感染尚无特效的疗法。

(三) 微生物学检查

患者血清中存在 HDAg,因此检测 HDAg 可作 HDV 感染的早期诊断。但 HDAg 在血清中存在时间短,平均仅 21 天左右,因此标本采集的时间是病毒检出的关键。部分患者可有较长时间的抗原血症,但 HDAg 滴度低,故不易检出。用 RIA 或 ELISA 法检测血清中 HDV 抗体是目前诊断 HDV 感染的常用方法,抗-HD IgM 在感染后 2 周出现,4~5 周达高峰,随之迅速下降,因此检出抗-HD IgM 有早期诊断价值;抗-HD IgG 产生较晚,在恢复期才出现。如 HDV 抗体持续高效价,可作为慢性 HDV 感染的指标。

肝细胞内 HDAg 的检出是 HDV 感染的可靠证据,并且是 HDV 感染活动的指标,但活检标本不易获得,故不常用。此外,斑点杂交或 RT-PCR 等技术检测患者血清中或肝组织内的 HDV RNA 也是诊断病毒感染的可靠方法。

二、戊型肝炎病毒

戊型肝炎病毒(Hepatitis E virus，HEV)引起的戊型肝炎过去曾称为经消化道传播的非甲非乙型肝炎，1989 年，美国学者 Reyes 等成功地克隆了 HEV 基因组，并将其正式命名为 HEV。印度次大陆是戊型肝炎的高流行区，我国为地方性流行区，全国各地均有戊型肝炎发生。

(一) 生物学特性

HEV 病毒呈球状，无包膜，平均直径为 32~34 nm，表面有锯齿状刻缺和突起，形似杯状，曾归类于杯状病毒科，目前 HEV 的分类尚未最后确定。HEV 对高盐、氯化铯、三氯甲烷等敏感；在 -70~8 ℃ 条件下易裂解，但在液氮中保存稳定。HEV 体外培养困难，迄今仍不能在细胞中大量培养。HEV 可感染食蟹猴、非洲绿猴、猕猴、黑猩猩及乳猪等多种动物。

HEV 基因组为单正链 RNA，全长约 7.5 kb，具有 poly A 尾，共有 3 个 ORF，ORF1 编码病毒复制所需的依赖 RNA 的 RNA 多聚酶等非结构蛋白，ORF2 编码病毒的衣壳蛋白，ORF3 与 ORF1 和 ORF2 有部分重叠，其编码的多肽可能具有型特异性抗原表位。

目前认为 HEV 至少存在 8 个基因型，基因型 Ⅰ 和基因型 Ⅱ 分别以缅甸株(HEV-B)和墨西哥株(HEV-M)为代表。在我国流行的 HEV 为基因型 Ⅰ 和基因型 Ⅳ。

(二) 致病性与免疫性

HEV 的传染源为戊型肝炎患者和病毒携带者，猪、牛、羊等啮齿类动物亦可携带病毒，成为散发性戊型肝炎的传染源。HEV 主要经粪－口途径传播，病毒经胃肠道进入血流，在肝细胞内复制，后释放到血液和胆汁中，经粪便排出体外。随粪便排出的病毒污染水源、食物和周围环境而造成传播，其中水源污染引起的流行较为多见。戊型肝炎的潜伏期为 10~60 天，平均为 40 天。人感染 HEV 后可表现为临床型和亚临床型，成人中以临床型多见。潜伏期末和急性期初期的患者粪便排毒量最大，传染性最强，是该病的主要传染源。HEV 通过对肝细胞的直接损伤和免疫病理作用引起肝细胞的炎症或坏死。临床表现与甲型肝炎相似，多为急性感染，表现为急性黄疸型肝炎和急性无黄疸型肝炎，部分急性戊型肝炎可发展成胆汁淤积型肝炎或重症肝炎。孕妇感染 HEV 后病情常较重，尤以怀孕 6~9 个月最为严重，常发生流产或死胎，病死率达 10%~20%。戊型肝炎为自限性疾病，多数患者于发病后 6 周左右即好转并痊愈，不发展为慢性肝炎或病毒携带者。抗－HEV IgG 常于发病后 4 周左右转为阳性，多数患者于 5~6 个月后逐渐消失。因此多数人虽然在儿童时曾感染过 HEV，至青壮年后仍可再次感染。

(三) 微生物学检查法

目前临床上常用的检测方法是用 ELISA 检查血清中的抗-HEV IgM 或 IgG，抗-HEV IgM 出现早，消失快，可作为早期现症患者的诊断依据；抗-HEV IgG 在血中存在时间可达数月至数年，抗-HEV IgG 阳性不能排除既往感染。此外，可用 RT-PCR 法检测粪便或胆汁中的 HEV RNA，也可用电镜或免疫电镜技术检测患者粪便中的 HEV 颗粒。

（四）防治原则

HEV 的传播途径与 HAV 相似，主要经粪-口途径传播，因此其一般性预防原则与甲型肝炎相同，主要是保护水源，做好粪便管理，加强食品卫生管理，注意个人和环境卫生等。目前尚无有效疫苗和特异性抗病毒药物可供防治。

（高淑娴，赵芳芳）

第二十八章 虫媒病毒

虫媒病毒（Arbovirus）是指通过吸血节肢动物叮咬易感的脊椎动物而传播疾病的病毒。节肢动物叮咬患病毒血症的脊椎动物后被感染并终生带毒。病毒能在节肢动物体内增殖，并经卵传代，因此节肢动物既是病毒的传播媒介，又是储存宿主。目前已证实的传播媒介达586种，主要为蚊和蜱，此外蠓、白蛉、蚋、蟑、虱、螨、臭虫和虻等亦可作为传播媒介。带毒的节肢动物通过叮咬自然界的脊椎动物而在动物之间传播，并维持病毒在自然界的循环，带毒的节肢动物如若叮咬人类则可引起人类感染，因此，大多数虫媒病毒既是自然疫源性疾病，也是人畜共患病。由于节肢动物的分布、消长和活动与自然环境和季节密切相关，所以虫媒病毒具有明显的地方性和季节性。

虫媒病毒是一个生态学名称，是根据其传播方式归纳在一起的一大类病毒，在病毒分类学上隶属于不同病毒科的不同病毒属，引起不同的虫媒病毒病。虫媒病毒呈全球范围分布，种类繁多，目前国际上已发现的虫媒病毒至少有537种，其中130多种对人畜致病，导致脑炎、发热、皮疹、关节痛、出血热和休克等，严重时可引起死亡。在全球流行的虫媒病毒病主要有黄热病、登革热、流行性乙型脑炎、圣路易脑炎、西方马脑炎、东方马脑炎、森林脑炎、西尼罗热和白蛉热等，其中在我国流行的主要有流行性乙型脑炎、森林脑炎、登革热以及新近发现的基孔肯雅热和由新布尼亚病毒引起的发热伴血小板减少综合征。

重要的虫媒病毒及其所致疾病见表28-1。

表28-1 重要的虫媒病毒及其所致疾病

病毒科、属	病毒种	传播媒介	储存宿主	所致疾病	主要分布
黄病毒科					
黄病毒属					
	登革病毒	蚊	猴	登革热或登革出血热	热带、亚热带
	乙型脑炎病毒	蚊	猪、鸟类	乙型脑炎	亚洲
	黄热病病毒	蚊	猴	黄热病	中美，南美，非洲
	科萨努尔森林热病毒	蜱	猴	科萨努尔森林热	印度
	森林脑炎病毒	蜱	鸟类、啮齿类动物	森林脑炎	俄国、中国
	墨累山谷脑炎病毒	蚊	鸟类	墨累西谷脑炎	澳大利亚，新几内亚
	西尼罗病毒	蚊	鸟类	西尼罗热	非洲，欧洲，中亚，北美

续表

病毒科、属	病毒种	传播媒介	储存宿主	所致疾病	主要分布
披膜病毒科甲病毒属					
	东方马脑炎病毒	蚊	马、鸟类	东方马脑炎	北美、南美、加勒比地区
	西方马脑炎病毒	蚊	马、鸟类	西方马脑炎	北美、南美
	委内瑞拉马脑炎病毒	蚊	鸟类	委内瑞拉马脑炎	美国,加勒比地区
	辛德毕斯病毒	蚊	马、驴	发热、皮疹、关节炎	美洲
	基孔肯雅病毒	蚊	鸟类	基孔肯雅热	非洲、澳大利亚、亚洲
布尼吉亚病毒科白蛉病毒属					
	白蛉病毒	白蛉	人、猴	白蛉热	地中海流域,印度,中国,东非,巴拿马,巴西
	发热伴血小板减少综合征病毒	蜱		发热伴血小板减少综合征	中国

第一节　流行性乙型脑炎病毒

流行性乙型脑炎病毒(*Epidemic type B encephalitis virus*)简称乙脑病毒。1935年日本学者首先从脑炎死亡患者的脑组织中分离到该病毒,故国际上称为日本脑炎(Japanese encephalitis virus,JEV)。乙脑病毒经蚊子叮咬传播,引起流行性乙型脑炎,简称乙脑。乙脑是我国和亚洲地区一种严重的急性传染病,病毒主要侵犯中枢神经系统,严重者病死率高,幸存者常留下神经系统后遗症。

一、生物学性状

(一) 形态结构

乙脑病毒为黄病毒科(Flaviviridae)黄病毒属(*Flavivirus*)成员,病毒的形态结构、基因组特征、蛋白合成及加工等与黄热病病毒、登革病毒和森林脑炎病毒等其他黄病毒高度相似。病毒颗粒呈球形,直径45~50 nm,核衣壳呈二十面体立体对称,有包膜,包膜上含有糖蛋白刺突。病毒核酸为单正链RNA,基因组全长10976 bp,5′端和3′端各有一段非编码区,中间是编码区。编码区仅含一个开放读码框(ORF),其基因排列次序为:5′- C - PreM - E - NS1 - NS2a - NS2b - NS3 - NS4a - NS4b - NS5 - 3′。在病毒复制过程中,ORF先翻译一个由3432个氨基酸组成的多聚蛋白前体,后经宿主蛋白酶和病毒蛋白酶切割加工成3种结构蛋白和至少7种非结构蛋白。

病毒的结构蛋白包括衣壳蛋白(capsid protein,C蛋白)、膜蛋白(membrane protein,M蛋白)和包膜蛋白(envelope protein,E蛋白)。C蛋白是一种碱性蛋白,富含精氨酸和赖氨酸,在病毒的复制、转录调节、装配及释放过程中起重要作用。M蛋白是由其前体蛋白prM切割加工而来,存在于成熟的病毒颗粒中,是与核衣壳紧密相连的蛋白质,在病毒包装过程中,M蛋白的羧基端可与E蛋白和C蛋白特异结合,因此,M蛋白也参与病毒的成熟过程。E蛋白是镶嵌在病毒包膜上的糖基化蛋白,是病毒表面的重要成分,具有与细胞表面受体结合和介导膜融合等活性,与病毒的吸附、穿入、致病等作用密切相关。E蛋白含型特异性抗原表位和中和抗原表位,并具有血凝活性,能刺激机体产生中和抗体和血凝抑制抗体,能凝集雏鸡、鸽、鹅和绵羊的红细胞。E蛋白还含有黄病毒属型特异和亚组特异性抗原表位,与其他黄病毒成员如圣路易脑炎病毒(St. Louis encephalitis virus)、西尼罗病毒(West Nile virus)等有广泛的交叉抗原性。

非结构蛋白包括NS1、NS2a、NS2b、NS3、NS4a、NS4b和NS5,与病毒的复制、生物合成及病毒颗粒的装配与释放密切相关。其中NS1存在于感染细胞表面,并可分泌到细胞外,有很强的抗原性,能诱导产生细胞免疫及体液免疫反应,其诱生的抗体虽然没有中和病毒的作用,但具有免疫保护性;NS3是一种多功能的蛋白质,具有蛋白酶、RNA三磷酸酶和RNA解旋酶的功能,并含有T细胞表位;NS5具有RNA聚合酶和甲基转移酶活性。

乙脑病毒抗原性稳定,只有1个血清型,在同一地区不同年代的分离株之间未发现明显的抗原变异,不同地区不同时间的分离株之间也无明显差异。根据E基因全序列的同源性,可将乙脑病毒分为5个基因型(Ⅰ、Ⅱ、Ⅲ、Ⅳ和Ⅴ),各基因型的分布有一定的区域性。

(二) 培养特性

乙脑病毒能在白纹伊蚊C6/36细胞、Vero细胞及BHK21细胞等多种传代和原代细胞中增殖并引起明显的细胞病变。其中C6/36细胞是乙脑病毒最敏感的细胞,广泛用于乙脑病毒的分离培养。小白鼠和黄金地鼠对乙脑病毒易感,脑内接种病毒后,可引起发病和死亡。乳鼠是易感的动物,脑内接种3~5天后发病,表现为典型的神经系统症状,如兴奋性增高、肢体痉挛和尾强直等,最后因麻痹而死亡。感染乳鼠有病毒血症,脑组织中含有大量病毒。病毒在培养细胞中连续传代后可使毒力下降,我国研制成功的减毒活疫苗株就是将强毒株在体外连续培养传代后选育而来的。

(三) 抵抗力

乙脑病毒对酸、乙醚和三氯甲烷等脂溶剂敏感,不耐热。56℃下30 min、100℃下2 min均可使之灭活。对化学消毒剂也较敏感,多种消毒剂可使之灭活。

二、流行病学特征

(一) 传染源和宿主动物

乙脑病毒的主要传染源是携带病毒的猪、牛、羊、马、驴、鸭、鹅、鸡等家畜、家禽和各种鸟类。动物感染后,没有明显的症状及体征,但出现病毒血症,成为传染源。猪是最重要的传染源和中间宿主,特别是新生的幼猪,由于缺乏免疫力,具有高的感染率和高滴度的病毒血症。通常猪的感染高峰期比人群高峰期早3周左右,因此可通过检查猪的感染率预测当年的流行趋势。人感染病毒后仅发生短暂的病毒血症,且血中病毒滴度不高,所以患者不是主要的传染源。此外,蝙蝠经带毒蚊子叮咬后出现长达6天的病毒血症,并可带毒越冬,因此认为蝙蝠也可能是乙脑病毒的传染源和长期宿主。

(二)传播媒介和传播途径

乙脑病毒的主要传播媒介是三带喙库蚊(Culex tritaeniorhymchus),此外,致乏库蚊、白纹伊蚊、二带喙库蚊、雪背库蚊、中华按蚊等亦可带毒。除蚊子外,在蠛蠓、尖蠓及库蠓中也分离到乙脑病毒,因此,这些昆虫也可能是乙脑病毒的传播媒介。蚊子吸血后,病毒先在其肠上皮细胞中增殖,然后进入血液并移行至唾液腺,通过叮咬猪、牛、羊、马等家畜或禽类等易感动物而传播。受感染的蚊子可带毒越冬并可经卵传代,因此蚊子既是传播媒介又是重要的储存宿主。病毒通过蚊子在蚊-猪-蚊等动物中不断循环,其间带毒蚊子若叮咬人类,则可引起人类感染。

(三)流行地区和季节

乙脑主要在亚洲的热带、亚热带国家和地区流行。我国是乙脑的主要流行区,除青海、新疆和西藏外均有乙脑流行。乙脑的流行与蚊虫的密度有关,在热带地区,蚊虫一年四季均可繁殖,故全年均可发生流行或散发流行;在亚热带和温带地区则有明显的季节性,流行季节与蚊子密度的高峰期一致,以夏、秋季节流行为主,80%~90%病例集中在7、8、9三个月内。

(四)易感人群

人群对乙脑病毒普遍易感,但感染后多表现为隐性感染及顿挫感染,显性感染与隐性感染的比例约为1:300。由于成人多有隐性感染获得了免疫力,因此以10岁以下的儿童发病者居多,尤以2~9岁年龄组发病率高。近年来由于在儿童中普遍接种疫苗,故成年人和老年人的发病率相对增高。

三、致病性与免疫性

(一)致病性

病毒经带毒蚊子叮咬进入人体后,先在皮肤毛细血管内皮细胞和局部淋巴结等处增殖,经毛细血管和淋巴管进入血流,引起第一次病毒血症。病毒随血流播散到肝、脾等网状内皮系统的细胞中继续大量增殖,再次入血,引起第二次病毒血症,临床上表现为发热、头痛、寒战、全身不适等流感样症状。绝大多数感染者病情不再继续发展,成为顿挫感染(abortive infection)。但少数免疫力不强的患者,病毒可突破血脑屏障侵犯中枢神经系统,在脑组织神经细胞内增殖,引起神经细胞变性、坏死、脑实质和脑膜炎症,出现中枢神经系统症状,表现为高热、头痛、意识障碍、抽搐和脑膜刺激征等,严重者可进一步发展为昏迷、中枢性呼吸衰竭或脑疝,病死率可高达10%~30%,约5%~20%的幸存者留下后遗症,表现为痴呆、失语、瘫痪及精神障碍等。

乙脑病毒的致病机制目前尚未完全清楚。研究表明,免疫病理反应可能具有重要作用。

在感染早期,病毒可诱导单核-巨噬细胞分泌某些细胞因子,如 MDF(macrophage derived neutrophil chemotactic factor)、IL-6 等,这些细胞因子可增加血脑屏障的通透性,使病毒易于进入中枢神经系统感染神经细胞。病毒感染还可使脑组织巨噬细胞、神经胶质细胞和 T 淋巴细胞释放多种炎症细胞因子,如 TNF-α、IL-8、IFN-α 和趋化因子 RANTES 等,从而引起炎症反应和细胞损伤。急性期患者循环免疫复合物检出率高,补体含量降低,提示免疫复合物可能参与病毒的致病过程。此外,病毒感染诱导的细胞凋亡也可能在病毒的致病过程中有一定作用。

(二) 免疫性

乙脑病毒抗原性稳定,病后免疫力稳定而持久,隐性感染也可获得牢固的免疫力。机体对乙脑病毒的免疫包括体液免疫、细胞免疫和完整的血脑屏障。其中体液免疫起主要作用,感染后机体可产生具有中和作用的特异性 IgM、IgG 抗体和血凝抑制抗体。此外亦可产生补体结合抗体,但这类抗体无免疫保护作用。

四、微生物学检查法

(一) 病毒分离培养

可采集发病初期患者的血清或脑脊液用细胞培养法或乳鼠脑内接种法分离培养乙脑病毒,但阳性率不高。病毒的鉴定可采用观察细胞病变、红细胞吸附试验、病毒中和试验、免疫荧光试验或基因鉴定分析等方法。

(二) 病毒抗原检测

可用免疫荧光或 ELISA 技术检测发病初期患者血液或脑脊液中的乙脑病毒抗原,阳性结果对早期诊断有重要意义。

(三) 血清学试验

血清学试验包括用血凝抑制试验、ELISA 等检测特异性抗体。乙脑病毒特异性 IgM 抗体一般在感染后 4 天开始出现,2~3 周达高峰,采用 IgM 抗体捕获 ELISA 法检测患者血清或脑脊液中的特异性 IgM 抗体,阳性率可达 90% 以上,因此可用于早期快速诊断。乙脑病毒特异性 IgG 抗体检测通常需检测急性期和恢复期双份血清,当恢复期血清抗体效价比急性期升高 4 倍或 4 倍以上时才有诊断价值。

(四) 病毒核酸检测

用实时 RT-PCR 或 RT-PCR 技术检测乙脑病毒特异性核酸片段是一种特异而敏感的诊断方法,近年来已广泛用于乙脑的早期快速诊断。

五、防治原则

目前对乙型脑炎尚无特效的治疗方法。预防乙型脑炎的关键措施包括疫苗接种、防蚊灭蚊和动物宿主管理。

乙脑疫苗有灭活疫苗和减毒疫苗两大类。国际上广泛使用的乙脑疫苗主要是鼠脑纯化灭活疫苗。我国自 1968 年以来使用地鼠肾细胞培养的灭活疫苗对儿童进行计划免疫,有效地控制了乙脑的流行。1988 年我国成功研制了地鼠肾细胞来源的乙脑减毒活疫苗,可诱导体液免疫和细胞免疫应答,具有良好的免疫保护效果,现已在国内广泛应用。猪是乙脑病毒的主要传染源和中间宿主,因此通过做好猪的管理工作或对猪群进行免疫预防可以降低人群的发病率。

第二节　出血热病毒

出血热(Hemorrhagic fever)不是某一种疾病的名称,而是一大类病毒的统称。这类疾病在临床上以"3H"症状,即 hyperpyrexia(高热)、hemorrhage(出血)、hypotension(低血压)为主要的共同特征,并有较高的病亡率;而不同之处主要表现在发热的程度、热型、出血点程度、部位,以及损害的脏器等方面。

引起出血热的病毒种类较多,它们分属于 5 个病毒科的 7 个病毒属,并经由不同的媒介和途径传播,引起不同的出血热。我国目前已发现的出血热病毒主要有汉坦病毒、登革病毒和克里米亚－刚果出血热病毒。

一、汉坦病毒

汉坦病毒属于布尼亚病毒科(Bunyaviridae)汉坦病毒属(*Hantavirus*)。该病毒名称来自汉坦病毒属的原型病毒汉滩病毒,为了避免在区分属及型的名称时发生混用,故在译名用字上加以区别。在中文文献中使用"汉坦病毒"时一般是泛指,既表示汉坦病毒这一属,也泛指这一属的各型病毒;而用"汉滩病毒"时则是特指,即指汉坦病毒属中的一个型别——汉滩型。根据汉坦病毒的抗原性和基因结构特征的不同,目前已知汉坦病毒属至少包括 20 多个不同的型别,有些型别的汉坦病毒还可进一步分为不同的亚型。

汉坦病毒在临床上主要引起两种急性传染病,一种是以发热、出血、急性肾功能损害和免疫功能紊乱为主要特征的肾综合征出血热(hemorrhagic fever with renal syndrome, HFRS);另一种是以肺浸润及肺间质水肿,迅速发展为呼吸窘迫、衰竭为特征的汉坦病毒肺综合征(hantavirus pulmonary syndrome, HPS)。

中国是世界上 HFRS 疫情最严重的国家,流行范围广,发病人数多,病死率较高;迄今为止,我国尚未见 HPS 的病例报道。

(一)生物学性状

汉坦病毒为单负链 RNA,分为 L、M、S 三个片段,分别编码病毒的 RNA 聚合酶(L)、包膜糖蛋白(G1 和 G2)和核衣壳蛋白(NP)。不同血清型汉坦病毒的 L、M、S 三个片段的末端 14 个核苷酸序列高度保守,3′端为 AUCAUCAUCUGAGG,5′端为 UAGUAGUAG(G/A)CUCC,这些互补序列可使病毒基因组 RNA 通过非共价的碱基配对形成环状或柄状结构,从而保持 RNA 的稳定性,并可能与病毒的复制和装配有关。

汉坦病毒颗粒具有多形性,多数呈圆形或卵圆形,直径为 75~210 nm(平均 120 nm);汉坦病毒的这种多形性在新分离的病毒中表现得尤为明显,而连续体外传代培养其形态及大小趋于一致。病毒颗粒表面有双层脂质包膜,包膜表面有由 G1 和 G2 糖蛋白组成的突起。

汉坦病毒的 NP 具有很强的免疫原性,可刺激机体的体液免疫和细胞免疫应答;G1 和 G2 糖蛋白上均有中和抗原位点和血凝活性位点。病毒在 pH 5.6~6.4 时可凝集鹅红细胞。

汉坦病毒对多种传代细胞、原代细胞及二倍体细胞敏感。实验室常用非洲绿猴肾细胞(Vero E6)来分离培养该病毒。汉坦病毒在培养的细胞中生长较为缓慢,病毒滴度一般在接种病毒的 7~14 天后达高峰。不同型别甚至同一型别的不同病毒株在细胞中的生长速率有一定的差别,这主要与病毒在培养系统中的适应性有关,与病毒致病性的强弱亦可能有一定关系。目前适合汉坦病毒生长的几种细胞系在病毒感染后大多不产生明显的细胞病变(CPE),通常采用免疫学方法来检测证实;在部分毒株感染的 Vero 细胞中可观察到典型的 CPE,其特征为感染细胞的黏聚、融合及出现网格样改变。

汉坦病毒对大多数啮齿动物呈自限性的隐性感染,仅小白鼠乳鼠和几种免疫缺陷动物在接种感染后可呈不同的发病状甚至死亡。

汉坦病毒抵抗力不强。对酸和脂溶剂(如乙醚、三氯甲烷、丙酮、苯等)敏感;一般消毒剂如苯扎溴铵等能灭活病毒;56~60 ℃下 1 h、紫外线照射以及 ^{60}Co 照射等也可灭活病毒。

(二)流行病学特征

HFRS 是一种多宿主性的自然疫源性疾病,其主要宿主动物和传染源均为啮齿动物。一般认为汉坦病毒有较严格的宿主特异性,不同型别的汉坦病毒有着不同的啮齿动物宿主,因此,不同型别汉坦病毒的分布主要是由宿主动物的分布不同所决定的。

HFRS 的传播途径尚未完全确定,目前认为可能的途径有 3 类 5 种,即动物源性传播(包括通过呼吸道、消化道和伤口途径)、垂直(胎盘)传播和虫媒传播。其中动物源性传播是主要的传播途径,即携带病毒的动物通过唾液、尿、粪便等排出病毒污染环境,人或动物通过呼吸道、消化道摄入或直接接触感染动物受到传染。感染病毒的孕妇有可能经胎盘将病毒传给胎儿;带毒孕鼠亦可将病毒传给胎鼠。虽然能够从 HFRS 患者的血、尿中分离到病毒,但尚未见在人-人之间水平传播 HFRS 的报道;只是在 HPS 中证实存在人-人的水平传播。

人类对汉坦病毒普遍易感,但多呈隐性感染,仅少数人发病;正常人群的隐性感染率因病毒型别和产生、生活条件的不同而异,从 1% 至 20% 不等。

HFRS 的发生和流行具有明显的地区性和季节性,这与宿主动物的分布与活动密切相关。在我国,汉坦病毒的主要宿主动物和传染源是黑线姬鼠和褐家鼠,主要存在着姬鼠型(汉滩型)疫区、家鼠型(汉坦型)疫区和混合型疫区。姬鼠型疫区的 HFRS 流行高峰在 11~12 月间(6~7 月间还有一小高峰),家鼠型疫区的流行高峰在 3~5 月间,而混合型疫区在冬、春季均可出现流行高峰。

(三)致病性与免疫性

HFRS 的潜伏期一般为两周左右,起病急,发展快。典型病例具有三大主症,即发热、出血和肾脏损害;典型临床经过分为发热期、低血压休克期、少尿期和恢复期。

HFRS 的发病机制及病理变化很复杂,有些环节尚未完全搞清楚;目前认为与病毒的直接损伤作用和免疫病理损伤作用均有关。

(1)病毒的直接损伤作用 汉坦病毒具有泛嗜性,可感染体内的多种组织细胞,如血管内皮细胞、淋巴细胞、单核-巨噬细胞、血小板等,但主要的靶细胞是血管内皮细胞。病毒在血管内皮细胞内增殖,引起细胞肿胀和损伤、细胞间隙形成、血管通透性增加;感染的单核细胞可携带病毒向其他组织扩散。

(2) 免疫病理损伤　汉坦病毒诱导的机体免疫(包括体液免疫和细胞免疫)具有双重作用,既参与机体对病毒的清除,又可介导对机体的免疫损伤,参与病毒的致病过程。① 体液免疫反应:HFRS 患者早期血清中 IgE 和组胺水平明显增高,毛细血管周围有肥大细胞浸润和脱颗粒,说明存在Ⅰ型超敏反应;HFRS 患者发病早期血中即产生大量特异性抗体,并迅速形成循环免疫复合物,沉积到小血管、毛细血管、血小板、肾小球、肾小管基底膜等处,随之激活补体,促使肥大细胞以及受损血小板释放血管活性物质、凝血因子等参与血管扩张和通透性增加的作用,引起血管和组织的病理损伤,产生低血压、休克和肾脏功能障碍;大量血小板聚集、破坏并发生功能障碍等,是引起广泛出血的原因之一,以上均表明Ⅲ型变态反应参与了发病。② 细胞免疫反应:HFRS 患者急性期外周血中特异性 $CD8^+$ T 细胞、NK 细胞活性增强,IFN、TNF、sIL-2 受体水平明显增高,IL-2 水平下降,提示细胞免疫可能在汉坦病毒的致病过程中也具有重要作用。

HFRS 患者在发热 1~2 天即可检测出 IgM 抗体,第 7~10 天达高峰;第 2~3 天可检出 IgG 抗体,第 14~20 天达高峰,可持续多年甚至终生。但隐性感染产生的免疫力不持久。近年来的研究表明,在不同的抗体成分中,对机体起免疫保护作用的主要是由病毒包膜糖蛋白刺激产生的中和抗体,细胞免疫在对机体的免疫保护中也起重要作用。HFRS 病后可获得稳定而持久的免疫力,二次发病者极为罕见。

(四) 微生物学检查

(1) 病毒分离　病毒分离只用于少数情况下,如某一地区第一例 HFRS 患者的确定或怀疑感染新的病毒亚型等。取患者急性期血液(或死者脏器组织)或感染动物肺、脑等组织接种于 Vero E6 细胞,培养 7~14 天后,用免疫荧光染色法检查细胞内是否有病毒抗原,胞浆内出现黄绿色颗粒状荧光为阳性。也可取检材通过颅内接种小白鼠乳鼠,逐日观察动物有无发病或死亡,并定期取动物脑、肺等组织,用免疫荧光法或 ELISA 法检查是否有病毒抗原。用细胞或动物分离培养阴性者应继续盲传,连续三代隐性者方能肯定为阴性。

(2) 血清学检查　病毒特异性抗体 IgM 在发病后 1~2 天即可检出,早期阳性率可达 95% 以上,不典型病例或轻型病例亦是如此,因此检查出此抗体具有早期诊断价值。病后特异性 IgG 抗体出现也较早,且维持时间长,因此需要检测双份血清(间隔至少 1 周),第二份血清抗体滴度升高 4 倍以上方可确诊。常用检测方法为间接免疫荧光法和 ELISA。此两种方法还可用于 HFRS 的血清流行病学调查。

(五) 防治原则

一般预防主要采取灭鼠、防鼠、灭虫、消毒和个人防护措施。目前国内使用的 HFRS 疫苗主要是细胞培养灭活双价疫苗(汉滩型和汉城型),接种人体后可刺激产生特异性抗体,对预防 HFRS 有较好的效果。

治疗方面,对于 HFRS 早期患者,一般均采用卧床休息,以及以"液体疗法"(输液调节水与电解质平衡)为主的综合对症治疗措施,利巴韦林具有一定疗效。

目前国内研制的"注射用抗肾综合征出血热病毒单克隆抗体"已完成三期临床试验,结果表明其安全性好,疗效确切,并优于常规治疗药物。

二、埃博拉病毒

埃博拉病毒(*Ebolavirus*)可引起高致死性的出血热,其主要临床特征为高热、全身疼痛、广泛性出血、多器官功能障碍和休克。该病主要流行于非洲,自1976年以来已在非洲暴发数次大流行,病死率为50%~90%,是人类迄今为止所发现的致死率最高的病毒之一。

(一)生物学性状

埃博拉病毒属于丝状病毒科(Filoviridae),其基因组为单股负链RNA,长约12.7 kb,编码7种蛋白。病毒颗粒为多形性的细长丝状物,直径为80 nm,长度差异很大,一般约800 nm,最长可达1400 nm。核衣壳螺旋对称,有包膜,包膜上仅含一种糖蛋白。

埃博拉病毒在胞浆内增殖,以出芽方式释放。病毒可在多种培养细胞中生长,最常用的是Vero细胞、MA-104、SW-13及人脐静脉内皮细胞等。

埃博拉病毒的抵抗力不强,对紫外线、脂溶剂、β-丙内酯、酚类及次氯酸敏感;60 ℃下30 min可将该病毒灭活,但在室温(20 ℃)下病毒可稳定地保持其敏感性。

(二)致病性与免疫性

埃博拉病毒主要在猴群中传播,通过猴传给人,并在人群间传播和流行。病毒通过皮肤黏膜侵入宿主,主要在肝内增殖,亦可在血管内皮细胞、单核-巨噬细胞及肾上腺皮质细胞等中增殖,导致血管内皮细胞损伤、组织细胞溶解、器官坏死和严重的病毒血症。单核-巨噬细胞释放TNF-α等炎性介质及血管内皮细胞损伤是导致毛细血管通透性增加、皮疹、广泛性出血和低血容量性休克的主要原因。

埃博拉出血热的潜伏期为2~21天。临床特征是突发起病,开始表现为高热、头疼、肌痛等,随后病情迅速进展,出现恶心、呕吐、腹泻等,随后可发生出血现象,表现为黏膜出血、呕吐、黑便等。患者明显消瘦、虚脱和感觉迟钝。发病后7~16天常因休克、多器官功能障碍而死亡。

患者发病7~10天后出现特异性IgM、IgG抗体,但即使在疾病的恢复期也难检出中和性抗体,输入患者恢复期血清也无明显的保护作用,说明疾病的恢复与体液免疫可能关系不大,而可能与细胞免疫有关。

(三)微生物学检查法和防治原则

在实验室检查中,必须仔细收集和处理标本,严格安全防御措施。可用组织和血液标本做动物接种或细胞培养以分离病毒;并可用病毒感染的Vero细胞或其他提取物作抗原,以免疫荧光法和ELISA检测血清抗体;还可用RT-PCR法检测病毒RNA。

目前对埃博拉出血热尚无安全有效的疫苗,预防主要采取综合性措施,包括发现可疑患者立即隔离,严格消毒患者接触过的物品及其分泌物、排泄物和血液等,尸体应立即火化。与患者密切接触者应受到监视,出现发热时立即入院隔离。

埃博拉出血热的治疗很困难,目前尚无有效的化学治疗剂和生物制剂,因此主要采取强化支持疗法。

(高淑娴)

第二十九章 疱疹病毒

疱疹病毒（Herpesvirus）是一群有包膜的DNA病毒，具有相似的生物学特性，归类于疱疹病毒科（Herpesviridae）。现已发现100多种疱疹病毒，分α、β、γ三个亚科，可感染人和多种动物。与人感染相关的疱疹病毒称为人疱疹病毒（human herpes viruses，HHV），目前有8种：α疱疹病毒亚科有单纯疱疹病毒1型和2型、水痘－带状疱疹病毒，均能感染上皮细胞，潜伏于神经细胞；β疱疹病毒亚科有人巨细胞病毒、人疱疹病毒6型和7型，可感染并潜伏在多种组织中；γ疱疹病毒亚科有EB病毒和人疱疹病毒8型，主要感染和潜伏在淋巴细胞。疱疹病毒科病毒有很多相似之处，如下的共同特征：

一、生物学特性

① 病毒颗粒呈球形，直径为150～200 nm，核衣壳为二十面立体对称，核衣壳周围有一层被膜，最外层是包膜，含有病毒编码的糖蛋白。② 病毒基因组为线性dsDNA，125～245 kb，具有独特序列U_L（Unique long）和U_S（Unique short），中间和两端有重复序列，故疱疹病毒基因组可发生重组和形成异构体。③ 疱疹病毒除编码多种病毒结构蛋白外，还编码多种功能蛋白（如DNA多聚酶、解旋酶、胸苷激酶、转录因子、蛋白激酶），参与病毒复制或涉及核酸代谢、DNA合成、基因表达、调控等，是抗病毒药物作用的靶位。④ 病毒在细胞核内复制和装配，通过核膜出芽，由胞吐或细胞溶解方式释放病毒，病毒可通过细胞间桥直接扩散，感染细胞可与邻近未感染的细胞融合，形成多核巨细胞。⑤ 病毒感染细胞后，可表现为溶细胞性感染，潜伏感染或细胞永生化（EB病毒）。建立潜伏感染后可持续存在宿主体内，在免疫力低下时激活（如器官移植、艾滋病、肿瘤患者等）；有些疱疹病毒可引起先天性感染，如HCNV和HSV可经胎盘感染胎儿，导致先天畸形；而有些疱疹病毒感染与肿瘤相关，如EBV与鼻咽癌，KSHV与卡波西肉瘤等。⑥ 病毒感染的控制主要依赖于细胞免疫。

二、疱疹病毒的复制

病毒与细胞表面受体相互作用，病毒包膜与细胞融合，核衣壳与核膜相连，病毒基因组释放至核内，开始转录和翻译。疱疹病毒基因组调控病毒基因转录和蛋白质的合成过程，根据转录翻译的先后顺序将病毒蛋白分为即刻早期蛋白（α蛋白）、早期蛋白（β蛋白）和晚期蛋白（γ蛋白）：① 即刻早期蛋白（immediate early protein）为DNA结合蛋白，可反式激活和调节β基因和γ基因的表达，促进早期蛋白和晚期蛋白的合成；② 早期蛋白（early protein）主要是转录因子和聚合酶等，参与病毒DNA的复制、转录和蛋白质合成，也是γ基因的反式激活因子，可抑制细胞的大分子生物合成；③ 晚期蛋白（late protein）主要是结构蛋白（已知有35种之多，包括7种核衣壳蛋白和10多种包膜糖蛋白），在病毒基因组复制后产生，对即刻早期蛋白和早期蛋白有反馈抑制作用。DNA复制和装配在细胞核内进行，核衣壳通过核膜或高尔基体获得包膜。在增殖性感染期，病毒产生的即刻早期蛋白具有抑制细胞DNA修复酶功能，使病毒基因组维持线性，进行DNA复制和转录，产生感染性病毒颗粒；而在潜伏期感染时,细胞 DNA 修复酶将病毒线性 DNA 环化,环化的 DNA 基因组潜伏在细胞内,仅能产生潜伏相关转录体(latency-associated transcripts,LAT),但不能翻译蛋白。

第一节　单纯疱疹病毒

单纯疱疹病毒(*Herpes simplex virus*,HSV)在人群中分布广泛,感染率高。HSV 具有较宽的宿主范围,能在多种细胞中增殖(人胚肺、人胚肾、地鼠肾等细胞),病毒复制迅速(8～16 h/周期),致细胞病变快。可感染人及多种动物包括兔、豚鼠和小鼠等实验动物。HSV 可致多种疾病,如龈口炎、角膜结膜炎、脑炎、生殖道感染和新生儿感染等。HSV 可在神经元细胞建立潜伏感染,复发常见。

一、生物学性状

HSV 有两种血清型,即 HSV-1 和 HSV-2,基因组结构相似,具有约 50% 同源性,但通过序列分析或限制性内切酶谱分析可区分,具有型特异性抗原。两种血清型 HSV 的传播途径不同,HSV-1 主要通过密切接触感染,而 HSV-2 则主要通过性接触传播或新生儿经母体生殖道感染,从而所致疾病的临床表现不同。

HSV 基因组约为 150 kb,编码至少 70 种蛋白,虽然大多数蛋白的功能尚不清楚,但已知其编码的核糖核苷酸还原酶、胸苷激酶能促进核苷酸的合成;DNA 聚合酶则能促进病毒 DNA 复制。因病毒编码酶的催化作用不同于细胞酶,可作为抗病毒药物的靶位。HSV 病毒至少有 11 种包膜糖蛋白,在病毒复制和致病过程中发挥重要作用。目前已命名的 HSV 包膜糖蛋白有 gB、gC、gD、gE、gG、gH、gI、gJ、gK、gL 和 gM,以单体或复合物的形成发挥作用。其中 gB、gC、gD 和 gH 均为黏附性糖蛋白。gB 具有黏附和融合两种功能,gD 诱导产生中和抗体的能力较强,gC、gE 和 gI 为结构糖蛋白,具有免疫逃避功能。此外,gC 亦是补体 C3b 的受体,gE/gI 复合物是 IgGFc 的受体,能阻止抗体的抗病毒作用;gG 为型特异性糖蛋白,分 gG-1 和 gG-2,以区分 HSV-1 和 HSV-2 血清型。

二、致病性与免疫性

人群中 HSV 感染常见,密切接触和性接触是主要传播途径,病毒经黏膜和破损皮肤进入人体。HSV 在多数细胞中表现为溶细胞感染,致细胞病变快,表现为细胞肿胀、变圆,出现细胞内嗜酸性核内包涵体和细胞融合。细胞融合是 HSV 在细胞与细胞间扩散的有效方式,即使中和抗体存在的情况下 HSV 仍可播散。HSV 感染的典型皮肤损伤为水疱,浆液中充满感染性病毒颗粒,在水疱基底部有典型的多核巨细胞。HSV 感染神经细胞主要呈潜伏感染状态。

(一) 感染类型

(1) 原发感染　主要临床表现为黏膜与皮肤的局部疱疹,潜伏期 2～12 天(平均 3～5 天),病程持续 2～3 周。一般情况下,HSV 原发感染较轻,仅 10%～15% 表现为显性感染,全身感染少见,在免疫缺损的患者中才会侵犯多器官。HSV-1 以腰以上部位感染为主,往往限于口咽部,病毒经飞沫或直接接触唾液传播;HSV-2 则以腰下及生殖器感染为主,经生殖

第二十九章 疱疹病毒

道传播。

(2) 潜伏感染　原发感染后,病毒在感染部分复制,如机体不能彻底清除病毒,病毒由感觉轴突神经传递到感觉神经节,以非复制的状态潜伏在神经细胞中,持续终生。HSV-1 潜伏于三叉神经节和颈上神经节;HSV-2 潜伏于骶神经节。在潜伏期,原发感染灶附近检测不到病毒。潜伏的 HSV 并不复制,故对抗病毒药物不敏感。

(3) 复发性感染　当机体受非特异性刺激,如发热、寒冷、日晒、月经期、情绪紧张,或其他细菌、病毒感染,或短暂抑制细胞免疫时,潜伏病毒被激活,沿感觉神经纤维轴索下行到末梢,在其支配的上皮细胞中复制,引起复发性局部疱疹。可表现为反复发作,复发频率因人而异。由于机体的免疫应答,复发性感染病程短,组织损伤轻,且感染更为局限化,8~10 天后痊愈。复发期病毒排出,具有传染性。

(二) 所致疾病

1. 与 HSV-1 感染有关的主要疾病

(1) 龈口炎　属儿童原发感染,以发热、口腔内水疱性损伤为主。多数儿童为无症状的原发感染。

(2) 唇疱疹　多为复发性感染,常见于口唇、鼻腔黏膜皮肤交界处的成群水泡。

(3) 疱疹性角膜结膜炎　以角膜溃疡为主,常伴有结膜上皮细胞损伤,严重复发可导致瘢痕和失明。

(4) 脑炎　原发和复发性感染均可引起脑炎。可出现神经系统后遗症,病死率较高。

2. 与 HSV-2 感染有关的主要疾病

(1) 生殖系统疱疹　男女生殖道出现疼痛型水疱损伤,原发感染所致的损伤比复发感染更为严重和持久,可伴有发热和腹股沟淋巴结肿,病毒排出可持续 3 周;复发性生殖疱疹症状较轻,病毒排出持续数天。

(2) 新生儿疱疹　感染途径包括宫内、产道和产后接触感染,其中以产道感染为最为常见。如孕妇患有急性期生殖道疱疹,新生儿可经产道感染,引起皮肤、眼和口局部疱疹,重症患儿表现为疱疹性脑膜炎或全身播散性感染。新生儿疱疹病毒全身感染的预后差,病死率达 80%,存活者往往伴有永久性神经损伤。孕妇原发感染或潜伏病毒激活,病毒可经胎盘感染胎儿,诱发流产、早产、死胎或先天性畸形。

(3) 免疫缺损患者的复发感染　免疫力低下的患者(移植、血液病或艾滋病患者等)易发生严重疱疹病毒感染(复发性疱疹),好发于呼吸道、食管、肠道黏膜等部位。

(三) 免疫性

在 HSV 原发和复发性感染中,干扰素、NK 细胞、迟发型超敏反应和 CTL 发挥主要作用,控制和清除病毒感染。抗病毒表面糖蛋白的中和抗体可阻断病毒感染易感细胞,但抗体应答与疱疹病毒的复发频率无关,不能阻止潜伏病毒的激活,但可改变病程。由于病毒糖蛋白 gC 和 gE/gI 复合物分别与补体 C3 和抗体 Fc 段结合,可降低体液免疫的抗病毒作用。

三、微生物学检查法

(一) 细胞学诊断

刮取宫颈黏膜、皮肤、口腔、角膜等疱疹病损组织的基底部材料做涂片,用荧光素或酶标记抗体染色,检查细胞内 HSV 抗原;标本亦可用 Wright-Giemsa 染色镜检,寻找细胞核内包涵体及多核巨细胞均有益于病毒感染的诊断。

(二) 核酸检测

应用 PCR 或原位杂交技术检测标本中 HSV DNA,方法快速、敏感而特异;尤其是脑脊液标本的 HSV PCR 检测被认为是诊断疱疹性脑炎的标准方法。

(三) 分离培养

采用水疱液、唾液、角膜拭子、阴道拭子或脑脊液等标本,常规处理后接种于人胚肾、兔肾等易感细胞进行分离病毒。HSV 引起的细胞病变常在感染后 2~3 天出现,细胞病变表现为细胞肿胀、变圆、折光性增强和形成多核巨细胞等,据此可初步判定。然后再采用中和试验 DNA 酶切电泳等方法进行鉴定。

(四) 血清学检查

常用 ELISA 和间接免疫荧光法检测 HSV 抗体。特异性 IgM 抗体阳性提示近期感染;特异性 IgG 抗体的检测常用于流行病学调查。

四、防治原则

目前对 HSV 感染尚无特异性预防措施。新生儿和湿疹患者应避免接触活动期 HSV 感染者。注意安全性行为,以减少 HSV 传播的危险。抗病毒药阿昔洛韦(acyclovir,ACV)、更昔洛韦(ganciclovir,GCV)等已用于生殖器疱疹、疱疹性脑炎及复发性疱疹病毒感染和疱疹性角膜炎的治疗,疗效较好,但均不能清除潜伏状态的病毒或防止潜伏感染的复发。

目前尚无 HSV 疫苗,HSV 糖蛋白亚单位疫苗正在研制中。

第二节 水痘-带状疱疹病毒

一、生物学性状

水痘-带状疱疹病毒(Varicella-zoster virus,VZV,HHV-3)是引起水痘和带状疱疹的病原体。在儿童原发感染时,引发水痘,病愈后潜伏在体内,潜伏病毒激活后引起带状疱疹。

VZV 只有一个血清型,无动物贮存宿主。其主要特性包括:① 基因组长度约为 120~130 kb,编码约 70 种蛋白。② 能在胚胎组织细胞中增殖,形成嗜酸性包涵体和多核巨细胞,但 CPE 出现缓慢。③ 病毒编码胸苷激酶,故对抗病毒药物敏感。④ 潜伏于脊髓后根神经细胞,可引起复发性感染;细胞免疫能限制和防止重症水痘的发生。⑤ 皮肤损伤以水泡为特征,但其原发性感染的传播途径不同于 HSV,由呼吸道传播,经病毒血症播散至皮肤。

二、致病性与免疫性

人类是 VZV 的唯一宿主,皮肤是其主要靶组织。儿童易感,感染发病率可达 90%。

VZV传染性强,水痘患者急性期上呼吸道分泌物及水痘或带状疱疹患者水泡中均含有高滴度的感染性病毒颗粒,通过飞沫或直接接触传播。带状疱疹患者也是儿童水痘的传染源。

(一)感染类型

(1)原发感染 主要表现为水痘。病毒感染起始于呼吸道黏膜,在局部淋巴结中增殖,而后入血和淋巴系统,进入肝和脾中复制,11～13天后,引起第二次病毒血症,播散至全身的皮肤,约经2～3周潜伏期后皮肤出现斑丘疹、水疱疹,并可发展为脓疱疹。皮疹向心性分布,以躯干较多,常伴有发热等症状。数天后结痂,无继发感染者痂脱落不留痕迹。

儿童水痘一般为自限性,症状较轻。成人水痘一般病情较重,20%～30%并发病毒性肺炎,病死率较高。孕妇患水痘临床症状严重,并可致胎儿畸形、流产或死胎,新生儿水痘呈播散性,病死率高,水痘性脑炎可致永久性后遗症,如患者细胞免疫缺陷,则易得重症水痘,并发肺炎、脑炎等致死性疾病。

(2)复发性感染 原发感染后,VZV潜伏于脊髓后根神经节或脑神经的感觉神经节中。成人以后,或细胞免疫低下时,潜伏的VZV被激活,沿感觉神经轴突到达其所支配的皮肤细胞,在细胞内增殖引起疱疹,因疱疹沿感觉神经支配的皮肤分布,串联成带状,称为带状疱疹,疼痛剧烈。带状疱疹一般多见于胸、腹或头颈部,约10%～15%发生于三叉神经眼支所支配的部位。

(二)免疫性

特异性抗体能限制VZV经血流播散,但不能阻止带状疱疹的发生。细胞免疫不仅限制疾病的发展,且在感染的恢复中发挥重要作用。干扰素也在抗VZV中发挥作用。与其他疱疹病毒相似,VZV编码有助于免疫逃逸的产物,如下调MHC I 类分子和 II 类分子的表达等以实现免疫逃逸。

三、微生物学检查方法与防治原则

根据临床表现一般即可做出VZV感染的诊断。必要时取疱疹基底部标本、皮肤刮取物、水疱液、活检组织等做HE染色,检查核内嗜酸性包涵体和多核巨细胞等;或用直接荧光抗体法检测VZV抗原;或用ELISA、间接免疫荧光和微量中和试验等检测特异性IgM抗体。原位杂交或PCR也可用于组织或体液中VZV核酸的检测。一般不依赖病毒的分离培养,可选用人二倍体成纤维细胞进行病毒的分离培养,但带状疱疹形成5天以上者病毒分离率很低。

VZV减毒活疫苗已用于特异性预防,接种人群为1岁以上健康的易感儿童。在接触传染源72～96 h内,带状疱疹高效价免疫球蛋白(VZVIg)对预防感染或减轻临床症状有一定效果,对免疫功能低下的儿童尤为必要。VZVIg无治疗和预防复发(带状疱疹)的作用。

正常儿童一般不需采用抗病毒治疗,抗病毒药物主要用于治疗免疫抑制患儿的水痘、成人水痘和带状疱疹。对VZV有效的抗病毒药物包括阿糖腺苷、阿昔洛韦和干扰素等。大剂量IFN能限制疾病的发展和缓解局部症状。

第三节 其他疱疹病毒

一、EB 病毒

1964 年,Epstein 和 Bar 等用改良组织培养技术从非洲儿童恶性淋巴瘤(Burkitt's lymphoma)细胞培养物中发现了一种新型人疱疹病毒,其电镜下形态结构与其他疱疹病毒相似,但抗原性不同,并具有嗜 B 淋巴细胞的特性,随后将其命名为 EB 病毒(*Epstein-Barr virus*,EBV)。在 EBV 原发感染中,约有半数患者表现为传染性单核细胞增多症。非洲儿童恶性淋巴瘤和鼻咽癌易发生于感染过 EBV 的患者,故认为 EBV 是一种人类重要的肿瘤相关病毒。

(一)生物学性状

EBV 形态和结构与其他疱疹病毒相似,完整的病毒颗粒为圆形,直径为 180 nm,核衣壳呈二十面体立体对称,通过核膜出芽获得包膜,包膜表面有糖蛋白刺突。EBV 基因组为线性 dsDNA,172 kb,至少编码 100 多种病毒蛋白。EBV 感染可表现为增殖性感染(lytic cycle)和潜伏性感染。在呈潜伏状态时,EBV 基因组以游离环状附加子的形式存在于感染的细胞核内。增殖性感染时,环状基因组需先线性化后,病毒才开始复制,子代病毒颗粒以出芽的方式释放。

B 淋巴细胞是 EBV 的主要靶细胞。在感染初始,EBV 膜蛋白 gp350/gp220 与 B 淋巴细胞表面的 C3d 补体受体分子(CD21 或 CR2)结合,启动病毒进入细胞的过程,gHgL 和 gB 介导病毒-细胞融合。EBV 进入 B 细胞后,可直接进入潜伏状态,其特征为:病毒持续存在,有限的病毒蛋白表达,具有被激活进入复制周期的潜能。在人体内,EBV 可感染口咽部、腮腺和宫颈上皮细胞(EBV 感染 B 细胞过程的分子机制不同于上皮细胞,后者的过程更为复杂)。

病毒在不同感染状态表达的抗原不同,具有临床诊断意义。

1. 增殖性感染期表达的抗原:

(1) EBV 早期抗原(early antigen,EA) 是病毒的非结构蛋白,具有 DNA 聚合酶活性,EA 表达是 EBV 增殖活跃的标志,感染病毒进入增殖周期。EA 分两种:EA-R(restricted)局限于细胞质,EA-D(diffuse)弥散至细胞质和核。EA 抗体出现于感染的早期。非洲儿童恶性淋巴瘤患者抗 EA-R 抗体阳性,鼻咽癌患者抗 EA-D 抗体阳性。

(2) EBV 晚期抗原 是病毒的结构蛋白,包括衣壳蛋白和包膜蛋白,在病毒增殖周期时大量表达。在感染细胞中,EBV 衣壳蛋白(viral capsid antigen,VCA)存在于细胞质和细胞核内。VCA-IgM 出现早,消失快;VCA-IgG 出现晚,持续时间长。EBV 膜抗原(membrane antigen,MA)存在于病毒包膜和感染细胞的表面。gp350/gp220 可诱导中和抗体,gp350 特异性 CTL 在控制 EBV 感染中发挥重要作用。MA-IgM 用作早期诊断,MA-IgG 可持续存在。

2. 潜伏感染期表达的抗原

(1) EBV 核抗原(EB nuclear antigen,EBNA) 存在于感染的 B 淋巴细胞核内,为

DNA结合蛋白,有6种。其中EBNA-1是在EBV各种潜伏状态下均表达的唯一病毒蛋白,其主要作用是稳定病毒环状附加体,以维持病毒基因组在感染细胞增殖的过程中不丢失;EBNA-1还具有抑制细胞处理和递呈抗原的功能,可使感染细胞逃避细胞毒T细胞的杀伤作用。EBNA-2在细胞永生化过程中发挥关键作用。EBNA抗体出现在感染的晚期。

(2) 潜伏膜蛋白(latent membrane protein,LMP) 存在于B淋巴细胞膜表面,包括LPM-1、LPM-2和LPM-3。LPM-1类似活化的生长因子受体,是一种致癌蛋白,具有与抑癌蛋白即肿瘤坏死因子受体相关因子(tumor necrosis factor receptor-associated factor,TRAF)相互作用、抑制细胞凋亡、引起B淋巴细胞转化等活性。LPM-1在鼻咽癌等上皮细胞源性肿瘤的形成中起重要作用。LPM-2具有阻止潜伏病毒激活的功能。

(二) 致病性与免疫性

EBV在人群中感染非常普遍,我国3岁左右儿童EBV抗体阳性率高达90%以上。患儿初次感染多无明显症状,少数出现咽炎和上呼吸道感染,病毒潜伏于体内,终生带毒。

EBV传染源为患者和隐性感染者。EBV主要经唾液传播,也可经性接触传播。EBV感染后,在口咽部或腮腺上皮细胞增殖,释放的病毒感染局部淋巴组织中的B淋巴细胞,B淋巴细胞入血导致全身性EBV感染。在正常个体中,大多数感染的细胞被清除,只有少量EBV潜伏感染的B淋巴细胞持续存在($1/10^6$ B淋巴细胞)。

EBV是B淋巴细胞有丝分裂原,可激活多克隆B淋巴细胞,产生异嗜性抗体。被感染的B淋巴细胞能刺激T细胞增殖,形成非典型淋巴细胞,主要是细胞毒T细胞和NK细胞,使外周血单核细胞明显增高。

EBV基因表达的IL-10类似物(BCRF-1)能抑制Th1细胞,阻止IFN-γ的释放和T细胞对病毒的免疫应答,但能促进B淋巴细胞生长。B淋巴细胞的连续增殖与其他协同因子共同作用下,可诱发淋巴瘤。此外,在免疫抑制者中,EBV感染与肿瘤发生相关。

由EBV感染引起或与EBV感染有关的疾病主要有三种:

(1) 传染性单核细胞增多症(infectious mononucleosis) 是一种急性全身淋巴细胞增生性疾病,见于青春期初次感染大量EBV。潜伏期约为40天,典型的临床表现为发热、咽炎、颈淋巴结炎、肝脾肿大、血单核细胞和异形淋巴细胞增多。病程可持续数周,预后较好。如果没有并发症,病死率很低。急性患者口腔黏膜的上皮细胞内出现大量病毒,由唾液排出病毒可持续6个月之久。严重免疫缺陷的儿童、艾滋病及器官移植者病死率较高。

(2) 非洲儿童恶性淋巴瘤(Burkitt's lymphoma) 是一种低分子化的单克隆B淋巴细胞瘤,在中非、新几内亚、南美洲等某些温热带地区呈地方性流行。多见于6岁以下儿童,好发部位为颜面、腭部。流行病学调查显示,在Burkitt淋巴瘤发生前,患者EBV抗体均为阳性,80%患者的抗体效价高于正常人,并在肿瘤组织中发现EBV基因组,故认为EBV与非洲儿童恶性淋巴瘤密切相关。

(3) EBV与鼻咽癌 鼻咽癌主要发生在东南亚、北非和北美洲北部地区。我国广东、广西、福建、湖南、江西、浙江和台湾等省(区)为高发区。多发生在40岁以上人群。EBV感染与鼻咽癌发生相关的主要依据:① 所有鼻咽癌组织中均可找到EBV的核酸和抗原(EBNA和LMP);② 鼻咽癌患者血清中的EBV抗体效价(VCA、EA、MA、EBNA的IgG及IgM)高于正常人,有些患者EBV抗体的升高出现在肿瘤发生之前;③ 鼻咽癌经治疗病情好转后,抗体效价亦逐渐下降。然而,EBV并不是鼻咽癌的唯一因子。

(4) 淋巴组织增生性疾病　在免疫缺损患者中,易发生 EBV 诱发的淋巴组织增生性疾病。1%～10%的移植患者会发生淋巴组织增生性疾病,如恶性单克隆 B 淋巴细胞瘤。艾滋病患者常会发生 EBV 相关淋巴瘤、舌毛状白斑症(oral hairy leukoplakia)。约50%的霍奇金淋巴瘤患者 EBV DNA 检测阳性。

EBV 原发感染后,机体产生特异性中和抗体和细胞免疫应答。首先出现 EBV 衣壳蛋白和包膜糖蛋白抗体,即 VCA 抗体和 MA 抗体,其后出现 EA 抗体。随着感染的细胞溶解和疾病的恢复,才能产生 EBNA 抗体。中和抗体可防止外源性 EBV 再感染,但不能完全清除细胞内潜伏的 EBV。细胞免疫在限制原发感染和慢性感染中发挥重要作用。在体内潜伏的病毒与宿主保持相对平衡状态,EBV 可在口咽部继续低滴度的增殖性感染,并持续终生。

(三) 微生物学检查法

EBV 分离培养较为困难,一般常用血清学方法做辅助诊断,多用免疫酶染色法或免疫荧光法检测抗体。

(1) 血清学诊断　① 异嗜性抗体(heterophile antibody)是 EBV 感染后非特异性活化 B 淋巴细胞产生的抗体,主要用于传染性单核细胞增多症的辅助诊断。在发病早期,血清中出现能非特异凝集绵羊红细胞的 IgM 型抗体,效价在发病3～4周内达高峰,恢复期逐渐下降并消失。抗体效价≥1:224 有诊断意义。② EBV 抗体检测是用免疫荧光法或免疫酶法检测 EBV 抗体,有助于 EBV 感染的诊断。VCA-IgM 的存在提示 EBV 原发性感染。VCA-IgG 的出现早于 EBNA-IgG 抗体,因均能持久存在,故 VCA-IgG 抗体或 EBNA-IgG 抗体阳性均表示既往感染。EA-IgA 和 VCA-IgA 效价持续升高,对鼻咽癌有辅助诊断意义。

(2) EBV 核酸及抗原检测　用原位核酸杂交试验或 PCR 法检查标本中的 EBV DNA,以证明是否存在 EBV 感染。也可用免疫荧光法检测细胞中的 EBV 抗原。

(3) 病毒的分离培养　唾液、咽漱液、外周血细胞和肿瘤组织等标本接种至新鲜的人 B 淋巴细胞或脐血淋巴细胞培养中,4周后可通过荧光抗体染色技术检测 EBV 抗原,以作为病毒鉴定证据。

(四) 防治原则

95%的传染性单核细胞增多症患者均可恢复,仅有少数传染性单核细胞增多症患者可发生脾破裂,故在急性期应避免剧烈运动。EBV 在鼻咽癌发生中起重要作用,测定 EBV 抗体可以早期诊断鼻咽癌,以便早期治疗。

预防 EBV 感染的疫苗正在研制中。近年来对 EBV 多肽的纯化取得了进展,可用 MA、LMP 多肽疫苗免疫,有可能借助抗体或细胞免疫以阻断 EBV 的原发感染。

二、人巨细胞病毒

(一) 生物学性状

人巨细胞病毒(Human cytomegalovirus,HCMV)暂定为一个血清型,但病毒株之间抗原性有一定差异。根据 AD169 株、Davis 株和 Kerr 株等抗原的不同,可分为3～4个亚型。

CHMV 感染的宿主范围较窄,人类是其唯一宿主,可导致人类疾病,是引起先天性畸形的最常见病原。目前尚无病毒感染动物模型。

HCMV 形态结构与 HSV 相似,病毒颗粒直径约 180~250 nm。基因组 240 kb,编码蛋白>200 个,其包膜蛋白具有 Fc 受体的功能。病毒在体外仅在成纤维细胞中增殖,在上皮细胞和淋巴细胞中则呈低水平增殖。其增殖较缓慢,复制周期较长,出现细胞病变需要 2~6 周,表现为细胞肿胀,核增大,形成巨核细胞。在病毒培养物中,游离病毒较少,病毒主要通过细胞-细胞间扩散。在患者标本中可见核内和细胞质嗜酸性包涵体,特别是核内可出现周围绕有一轮晕的大型包涵体。HCMV 对脂溶剂敏感,热(56℃下 30 min)、酸、紫外线照射均可灭活病毒。毒种保存条件要求高,4℃只能保存数日,−190℃和真空冷冻干燥可长期保存。

(二)致病性与免疫性

HCMV 在人群中的感染极为普遍,我国成人 HCMV 抗体阳性率达 60%~90%。原发感染发生在 2 岁以下,通常为隐性感染,仅少数人有临床表现。在机体免疫功能低下时易发生显性感染。感染后,多数人可长期带毒。病毒潜伏部位主要是:唾液腺、乳腺、肾脏、外周血单核细胞和淋巴细胞。潜伏病毒被激活可导致复发感染。在妊娠期间,潜伏的 HCMV 可被激活而从宫颈排出病毒。

HCMV 的传染源为患者和隐性感染者。病毒可长期或间歇从感染者的尿液、唾液、泪液、乳汁、精液、宫颈及阴道分泌物排出。病毒可通过垂直或水平方式传播:① 母婴传播。病毒可通过胎盘至胎儿(先天性感染),或产道和(或)乳汁至新生儿(围生期感染)。② 接触传播。通过人-人密切接触,经口-口或手-口等途径传播(接触带病毒分泌物/物品),在幼儿园中常见。③ 性传播。通过性接触传播。④ 医源性传播。包括输血和器官移植等。接触病毒后,一般潜伏期 4~8 周。

人巨细胞病毒的感染类型:

(1) 先天性感染(congenital infection) 孕期 3 个月内感染,病毒可通过胎盘引起胎儿原发感染,出现死胎或先天性疾病。先天性感染率为 0.5%~2.5%,其中 5%~10% 的新生儿出现临床症状,称为巨细胞包涵体病(cytomegalic inclusion disease,CID),有肝脾肿大、黄疸、血小板减少性紫癜、溶血性贫血及神经系统损伤。少数呈先天性畸形,如小头畸形和智力低下,严重者可致流产和死胎,也有部分(10%)的亚临床感染病儿在出生数月至数年才出现智力低下和先天性耳聋等。

(2) 围生期感染(perinatal infection) 分娩时新生儿可经产道、母乳或护理人员(排出病毒者)感染 HCMV。一般无明显临床症状,尿液和咽分泌物中大量排出病毒,少数表现为短暂的间质性肺炎、肝脾轻度肿大、黄疸。多数患儿预后良好。

(3) 儿童和成人原发感染 通常呈隐性感染,感染后多数可长期带毒,表现为潜伏感染,并长期或间歇地排出病毒。少数感染者出现临床症状,表现为巨细胞病毒单核细胞增多症,出现疲劳、肌痛、发热、肝功能异常和单核细胞增多等症状,但异嗜性抗体阴性。临床症状较轻微,且并发症少。

(4) 免疫功能低下者感染 在免疫功能低下者(器官移植、艾滋病、白血病和淋巴瘤或长期使用免疫抑制剂者等)中,HCMV 原发感染或潜伏病毒的激活均可引起严重疾病,如 HCMV 肺炎、肝炎和脑膜炎等。HCMV 是导致艾滋病患者最常见机会感染的病原体之一,常导致视网膜炎。

HCMV感染可导致机体产生特异性IgG、IgM和IgA,母体抗体可减轻新生儿感染症状,但不能完全阻断母婴传播和围生期感染,也不能阻断潜伏病毒的激活。一般认为,NK细胞和细胞免疫在限制病毒播散、潜伏病毒激活和限制病毒感染的发生和发展中发挥重要作用。

(三) 微生物学检查法与防治原则

1. 细胞学检查

收集咽喉洗液、尿液等标本,经离心后取沉渣涂片,吉姆萨染色镜检,观察巨大细胞及包涵体。该方法简便,可用于辅助诊断,但阳性率不高。

2. 病毒分离

常用标本是中段晨尿、血液、咽部和宫颈分泌物,接种于人胚肺成纤维细胞,培养4~6周后观察细胞病变,也可在玻片上短期培养2~4天后,用免疫荧光或免疫酶联技术检测病毒早期抗原(如pp65蛋白)。

3. 血清学检查

应用ELISA检测HCMV-IgM,表示宫内感染,IgG检测可了解人群感染率,急性期和恢复期双份血清检测可用于临床诊断。

4. 核酸检测

荧光定量PCR检测标本中病毒DNA拷贝数,或用RT-PCR法检测病毒mRNA,可用于快速诊断。

目前尚无安全有效的HCMV疫苗,可用高滴度抗HCMV免疫球蛋白及抗病毒药物更昔洛韦等联合应用治疗严重HCMV感染。

(高淑娴)

第三十章 逆转录病毒

逆转录病毒（Retrovirus），或称反转录病毒，是一群含有逆转录酶的单股正链 RNA 病毒。可细分为三个亚科，即肿瘤病毒亚科（如Ⅰ型、Ⅱ型和Ⅴ型人类嗜 T 细胞病毒等）、慢病毒亚科（如人类免疫缺陷病毒等）和泡沫病毒亚科（如灵长类、牛、猪及人类泡沫病毒等）。该类病毒均含有逆转录酶，可将其 RNA 基因组逆转录成为双链 DNA，并能以此形式整合到宿主细胞染色体中，以及可在体外导致培养的宿主细胞发生泡沫样变性和细胞融合。自从 1983 年 Barre Sinossi 等学者首次从一例淋巴腺综合征患者的淋巴结中分离出该家族一个成员即人类免疫缺陷病毒以来，人们对该类病毒进行了系统而深入的研究，这些研究成果也极大地促进了逆转录病毒学领域的发展。

逆转录病毒的共同特性包括：① 球形，直径为 80~120 nm，有包膜，表面有刺突。② 基因组为两条相同的 +ssRNA，病毒体核心含逆转录酶、整合酶和蛋白酶。③ 复制有独特的逆转录过程，病毒 +ssRNA 先逆转录为双链 DNA，然后整合到细胞 DNA 中，形成前病毒。④ 具有 gag、pol 和 env 三个结构基因和多个调节基因。⑤ 宿主细胞受体决定病毒的组织嗜性，成熟病毒以芽生方式释放。每个逆转录病毒内通常含有约 50~100 个逆转录酶分子，一旦病毒进入宿主细胞后，只要除去包膜并有 dNTP 存在时，就可开始病毒的 DNA 合成。而且此逆转录酶在病毒感染的不同阶段，能表现出四种不同的催化酶活性，即 RNA 指导的 DNA 多聚酶活性（又称为 RNA 依赖的逆转录反应）、DNA 指导的 DNA 多聚酶活性、DNA 解螺旋活性和 RNase H 内切酶活性。总之，逆转录酶和整合酶是参与该类病毒复制增殖与致病过程的关键功能蛋白，对其结构与功能的研究对研制开发抗人类免疫缺陷病毒药物等具有深远的意义。

对人类致病的逆转录病毒主要有两种，一种是人类免疫缺陷病毒，它是引起人类艾滋病的病原体；另一种是人类嗜 T 细胞病毒（HTLV），它又可细分为 HTLV-1 型和 HTLV-2 型，前者能够引起成人 T 淋巴细胞白血病，而后者能够引起人类毛细胞白血病。

第一节 人类免疫缺陷病毒

人类免疫缺陷病毒（Human immunodeficiency virus，HIV）是人类获得性免疫缺陷综合征（acquired immune deficiency syndrome，AIDS，艾滋病）的病原体，属于逆转录病毒科慢病毒属的成员。HIV 病毒感染人体后可长期潜伏于人类多种 $CD4^+$ 免疫细胞中，并能整合到宿主细胞染色体 DNA 上而难以被清除，同时它还在复制增殖期大量破坏人类辅助性 $CD4^+$ T 细胞，从而造成机体出现继发性细胞免疫功能缺陷病，患者最终并发各种致死性的机会性感染和恶性肿瘤而死亡。据联合国艾滋病规划署发布的《2011 年世界艾滋病日报告》，截至 2010 年年底全球艾滋病感染者达到 3400 万人，因此 AIDS 已成为当前全球最重大的公共卫生问题之一。近年来我国国内抗艾形势也日益严峻，目前 HIV/AIDS 在我国的流行具有三个显著的特点:① 性途径已成为主要的传播途径,其中男男性传播所占比例呈现较明显上升的趋势,而注射毒品传播和血液传播的比例逐年下降;② 局部地区和特定人群感染疫情严重;③ 感染者陆续进入发病期,AIDS 死亡人数逐年增加,而且 AIDS 群体已由高危人群向普通人群扩散。

HIV 病毒主要被分为两型,即 HIV-1 型和 HIV-2 型。两者在基因结构上存在着很大差异,其基因组序列同源性仅为 40%,如 HIV-1 病毒含有 Vpu 基因而 HIV-1 无,HIV-2 病毒含有 Vpx 基因而 HIV-1 无。

目前发现主要是 HIV-1 型在全球流行,是造成 AIDS 的主要病原体,HIV-2 型仅在西非和西欧局部地区流行。因此本章重点讲述 HIV-1 病毒相关生物学特性、致病机制和临床症状表现及防治原则等。目前已发现两型 HIV 病毒的天然宿主均是野生动物黑猩猩,并通过某种尚不清楚的途径而介导其发生跨种属的传播,导致人类致病。

一、形态特征

成熟的 HIV 病毒外观为直径约 100～120 nm、呈二十面体对称结构的球形结构,在电镜下可见其内部存在一致密圆锥状核心区,核心区含有病毒遗传物质 RNA 分子,而且此 RNA 分子被核衣壳蛋白 P24 严密包裹,保护其免于被降解。另外,在核心区内还含有一些逆转录酶、整合酶和蛋白酶。HIV-1 病毒的最外层被脂类双分子层所包裹,该膜质结构是在成熟病毒向外出芽释放时,可夺取宿主细胞表面的部分胞膜物质占为己有,完整包裹在其外部,称为包膜层。在包膜层上可镶嵌两种重要的病毒特异性糖蛋白,即 gp120 和 gp41 分子,其中的 gp120 可构成包膜表面的刺突,病毒借助该蛋白可以结合和攻击特定的宿主细胞;gp41 是一种跨膜蛋白,具有稳定和协助 gp120 蛋白发挥功能的作用。包膜内侧衬有内膜蛋白 P17 分子(图 30-1)。

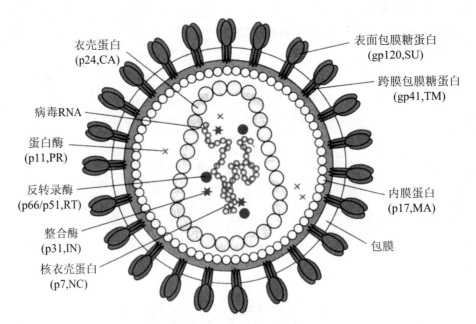

图 30-1　HIV 病毒结构模式图

二、基因组结构

HIV-1 病毒的基因组由两条相同的正股单链 RNA（＋ssRNA）所组成。在其 5′端通过部分碱基互补配对而成二聚体。病毒的基因组序列全长约 9200 bp，主要含有 gag、pol 和 env 等有关的三个结构基因，以及 tat、rev、nef、vif、vpr、vpu 等有关的六个调节基因（图 30-2）。

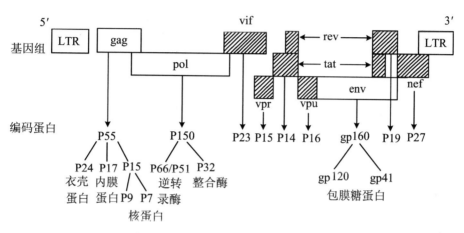

图 30-2　HIV 病毒基因组结构模式图

在病毒基因组的 5′端和 3′端各有相同的一段核苷酸序列，称为长末端重复序列（long terminal repeat，即 LTR），该 LTR 序列对 HIV 病毒有效整合到宿主 DNA 上发挥至关重要的作用。gag 基因能够编码一个分子量为 55 kD 的蛋白前体 p55，随后它可被病毒蛋白酶降解形成病毒的核衣壳蛋白 p7 分子、内膜蛋白 p17 分子和衣壳蛋白 p24 分子。pol 基因能够编码病毒复制所需要的酶类，而 env 基因能够编码一个分子量为 160 kD 的前体蛋白 gp160，随后它被病毒蛋白酶降解形成包膜糖蛋白 gp120 和 gp41 分子。gp120 蛋白属于包膜表面蛋白，其生物学功能与病毒吸附结合宿主细胞有关（即能够和宿主细胞表面的 CD4 分子特异性结合），同时它还含有中和抗原决定族，能够显著刺激机体产生中和性抗体，但其基因极易发生变异，从而有利于病毒逃避被免疫清除。gp41 蛋白则属于包膜跨膜蛋白，其生物学功能是介导病毒包膜与宿主胞膜间的融合，以及促进多个病毒感染细胞的细胞膜融合而形成巨大融合细胞。调节基因 tat 能够编码出一个 gp14 蛋白，该蛋白是一种反式激活的转录因子，当它与 LTR 序列结合后，就能促进病毒所有基因的转录。调节基因 rev 能够编码出 gp19 蛋白，它能促进未经拼接的病毒大的 mRNA 分子从宿主细胞的细胞核向胞浆内转运，并且能相对减少拼接后小 mRNA 分子的数量。调节基因 net 能够编码出一个负调节蛋白，它对病毒的所有结构蛋白和调节蛋白基因的表达均有下调作用。调节基因 vif 的编码产物与病毒体的感染性有关，而调节基因 vpu 的编码产物则与病毒的装配、成熟与释放有关，调节基因 vpr 的编码产物的具体功能目前尚不清楚（表 30-1）。

表 30-1　HIV-1 病毒基因组成及其编码产物的生物学功能

基因名称		编码蛋白	编码蛋白的生物学功能
结构基因	gag	P24 和 P7	为衣壳蛋白和核衣壳蛋白
		P17	为内膜蛋白
结构基因	pol	逆转录酶	发挥逆转录酶活性和 DNA 聚合酶活性
		RNA 酶 H	水解 RNA:DNA 中间体中的 RNA
		蛋白酶	可切割前体蛋白
		整合酶	催化病毒 DNA 与细胞 DNA 进行整合
结构基因	env	gp120	使病毒识别和结合靶细胞上的 CD4 分子
		gp41	介导病毒包膜与宿主细胞膜的融合
调节基因	tat	Tat	反式激活蛋白,激活 HIV 基因的转录
调节基因	rev	Rev	促进病毒 mRNA 转运至细胞质内
调节基因	nef	Nef	提高 HIV 的复制能力和感染性

三、生活史

成熟 HIV 病毒能够通过其包膜 gp120 分子与宿主细胞表面的 CD4 分子以及伴侣性趋化因子受体相结合,然后病毒包膜与宿主的细胞膜发生融合,核衣壳进入细胞质内脱壳,随后将病毒的基因组 RNA、逆转录酶和蛋白酶等成分释放到胞浆内。其中的逆转录酶能以病毒 RNA 为模板,逆转录合成出负股 DNA,构成 RNA:DNA 杂交体,随后杂交体中的 RNA 可被病毒 RNA 酶 H 水解而去除,逆转录酶再以负股 DNA 为模板而催化合成出正股 DNA,如此形成病毒双股 DNA。这种病毒双链 DNA 能够在整合酶的作用下整合到宿主染色体基因组中。此时其 DNA 处于整合状态下的病毒体被称为前病毒。紧接着,前病毒因某种诱因而发生基因启动表达,转录合成出病毒的 mRNA,此 mRNA 从细胞核定向转运进入细胞质,并利用宿主细胞内的各种原料大量合成病毒组装所需的各种材料(蛋白质),这些新合成出来的各种结构蛋白、酶类以及病毒基因组 RNA 等形成分泌泡而聚集在宿主细胞的胞浆膜侧邻近区,病毒包膜蛋白(即 gp120 和 gp41 分子)可定向插入到宿主细胞的胞膜上,并且形成一种未成熟的病毒(即此时的病毒体并无传染性)。然后蛋白酶将病毒核心区中的许多过长的前体蛋白及酶类降解切短,以便形成成熟的病毒体。最后,病毒利用宿主细胞的部分细胞膜将自己包被起来,以出芽方式离开该受染的宿主细胞,再去侵袭周围正常的宿主细胞。如此循环持续下去,最终导致大量宿主细胞被破坏而出现严重的继发性免疫缺陷病。另外,整合到宿主细胞染色体上的前病毒也可以一种非活化的形式而长期潜伏于宿主细胞内,随着宿主细胞的分裂而进入到子代细胞(图 30-3)。

HIV 感染的宿主细胞范围较狭窄,主要感染可表达 CD4 分子的宿主细胞。在体外实验室研究中,往往采用新鲜制备的正常人 T 淋巴细胞或者使用病人自身来源的 T 淋巴细胞进行培养。虽然恒河猴和黑猩猩可作为 HIV 病毒有效感染的实验动物模型,但是这些动物感染后的发病过程和临床症状与人类感染后的情况差别较大。

HIV 的抵抗力较弱,使用常用的化学消毒剂(如 0.5%次氯酸钠、5%甲醛、2%戊二醛、0.1%漂白粉、0.3%H_2O_2、0.5%来苏尔、0.5%过氧乙酸或者 70%乙醇)处理 10～30 min 即

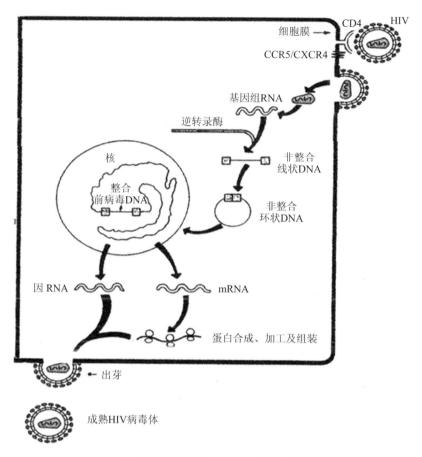

图 30-3 HIV 病毒增殖周期示意图

可有效灭活该病毒；采用煮沸 100 ℃ 20 min，或者 56 ℃ 加热 30 min 也可灭活该病毒。但该病毒在 20～22 ℃ 的液体中可存活 15 天；在冷冻血制品中，必须采用 68 ℃ 加热 72 h 才能保证灭活该病毒。同时 HIV 病毒对紫外线不敏感，有较强的抵抗力。

四、致病性与免疫性

（一）传染源与传播途径

AIDS 的传染源是 HIV 感染者和 AIDS 患者。前者是指血液中存在 HIV 抗体或抗原阳性，但同时并无临床症状的病毒携带者。由于其外表体征表现完全正常，如果没有经过实验室检测而难以和正常人区分，因此这部分个体是一个重要的传染源。后者则属于已经出现典型临床发病症状的发病患者。HIV 病毒可存在于感染者的外周血、精液、阴道分泌物、乳汁、脑脊液、骨髓、中枢神经组织以及皮肤等组织标本中。属于 HIV 病毒感染高危人群的包括性工作者、同性恋者、非法卖血者、吸毒者等。普通人都是艾滋病的易感人群。其主要传播途径包括：① 性传播，这是造成 HIV 病毒在人群传播的主要方式。② 血液传播，如通过输血、血制品、器官移植、共用注射器注射以及人工授精等方式进行传播。③ 垂直传播，即通过胎盘、产道或哺乳等方式由母亲传播给婴儿。对我国 HIV 感染者进行的流行病学调查表明，性传播造成的感染在我国是最主要的途径，约有 60% 的被感染者属于此类，其中男男同性恋发生概率要远远高于异性恋,而在异性恋发生感染的类型中,男传女的概率要比女传男更高;双方血液彼此直接接触被感染上 HIV 的概率是最高的,可达到 95% 以上;母婴传播的概率最高可达 50%,其中最主要是通过脐带传染。

(二) 致病机制

HIV 感染的最主要特点是造成机体内 $CD4^+$ T 细胞的损耗。由于该细胞表面大量表达 CD4 分子和相关的辅助趋化因子受体 CXCR4,因此它是 HIV 病毒优先攻击的宿主细胞 (图 30-4)。受到感染的 $CD4^+$ T 细胞数量可出现进行性的减少和功能障碍,最终继发产生免疫缺陷损伤。

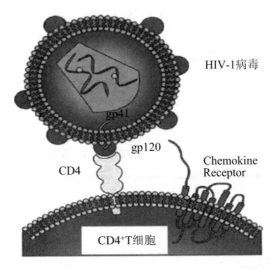

图 30-4　HIV 病毒与人类 $CD4^+$ T 细胞相互作用的模式图

当 HIV 病毒侵入人体后,能选择性地侵犯表达 CD4 分子的 T 细胞,CD4 分子是 HIV 包膜糖蛋白 gp120 的特异性受体,HIV 病毒进入 $CD4^+$ T 细胞后,可通过多个途径造成该细胞受损,其具体方式包括:① 可引起 $CD4^+$ T 细胞破坏增加。HIV 病毒通过其包膜糖蛋白 gp41 能够诱导 $CD4^+$ T 细胞融合,抑制该细胞正常的物质代谢,导致其死亡;也可直接促进 $CD4^+$ T 细胞的凋亡;可通过病毒特异性激活的 $CD8^+$ T 细胞对受到感染的 $CD4^+$ T 细胞进行细胞毒杀伤作用;可通过抗体介导 NK 细胞参与的 ADCC 作用而破坏 $CD4^+$ T 细胞。② $CD4^+$ T 细胞产生减少。HIV 病毒可侵犯体内的胸腺细胞、骨髓造血干细胞,从而导致 $CD4^+$ T 细胞合成减少。③ $CD4^+$ T 细胞功能障碍。由于 HIV 病毒感染后可导致 Th1/Th2 失衡,出现 Th2 优势极化,造成 $CD4^+$ T 细胞的辅助细胞免疫功能出现障碍;另外,部分感染 HIV 病毒的 $CD4^+$ T 细胞能够存活下来并转变成记忆性 $CD4^+$ T 细胞,在此类 $CD4^+$ T 细胞中 HIV 的数量极低,病毒可长期潜伏其内,造成无法彻底清除体内生存的病毒。④ HIV 病毒还可感染很多其他类型宿主细胞,造成其在体内长期不断合成和释放。其中最常见的如单核-巨噬细胞,该细胞也可表达少量的 CD4 分子和感染所需的辅助受体 CCR5 分子,但单核-巨噬细胞发生感染后并不易导致其溶解,而且该细胞可携带病毒在体内游走,使病毒向其他非免疫组织进行持续播散。

(三) 临床表现

HIV 病毒属于慢病毒类型,机体从被其初次感染到出现明显 AIDS 发病症状这中间时

间跨度很大,可长达10年甚至更久。临床上将HIV的感染过程大致分为四个时期:

1. 急性感染期

即HIV初次感染机体后,开始大量复制而引起病毒血症的时期。HIV病毒一旦初次感染正常机体,机体的天然免疫系统无法有效发挥杀伤病毒的作用,病毒立即在宿主细胞内启动其复制发育周期,合成的子代病毒大量进入血液,从而导致感染者出现急性感染症状,如发热、头痛、乏力、咽炎、淋巴结肿大、皮肤出现丘疹以及口腔黏膜溃疡等症状。一般约2~3周后症状自行消退,机体进入第二感染阶段,即无症状潜伏期。在急性病毒血症时期,可在感染者血液中检测出HIV核衣壳蛋白质抗原p24,但通常在病毒感染4~8周后才能从感染者体内检出抗HIV抗体。临床上将HIV病毒进入机体开始到患者体内可检测到特异性抗体之间的这段时间,称为感染窗口期。

2. 无症状潜伏期

这段时期的时间较长,有的甚至长达10年。感染者一般没有临床症状,或者症状轻微,可伴有无痛性淋巴结肿大。其血液中的病毒数量处于较低的水平,但该病毒仍然在淋巴结中持续存在,并发生活跃增殖。在此时期感染者血清抗HIV抗体检测表现为阳性。

3. AIDS相关综合征

当在持续感染延续时期内,HIV病毒与机体抗病毒免疫之间对抗相对平稳的状态开始向病毒加重感染的一侧倾斜时,HIV大量复制并造成机体免疫系统出现较明显的进行性受损症状,机体体征从无症状转变成出现症状,如低热、盗汗、全身倦怠、慢性腹泻以及全身持续性淋巴结肿大等,且上述症状日益加重、迁延不愈。

4. 典型AIDS发病期

在此时期患者体内出现高滴度的病毒数量,患者血液中$CD4^+$ T细胞绝对计数低于200个细胞/mL,可导致患者出现严重的免疫缺陷症状,合并发生各种机会性致病菌感染(如白色念珠菌、新型隐球菌、肺孢子菌、结核杆菌、单纯疱疹病毒、弓形虫和隐孢子虫等)和恶性肿瘤(如恶性淋巴瘤、卡波西肉瘤等)。若未经治疗,患者通常在此期症状出现后的两年内发生死亡。

(四)免疫性

HIV病毒感染后可诱导机体产生特异性体液免疫应答反应,可在感染者血清中检测到较高浓度的抗HIV抗体,其中包括抗gp120的抗体,这些抗体具有一定的保护作用,如在急性感染期可参与降低血液中病毒抗原量,但是并不能清除病毒。另外,该病毒感染也可诱导机体产生一定的特异性细胞免疫应答反应,细胞毒性$CD8^+$ T细胞、$CD4^+$ Th1细胞、NK细胞以及DC细胞均在机体抗HIV病毒免疫中发挥一定的作用。但这些细胞免疫应答均无法完全清除病毒,而且这种抵抗能力随着病情迁延而逐渐降低。另外,HIV中的某些蛋白抗原(如gp120)的基因容易发生频繁的变异,从而使其逃避被免疫清除。因此HIV病毒一旦感染,便终生携带病毒。

五、微生物学检查法

1. 检测抗病毒抗体

这是诊断HIV感染的最常用方法,具体检测手段有ELISA、RIA、IFA、免疫印迹法等。ELISA和RIA是采用去垢剂裂解HIV或HIV感染细胞的抽取物作抗原,目前已经有采用基因工程技术进行原核表达的重组 HIV 病毒蛋白作为抗原原料;IFA 法是使用感染细胞涂片作为抗原,这三种方法各有优点,可以根据情况选择使用。由于 HIV 全病毒抗原和其他逆转录病毒如 HTLV 的蛋白抗原之间存在交叉反应,故在临床检测时存在一定的假阳性现象。因此目前标准的检测流程是:先对疑似感染者采用 ELISA 方法检测以初步确诊,然后再使用特异性更高的免疫印迹法加以确证。

2. 检测病毒抗原

如采用 ELISA 法来检测急性感染期血浆中是否存在 HIV 病毒 P24 蛋白抗原。P24 蛋白抗原一般在感染 2～3 周即可出现在血液中。但值得注意的是一旦机体内产生了抗 P24 的抗体,感染者血浆 P24 蛋白通常很快转为阴性。所以如果在标本中没有检测到该蛋白抗原,判定感染者为未感染者仍需要十分慎重。

3. 检测病毒核酸

目前最常采用的是定量 RT-PCR 方法,该方法可用于检测待测血清中 HIV RNA 拷贝数,主要用于监测疾病进展和判定治疗疗效。

六、防治原则

(一) AIDS 的预防措施

AIDS 是一种全球感染性疾病,近几年来,AIDS 病例数呈逐年增长的趋势。由于 AIDS 的高度致死性与惊人蔓延速度,以及至今一直缺乏有效的抗艾疫苗进行预防,因此 WHO 和许多国家都采取预防 HIV 感染为首要目标的综合防范措施。其主要内容包括:① 广泛开展预防 AIDS 的宣传教育,普及健康预防知识,使普通群众也充分认识到 AIDS 的严重危害性,杜绝吸毒和性乱。对待卖淫嫖娼和贩卖吸食毒品者采取严厉打击措施,防止这些社会不良恶习死灰复燃。② 建立全球和全国性 HIV 感染监测网,定期进行各地疫情上报,及时掌握疫情。对重点场所区域如娱乐场所、歌舞厅以及按摩场所等加强监督检查。③ 对献血、献器官、献精液者必须加强进行 HIV 抗体的检查,确保输血等医源性治疗的安全。④ 要求个人做到洁身自好,提倡安全性生活。⑤ 禁止共用注射器、注射针、牙刷和剃须刀等。⑥ 对 HIV 检测阳性的妇女,应当避免怀孕或者避免使用母乳喂养婴儿。

(二) AIDS 的药物治疗措施

目前治疗 HIV 感染的药物主要分为四类,即逆转录酶抑制剂、蛋白酶抑制剂、病毒入胞抑制剂和整合酶抑制剂。如常用的 HIV 逆转录酶抑制剂包括叠氮脱氧胸苷、双脱氧胞苷和双脱氧肌苷等。为了防止病毒产生抗药性,目前采取的治疗原则是联合用药("鸡尾酒"疗法),即在使用高效抗逆转录病毒治疗基础上,再加上联合应用 2 种核苷类药和 1 种非核苷类药或蛋白酶抑制剂的方法。

由于至今为止市场上仍然缺乏一种有效的抗 HIV 病毒疫苗,因此加强预防宣传仍然是一项十分重要的防控手段。

第二节　人类嗜 T 细胞病毒

人类嗜 T 细胞病毒(*Human T-cell lymphotropic virus*,HTLV)又称人类 T 细胞白血病

病毒。该病毒在病毒分类中归属于逆转录病毒科肿瘤病毒亚科哺乳类 C 型病毒,根据其基因组和血清学反应的不同可划分为 HTLV-1 和 HTLV-2 两种类型。

HTLV 病毒属于单股 RNA 病毒,在电镜下呈球形,直径约 100 nm,具有包膜。包膜中含有病毒糖蛋白 gp120,能与人类 CD4 分子结合。病毒核心区含有病毒 RNA 和逆转录酶。HTLV-1 与 HTLV-2 两型基因组序列同源性高达 50%。HTLV-1 病毒基因组全长 9103 kb,5′端的开放阅读框编码核心蛋白(gag)、蛋白酶(pol)、外膜蛋白(env),3′端的开放阅读框编码调节蛋白 Tof 和 Kof。HTLV-1 是成人 T 淋巴细胞白血病及淋巴瘤的病原因子。其在体内主要感染 $CD4^+$ T 细胞,患者常伴有肝脾、淋巴结肿大,血清胆红素以及血液白细胞的升高等症状。另外,HTLV-1 引起的成人 T 淋巴细胞白血病病程较长,但预后极差。

HTLV 病毒本身并不含有癌基因。HTLV 病毒进入宿主细胞后,其基因组 RNA 经逆转录产生双链 DNA 也能整合到宿主细胞染色体中。目前认为该病毒基因组中的两个调节基因编码的蛋白可能与 HTLV 病毒的致病性有关。如其中的 tax 基因编码的 Tax 蛋白属于反式激活蛋白,能显著诱导被感染的 $CD4^+$ T 细胞内的 NF-κB 途径的活化,促进 $CD4^+$ T 细胞异常增殖;它也可与启动子等转录元件直接作用,激活 HTLV 前病毒 DNA 进行转录表达,从而促进病毒的复制。此外,还有一个 rex 基因编码出的两种蛋白能与病毒 mRNA 的特定结构结合,因而阻止病毒 mRNA 被剪接,以及能促进病毒 mRNA 转运至细胞质的作用。

目前认为 HTLV 病毒诱发白血病的机制可能与其产生的调节蛋白 Tax 有关。因该蛋白能反式激活 $CD4^+$ T 细胞内的多种细胞因子基因进行转录表达,从而间接促进宿主细胞异常增殖,其中最重要的是可激活上调 IL-2 基因和 IL-2 受体基因的表达,宿主 $CD4^+$ T 细胞过量表达 IL-2 和 IL-2 受体,从而形成正反馈环造成该细胞无限增殖和转化。另外,HTLV 前病毒 DNA 向宿主染色体上的整合反应也可导致宿主染色体发生畸变,从而激活该细胞的原癌基因异常过度地活化,最终导致其转化演变为白血病细胞。

HTLV-1 病毒是以严格细胞-细胞形式进行传播的。游离的病毒几乎不能感染靶细胞。HTLV-1 病毒的主要传播途径包括性传播、输血、静脉注射、共用针头等,也可经胎盘、产道或哺乳乳汁等途径进行垂直传播。HTLV-1 除了能引起成人 T 细胞白血病外,还可引起热带下肢痉挛性瘫痪和 B 细胞淋巴瘤。而 HTLV-2 病毒则能够引起人类毛细胞白血病。HTLV 病毒分离方法与 HIV 病毒的检查方法非常相似,可以使用 HTLV 病毒的蛋白抗原经 ELISA 方法检测病人血清中是否存在相应抗体。目前尚无有效的抗 HTLV 疫苗,采用逆转录酶抑制剂齐多夫定进行药物治疗有一定的疗效。

(陈勇)

第三十一章 其他病毒及朊粒

第一节 狂犬病病毒

狂犬病是一种人兽共患的中枢神经系统传染病，其病原体是狂犬病病毒（Rabies virus）。几乎所有的温血动物（如狼、狐狸、蝙蝠、猫、狗、牛、马、猪等）都对其敏感，而且野生动物的带毒率要高于家居动物。人类主要通过被病兽或带毒的动物（主要是野狗，占80%）咬伤而被感染致病。

一、生物学特性

狂犬病病毒属于弹状病毒科狂犬病毒属，外观呈子弹状，大小约为 75 nm × 180 nm（图 31-1）。完整病毒颗粒由核衣壳和包膜所组成，核心区内含有单股负链 RNA 基因组，能够编码 N、P、M、G、L 等 5 种结构蛋白，病毒 RNA 基因组能与核蛋白（N）结合而形成核糖核蛋白。

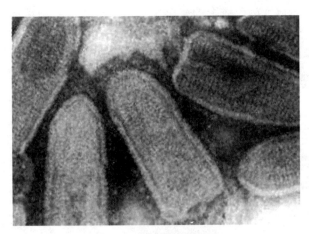

图 31-1　狂犬病病毒电镜图

狂犬病病毒的核衣壳结构在外观上呈螺旋形对称结构，衣壳由转录酶大蛋白（L）和磷蛋白（P）所构成。在包膜脂类双分子层中含有大量的刺突蛋白（G）。在包膜与核衣壳之间还填充着大量的病毒基质蛋白（M）（图 31-2）。其中 N 蛋白的基因最为保守，属于属特异性抗原，可广泛用于狂犬病的诊断与检测，但其只激活宿主的细胞免疫应答，而不能激活机体产生中和抗体，具体机制尚不清楚。L 蛋白具有 RNA 聚合酶活性，通过与 P 蛋白组成复合体而参与对病毒基因的转录等。M 蛋白可稳定病毒结构并参与病毒出芽过程。G 蛋白是病毒的重要表面抗原，能有效刺激机体产生中和抗体，不同动物体内分离的野生毒株表面的 G 蛋白的抗原结构存在明显差异，表明其基因容易发生变异，因此它与病毒的致病性和免疫性密切相关。

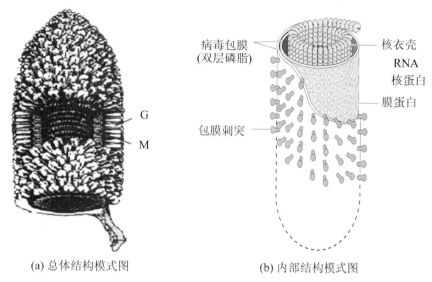

(a) 总体结构模式图　　　　(b) 内部结构模式图

图 31-2　狂犬病病毒结构模式图

根据 WHO 狂犬病专家委员会对不同来源该病毒毒株 G 蛋白和 N 蛋白抗原性进行的分析,可将狂犬病毒分为 5 种血清型。从自然感染的动物体内分离获得的野毒株,具有在接种动物体内潜伏期长、毒力强以及当其经脑外途径进入人体后易于侵入人脑组织和唾液腺中等特点。将野生毒株在兔脑内连续传代至 50 代左右时,可使其潜伏期由原始的 2～4 周缩短至 4～5 日,而且其对人或犬的致病性显著减弱,经脑外途径进入机体后也不侵入脑组织导致狂犬病发生,称为固定毒株,它可用于制备狂犬病病毒减毒活疫苗。狂犬病病毒具有很强的嗜神经细胞性,当其感染动物或人体后,主要在大脑海马回的锥体细胞中进行复制增殖。当病毒在宿主细胞神经元中持续增殖时,可在其胞浆内形成一种嗜酸性的、圆形或椭圆形的包涵体结构,称为内基氏小体(Negri body),通过检查动物或人脑组织标本中的内基氏小体,可辅助诊断此类疾病(图 31-3)。

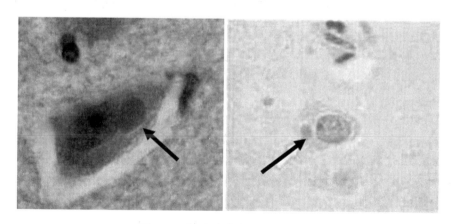

图 31-3　狂犬病病毒的内基氏小体

狂犬病病毒在室温下存活力可保持 1～2 周,在 4 ℃以下可保持数月,将其进行冷冻干燥后活性可保存数年。但其对热、紫外线、日光、干燥的抵抗能力弱,加热 60 ℃ 30 min 可将其灭活。甲醛、碘、醋酸、乙醚、离子型去污剂和非离子型去污剂均可使其有效被灭活。

二、致病机制和临床表现

目前认为野生动物是狂犬病病毒的自然储存宿主,家畜的狂犬病来自于野生动物的接触传播,而犬类是人狂犬病的主要传染源,皮肤咬伤是其主要传播方式,其次是人破损皮肤黏膜接触含病毒的物品。在动物发病前5天,唾液中可含病毒,当人类不慎被其咬伤后,病毒可通过伤口进入体内,在人体内其潜伏期一般为1~3个月,但也有短至1周或长达数年者,其潜伏时间长短可能取决于被咬伤部位与头部的远近,以及伤口内感染的病毒数量等。在病毒经皮肤破损处进入人体后,病毒首先进入肌纤维细胞中增殖,然后选择性地在神经－肌肉接头处的神经细胞表面的乙酰胆碱受体结合,介导其侵入邻近的外周神经中进行增殖,进而沿着神经末梢上行至中枢神经细胞中继续增殖而引起中枢神经系统损伤,然后又沿着传出神经扩散至唾液腺及其他组织(如视网膜、鼻黏膜、皮脂腺、心肌、肝脏等)。该病毒主要引起脑和脊髓出现广泛性的病理损伤,其早期发病症状包括发热、乏力、流涎等。大约在持续2~4天后,患者可出现躁动不安,恐光、恐水、恐声、咽喉肌肉痉挛等典型的神经系统兴奋性增高的临床症状,据此该病曾经被称为恐水病。再经3~5天后,患者转入最终的麻痹期,可出现昏迷、呼吸及循环衰竭而死亡,病死率几乎达100%。

三、微生物学检查法

主要根据病史及临床表现进行诊断。

狂犬病的微生物学检查主要包括检测病毒蛋白抗原、RNA以及病毒的分离培养等。

1. 对病毒蛋白抗原的检测

对于机体液体标本(如脑脊液、唾液)或组织裂解提取的可溶性蛋白混合物(如脑组织提取物等)可采用ELISA双抗夹心法检测。该方法简便、快速、灵敏,检出率较高。也可对组织标本采用免疫荧光抗体染色法进行检测,如获取患者的角膜印片等使用特异性荧光抗体进行染色,用于检测组织标本细胞内的病毒蛋白抗原。或者采集死亡的患者或动物的脑组织(如小脑或海马沟回部位的组织)制成压印片,再使用荧光抗体进行染色,以检测细胞内是否存在病毒蛋白抗原,同时还应做病理组织切片的常规染色以检测细胞内是否存在特定的内基氏小体。

2. 逆转录PCR法检测病毒RNA

采集疑似患者标本,经RNA提取试剂分离纯化出标本中的总RNA,再使用RT-PCR法扩增病毒的特异性基因,由于本方法具有极高的检测灵敏性和特异性,故可用于对狂犬病的有效早期诊断。

3. 活病毒的分离

常使用对该病毒先天易感的小鼠进行疑似标本所含狂犬病病毒的接种和分离纯化。一般是将待测脑组织或其他活体标本(如颌下腺)研磨制成悬液,接种到小鼠的颅内,待一段时间后从病变脑组织中分离出病毒,结果可使用电镜观察或者采用中和试验进行鉴定。本方法具有较高的准确性,但耗时较长,但有时因标本采集后保存时间过久或者病毒的活力较低等原因使得本法检出率较低。

四、防治原则

注射死疫苗是预防狂犬病的主要措施,同时应捕杀野犬,加强家犬管理,以及避免家养动物与野生动物的接触。如果发生人体被动物咬伤出血后,应当对创口局部及时彻底地进行清创,如先使用0.1%新洁尔灭、20%肥皂水或清水反复冲洗伤口,再使用70%酒精及碘酒涂擦创口,而且伤口不宜缝合和包扎。同时采用高效价抗狂犬病毒血清在伤口周围与底部浸润注射及肌注,以进行紧急被动免疫,如能同时给其注射狂犬病病毒疫苗则预防效果更佳。

第二节 人乳头瘤病毒

乳头瘤毒属于乳多空泡病毒科乳头瘤病毒属,包括多种动物乳头瘤病毒和人乳头瘤病毒(Human papilloma virus,HPV)。HPV病毒主要侵犯人类皮肤黏膜组织,导致组织发生不同程度的增生性病变。HPV感染是全球最常见的性传播疾病之一。目前通过PCR技术已成功鉴定出超过100个HPV基因型,据国际癌症研究所的调查,可将HPV病毒分为两大类。根据其生物学行为可将其分为高危型和低危型两大类。低危型人乳头瘤病毒的感染可引起良性肿瘤或疣,如扁平疣、尖锐湿疣等;高危型人乳头瘤病毒和宫颈癌的发生关系密切。大量分子流行病学和分子生物学研究已经证明,感染高危型人乳头瘤病毒(如HPV16、HPV18、HPV31、HPV33、HPV45)是诱导宫颈癌发生的主要病因,其中16型HPV在宫颈癌患者中的检出率高达50%。宫颈癌占妇女因癌症死亡原因的第二位,全世界每年有50万新发病例,其中30万人死于宫颈癌,我国每年因宫颈癌而死亡的人数大约为5万人。

一、生物学特性

HPV病毒是无包膜的二十面体立体对称的核衣壳结构,表面有72个壳微粒。外观呈球形,直径45~55 nm,基因组是双股环状DNA,可表现出共价闭合超螺旋、开放环状解螺旋和线性DNA分子等三种存在形式(图31-4)。HPV病毒DNA的长度约为8 kb,内含三个基因编码区:① 早期表达基因区,该区可编码表达6个基因(E1、E2、E4、E5、E6、E7),所编码的早期蛋白分别可参与病毒DNA复制、转录和诱导宿主细胞发生转化;② 晚期表达基因区,该区可编码表达2个基因,可分别表达出主要衣壳蛋白L1和次要衣壳蛋白L2;③ 上游调控区,又称为长控制区,含有HPV DNA的复制起点和基因表达所必需的调控元件。HPV病毒的衣壳蛋白L1和L2在体外具有自我组装的特性,其所形成的中空立体结构及免疫原性均与天然HPV病毒颗粒很相似,同时还可以显著刺激机体产生特异性的抗体。

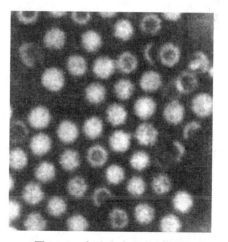

图31-4 人乳头瘤病毒电镜图

HPV病毒是一类具有严格宿主范围和感染组织特异性的病毒,它优先嗜感染人类皮肤和黏膜部位的鳞状上皮细胞引起局部病变,但对柱状、立方形或移行上皮细胞感染性很弱。人类是HPV病毒感染的唯一宿主。目前对HPV病毒的体外培养研究尚未成功,原因在于HPV病毒能否有效增殖与其感染的上皮细胞分化状态有关。人类上皮细胞的分化成熟过程依次是从基底细胞层、棘细胞层、颗粒细胞层向成熟角质层阶段渐进发展，HPV病毒首先侵入和隐藏于基底细胞层，在该细胞内只有很低拷贝的病毒DNA；早期基因则在分化棘细胞层开始启动表达，随后晚期基因的启动表达则限定于上皮细胞的最上层即颗粒细胞层内出现，病毒DNA复制也主要发生于棘细胞层与颗粒细胞层，从而在颗粒细胞层中完成病毒颗粒的组装，因此成熟的病毒体只在终末分化的上皮细胞内产生。由于分化成熟的角质层细胞易于很快脱落，导致HPV蛋白抗原接触免疫系统的机会较少，这也是造成HPV病毒易于形成持续性感染的重要原因之一。

二、致病性与免疫性

HPV的传播主要通过接触性感染，即直接接触感染者的病损部位或间接接触被病毒污染的物品，生殖道感染则主要是由性接触传播，新生儿可在通过产道分娩时受到感染。

HPV病毒感染后的主要病理改变是引起上皮增生性病变，而且感染只停留在局部皮肤和黏膜部位，不产生病毒血症。不同型的HPV侵犯的人体部位和所致疾病不尽相同。如嗜皮肤性HPV病毒（如HPV1、3、4、10等）主要感染鳞状上皮，主要引起青少年、儿童的扁平疣等；嗜黏膜性HPV病毒主要侵犯黏膜组织，其中的HPV6型和HPV11型可引起生殖道尖锐湿疣、口腔及喉部的乳头状瘤；HPV16、18、33、45、58等型别则与宫颈癌、肛门癌、口腔癌等恶性肿瘤的发生具有强相关性。据临床报道，生殖器尖锐湿疣的年发病率在15~49岁性活跃人群中约为1%，男女发病者比率约为1.34∶1。另外，在90%宫颈癌和50%~75%阴茎癌组织中可检测出HPV病毒，并且均以HPV16病毒感染为主。近年的研究还发现约20%头颈部鳞癌如喉癌、鼻腔癌以及鼻咽癌等患者的肿瘤组织内可检出HPV16病毒DNA，尤其是长期吸烟嗜酒者为易感危险性因素。目前认为由HPV病毒感染引起宫颈癌患者具有5个显著特征：① 在癌变原位鳞状上皮细胞的胞核内查见HPV病毒颗粒；② 在癌变原位鳞状上皮细胞的胞核内检出HPV病毒致瘤基因编码的蛋白；③ 患者体内抗HPV E6和E7的血清抗体随病情加重而显著升高；④ 患者存在不良性乱史；⑤ 有过直接性接触直接暴露于解剖部位史。而值得注意的是，和女性相同，大多数男性HPV病毒早中期感染是无症状和不表现的，只有应用HPV DNA或RNA进行分子实验才能确诊，因此在对可疑人群进行普查时采用PCR法检测标本中HPV病毒核酸可以提高实验检测的准确性。

高危型HPV病毒引起宫颈癌发生的机制非常复杂，目前认为其主要通过多个途径诱导组织癌变。HPV病毒的两个早期编码蛋白即E6和E7在其中发挥关键性的作用。E6蛋白内含4个Cys-X-X-Cys的保守氨基酸序列，这些独特序列结构能够和DNA、RNA结合，以及参与介导蛋白-蛋白相互作用的功能，从而使病毒DNA和宿主染色体发生整合。整合后的HPV病毒不仅可使病毒的癌蛋白得以长期稳定地表达，而且还因外源DNA片段的插入而造成宿主DNA序列重排，造成相应基因表达的紊乱，如可插入到某些癌基因（如c-myc）附近，激活癌基因启动表达，导致细胞恶性转化。此外，E6蛋白还与野生型抑癌蛋白P53具有高度的亲和性，二者极易发生结合，可促使P53被快速降解，从而使正常细胞的生长周期失去调控，导致细胞无限增殖并向恶性转化。另外，早期蛋白E7可通过作用于细胞内的生长抑制蛋白pRB来实现其致癌的过程。pRB蛋白主要通过抑制某些转录因子（如E2F等）的活性而发挥负调控细胞增殖的作用。在正常情况下，非磷酸化的pRb可与E2F转录因子形成pRb-E2F复合物，从而抑制E2F启动其下游靶基因转录的活性，抑制细胞增殖。当E7蛋白介入后，它通过与pRb结合可促使pRb-E2F复合物发生解离，E2F的转录活性作用获得释放,其转录的下游基因编码产物能够促进细胞由 G1 期进入 S 期,最终导致细胞分裂周期无法正常调控,细胞出现恶性增殖。另外,其他方面的诱导因素如宿主染色体上某些癌基因发生突变而失控表达,或者 P53 等抑癌基因发生突变而失活,以及局部长期炎症刺激等均对宫颈癌的发生和发展具有一定的促进作用。

HPV 病毒感染机体后,特异性细胞免疫发挥主要的抗病毒感染作用,复发性尖锐湿疣患者往往伴有细胞免疫功能低下,在 HIV 感染等免疫功能抑制患者中发生 HPV 感染导致的症状更加严重。有研究发现由 HPV 病毒重组衣壳蛋白组成的病毒样颗粒免疫机体可产生高水平特异性抗体,该抗体可明显降低该病毒再次感染的危险性,因此被认为是最有希望的 HPV 预防性疫苗。

三、微生物学检查法与防治原则

由于 HPV 病毒至今尚不能在体外培养的细胞中增殖,因此限制了对该病毒的病原学的检测。对临床上皮肤疣和尖锐湿疣,因其症状典型而易于判断,而对于亚临床感染或宫颈癌,检查时往往需要通过组织学、免疫学以及分子生物学手段对该类疾病进行辅助诊断。

由于 HPV 病毒可通过性传播疾病,因此大力加强性安全教育和社会综合管理,对控制 HPV 病毒感染,减少生殖器疣和宫颈癌发生具有重要的意义。目前对于抗 HPV 疫苗的研究也已取得一定的进展,采用疫苗接种预防是控制 HPV 感染最有效的措施。对尖锐湿疣的治疗主要以激光、电灼等物理方法去除疣体,同时采用局部涂抹药物如 5-氟尿嘧啶或咪喹莫特等进行治疗。

第三节 朊 粒

朊粒(*Prion*),又称传染性蛋白粒子,它是由宿主细胞基因编码产生的一种构象异常的蛋白酶抗性蛋白(proteinase resistant protein,PrP,即朊蛋白),其化学成分是蛋白质,并不含有核酸。它具有传染性,潜伏期较长,在人和动物中能引起以海绵状脑病为特征的致死性中枢神经系统慢性退化性的疾病。与此相关的疾病包括动物的疯牛病、羊瘙痒病和人类的库鲁病、克-雅氏病、格斯综合征及致死性家族性失眠等。该类疾病的特征是主要损伤中枢神经系统,尤以灰质受损最为严重,有时也可见髓鞘脂的继发性丢失和白质受损。这种致病因子曾被命名为朊病毒,但其与经典病毒颗粒存在四个显著的区别:① 该病毒不具有病毒体核衣壳样的结构;② 该病毒不含有任何核酸基因组物质;③ 该病毒经甲醛、蛋白酶、80 ℃热处理、电离辐射以及紫外线照射均不能使其丧失致病活性;④ 该病毒在宿主细胞内具有独特的自我增殖能力和传染性,但没有类似经典病毒样的复制增殖周期。

一、生物学特性

人类和某些哺乳类动物的染色体中均存在编码朊蛋白的基因。人类 PrP 基因定位于第 20 号染色体,小鼠 PrP 基因定位于第 2 号染色体。人类 PrP 基因可编码一个含 253 个氨基酸的蛋白前体,分子量为 33~35 kd。该前体蛋白经过进一步的加工修饰和成熟过程,最终形成一个含有 142 个氨基酸的成熟的细胞 PrP 蛋白(cellular isoform of prion protein,PrP^c),成熟 PrP^c 蛋白能够通过糖基化磷脂酰肌醇(GPI)锚链化修饰而被固定于细胞膜的表面。成熟 PrP^c 蛋白分子量为 27~30 kd，故也称为 PrP^c 27-30 蛋白。成熟 PrP^c 蛋白是神经元中普遍表达的糖蛋白，正常 PrP^c 蛋白可能参与神经细胞跨膜信号的传导或者介导细胞间的黏附与识别等，因此可能在调解和维持神经元生理功能上发挥重要的作用。而且它对蛋白酶 K 表现敏感，通常并无致病性。从羊瘙痒因子感染地鼠的脑组织中可分离出一种异常的 PrP^c 蛋白，被命名为 PrP^{sc} 蛋白(scrapie prion protein, PrP^{sc})，PrP^{sc} 蛋白对细胞具有毒性，对蛋白酶水解具有抗性，对人或动物具有致病性和传染性。PrP^{sc} 与正常 PrP^c 蛋白相比，两者一级结构完全相同，但两者的空间结构存在显著差异。在正常 PrP^c 蛋白中可形成 3 个 α-螺旋和 2 个短的 β-折叠结构，而 PrP^{sc} 蛋白中则含有 2 个 α-螺旋和 4 个 β-折叠结构(图 31-5)。因此异常构型的 PrP^{sc} 蛋白含有的 α-螺旋明显减少，但其含有的 β-折叠明显增加。

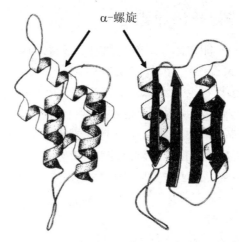

图 31-5　PrP^c 蛋白和 PrP^{sc} 蛋白的空间结构模式图

在受到感染的动物脑组织中，这两种 PrP 异构体可同时存在，但正常动物的脑组织仅有 PrP^c 蛋白。当 PrP^c 转变成 PrP^{sc} 后则对人或动物具有致病性。目前人们认为 PrP 基因突变也可能导致 Prion 病的发生，如人类 PrP 基因中第 102、105、117、129、178 等位点易发生点突变以及第 51~91 位密码子区间易发生插入突变等。正常 PrP^c 蛋白和异常 PrP^{sc} 蛋白的比较见表 31-1。

表 31-1　正常 PrP^c 蛋白和异常 PrP^{sc} 蛋白的比较

	PrP^c 蛋白	PrP^{sc} 蛋白
蛋白空间结构	3 个 α-螺旋(42%)，2 个 β-折叠(3%)	2 个 α-螺旋(30%)，4 个 β-折叠(43%)
存在形式	单体或二聚体	纤维状或短杆状聚合体
存在部位	定位于正常及受感染的人或动物的细胞膜上	定位于受感染的人或动物的细胞质内或细胞外基质中
对蛋白酶 K 的处理	敏感，可被降解	抵抗，不被降解
致病性	无	有
传染性	无	有

二、致病机制

细胞内正常的 PrP^c 如何转变形成 PrP^{sc} 蛋白的具体机制目前尚不清楚。对此有人提出"模板学说",即认为正常 PrP 蛋白空间结构可发生一定的随机摆动,其间可产生部分构象变化的中间体,中间体蛋白分子不稳定,其既可以转变成 PrP^{sc} 蛋白状态,也可以回复到 PrP^c 蛋白状态。在正常情况下,PrP^{sc} 蛋白的形成数量很少,因而不会引起疾病。但在某些情况下,如有外源性 PrP^{sc} 蛋白的存在或者在发生 PrP 基因突变造成编码的 PrP^c 蛋白不稳定的遗传性 Prion 病患者体内,PrP^{sc} 蛋白可发挥模板效应,PrP^{sc} 蛋白与正常 PrP^c 蛋白结合成二聚体,随后催化其中的 PrP^c 蛋白变成 PrP^{sc},随后两者解离,产生的 PrP^{sc} 单体又可作为模板与 PrP^c 蛋白结合,如此往复而不断产生新的 PrP^{sc} 蛋白。PrP^{sc} 蛋白是不溶性的,一旦形成则不可逆转,最终导致大量的 PrP^{sc} 蛋白在神经细胞中聚合形成淀粉样沉淀物,从而导致脑组织出现海绵样变性疾病。

三、临床疾病

人类朊粒病可分为遗传性、传染性和散发性三种类型。遗传性朊粒病不需要任何传染即可自发在体内产生,其原因在于 PrP 基因发生了突变,突变的 PrP 基因产生的 PrP^c 蛋白易于自发变构成为 PrP^{sc} 蛋白而致病,如家族性克-雅氏病、格斯综合征等。传染性朊粒病患者的 PrP 基因并未发生突变,只是由于外源性致病 PrP^{sc} 蛋白感染人体后,逐渐将正常的 PrP^c 蛋白转变成致病性 PrP^{sc} 蛋白,如人类库鲁病、疯牛病、羊瘙痒病等。散发性朊粒病无明显的环境诱因,患者之间也无明显的接触传播现象,其机制可能与 PrP 基因异常过度表达,导致大量的 PrP^c 蛋白转变为 PrP^{sc} 蛋白所致。这些疾病具有一些共同的特点:① 感染后潜伏期较长,可达数月至数年,甚至达到几十年。② 一旦发病就呈现慢性、进行性病情加重,最终导致宿主死亡。③ 病理学特征是脑皮质神经元空泡变性、死亡、缺失,而星形(小胶质)细胞高度增生。脑皮质疏松成海绵状,并有淀粉样斑块形成,经常规 HE 染色呈淡化色,脑组织中均无炎症反应。④ 不能诱导机体产生特异性免疫应答。⑤ 患者主要临床表现为痴呆、共济失调、震颤等中枢神经系统症状。

目前发现外源致病性朊粒可通过破损的皮肤、黏膜或消化道进入机体,其在机体内的潜伏期可长达 30 年。其首先在局部淋巴结内增殖,然后扩散到淋巴组织中累积,最后通过内脏神经到达中枢神经系统,产生神经毒性,引起神经系统发生退行性病变。大多朊粒感染者可临床表现出进行性痴呆症状,有的表现出小脑共济失调。疯牛病主要是脑干受到感染所致,库鲁病和格斯综合征则为小脑受损,克-雅氏症则是大脑皮层受到感染所致,致死性家族性失眠则表现为丘脑受到感染所致。病人一旦出现临床症状,很快表现出亚急性进行性中枢神经受累,最终造成患者死亡。而且,由于 PrP^{sc} 蛋白分子量小,免疫原性低,被其感染的人或动物不易产生明显的特异性抗体或细胞免疫应答反应。

四、微生物学检查法

目前对朊粒病的诊断主要依据流行病学、临床表现、中枢神经组织病变特征、脑脊液中标志蛋白 14-3-3 和血清 S100 蛋白的含量测定等方法。主要检测方法包括:① 免疫组化法。这是目前确诊朊粒病最可靠的诊断方法。首先使用蛋白酶 K 消化处理待测脑组织或淋巴组织的石蜡切片,破坏组织中正常 PrP^c 蛋白,再使用抗 PrP^{sc} 蛋白的抗体进行免疫酶染色,以检测组织中存在的 PrP^{sc} 蛋白。② 免疫印迹法。是目前国际上诊断该病的最常用方法,先将待测脑组织匀浆提取总蛋白,再用蛋白酶 K 消化处理,蛋白电泳后转印到硝酸纤维素膜上,再用抗 PrP^{sc} 蛋白的特异抗体进行检测。③ 双抗夹心 ELISA 法。可检测脑组织匀浆蛋白溶液或脑脊液中是否存在 PrP^{sc} 蛋白。④ 基因分析法。提取患者外周血白细胞的 DNA,经 PCR 法扩增 PrP 基因,并对其进行测序分析,以检测其某些位点是否发生突变,用于诊断遗传性朊粒病。

五、防治原则

由于至今对朊粒病尚无有效的预防疫苗,也缺乏有效的治疗方法,因此目前主要针对该病的传播途径采取一些应对措施。

1. 医源性朊粒病的预防

对患者的血液、体液,以及手术器械等受污染物进行彻底消毒,以防止经献血或捐献器官传播和防止因外科手术等而引起的医源性感染。对含有致病因子的动物尸体经进行彻底销毁处理。严禁朊粒病患者及任何退行性中枢神经系统疾病患者的组织和器官用于器官移植。医护人员及实验室研究人员应当严格遵守安全规程,加强生物安全防范意识,注意自我保护。

2. 对传染性朊粒病的预防

禁止用动物的骨肉粉作为饲料添加剂喂养牛、羊等动物,以防止致病因子进入食物链。对来自动物朊粒病疫区的国家所进口的活牛(包括胚胎)或肉类制品,应当进行严格的特殊检疫和追踪调查,以防止输入性感染。

(陈勇)

第三篇　人体寄生虫学

第三十二章 人体寄生虫学概述

第一节 寄生虫与宿主

一、寄生虫及其分类

某些低等生物在生物演化的过程中逐渐获得了寄生生活能力,长期或短暂地依附于另一种生物体内或体表,获取营养并给对方造成损害,这些低等生物称之为寄生虫(parasite),被寄生的生物称之为宿主(host)。

人体寄生虫有200余种,较常见者有数十种。按其与宿主的关系,可分为以下不同类别。

1. 按寄生部位

可分为体内寄生虫(如钩虫寄生于小肠,弓形虫寄生于有核细胞)和体外寄生虫(如虱寄生于体表)。

2. 按寄生性质

可分为:① 专性寄生虫。生活史中至少有一个发育阶段营寄生生活,如血吸虫。② 兼性寄生虫。可营寄生生活也可营自生生活,如粪类圆线虫。③ 偶然寄生虫。因偶然机会侵入宿主而营寄生生活,如某些蝇蛆。④ 机会致病寄生虫。通常处于隐形感染状态,当宿主免疫功能受损时出现异常增殖并致病,如弓形虫和隐孢子虫。

3. 按寄生时间久暂

可分为长期寄生虫(如钩虫)和暂时性寄生虫(如蚊)。

另外,尚有按具体寄生部位和寄生虫生物学分类而归类者,如肠道寄生虫、组织或脉管寄生虫等即按寄生部位分类。若按生物学系统分类,人体寄生虫归属为动物界的5个门,即线形动物门(Nemathelminthes)、扁形动物门(Platyhelminthes)、棘头动物门(Acanthocephala)、原生动物门(Protozoa)和节肢动物门(Arthropoda)的10余个纲。以上分类如表32-1所示。

表 32-1　人体寄生虫纲以上分类

界	门	纲
动物界	线形动物门	线虫纲
	棘头动物门	棘头虫纲
	扁形动物门	吸虫纲
		绦虫纲
	原生动物门	叶足纲
		动鞭纲
		孢子纲
		动基裂纲
	节肢动物门	蛛形纲
		昆虫纲
		甲虫纲
		唇足纲

二、宿主及其类别

寄生虫在发育过程中需要一种或一种以上的宿主。按照寄生关系的性质,宿主可有以下类别:

1. 终宿主(definitive host)

寄生虫成虫或有性生殖阶段所寄生的宿主。

2. 中间宿主(intermediate host)

寄生虫幼虫或无性生殖阶段所寄生的宿主。有些寄生虫在其发育过程中需两个中间宿主,按其寄生先后顺序依次称为第一和第二中间宿主。

3. 储蓄宿主或保虫宿主(reservoir host)

可以作为人体寄生虫病传染来源的受染脊椎动物。例如华支睾吸虫成虫寄生于人体内,同时亦可寄生于猫、狗等动物体内,其幼虫先后寄生于某些螺类和淡水鱼、虾体内,因而人是其终宿主,猫、狗等动物既是其终宿主又是储蓄宿主,而某些螺类和淡水鱼、虾分别是其第一和第二中间宿主。

4. 转续宿主(paratenic host)

含有滞育状态寄生虫幼虫的非适宜宿主。幼虫若有机会进入适宜宿主,则继续发育至下一生活史期。例如感染曼氏迭宫绦虫幼虫裂头蚴的蛙被非适宜宿主蛇、鸟等食入,裂头蚴在其体内存活而不发育;而猫、犬等食入含裂头蚴的蛇、鸟肉后,裂头蚴则可继续发育为成虫。

寄生虫完成一代生长繁殖的全过程称为寄生虫的生活史(life cycle)。生活史可较简单,也有的相当复杂。按照生活史过程中是否需要转移宿主,可将其分为直接型和间接型两类,前者如蛔虫、钩虫,只需经人体寄生;后者如丝虫、血吸虫,除人体或其他终宿主外,还分别经媒介蚊和中间宿主钉螺体内发育增殖。寄生虫生活史中具有感染人体能力的发育阶段称为感染阶段(infective stage),如蛔虫感染期卵被人吞食后可致人体感染。有些寄生虫生活史中仅有无性生殖(asexual reproduction),如溶组织内阿米巴、阴道毛滴虫等;有些寄生虫仅有有性生殖(sexual reproduction),如蛔虫、钩虫、丝虫等;有些寄生虫兼具以上两种生殖方式才能完成一代的发育,称为世代交替(alternative generation),如疟原虫、弓形虫、吸虫等。在流行病学上,常将具有直接型生活史的蠕虫称为土源性蠕虫,将具有间接型生活史的蠕虫称为生物源性蠕虫。两种寄生虫的防治策略不同。

第二节　寄生虫与宿主的相互作用

人体感染寄生虫后,虫体与宿主的机体防御功能和寄生局部的微环境相互影响,有多种复杂因素决定寄生虫的转归。依寄生虫致病力和宿主抵抗力强弱的不同,可表现为驱除或杀灭虫体、致寄生虫感染呈带虫状态或寄生虫病等不同的结局。寄生虫在宿主体内存活并可播散病原体,而宿主无临床表现者,称之为带虫者。

一、寄生虫对宿主的作用

(一) 夺取营养

寄生虫生长发育繁殖所需的营养物质来源于宿主,寄生虫可通过夺取营养物质致宿主营养损耗。虫体摄取宿主的血液、淋巴液、细胞质、组织液和消化物质。如小肠内的蛔虫以宿主半消化的食糜为养料。

(二) 机械性损伤

在腔道内、组织内或细胞内的寄生虫和移行的幼虫可导致腔道阻塞、内脏器官的压迫、组织的损伤或细胞的破裂等。如囊尾蚴和棘球蚴压迫组织,蛔虫阻塞胆管,钩虫的钩齿或板齿致肠黏膜损伤,疟原虫导致红细胞的破坏等。

(三) 毒性作用与超敏反应

寄生虫生长繁殖过程中不断向寄生环境排出分泌代谢产物、组织溶解酶以及死亡虫体的分解产物,造成寄生部位组织的增生、化生、坏死等损害,甚至导致癌变。如溶组织内阿米巴滋养体分泌溶组织酶致肠黏膜形成溃疡,埃及血吸虫引起的膀胱癌等。有些蜱的涎液具有神经毒性,叮咬后可致宿主肌肉麻痹甚至瘫痪。

寄生虫作为异物抗原还能诱导宿主产生免疫病理反应,其结果造成人体自身组织的损伤,如日本血吸虫卵可溶性抗原诱发Ⅳ型超敏反应引起虫卵肉芽肿形成肝、肠病变,棘球蚴内囊液漏出诱发Ⅰ型超敏反应使宿主发生过敏性休克等。

二、宿主对寄生虫的作用

寄生虫侵入宿主可引起宿主一系列的防御反应,机体通过非特异性免疫(先天免疫)和特异性免疫(获得性免疫)抑制、杀伤或清除感染的寄生虫。

(一) 非特异性免疫或先天性免疫 (innate immunity)

即宿主对某种寄生虫具有的先天不易感性，亦即抗性 (resistance)。例如鼠疟原虫不能感染人；人类对牛囊尾蚴具有先天的不易感性；西非黑人中 Duffy 血型阴性者可免遭间日疟原虫的感染。该抗性是受遗传基因决定的，具有种间的不相容性。此外还有宿主的皮肤、黏膜和胎盘的屏障作用，消化液的化学作用，细胞吞噬，炎症反应，补体作用等。

(二) 特异性免疫或获得性免疫 (acquired immunity)

即由寄生虫抗原刺激宿主免疫系统诱发免疫应答所产生的针对该类抗原的免疫反应，表现为体液免疫和细胞免疫，分别通过免疫球蛋白（包括 IgM、IgG、IgA、IgE 和 IgD 抗体）及效应细胞（巨噬细胞、NK 细胞、嗜酸性粒细胞、$CD8^+$ T 细胞、B 细胞、嗜碱性粒细胞和肥大细胞）产生免疫效应。人体对寄生虫的免疫应答是寄生关系双方相互制约的表现，依赖于各种免疫成分的共同参与，其反应特点和表现形式因年龄、寄生虫的种类和发育阶段不同而有很大差异。

1. 特异性免疫类型

有消除性免疫和非消除性免疫两类。

(1) 消除性免疫 人体感染某种寄生虫后所产生的获得性免疫既可清除体内寄生虫又能完全抵抗再感染，如皮肤利什曼病患者痊愈之后对同种病原具有完全免疫力。

(2) 非消除性免疫 人体感染某种寄生虫后所产生的获得性免疫并未完全消除体内寄生虫，且对再感染仅表现出一定程度上的抵抗力。一旦虫体被完全清除后，这种免疫力将在短期消失。多数寄生虫感染属于此种类型。如人体感染疟原虫后，机体可以产生一定程度的保护性免疫，但不能完全清除体内疟原虫，而使体内原虫处于低密度水平，且对同种疟原虫再感染具有一定抵抗力，这种免疫状态称带虫免疫 (premunition)。在某些蠕虫如血吸虫感染，所产生的免疫力对体内活的成虫无明显杀伤效应，但可杀伤再次侵袭的童虫，这种免疫状态称为伴随免疫。非消除性免疫是宿主的免疫力与体内寄生虫共存的不完全免疫，是寄生虫与宿主之间形成的一种平衡机制。

2. 免疫逃避

寄生虫逃避宿主免疫力攻击的现象称为免疫逃避。寄生虫在有免疫力的宿主体内生存的机理尚不完全清楚，其与多种因素有关，迄今所知主要涉及以下几方面：

(1) 抗原变异 (antigenic variation) 寄生虫通过改变自身的抗原成分逃避免疫系统的攻击。例如某些血液内寄生原虫经常改变表膜抗原表型，使得针对原来表膜蛋白质抗原的血清特异性抗体对新的变异体无效。

(2) 分子模拟 (molecular mimicry) 有些寄生虫（如血吸虫）能将宿主的蛋白质结合到虫体表面伪装自身，从而阻碍了免疫系统对异源性抗原的识别。

(3) 免疫抑制 (immunosuppression) 某些寄生虫进入宿主体内后可上调 Treg 细胞，抑制抗体产生，降低巨噬细胞吞噬功能，抑制细胞介导的免疫应答，使宿主易合并其他感染、影响免疫接种的效果。

(4) 寄生部位的隔离 (local isolation) 有些寄生虫在宿主体内形成囊壁结构使其与免疫成分隔离，如猪囊尾蚴、弓形虫包囊等；腔道寄生虫主要受局部分泌型抗体的作用而循环抗体和免疫活性细胞难以进入寄生部位，如肠道蠕虫和原虫、阴道毛滴虫等。

3. 免疫病理

有些寄生虫感染的免疫病理损害已构成危害人体的主要病理过程。免疫病理反应分为以下四种类型：

(1) Ⅰ型超敏反应　寄生虫抗原(变应原)诱导的 IgE 抗体结合于肥大细胞和嗜碱性粒细胞，当抗原再次进入机体并与 IgE 结合时，上述细胞脱颗粒，释放组胺、5－羟色胺等生物活性物质，引起血管通透性增加。如蠕虫感染后的荨麻疹、尘螨性哮喘、细粒棘球蚴囊液所致的休克等。

(2) Ⅱ型超敏反应　寄生虫特异性抗体或自身抗体直接结合感染的宿主细胞或免疫复合物附着于正常细胞，激活补体导致细胞的溶解或组织的损伤，如某些疟疾患者的贫血。

(3) Ⅲ型超敏反应　寄生虫循环抗原与抗体结合形成免疫复合物沉积于毛细血管壁，激活补体。补体裂解碎片引起中性粒细胞的浸润，释放出溶解酶导致炎症。如疟疾和血吸虫患者的肾病。

(4) Ⅳ型超敏反应　感染宿主再次受到抗原刺激后，Th 细胞亚群增殖并释放淋巴因子，病理变化为以淋巴细胞和单核细胞浸润为主的炎症，如血吸虫卵肉芽肿。

第三节　寄生虫病的流行与防治

一、寄生虫病的流行

(一) 流行的基本环节

寄生虫病作为病原生物所致的一类疾病，其流行包括传染源、传播途径、易感人群三个基本环节。

1. 传染源

指有寄生虫感染，并能将病原体传入外界或另一新宿主的人或动物，包括患者、带虫者及保虫宿主。例如蛔虫病的传染源为人；华支睾吸虫病的传染源为人和猫、犬、猪等动物。但有些寄生虫感染的早期尚不构成传染源，如疟疾患者在血中配子体出现之前；也有些在晚期不再排出病原体，如晚期血吸虫病等。

2. 传播途径

指寄生虫的某个阶段自传染源排出，经特定的发育阶段，利用某些传播因素，进入易感宿主的全过程。感染阶段的寄生虫病原侵入人体的方式称感染方式。常见的感染方式有：

(1) 经口感染　感染期寄生虫通过食物饮水等经口进入人体，如原虫的包囊、蠕虫的感染性虫卵等随污染的食物、蔬菜、饮水摄入，生吃或半生吃含有囊蚴的鱼、虾、蟹类或含有绦虫囊尾蚴的猪肉、牛肉而经口感染。此类寄生虫病又称食源性寄生虫病 (food-borne parasitic disease)。经口感染是最常见的感染途径。

(2) 经皮肤感染　感染阶段的寄生虫病原经皮肤侵入人体，如存在于土壤中的钩虫丝状蚴以及存在于水中的血吸虫尾蚴，当与人体皮肤接触后可直接侵入人体。

(3) 经媒介昆虫感染　有些寄生虫必须在昆虫体内发育至感染期，再通过叮咬等使人受感染，如疟原虫的子孢子和丝虫的感染期幼虫通过蚊虫的叮咬而感染人；利什曼原虫前鞭毛体通过昆虫白蛉的叮咬感染人。此类疾病称为虫媒病（vector-borne parasitic disease）。

（4）接触感染　有些寄生虫直接接触或间接接触感染人体，如阴道毛滴虫、齿龈内阿米巴、疥螨等可分别通过性交、接吻、同床睡眠等直接接触；或通过洗浴具、衣物被褥等间接接触而感染。

（5）经胎盘感染　或称垂直感染，即母体妊娠时感染某些寄生虫，可经胎盘将病原体传递给胎儿，致使其发生先天性寄生虫病，如弓形虫等。

除以上较常见的感染方式以外，尚有其他一些途径致寄生虫感染，如输血感染、吸入感染等，前者如疟疾患者作为供血源可致受血者罹患输血疟疾，后者如蛲虫卵偶可随飞扬的灰尘被儿童吸入致感染。另外还有自体感染，如猪囊尾蚴、微小膜壳绦虫等蠕虫。

3. 易感人群

指对某种寄生虫缺乏免疫力的人群。人类对多种人体寄生虫，包括人兽共患的寄生虫缺乏先天性免疫。寄生虫感染后一般均可产生获得性免疫，但多呈带虫免疫状态，当寄生虫自体内消失后，免疫力也随之下降。例如疟疾非流行区的人口进入疟区后，由于缺乏特异性免疫力而成为易感者。易感性（susceptibility）还与年龄有关。免疫功能受损患者（immunocompromised patient）易感染某些机会致病性寄生虫。例如艾滋病、免疫抑制剂使用及成瘾药物滥用等患者罹患弓形虫病和隐孢子虫病等。

（二）流行因素

1. 自然因素

包括地理、环境、温度、雨量、光照等气候因素。土壤的性质直接影响土源性蠕虫卵和幼虫的发育；疏松、含氧充分的土壤有利于蛔虫卵和鞭虫卵幼虫的发育以及钩虫幼虫的活动；土质肥沃、杂草丛生、水流缓慢的湖沼地区适宜于血吸虫中间宿主钉螺的孳生。

2. 生物因素

中间宿主和传病媒介的存在是某些寄生虫病流行的必需条件。我国丝虫病与疟疾的流行同相应蚊媒的地理分布是一致的；无钉螺孳生的长江以北地区无日本血吸虫病的流行。因此，在防治中控制中间宿主和防止其感染是一个重要环节。

3. 社会因素

政治、经济、文化、教育、生产活动和生活习惯直接影响寄生虫病的流行。社会环境因素则可随人类的活动而改变，并可在一定程度上影响着自然环境和生物种类，从而影响寄生虫病在人间的流行。目前发展中国家中80%以上的人口居住在乡村，许多地区人畜共居。落后的经济和文化教育必然伴有落后的生产、生活方式和不文明的行为习惯，而许多严重危害人类健康的寄生虫病的流行都与人类自身的无知与守旧有关。因此社会经济的发展、科学文化教育的提高是寄生虫病防治的基础。

（三）流行特点

寄生虫病可在人与人、人与动物、动物与动物之间传播。我国的传染病防治法已把数种寄生虫病列为乙类传染病（黑热病、疟疾、阿米巴病）和丙类传染病（血吸虫病、丝虫病、细粒棘球蚴病）。此外，许多病毒和细菌性传染病也与医学昆虫有关，例如乙型脑炎与蚊、出血热与革螨、莱姆病与蜱、腹泻与蝇等。寄生虫病的流行特点一般有3个方面：

1. 地方性

寄生虫病的分布有明显的地方性(endemicity)特点。主要是因为气候的差异,如干寒地带少有钩虫病;中间宿主的种类和分布以及当地居民的生活习俗和生产方式,如我国某些少数民族有食生肉的习惯,因此有猪带绦虫病或牛带绦虫病的流行;在畜牧地区,犬肠内的细粒棘球绦虫卵污染食物和牧草,人畜食入后常罹患细粒棘球蚴病(俗称包虫病)。

2. 季节性

气候的季节性变化与许多寄生虫感染有关,主要通过以下几个方面产生影响:① 宿主的生产活动及行为方式。夏秋季节农作物耕种和蔬菜瓜果上市等会增加人的被感染机会。② 中间宿主或媒介的数量。气候影响中间宿主或媒介的活动及繁殖,如血吸虫和疟疾感染发生在钉螺和按蚊大量孳生的季节。③ 感染力。温度影响寄生虫对人体的侵袭力。血吸虫毛蚴侵入钉螺,尾蚴逸出及对人畜的感染力均与温度密切有关。掌握寄生虫感染季节性变化规律有利于传播期的防护和在传播休止期加强防治(制)措施,以便收到事半功倍的效果。

3. 人兽共患性(自然疫源性)

许多寄生虫除了寄生人体外,还可在其他脊椎动物体内寄生,对人类造成威胁。这类在脊椎动物和人之间自然传播着的寄生虫病称为人兽共患寄生虫病。全球此类疾病约有70多种,我国已知有30多种,如血吸虫病、肝吸虫病、肺吸虫病、旋毛虫病、弓形虫病等。对于人畜共患病的防治,必须在流行病学调查的基础上,采取人兽兼治的综合措施才能收到稳定的效果。

二、寄生虫病的防治

(一) 寄生虫病防治原则

寄生虫病的防治是一个系统工程,必须针对寄生虫的生活史、感染方式、传播规律及流行特征,采取综合措施。

1. 控制传染源

积极治疗现症病人、带虫者及保虫宿主。

2. 切断传播途径

控制中间宿主,对于土源性蠕虫及食源性寄生虫,尤其注意管好粪便和饮食卫生;对于虫媒病则须大力控制媒介节肢动物。

3. 保护易感人群

积极开展卫生宣教,改进生产方式和条件,摈弃不良的生活陋习,对于某些寄生虫可采取预防服药和积极开发疫苗研究。对于经皮肤传播和接触传播的寄生虫病,应注意病人的隔离和病房内衣物的消毒。

(二) 寄生虫病防治原则现状

20世纪70年代以来,医学寄生虫学从基础到临床出现了许多重大进展。除了一些传统的研究方法外,许多研究已深入到亚细胞和分子水平。在免疫学方面,单克隆抗体、抗独特型抗体和淋巴因子的研究已被应用扩大到了寄生虫病的基础和临床。免疫学诊断已从方法学移植逐步进入特异性诊断抗原及试剂的标准化。新方法、新技术的应用为早期诊断、感染度(虫荷)的估计、现症感染与既往感染的判别以及疗效考核提供了更有价值的参考依据。在分子生物学方面,随着基因组、转录组、蛋白质组等技术的发展,对从分子水平对寄生虫的认识已更加深入,对于寄生虫病的诊断手段、疫苗、药物的研发有重要的推动作用,已取得了部分可喜的结果。在寄生虫分类学方面,分子分类弥补了传统的形态学分类的不足,例如原属于寄生性原虫的卡氏肺孢子虫根据DNA序列分析已被归属于真菌。

我国在防治五大寄生虫病方面取得了举世瞩目的成就。继20世纪50年代基本消灭黑热病之后,经过30多年的防治,我国已向WHO宣布:中国已消除丝虫病。疟疾病例显著下降,仅个别省份有本地疟疾病例发生。日本血吸虫病在1949年前后流行于长江流域及其以南12个省(区),危害十分严重,目前全国所有血吸虫病流行县(市、区)均达到传播控制及以上标准。但我们也应清醒地看到,虽然我国社会经济和文明有了很大发展,但寄生虫病仍然是危害人民健康和阻碍流行区经济发展的严重问题。疟疾发病率虽连年下降,但传疟的蚊媒依然广泛存在,加上人口的广泛流动、输入性疟疾病例增多和恶性疟抗药性的增加,仍存在再次局部流行的风险;尽管全国血吸虫病已从传播控制向传播阻断乃至消除的阶段迈进,但钉螺面积仍很巨大,除了吡喹酮用于传播阻断之外,疫苗的研制与开发距实际应用尚有很大差距,仍存在再次流行的风险;丝虫病虽在国内已经消除,但由于传病蚊媒未能控制,其威胁仍然存在。随着社会经济的发展,国力的增强和人民生活水平的提高,新世纪食源性寄生虫病、土源性寄生虫病和机会致病性寄生虫病等将是我们的防治重点。目前食源性寄生虫病如华支睾吸虫病、并殖吸虫病、姜片吸虫病、细粒棘球蚴病、带绦虫病、猪囊虫病,土源性寄生虫病如钩虫病、蛔虫病等,均被规划为重点防治的疾病;一些机会致病性寄生虫病如弓形虫病、隐孢子虫病等也因艾滋病的流行逐步受到了重视。应该认识到,我国仍是以乡村人口居多的农业大国,寄生虫病防治工作仍是一项长期艰巨的任务。只有进一步加快经济发展,将寄生虫病的防治纳入社会发展的规划,才是控制乃至消灭我国人体寄生虫病的希望所在。

(方强,夏惠)

第三十三章 医学蠕虫

蠕虫(helminth)是指借助肌肉收缩做蠕形运动的一类多细胞无脊椎动物。按生物学分类,蠕虫泛指包括扁形动物门(phylum platyhelminthes)、线形动物门(phylum nemathelminthes)和棘头动物门(phylum acanthocephala)所属的各种动物。医学蠕虫是指与人体健康有关的蠕虫,主要包括吸虫纲(class trematoda)、绦虫纲(class cestoda)和线虫纲(class nematoda)的一些虫种。寄生于人体的蠕虫有250多种,我国已发现40多种。在流行病学上,蠕虫分为土源性和生物源性两类。由蠕虫感染所致的疾病称蠕虫病(helminthiasis)。

第一节 线 虫

一、线虫概述

线虫(nematode)属于线形动物门线虫纲(Nematoda),种类繁多,全球约有1万余种。线虫在自然界中广泛分布,绝大多数营自生生活,多见于水、土壤中,仅少数营寄生生活。在我国可寄生于人体并导致疾病的线虫有35种,其中重要的有10余种,包括蛔虫、钩虫、鞭虫、蛲虫、粪类圆线虫、丝虫、旋毛虫、广州管圆线虫等。

(一) 形态

1. 成虫

虫体呈线状或长圆柱形,体表光滑不分节,左右对称,前段通常较钝圆,后端逐渐变细。不同种类的线虫大小不一,大者可达1 m以上(如麦地那龙线虫),小者仅长约1 mm,需借助于显微镜才能看见(如粪类圆线虫)。雌雄异体,雄虫一般小于雌虫,尾部多向腹面卷曲或膨大呈伞状。雌虫尾部较尖直。线虫头端顶部有口孔,其周围常有唇瓣环绕。口孔之后为管形的消化道。在消化道与体壁之间有一腔隙,因无上皮细胞构成的体腔膜,故称为原体腔(primary coelom)或假体腔(pseudocoel),腔内充满体腔液,内部器官浸置其中,为组织器官间进行营养物质、氧及代谢产物交换的介质,由于原体腔液处于封闭的体壁中,具有流体静压的特点,能将肌肉收缩施加的压力向各方传递,这对虫体的运动、摄食、排泄和使虫体保持一定形状等都起重要作用。

(1) 体壁 由外向内由角皮层(cuticle layer)、皮下层(hypodermis layer)和纵肌层(muscle layer)组成(图33-1)。

1) 角皮层。由皮下层的分泌物形成,无细胞结构,含有蛋白质、碳水化合物、少量的类脂及某些具有代谢活性的酶类。角皮层质硬、光滑,具有弹性,覆于虫体表面,具有保护虫体的功能。

2) 皮下层。由合胞体组成,无细胞界限,具有分泌功能,分泌形成角皮层。皮下层富含糖原颗粒、线粒体、内质网及酯酶等。

3) 纵肌层。在皮下层之内,由单一纵行的肌细胞组成,肌细胞由可收缩纤维和不可收缩的细胞体组成。根据肌细胞的大小、形状和数量,线虫的肌型可分为3种:每区中肌细胞多而长,突入原体腔内明显,称为多肌型(polymyarian type),如蛔虫;肌细胞大而少,只有2~5个肌细胞,称为少肌型(meromyarian type),如钩虫;肌细胞多而细小,称细肌型(holomyarian type),如鞭虫。3种肌型在组织内虫体横断面虫种鉴定时有重要意义。

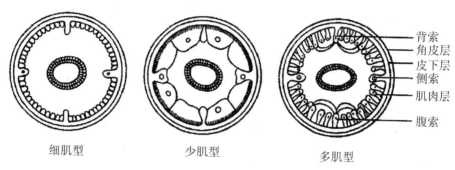

图 33-1 线虫各型体壁结构模式图(横切面)

(2) 消化系统 消化系统包括消化管和消化腺。线虫消化管完全,呈简单直管状,包括口孔(month)、口腔(oral cavity)、咽管(pharyngeal tube)、中肠(midgut)、直肠(rectum)和肛门(anus)。见图33-2。

(3) 生殖系统 雄性生殖系统为单管形,由睾丸、输精管、贮精囊(seminal vesicle)及射精管相连而成,射精管进入泄殖腔(cloaca)。尾端多具有单一或成对的交合刺(copulatory spicule),有的虫种还有交合伞(copulatory bursa)。雌性生殖系统多为双管型(但也有单管型者,如鞭虫),分别由卵巢(ovary)、输卵管(oviduct)、受精囊(spermatheca)及子宫(uterus)、排卵管(ovijector)、阴道(vagina)、阴门(vulva)组成。见图33-2。

(4) 神经系统 咽部神经环(esophageal nerve ring)是神经系统的中枢,向前发出3对神经干(nerve trunk),支配口周的感觉器;向后发出3~4对神经干,分别控制虫体的运动和感觉。见图33-2。

(5) 排泄系统 有管型和腺型2种,有尾感器亚纲的虫种为管型,无尾感器亚纲的虫种为腺型。见图33-2。

2. 虫卵

一般为椭圆形,无卵盖,颜色为棕黄色、淡黄色或无色。卵壳多由3层组成:外层为卵黄膜(vitelline membrane),亦称受精膜(fertilization membrane),较薄,在光镜下不易见,有加固虫卵的作用;中层为壳质层(chitinous layer),又称壳质蛋白层,较厚,是卵壳的主要组成部分,能抵抗外界机械压力;内层为脂层(lipid layer)或蛔甙层(ascaroside layer),有调节渗透压的功能。

(二) 生活史

1. 线虫的发育

线虫的发育一般需经过卵、幼虫和成虫3个阶段。幼虫在发育过程中最显著的特征是蜕皮,即在旧表皮下逐渐形成一层新角皮,旧表皮在含酶蜕皮液作用下破裂蜕去。线虫幼虫

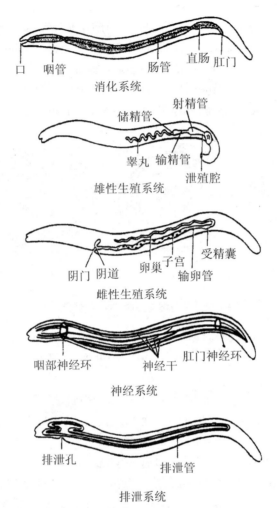

图 33-2　线虫内部结构模式图

一般蜕皮 4 次，第 4 次蜕皮后发育为成虫。成虫的寄生部位因虫种而异。

2. 生活史类型

根据线虫在生活史过程中是否需要中间宿主，可将线虫分为两种类型：

(1) 土源性线虫(soil-transmitted nematodes)　指在生活史过程中不需要中间宿主的线虫，其生活史类型称为直接发育型(direct development type)，肠道线虫多属此型。

自由生活期的线虫卵和幼虫受外界环境因素的影响，尤以温度、湿度、氧气等更为明显。在一定温度范围内，温度升高，代谢速度与生长发育加快，活动增强。不过温度过高，将加速虫体耗竭，使其运动减慢，终至死亡。一般对低温有较强的抵抗力。

(2) 生物源性线虫(bio-source nematodes)　指在生活史过程中需要中间宿主的线虫，其生活史类型称为间接发育型(indirect development type)，组织内寄生线虫多属此型。幼虫必须在中间宿主体内发育到感染阶段，再经口或经节肢动物叮刺感染人体，如丝虫、旋毛虫、美丽筒线虫等。

环境因素对生物源性线虫的中间宿主的繁殖、发育、种群数量、生态有直接影响，从而间接影响生物源性线虫的发育。如温度过高或过低及干燥等因素都可以影响丝虫幼虫在蚊体

第三十三章 医学蠕虫

内的发育。

(三) 致病

线虫对人体危害的程度与虫种、寄生数量(亦称虫荷,parasitic burden)、发育阶段、寄生部位、虫体的机械和化学刺激以及人体的免疫状态等因素有关。

1. 消化道寄生线虫

寄生于小肠的线虫,若幼虫经皮肤侵入人体可引起皮炎(如钩虫与粪类圆线虫);幼虫在人体内移行经血循环至肺时,可引起肺部炎症而出现呼吸系统的症状和体征(如蛔虫和钩虫);成虫在小肠寄生可引起肠黏膜损伤、出血或炎症反应等病变(如钩虫等)。寄生于回盲部或直肠的线虫(如鞭虫和蛲虫),幼虫不经过血循环至肺的移行,其成虫寄生部位的病变也较轻。

2. 组织内寄生线虫

组织线虫对人体的危害一般较肠道线虫严重,例如丝虫成虫可引起淋巴系统病变;旋毛虫幼虫寄生于肌肉内引起肌炎,严重者可因并发症导致死亡;广州管圆线虫寄生于中枢神经系统引起脑脊髓损害等。

(五) 分类

与人类疾病相关的寄生线虫根据其尾感器的有无分别隶属于尾感器亚纲和无尾感器亚纲,除鞭尾目和膨结目属无尾感器亚纲外,其余线虫均隶属于尾感器亚纲(表33-1)。

表33-1 重要医学线虫分类及其寄生部位

亚纲	目	科	属	种	寄生部位
尾感器亚纲 Phasmidea	小杆目 Phabditata	类圆科 Strongyloididae	类圆线虫属 Strongyloides	粪类圆线虫 S. stercoralis	小肠
	圆线目 Strogylata	钩口科 Ancylostomatidae	钩口线虫属 Ancylostoma	十二指肠钩口线虫 A. duodenale	小肠
				犬钩口线虫 A. caninum	皮下组织
				锡兰钩口线虫 A. ceylanicum	皮下组织
				巴西钩口线虫 A. braziliense	皮下组织
			板口线虫属 Necator	美洲板口线虫 N. amecricanus	小肠
		毛圆科 Trichostrongylidae	毛圆线虫属 Trichostrongylus	东方毛圆线虫 T. orientalis	小肠
		管圆科 Angiostrongylidae	管圆线虫属 Angiostrongylus	广州管圆线虫 A. cantonensis	神经系统
	蛔目 Ascaridata	蛔科 Ascaridae	蛔线虫属 Ascaris	似蚓蛔线虫 A. lumbricoides	小肠
		弓首科 Toxocaridae	弓首线虫属 Toxocara	犬弓首线虫 T. canis	组织

续表

亚纲	目	科	属	种	寄生部位
				猫弓首线虫 *T. cari*	组织
	尖尾目 Oxyurata	尖尾科 Oxyuridae	住肠线虫属 *Enterobius*	蠕形住肠线虫 *E. vermicularis*	盲肠、结肠
	旋尾目 Spirurata	颚口科 Gnathostomatidae	颚口线虫属 *Gnathostoma*	棘颚口线虫 *G. spinigerum*	胃
		筒线科 Gongylonematodae	筒线虫属 *Gongylonema*	美丽筒线虫 *G. pulchrum*	口腔、食道黏膜
		吸吮科 Thelaziidae	吸吮线虫属 *Thelazia*	结膜吸吮线虫 *T. callipaeda*	眼结膜囊
	驼行目 Camallanata	龙线科 Dracunculidae	龙线属 *Dracunculis*	麦地那龙线虫 *D. medinensis*	皮下组织
	丝虫目 Filariata	盖头虫科 Dipetalonematidae	吴策线虫属 *Wuchereria*	班氏吴策线虫 *W. bancrofti*	淋巴组织
			布鲁线虫属 *Brugia*	马来布鲁线虫 *B. malayi*	淋巴组织
			罗阿线虫属 *Loa*	罗阿线虫 *L. loa*	皮下组织
			盘尾线虫属 *Onchocerca*	旋盘尾线虫 *O. volvulus*	皮下、眼部
无尾感器亚纲 Aphasmidea	鞭尾目 Trichurata	毛形虫科 Trichinellidae	旋毛形线虫属 *Trichinella*	旋毛形线虫 *T. spiralis*	肌肉组织
		鞭虫科 Trichuridae	鞭虫属 *Trichuris*	毛首鞭形线虫 *T. trichiura*	直肠、结肠
		毛细线虫科 Capillariidae	毛细线虫属 *Capillari*	肝毛细线虫 *C. hepatica*	肝
	膨结目 Dioctophymata	膨结科 Dioctophymatidae	膨结线虫属 *Dioctophyma*	肾膨结线虫 *D. renale*	肾

二、似蚓蛔线虫

似蚓蛔线虫(*Ascaris lumbricoides*,Linnaeus,1785),简称人蛔虫或蛔虫,寄生于小肠,是人体最常见的寄生虫之一,可引起蛔虫病(ascariasis)。祖国医学称之为"蛟蛕"、"蚘虫",在2400多年前即有记载。除人蛔虫外,还有犬弓首线虫(*Toxocara canis*)、猫弓首线虫(*Toxocara cati*)的幼虫可导致人体内脏幼虫移行症;小兔唇蛔虫可在人体颈部、扁桃体、鼻等处寄生,形成脓肿;猪蛔虫(*Ascaris suum*,Goeze,1782)在形态上与人蛔虫相似,偶可在人体小肠内发育为成虫,但生活时间短。

(一) 形态

1. 成虫

成虫长圆柱形,似蚯蚓。体形向头尾两端逐渐变细,尾部钝圆锥形。虫体呈微黄色或淡红色,死后灰白色。体表有细横纹,两侧缘有明显的白色侧线。前端有3片唇瓣(labella),呈"品"字形排列(图33-3)。唇的内缘有细齿一列,侧缘各有小乳突一对。唇后为一小的口腔,连接食管。食管呈圆筒状,管腔为三角形,内面被角皮覆盖,肌纤维呈放射状排列。食管腺3个,1个在食管背侧,2个在食管亚腹侧。中肠为简单的直管。肠壁由基底膜(厚约8 μm)和单层柱状上皮细胞(高约50 μm,宽约8~10 μm)组成。直肠短,在雌虫开口于肛孔,在雄虫开口于泄殖腔。雄虫长15~31 cm,最宽处直径为2~4 mm。尾端向腹面卷曲。生殖器官为单管型,盘绕在虫体后半部,射精管开口于泄殖腔。射精管的后端部背面有交合刺囊,囊内有近等长的棒状交合刺一对,长2~3.5 mm,可以伸缩。肛前乳头数目较多,排列成平行的4行,肛后有4个双乳头和6个单乳头。雌虫一般长20~35 cm,直径为3~6 mm,有的可长至49 cm,尾端平直。生殖器官为双管型,两组生殖器官盘绕在虫体的后2/3部分。子宫粗管状,每个子宫可长200 mm,每组卵巢与输卵管共约长1250 mm。阴门位于虫体前1/3与中1/3交界处。见图33-3。

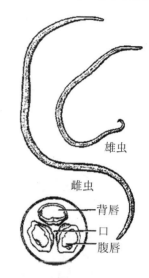

图33-3 蛔虫成虫和唇瓣

2. 虫卵

蛔虫卵分受精卵与未受精卵。受精卵宽卵圆形,大小为(45~75)μm × (35~50)μm。卵壳的表面有一层由子宫分泌的、凹凸不平的蛋白质膜,常被胆汁染成棕黄色。卵壳分3层,外层为受精膜,极薄,约厚0.5 μm,外与蛋白质膜相连;其内为壳质层,厚而透明;最内层为蛔甙层。卵内含有一个未分裂的卵细胞。未受精卵较狭长,多为长椭圆形,少数外形不整齐,大小为(88~94)μm × (39~44)μm。蛋白质膜与卵壳均较薄,无蛔甙层。卵内充满大小不等的屈光颗粒。蛔虫卵上的蛋白质膜可脱落,脱去蛋白膜的蛔虫卵卵壳无色透明,需注意与其他虫卵鉴别。见图33-4。

(二) 生活史

蛔虫生活史为直接发育型,不需要中间宿主,包括虫卵在外界发育、幼虫在宿主体内移行和发育以及成虫在小肠内寄生3个阶段。成虫寄生于人体小肠,雌、雄成虫交配后产出受精卵和未受精卵,虫卵随粪便排出体外,只有受精卵才能进一步发育。在潮湿、荫蔽、氧气充足和适宜温度(21~30℃)的土壤中,约经2周,受精卵内卵细胞即可发育为幼虫,再经1周,卵内幼虫经第1次蜕皮发育为感染期虫卵。见图33-5。

人因误食被感染期虫卵污染的食物或水而感染。在宿主小肠内,卵内幼虫分泌孵化液,其中含有酯酶、壳质酶及蛋白酶,消化卵壳,幼虫破壳逸出。孵出的幼虫能分泌透明质酸酶和蛋白酶,可能借这些酶的作用,侵入肠黏膜和黏膜下层,钻入静脉,经肝、右心到达肺部,穿过肺泡毛细血管进入肺泡。幼虫也可侵入肠壁淋巴管,经胸导管入静脉而到达肺部。在肺

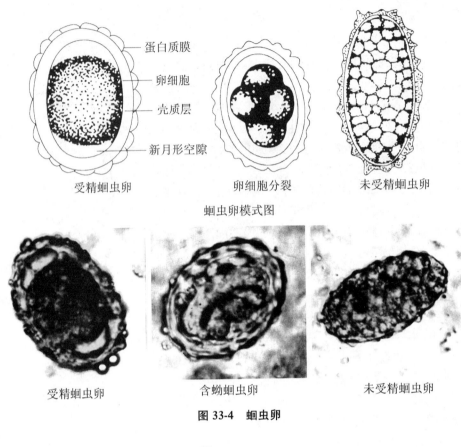

图 33-4 蛔虫卵

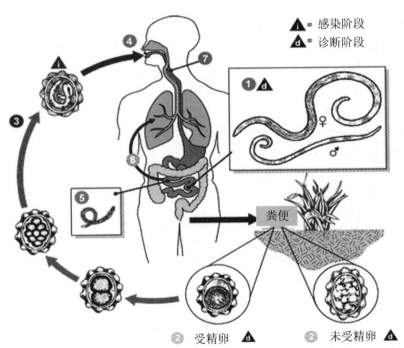

图 33-5 蛔虫生活史

内,幼虫进行第 2 次(约在感染后第 5 天)及第 3 次(约在感染后第 10 天)蜕皮成为第 4 期幼虫,然后沿支气管、气管逆行至咽部,随吞咽进入消化道,在小肠内经第 4 次蜕皮(约在感染后 21~29 天),发育为童虫,再经数周发育为成虫。自虫卵感染人体到雌虫开始产卵约需 60~75 天,每条雌虫每天产卵约 24 万个,成虫在人体内的寿命一般为 1 年左右。

(三)致病机制与临床表现

蛔虫幼虫在人体内移行以及成虫在小肠内寄生可引起不同的病理变化与临床表现,主要为机械损伤、超敏反应和肠功能障碍。但蛔虫的主要致病阶段是成虫期,其主要危害在于机械性损伤所致的各种并发症。

1. 幼虫致病

幼虫侵入小肠黏膜时,可破坏黏膜表面上皮细胞。在肠黏膜和黏膜下层,幼虫可死亡,局部出现嗜酸性粒细胞、中性粒细胞和巨噬细胞的浸润;在侵入血管处,可见出血。幼虫可在肝脏沿肝窦移行,虫体周围可无炎症反应;或被嗜酸性粒细胞与中性粒细胞包围,以后转变为由组织细胞、上皮样细胞与多核巨细胞组成的肉芽肿。蛔蚴在肺内移行可致散在或融合的淤点,肺切面可见带红色的灰斑。在肺泡的血管内,嗜酸性粒细胞和中性粒细胞包围幼虫,也可浸润血管周围组织。幼虫死亡,局部炎症反应更明显,致肉芽肿形成。幼虫穿过肺泡壁的毛细血管,进入肺泡。肺泡内有血液、渗出物、嗜酸性粒细胞及脱落的上皮细胞。细支气管和支气管扩张,气管周围组织中也有嗜酸性粒细胞和组织细胞浸润。在支气管腔内,可见幼虫被黏液和炎症细胞所包围。宿主如属再感染或重复感染,其肝、肺病变较初次感染出现快而严重。

人体自然感染蛔虫,在幼虫移行期,临床表现主要为肺部症状伴有全身反应。患者出现咳嗽、哮喘、呼吸困难、甚至发绀,有黏液痰或血痰,同时,体温上升,一般在 38 ℃ 左右,也可高达 40 ℃。肺部听诊有干罗音、捻发音。X 线检查,肺部可见点状、絮状或片状阴影。血中谷草转氨酶(SGOT)、碱性磷酸酶、乳酸脱氢酶的含量明显上升;IgE 与 IgM 的含量升高,氧分压下降。肺功能检查显示气道阻塞(airway obstruction)。

当重症感染时,幼虫可以通过肺毛细血管、左心,进入体循环,侵入一些器官或组织,如淋巴结、甲状腺、胸腺、脾脏、脑、脊髓等处,引起相应的异位病变;也可到达肾脏,经尿排出;或者通过胎盘,到达胎儿体内。

2. 成虫致病

成虫的致病作用主要有损伤肠黏膜、掠夺营养、引起超敏反应及其钻孔习性引起的并发症。

(1)损伤肠黏膜,导致消化道症状　蛔虫在小肠内寄生可通过机械作用或化学性刺激损伤肠黏膜,主要是空肠黏膜,引起消化道症状。患者常有食欲缺乏、恶心、呕吐、腹痛和腹泻等症状。腹痛的部位常在脐周围,有时出现疝痛或腹泻,可伴有黏液和血液,这与肠黏膜损伤和肠壁炎症影响正常肠蠕动有关。

(2)掠夺营养引起营养不良　蛔虫以小肠内半消化食物为食,加之蛔虫损伤肠黏膜导致消化和吸收障碍,影响蛋白质、脂肪、糖类、维生素的吸收。大量蛔虫寄生时可导致宿主营养不良、发育障碍。

(3)超敏反应　蛔虫的变应原被感染者吸收后,可引起 IgE 介导的 Ⅰ 型超敏反应,如荨麻疹、血管神经性水肿、皮肤瘙痒、结膜炎等。未感染蛔虫者如果接触或吸入蛔虫的过敏原也可出现超敏反应,例如哮喘、荨麻疹、结膜炎、颜面浮肿、胃灼热、腹痛、腹泻。患者也可以出现失眠、磨牙、惊厥等神经系统症状。重度感染的儿童可发生蛔虫中毒性脑病。

(4) 并发症 蛔虫成虫具有窜扰、钻孔习性,当寄生环境改变,如人体体温升高、食入过多辛辣食物、某些药物或饮酒以及不适当的驱虫治疗时,常可刺激虫体窜扰活动增强,钻入开口于肠壁的管道或进入其他器官,引起并发症。常见的并发症有胆道蛔虫症、蛔虫性肠梗阻、蛔虫性阑尾炎、蛔虫性肠穿孔等。

胆道蛔虫症(biliary ascariasis)是最常见的并发症,占严重并发症的64%。患者剑突下或剑突下偏右侧突发疼痛,向右肩、背部或下腹部放射,患者难于忍受,极端不安。有恶心、呕吐。疼痛持续10~20 min或更久,缓解后,隔短时或较长时间可再发生。剑突下或剑突下稍偏右有局限性压痛点,无腹肌紧张。

蛔虫性肠梗阻(Ascaris-induced intestinal obstruction)系蛔虫数量多,相互扭结成团堵塞肠管所致。其特点是在脐部或右下腹部突然发生局部疼痛,持续数分钟,间歇短时,可再出现。有呕吐、腹胀、肠蠕动、腹泻或便秘等症状。多数病例在脐部右侧可触及软的、无痛的可移动团块,有时为香肠状。阻塞可发生在小肠各部,但多见于回肠。

蛔虫侵入阑尾可引起阑尾炎。蛔虫也可致病变或正常的肠壁发生穿孔,或者经胃切除或阑尾切除后的缝合口,或经美克尔憩室(Meckel's diverticulum)进入腹腔,也有尿出蛔虫和从肠-脐瘘中检出蛔虫的报道。蛔虫进入腹腔可引起弥漫性或局限性腹膜炎。如小肠与肾盂、输尿管或膀胱之间有瘘管,蛔虫可从泌尿道排出,如与女性生殖道之间有瘘管,则蛔虫可在生殖道出现。近年尚有从尿液中检出蛔虫卵的报道。蛔虫也可侵入胰腺引起胰腺炎。

感染虫数多时蛔虫可沿食管上行,甚至可吐出蛔虫,有时可停留在喉部或被吸入气管、支气管,引起窒息和死亡;亦可进入咽鼓管,引起中耳炎,甚至从外耳道钻出;也可进入泪囊,经泪点伸出外部;偶可引起眼球内人蛔虫病。

(四) 诊断

自患者粪便中检出蛔虫卵,即可确诊。由于蛔虫的排卵量大,以粪便直接涂片法,1张涂片检出率约为80%,3张涂片可检出率约为95%。必要时也可采用浓集法,如饱和盐水浮聚法或沉淀法,检出效果更好。亦可用厚涂片法(如定量透明法)进行定量检查。肠内如仅有雄虫寄生(约占蛔虫感染的3.4%~5%),则诊断较为困难,可用驱虫药试验治疗。患者粪中排出蛔虫或吐出蛔虫当可确诊。蛔蚴在肺内移行导致呼吸系统症状时,有时可从痰中检出幼虫。

胆道蛔虫症和蛔虫性阑尾炎在超声检查时可有反映虫体形状的特定影像学表现,可作为诊断参考。

(五) 流行

蛔虫呈世界性分布,在温带、亚热带及热带均有流行,而在气候适宜、生活水平低、环境卫生和个人卫生差的地方尤为常见。据估计全球蛔虫感染人数约为10亿人。据2001~2004年全国人体重要寄生虫病调查,我国人群的蛔虫感染率平均为12.72%,以贵州的感染率最高(42.41%),其次为湖南、四川、湖北、广西等。人群感染特点是农村高于城市,儿童高于成人。农村12岁以下儿童为高感染人群,学生、农民(包括菜农)和渔民感染率较高。蛔虫感染具有家庭聚集性。粪便内含有蛔虫受精卵的蛔虫感染者为传染源。

蛔虫感染率居高不下的主要原因有：① 蛔虫生活史简单，不需中间宿主。② 雌虫产卵量大，每天每条雌虫产卵24万个。③ 虫卵对外界环境抵抗力强，在荫蔽的土壤或蔬菜上可存活数月至1年之久，食醋、酱油、泡菜的盐水不能杀死虫卵，10%的硫酸、盐酸和磷酸均不能影响虫卵发育，在无氧环境中，蛔虫卵不能发育，但可存活2～3个月。④ 用未经处理的人粪施肥和随地大便使蛔虫受精卵污染土壤及蔬菜等，猪、犬、鸡、鼠、蝇及蟑螂等动物和昆虫可机械性播散蛔虫卵。⑤ 人群不良的卫生行为，如饭前不洗手，生吃瓜果、蔬菜，饮生水等都可能导致经口误食感染期蛔虫卵。

人群感染蛔虫的季节与当地气候、生产活动等因素有关，主要在春、夏季节。

（六）防治

蛔虫病的防治应采取综合防治措施，包括查治患者和带虫者、管理粪便和预防感染。

1．普查普治，控制传染源

对患者和带虫者进行驱虫治疗，是控制传染源的重要措施。目前常用驱虫药为阿苯达唑、甲苯达唑和三苯双脒，均有较好的疗效。学龄儿童可采用集体服药，驱虫时间宜在感染高峰期后的秋季或冬季进行。由于重复感染机会多，因此在集体驱虫以后，需要间隔一定时间，对粪检虫卵阳性者进行驱虫（选择性驱虫），如此反复进行，并配合采取其他预防措施，才能控制一个地区蛔虫病的流行。驱出的蛔虫和粪便应及时处理，以免污染环境。对各种蛔虫并发症的治疗原则是中西医结合、内外科结合、先内科后外科的综合疗法。对胆道蛔虫症，可采用乌梅丸或乌梅汤结合针刺疗法；对于蛔虫性肠梗阻，可采用针灸或氧气疗法。经中西医内科治疗无效者，应给予手术治疗。

2．加强管理粪便

粪便管理是阻断蛔虫等肠道线虫感染的重要环节，粪便无害化处理既可防病，又能保肥。可采用五格三池贮粪法、干粪堆肥法和沼气池发酵法。

3．加强宣传教育

广泛开展健康教育，宣传蛔虫病的危害和防治知识；注意饮食卫生和个人卫生，饭前便后洗手，不随地大便，不吃生菜或未清洗的蔬菜和瓜果，不喝生水，消灭苍蝇、蟑螂。

三、十二指肠钩口线虫和美洲板口线虫

钩虫（hookworm）是钩口科线虫的统称，包括17属约100种。寄生于人体的钩虫主要有十二指肠钩口线虫（*Ancylostoma duodenale*，Dubini，1843）和美洲板口线虫（*Necator americanus*，Stiles，1902），分别简称十二指肠钩虫和美洲钩虫（图33-6）。偶尔寄生于人体的钩虫有锡兰钩口线虫（*Ancylostoma ceylanicum*，Looss，1911）、犬钩口线虫（*Ancylostoma caninum*，Ercolani，1859）和马来钩口线虫（*Ancylostoma malayanum*，Alessandrini，1905）等。另有巴西钩口线虫（*Ancylostoma braziliense*，Gomez de Faria，1910）的感染期幼虫也可以感染人体，但一般不发育为成虫，仅引起皮肤幼虫移行症（cutaneous larval migrans）。其余大多数虫种寄生于其他哺乳动物。

钩虫寄生于人体小肠，导致人体慢性失血，引起钩虫病（hookworm disease），患者可出现贫血及相关症状，严重者可明显影响劳动力，甚至危及生命。目前，全世界钩虫感染人数约7.4亿，我国钩虫感染人数为3930万，平均感染率为6.12%。因此，钩虫病仍然是严重危害人体健康的重要寄生虫病，为我国优先防治的病种。

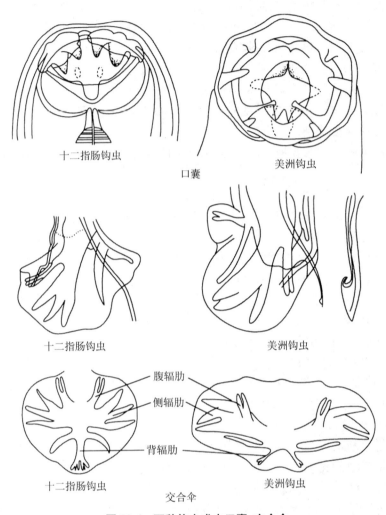

图33-6 两种钩虫成虫口囊、交合伞

(一) 形态

1. 成虫

细长线状,长约1 cm,体壁略透明,活时呈肉红色,死后为乳白色,雌虫略大于雄虫。虫体前端较细,微向背侧仰曲,顶端有一发达的角质口囊,口囊腹侧缘有2对钩齿或1对板齿。口囊之中为口孔。钩虫咽管长度约为体长的1/6,其后端略膨大,咽管壁肌肉发达,肌细胞交替收缩与松弛使咽管具有唧筒样作用,有利于吸取血液。肠管壁薄,由单层上皮细胞构成,内壁有微细绒毛,有利于氧及营养物质的吸收和扩散。

虫体前端有头腺1对,位于虫体两侧,前端与头感器相连,开口于口囊两侧的头感器孔,后端有分泌功能,能分泌抗凝素和乙酰胆碱酯酶等。抗凝素是一种耐热的非酶性多肽,可阻止宿主肠壁伤口的血液凝固,有利于钩虫吸血。另有3个位于咽管壁内的咽腺,可分泌乙酰胆碱酯酶、蛋白酶等多种酶类。乙酰胆碱酯酶可破坏乙酰胆碱,影响神经介质的传导,降低宿主肠壁的蠕动,有利于虫体的附着。

雌虫较大,尾端呈圆锥状,阴门位于虫体腹面中部,十二指肠钩虫有尾刺。雄虫较小,末端膨大，角皮向后延伸并形成膜质交合伞，交合伞由2个侧叶和1个背叶组成，伞内有若干指状肌性辐肋所支撑，分为背辐肋、侧辐肋和腹辐肋，背辐肋的分支特点是虫种分类和鉴别的重要依据之一。交合伞内还有两根从泄殖腔伸出的细长可收缩的交合刺。十二指肠钩虫与美洲钩虫成虫的形态区别见表33-2。

表33-2 寄生人体两种钩虫成虫的鉴别要点

鉴别要点	十二指肠钩虫	美洲钩虫
大小(mm)	♀ 10~13×0.6 ♂ 8~11×0.4~0.5	♀ 9~11×0.4 ♂ 7~9×0.3
体形	头端与尾端均向腹面弯曲呈"C"形	尾端向背面弯曲呈"S"形
口囊腹齿	腹侧前缘有2对钩齿	腹侧前缘有1对半月形板齿
交合伞形状	略呈圆形	扁圆形
背辐肋分支	远端分2支，每支再分3小支	基部分2支，每支再分2小支
交合刺	刺呈长鬃状，末端分开	一刺末端呈钩状，包套于另一刺的凹槽中
阴门	体中部略后	体中部略前
尾刺	有	无

2. 幼虫

(1) **杆状蚴** 自卵内孵出的幼虫为第一期杆状蚴，体长为0.23~0.40 mm，最大横径为0.017 mm。虫体透明，前端钝圆，后端尖细而较短。口腔狭而长，食管分前、中、后三部分，前部略膨大，中部狭长，后端略似球形，食管长度约等于体长的1/3。第1期杆状蚴以泥土内的细菌和有机物为食物，在适宜环境下，孵出后48 h左右体长可以增长到0.4 mm，即行第1次蜕皮，发育为第2期杆状蚴。一般在第5~8天时，进行第2次蜕皮，发育成丝状蚴。

(2) **丝状蚴** 大小为(0.5~0.7) mm×0.029 mm。食管细长，其长度约占体长的1/5，食管后端略似球状。口腔封闭不能进食，口腔和食管连接处，有一对矛状的角质构造，称为口矛，有穿刺皮肤的功能，其形状也有助于虫种的鉴别。丝状蚴的体表覆盖鞘膜，为第二期杆状蚴蜕皮时残留下的外皮层，对虫体有保护作用。丝状蚴对人体具有感染能力，故也称感染期蚴。

3. 虫卵

两种钩虫卵光镜下无法区别，呈椭圆形，无色透明，大小为(56~76) μm ×(36~40) μm。卵壳薄，新鲜粪便中的虫卵内含2~8个细胞，卵细胞与卵壳之间有明显的间隙。若粪便排出后放置过久，在适宜环境下虫卵可继续分裂，可见多细胞卵、含桑葚期胚甚至含幼虫的虫卵(图33-7)。

(二) 生活史

两种钩虫的生活史基本相同。生活史过程不需要中间宿主，可分为在土壤中和在人体内发育两个阶段(图33-8)。

(1) **在土壤中发育阶段** 成虫寄生于十二指肠及空肠上部，借助于口囊内的钩齿或板齿咬附在肠黏膜上，以宿主的血液、淋巴液、肠黏膜和脱落的上皮细胞为食。雌雄虫体交配后产卵于肠腔中，虫卵随粪便排出体外。虫卵在适宜的温度(22~30 ℃)和湿度(相对湿度

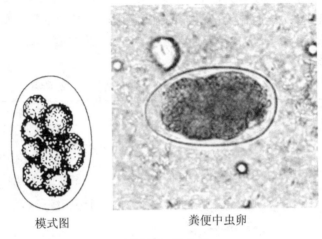

图 33-7 钩虫卵

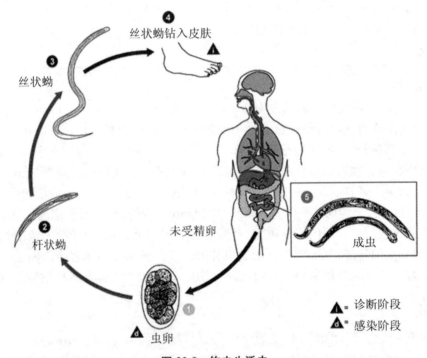

图 33-8 钩虫生活史

60%~80%)下,在荫蔽、氧气充分、肥沃的土壤中,可在 24~48 h 内经多细胞期、桑葚期、蝌蚪期等发育阶段而孵化出第一期杆状蚴。一般十二指肠钩虫卵比美洲钩虫卵孵化快。第 1 期杆状蚴以细菌和有机物为食,约 48 h 后脱皮 1 次,发育为第 2 期杆状蚴。第 2 期杆状蚴仍营自生生活,约在第 5~6 天停止摄食,口腔封闭,咽管变长,并进行第 2 次脱皮,发育为丝状蚴。丝状蚴口腔闭合,不能进食,其代谢和活动所需的能量靠原储存在体内的物质维持,在适宜的环境中,可以生活 15 周左右。丝状蚴多生活在土壤表层 6 cm 厚的土层中,其中 90% 集中在 1~2 cm 深的土层。其向上爬升的能力颇强,可借助于覆盖于其体表水膜的表面张力,沿植物茎或草枝向上爬行,最高可达 22 cm。爬升至土壤表面的丝状蚴常聚集在一起,在污染较重的小土块上可有数千条丝状蚴,而离开稍远(如一尺以外)的土块上可完全没有丝状蚴。这种分布特征使宿主受感染的机会大大增加。

(2) 在人体内发育阶段 丝状蚴有明显的向温性、向湿性,对接触、二氧化碳或热均有明显的反应。当人体皮肤与土壤接触时,丝状蚴即向皮肤所接触的温暖地面移行,及至与皮肤接触后受到皮肤温度的刺激,活动能力增强,依靠机械性穿刺和咽管分泌的胶原酶的作用,经毛囊、汗腺口或破损皮肤侵入人体,时间多为30~60 min。丝状蚴侵入皮肤后,先在皮下组织内移行,24 h侵入皮下微血管或淋巴管,随血流到达右心、经肺动脉到肺,大部分幼虫能穿过肺毛细血管网进入肺泡,借助于宿主呼吸道上皮细胞纤毛的活动,沿毛细支气管、小支气管、支气管、气管上行至咽部,随宿主吞咽活动经食道、胃而到达小肠。感染后第3~4天幼虫在小肠内完成第三次脱皮,形成暂时性口腔,以宿主的血液为食,在3~4周内进行第4次脱皮,发育为成虫并进行交配产卵。自丝状蚴侵入皮肤,直至成虫产卵,十二指肠钩虫最快需5周,平均为50天。美洲钩虫最快需7周,平均为60天。近年发现,十二指肠钩虫幼虫在一次大量侵入人体后,部分幼虫可滞留或移行于肠腔外的组织中存活200多天,其后有的幼虫仍可进入肠腔发育成熟,被称为延滞发育。美洲钩虫无此现象。

钩虫产卵量与虫龄、虫荷量和宿主状况有关。每条雌性十二指肠钩虫每日产卵10000~30000个,美洲钩虫为5000~10000个。十二指肠钩虫还可出现冬季和夏季停止排卵现象。十二指肠钩虫寿命约为6~8年,美洲钩虫寿命约为4~6年。

经皮肤感染是钩虫丝状蚴侵入宿主的主要方式,但十二指肠钩虫也可经口感染,其丝状蚴如被食入,少数未被胃酸杀死,直接在小肠内发育为成虫。丝状蚴也可经口腔黏膜或食管黏膜侵入组织,其移行途径与经皮肤感染一致。丝状蚴还可感染某些动物(小牛、小羊、猪、兔)移行到肌肉中保持滞育状态。人若生食这些转续宿主的肉类,也可能导致钩虫感染。十二指肠钩虫偶然还可通过母乳和胎盘感染。

(三) 致病机制与临床表现

1. 致病机制

钩虫带虫者是指感染钩虫后未出现明显的症状和体征,而钩虫病患者则为感染钩虫后出现症状和体征。病情的轻重与感染钩虫虫种、感染数量、感染次数、宿主的营养状况以及免疫状态等因素有关。两种钩虫的致病作用相同,但十二指肠钩虫对人的危害比美洲钩虫大。

(1) 幼虫的致病作用 丝状蚴侵入皮肤时,运动活跃,由于机械性穿刺和化学性分泌物的作用,引起移行性创伤和皮炎。

(2) 成虫的致病作用 钩虫成虫咬附在肠黏膜上,可造成肠黏膜出现出血点和小溃疡,溃疡大小为3~5 mm;也可以形成出血性片状瘀斑,病变可深达黏膜下层或肌层,出现消化道症状或消化道出血。钩虫以血液、肠黏膜等为食,使人长期处于慢性失血状态,造成体内铁和蛋白质的大量丢失,加之钩虫对肠黏膜的损伤,影响营养物质的消化吸收,铁和蛋白质得不到有效补充,造成血红蛋白的合成速度比红细胞慢,形成红细胞体积较小、颜色偏淡、血红蛋白含量低的低色素小细胞性贫血,又称缺铁性贫血。钩虫造成患者长期慢性失血的原因包括:① 虫体自身吸食血液,并且血液迅速经其消化道排出,每条美洲钩虫每天导致宿主的失血量为0.01~0.09 mL,十二指肠钩虫则为0.14~0.40 mL,超过美洲钩虫约10倍。② 钩虫吸血时其头腺分泌抗凝素,阻止血液凝固,造成黏膜伤口渗血。③ 虫体有更换叮咬部位的习性,每条钩虫一生平均更换寄生部位6.9次,由于抗凝素的作用,旧伤口继续渗血,增加了失血量。

2. 临床表现

(1) 幼虫所致损害

1) 钩蚴性皮炎(dermatitis caused by hookworm larvae)。俗称"着土痒"、"土痒疹"、"粪毒"。皮炎发病有明显的季节性,大多发生于当地的钩虫易感季节,人群接触被人粪污染的土壤或农作物之后。丝状蚴侵入皮肤后数分钟至数小时,患者局部有奇痒或烧灼感,患处形成充血的小丘疹。1~2日内变成水疱或脓疱,数日后结痂、脱痂,一般于1周后自行消失。若继发细菌感染病情可延长2~4周。美洲钩虫引起的皮炎较十二指肠钩虫典型。

2) 呼吸道症状。一般在感染后3~5天内,患者出现咽喉发痒、咳嗽、咳痰、痰中带血、气喘等症状,重者肺部可闻及干、湿罗音和哮鸣音。血液嗜酸性粒细胞增多,X线摄片显示两肺纹理增粗,伴有点状阴影,病程多数持续1~2周后自行消失。但当十二指肠钩虫迁延移行时,病情可反复,迁延数月而不愈。

(2) 成虫所致损害

1) 消化道症状。患者食欲亢进,但乏力、易倦,有"懒黄病"之称。可出现上腹不适、疼痛、恶心、呕吐、腹胀和腹泻等,钩虫病引起的腹泻呈黏液样或水样便,如有消化道出血,则可见黑便、柏油样便、血便和血水便。钩虫病所致消化道出血常被误诊为消化道溃疡、痢疾、食管胃底静脉曲张破裂、胃癌和胆石症等,应引起高度重视。少数患者,特别是重度感染的儿童可出现喜欢吃生米、生豆、土块、煤渣、破布、毛皮、木炭等异常嗜好,被称为"异嗜症"(allotriophagy)。异嗜症发生的原因不明,似与铁的耗损有关,给患者服用铁剂后,症状可自行消失。

2) 贫血。贫血为钩虫病最主要表现之一。患者出现皮肤蜡黄、黏膜苍白、头晕、乏力,长期和严重贫血可引起心慌、气短等贫血性心脏病的表现,部分病人有面部及全身浮肿,尤以下肢为甚。

3) 婴儿钩虫病(infant hookworm disease)。患儿的临床表现为急性便血性腹泻,大便呈黑色或柏油样,面色苍白,消化功能紊乱,发热,精神萎靡,肺偶可闻及罗音,心尖区有明显收缩期杂音,肝脾肿大,贫血多较严重,80%病例的红细胞计数在200万/mm^3以下,血红蛋白低于50 g/L,嗜酸性粒细胞的比例及直接计数值均有明显增高,生长发育迟缓。发病年龄多在5个月至12个月,部分为出生后26天以内发病的新生儿钩虫病,甚至有出生后即发病的病例报道。患儿就诊时粪便均查到钩虫卵。婴儿钩虫病合并症多,预后差,病死率为3.6%~6.0%。婴儿感染钩虫的途径有:① 母亲在田间劳动时,将婴儿放在染有钩蚴土壤上或使用被丝状蚴污染的尿布、内衣、内裤等经皮肤感染;② 我国北方农村,婴儿常可通过用沙袋代替尿布或睡沙袋、麦秸而受感染;③ 钩蚴经胎盘使胎儿先天感染;④ 钩虫感染的哺乳期妇女乳汁中可有活动的丝状蚴,可经母乳传递感染婴儿。

(四) 试验诊断

粪便检查中检出钩虫卵为确诊的依据。但是如果要区分十二指肠钩虫或美洲钩虫感染,需依赖于虫卵孵化出钩蚴或驱虫获得成虫,才能准确鉴别。

1. 粪便检查虫卵

常用的方法有粪便直接涂片法、饱和盐水浮聚法、Kato-Katz厚涂片法等。直接涂片法是诊断钩虫病最简单迅速且较常用的定性诊断方法,但由于所用粪量极少,轻度感染时易漏诊。钩虫卵相对密度约为 1.06,在饱和盐水(相对密度为 1.20)中容易漂浮。饱和盐水浮聚法操作简单,检出率较高(较直接涂片法高 5~6 倍),是诊断钩虫感染的最适宜方法。Kato-Katz 厚涂片法检出率较高,可用于钩虫感染度的测定,但由于钩虫卵易变形或"消失",使结果缺乏相应的准确性和稳定性,对操作者技术要求较高,初学者一般不宜采用。

2. 钩蚴培养法

此法检出率较高,且可鉴别两种钩虫的丝状蚴,适用于流行病调查,但需培养 5~6 天才能孵出钩蚴。

(五)流行

1. 分布与流行

钩虫病在世界上分布较为广泛,全世界钩虫感染者人数约 7.4 亿,患者多数分布在亚洲的越南、老挝、菲律宾、泰国、马来西亚、印度尼西亚、朝鲜、中国、印度,非洲的埃及、尼日利亚、乌干达,美洲的巴西、哥伦比亚、墨西哥、波多黎各等国家。

钩虫病在我国的分布相当广泛,共分布于 25 个省(市、自治区)。全国钩虫感染者为 3930 万人,平均感染率为 6.12%,感染率随着年龄的增长而升高,农村高于城市,女性高于男性,成人高于儿童。感染率最高地区为海南省。

我国钩虫病的主要流行区在淮河及黄河一线以南,平均海拔高度 800 m 以下的丘陵地和平坝地,大部分地区系十二指肠钩虫与美洲钩虫混合流行,北纬 35°以北(沿海地区除外)均属十二指肠钩虫分布;北纬 34°(沿海为 38°)以南出现美洲钩虫;北纬 34°以南至 25°以北地区,二种钩虫虽混合流行,但以十二指肠钩虫为多;北纬 25°以南,则为美洲钩虫占优势的混合感染。

2. 传染源与传播途径

钩虫病患者和带虫者是钩虫病的传染源。人主要通过生产劳动等方式接触疫土(被丝状蚴污染的土壤)而受感染,特别是手、足暴露于用新鲜的人粪施肥的种植旱地作物的田地中更易感染。

3. 流行因素

钩虫病的流行与自然环境、种植作物、生产方式及生活条件等诸因素有密切关系。钩虫卵及钩蚴在外界的发育需要适宜的温度、湿度及土壤条件,因而感染季节各地也有所不同。各种自然因素中以温度和雨量最为重要。农作物种类、耕作习惯与钩虫分布关系密切。夏秋季施用人粪的旱地作物如红薯、桑、玉米、蔬菜、烟草、棉、麻、甘蔗等是钩虫病传播的关键作物。

(六)防治

钩虫病的防治需针对传染源、传播途径、易感人群这 3 个流行环节进行综合防治方能取得良好效果。2006 年以来,我国采用以健康教育为先导的"四改一驱虫"(改厕、改水、改造环境、改善行为和驱虫)综合防治措施进行钩虫病防治。

1. 积极驱虫治疗,控制传染源

治疗患者控制传染源是预防钩虫病传播的重要环节,在流行区应定期开展普查普治工作,一般宜选在冬、春季进行。感染率高(>50%)的社区或地区,应进行全民性化疗,即不管粪便检查是否查出钩虫卵,全部都给予驱虫治疗;对于感染率较低的地区,应根据目标的不同采用仅治疗阳性者、仅治疗高带虫者、仅限于高危人群等不同类型的选择性化疗,需考虑到可行性、群众接受能力及花费等因素。常用驱虫药物有甲苯咪唑、丙硫咪唑、噻嘧啶等,除对成虫有杀灭驱虫作用外,对虫卵及幼虫亦有抑制发育或杀灭作用。我国研制的三苯双脒治疗钩虫病效果良好,特别是对于美洲钩虫的驱除,效果尤佳。用噻苯咪唑配制15%软膏局部涂敷,可治疗钩蚴性皮炎,若同时辅以透热疗法,效果更佳。将受染部位浸入53℃热水中,持续20~30 min,有可能杀死皮下组织内移行的幼虫。对钩虫病贫血患者在驱虫治疗前后给予适量的铁剂,积极纠正贫血十分必要。一般口服硫酸亚铁片或葡萄糖酸铁。

2. 加强粪便管理,切断传播途径

加强粪便管理及无害化处理,是控制钩虫病的一个极为重要的环节。向群众宣传不能随地大便,以防止虫卵污染泥土。开展农村改厕粪管工作,推广无害化卫生厕所,采用粪尿混合贮存,经密封式沼气池、五格三池式沉淀或堆肥等杀灭虫卵后,再用于旱地作物施肥。

3. 改善行为、加强防护、保护易感人群

加强个人防护和防止感染,耕作时提倡穿鞋下地,需用手进行间苗或翻藤时可戴涂塑手套或厚布手套,或者合理安排农事,待晨露干后或傍晚再进行操作。手、足皮肤涂抹1.5%左旋咪唑硼酸酒精液或15%噻苯咪唑软膏,对预防感染有一定作用。为防止丝状蚴经口感染,在喜生食瓜果蔬菜地区,应教育群众不吃生菜或洗净用开水烫后食用。有婴儿钩虫病的地方,应使群众认识到使用沙土袋作婴儿尿布的危害性,勿让幼儿在施过人粪肥的庭院或地边游玩坐卧。

四、蠕形住肠线虫

蠕形住肠线虫(*Enterobius vermicularis*,Linnaeus,1758;Leach,1853)简称蛲虫,寄生于人体回盲部,引起蛲虫病(enterobiasis),是人体常见的肠道寄生虫病,以肛周瘙痒为突出症状。

(一) 形态

1. 成虫

成虫细小,呈乳白色。虫体角皮具横纹,头部周围的角皮向外隆起形成头翼。口孔位于虫体前端顶部,其周围有3个唇瓣;口与咽管相连,咽管末端膨大呈球形,称咽管球。雌虫长8~13 mm,中部膨大,尾端直而尖细;生殖系统为双管型,前、后两子宫汇合通入阴道,阴门开口于虫体前中1/3交界处的腹面;肛门位于体后中1/3交界处腹面。雄虫长2~5 mm,宽0.1~0.2 mm,体后端向腹面卷曲,具有尾翼及数对乳突;生殖系统为单管型,包括睾丸、输精管及射精管;泄殖腔开口于尾端,有交合刺1根,长约70 μm,末端弯曲。见图33-9。

2. 虫卵

虫卵呈不对称的近椭圆形的不等面三角体,一侧扁平,一侧稍凸,两端不等宽,形似柿核。大小为(50~60)μm×(20~30)μm,无色透明,卵壳厚。卵自虫体排出时,已含有1个发育至蝌蚪期的胚胎,在与外界空气接触后,该胚胎很快发育为幼虫,在卵内经1次蜕皮后发育为感染期卵。

(二) 生活史

成虫寄生于人体的盲肠、阑尾、结肠、直肠及回肠下段,严重感染时也可寄生在小肠上

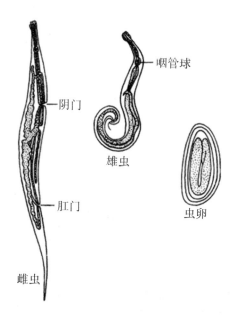

图 33-9 蛲虫成虫和虫卵

段、胃及食管等部位。雌雄成虫交配后，雄虫很快死亡而被排出。1条雌虫子宫内约含虫卵5000～17000个，受孕雌虫逐渐向下移行至直肠，在肠腔内的温度及低氧压的环境下，雌虫一般不产卵或很少产卵。宿主睡眠后肛门括约肌松弛时，部分雌虫爬出肛门外，因受环境变化的刺激，开始大量排卵。虫卵可黏附在肛周皮肤上。产卵后的雌虫大多干瘪死亡，少数雌虫可再爬回肛门或进入阴道、尿道、膀胱等处，引起异位损害。

虫卵在肛门周围皮肤上，因局部环境条件适宜发育（温度 34～36 ℃；相对湿度 90%～100%，氧气充足），约经 6 h，即发育为感染期卵。当患者用手搔抓肛门周围皮肤，虫卵污染手指，再经口食入而造成自身感染。虫卵也可脱落在衣裤、被褥、玩具或食物上，经口使自身或他人感染。黏在灰尘上的虫卵，可随灰尘飞扬，经空气吸入，黏附在咽部，随吞咽进入消化道而感染。虫卵在十二指肠内孵出幼虫，幼虫沿小肠下行，经 2 次蜕皮，到达结肠，再蜕皮 1 次后发育为成虫。虫体借助前端的头翼、唇瓣附着在肠黏膜上，或在肠腔内呈游离状态。以肠内容物、组织液或血液为食。人自食入感染期卵至雌虫发育成熟并开始产卵约需 2～6 周。雌虫寿命约 2～4 周，一般不超过 2 个月，最长者可达 101 天。但由于自体重复感染，蛲虫感染可持续若干年。

虫卵在肛周皮肤上可孵化出幼虫，并经肛门进入肠腔，可发育至成虫阶段，这种感染方式称为逆行感染（retroinfection）。见图 33-10。

（三）致病机制与临床表现

1. 致病机制

雌蛲虫在肛门周围和会阴部产卵的刺激作用，可引起局部皮肤出现炎症反应、湿疹或皮肤角化。若皮肤抓破，可继发细菌感染。成虫寄生在肠内，附着处的黏膜受损，呈现慢性炎症。也可形成小的溃疡，引起出血。若合并细菌感染，可产生黏膜下脓肿。

蛲虫成虫有时可侵入肠壁和阑尾组织，甚至肠外的一些组织与器官异位寄生，引起局部炎症和肉芽肿病变。蛲虫可侵犯的组织器官包括肠壁、阑尾、泌尿生殖系统、盆腔与腹腔、肛

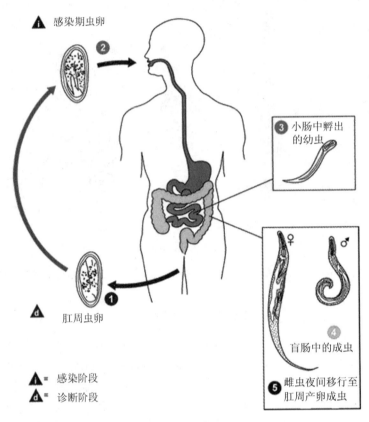

图 33-10　蛲虫生活史

周皮肤以及其他脏器,如肝脏、肺组织和结膜囊等。

2. 临床表现

由于蛲虫感染程度的轻重不同,又可发生异位寄生,因此在临床上可以无明显的症状,或表现出不同的症状体征,甚至出现并发症。

(1) 肛周瘙痒　是蛲虫病的主要症状,夜间为甚。这是由于雌虫夜间在肛门周围产卵刺激所致。因为奇痒难忍,患儿常不自觉地搔抓,导致皮肤出现炎症或湿疹,若皮肤被抓破,引起出血和继发感染。由于局部经常有痒感、刺痛或剧痛感,患儿可伴有恶梦、失眠、烦躁不安、食欲不佳、消瘦、夜间磨牙及夜惊等症状。

(2) 消化道症状　蛲虫寄生可致胃肠功能紊乱和消化道症状,重度感染时刺激局部肠黏膜,可引起卡他性炎症或小溃疡,出现呕吐、腹泻、粪便中黏液增多。少数病例可出现嗜酸性粒细胞性小肠结肠炎的症状,表现为发热、急性腹痛、水样腹泻、便血,粪便中可有许多蛲虫幼虫。虫体侵入肠壁组织,可致肉芽肿形成,引起腹痛、腹泻等症状。

(3) 异位寄生　蛲虫还可侵犯许多组织器官,引起相应的异位寄生表现。

1) 蛲虫性阑尾炎。系蛲虫寄生于阑尾腔,或侵入阑尾组织中所致,可为急性或慢性阑尾炎。患者以阵发性腹痛、右下腹压痛为主。局部肌紧张不明显。阵发性腹痛较蛔虫性阑尾炎为轻;可伴有恶心、呕吐、发热。血液检查中性粒细胞和嗜酸性粒细胞增多,也有部分患者白细胞正常。

2) 泌尿生殖系炎症。蛲虫侵入女性外阴,经阴道进入生殖系统各脏器,引起外阴炎、阴道炎、子宫内膜炎、输卵管炎、卵巢炎甚至腹膜炎。患者出现外阴红肿、阴道瘙痒、分泌物增多、小腹部疼痛等症状。虫体侵入泌尿系统,可出现尿频、尿急、尿痛的症状,患儿夜间可发生遗尿。

3）其他部位的表现。虫体寄生在肛门周围皮下,出现肛周脓肿、肛门瘘管及炎性肉芽肿的表现。侵入生殖道及肠壁的虫体可进一步到达盆腔、腹腔,引起腹痛、腹膜炎的表现,可有腹部包块形成。侵入肝、脾、肺等器官,则出现相应的症状和体征。

异位寄生的蛲虫可引起急性或慢性阑尾炎、盆腔炎、腹膜炎,炎性包块的形成可继发肠梗阻,子宫内膜肉芽肿可引起不孕症。

（四）试验诊断

儿童肛周瘙痒应首先考虑蛲虫病,可进行以下病原学检查。

1. 透明胶纸粘卵法

用长度略大于载玻片的透明胶纸贴于载玻片上。在清晨受检者大便前检查,将胶纸一端掀起,用胶面粘贴受检者肛门周围皮肤,使胶面与皮肤充分粘贴,然后将胶纸平贴于载玻片上,镜检蛲虫卵。

2. 棉签拭子法

清晨以生理盐水浸润的棉签在受检者肛周皮肤上擦拭,然后将棉拭子上的黏附物涂于滴加有生理盐水的载玻片上,加盖玻片镜检。或将棉拭子放入盛有生理盐水的试管中充分洗涤,离心沉淀后取沉渣镜检。

3. 检查成虫

夜间患儿入睡 2 h 后,将其肛门皱襞充分暴露,在良好照明下仔细检查肛门周围,若发现白色小虫,用镊子夹入盛有 70% 酒精的小瓶内送检。

（五）流行

蛲虫是常见的肠道线虫,呈世界性分布,感染率一般城市高于农村,儿童高于成人,尤以集体生活的儿童感染率为高,并且具有家庭聚集性。感染度一般不重,平均约有数十条虫寄生,个别重度感染者高达 5000~10000 条。

蛲虫感染者是蛲虫病的唯一传染源。感染度主要受个人卫生状况和接触机会的影响。卫生不良、接触机会多、易于重复感染等因素导致学校、幼儿园、托儿所等集体机构的儿童感染率常较高。蛲虫的感染方式主要有以下 4 种：① 肛门-手-口的直接感染,这是自体重复感染的主要方式,也是蛲虫感染久治难愈的重要原因。② 间接接触感染,蛲虫卵可能污染玩具等物品,通过接触虫卵污染的物品间接经口感染。③ 吸入感染,蛲虫卵可随尘埃悬浮于空气中,经吸入至咽部继之进入消化道而致感染。间接接触感染和吸入感染是集体机构和家庭传播蛲虫病的重要方式。④ 逆行感染,蛲虫卵在肛周皮肤上孵出幼虫,经肛门移行至肠内,发育为成虫并产卵,形成所谓的逆行感染。人体感染蛲虫后无明显的保护性免疫力。

（六）防治

虽然蛲虫寿命短,易被药物驱除,但其生活史简单,感染方式多样,极易自身重复感染和相互感染。因此,要巩固药物驱虫效果,必须采取综合预防措施,才能有效地控制蛲虫病的流行。

1. 普查普治患者

对托儿所、幼儿园、学校的儿童进行普查普治，以控制传染源。常用药物有丙硫咪唑、甲苯咪唑、复方噻嘧啶、扑蛲灵等，外用药如蛲虫膏、2%白降汞软膏等涂在肛门周围，有杀虫止痒作用。

2. 切断传播途径

幼儿园和家庭应搞好环境卫生，对衣服、被褥、玩具、桌椅等进行消毒。衣服、被单、床单、毛巾、内裤可先用开水烫煮，以杀死虫卵。门窗、家具、玩具可用10%的来苏尔或开水擦洗，在阳光下晒干。用0.5%的碘液处理5 min或0.05%的碘液处理1 h，虫卵可被全部杀死。这种低浓度的碘液对皮肤无刺激性，且药效可维持数小时。

3. 注意个人卫生

加强卫生宣传教育，患儿夜间睡眠时不穿开裆裤，避免用手直接搔抓肛门；儿童应养成饭前便后洗手、常剪指甲的良好习惯，不吸吮手指，防止虫卵入口，从而阻断重复感染。

五、毛首鞭形线虫

毛首鞭形线虫（*Trichuris trichiura*，Linnaeus，1771）简称鞭虫（whipworm），是人体常见线虫之一，地理分布广泛，感染率较高。成虫常寄生于人体盲肠，导致鞭虫病（trichuriasis）。

（一）形态

1. 成虫

活虫体呈淡灰色，外形似马鞭，前部细长，约占体长的3/5，后部较粗。体表覆以透明而有横纹的角皮。消化系统包括口腔、咽管、肠及肛门。口腔极小，无唇瓣，具一长7～10 μm的尖刀状口矛。咽管细长，前段很短为肌性，后段长，肌原纤维较少，管外有单行杆细胞组成的杆状体包绕。杆细胞具有分泌功能，其分泌物有抗原性。雄虫长30～45 mm，尾端向腹面呈环状卷曲。交合刺一根，长2.5 mm，外有鞘，其末端满布小刺。雌虫长35～50 mm，尾端钝圆，生殖器官为单管型，包括卵巢、输卵管、子宫、阴道。阴门位于虫体粗大部的前端。见图33-11。

2. 虫卵

纺锤形或橄榄形，黄褐色，大小(50～54)μm × (22～23)μm。卵壳较厚，两端各具一透明塞状突起，称为盖塞。虫卵自人体排出时，卵内含有一尚未分裂的卵细胞。

（二）生活史

鞭虫生活史简单，发育过程不需要中间宿主，属直接发育型。成虫主要寄生于人体盲肠，虫数多时也可见于结肠、直肠甚至回肠下段，以肠细胞和血液为食物。雌雄交配后雌虫产卵，虫卵随粪便排出体外。在适宜的温度、湿度下经3～5周发育为含幼虫的感染性卵。感染期卵污染食物或饮水等经口进入人体，在小肠内孵出幼虫。幼虫侵入肠黏膜，摄取营养进行发育，8～10天后返回肠腔，再移行到盲肠发育为成虫。从感染期虫卵进入人体到雌虫产卵的时间一般为60天，每条雌虫每日产卵约3000～20000个。成虫寿命为3～5年。见图33-12。

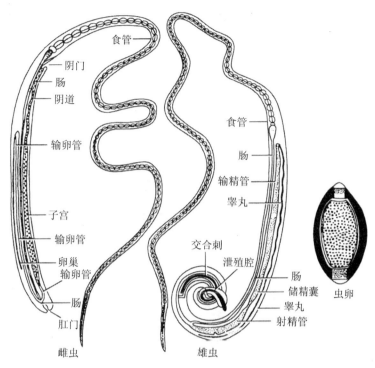

图 33-11 鞭虫成虫和虫卵

(三) 致病机制与临床表现

1. 致病机制

成虫以其细长的前段钻入宿主肠黏膜、黏膜下层甚至肌层,以组织液和血液为食。当寄生虫体数目较多时,由于虫体的机械性损伤和分泌物的刺激作用,可致肠黏膜出现炎症、水肿、出血或发生溃疡。少数患者可有细胞增生,肠壁组织明显增厚,形成肉芽肿。感染严重者可导致慢性失血。

2. 临床表现

患者可出现食欲不振、恶心、呕吐、腹痛、腹泻、出血、黏液便等症状。轻度感染者可仅有腹泻;严重感染者可出现贫血、发育迟缓和营养不良;严重感染的儿童可出现直肠脱垂。虫荷大时偶可因大量缠结成团的鞭虫附着肠黏膜,导致肠穿孔,腹膜脓肿。部分患者还可出现发热、荨麻疹、外周血嗜酸性粒细胞增多、四肢浮肿等超敏反应。此外,鞭虫感染似可诱发或加重其他疾患,如阿米巴痢疾、细菌性痢疾、阑尾炎等。

(四) 试验诊断

从粪便中检获虫卵是确诊的依据。常采用生理盐水直接涂片法、厚涂片透明法(改良加藤法)、沉淀法或饱和盐水浮聚法检查粪便内的鞭虫卵。

(五) 流行

鞭虫呈世界性分布,流行历史久远,曾发现葬于 2300 多年前的我国古代女尸的肠内容物中含有人鞭虫卵。鞭虫流行于热带、亚热带和温带地区,常与蛔虫病分布相一致,但感染

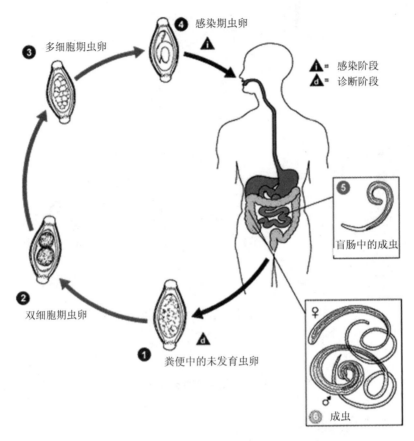

图 33-12　鞭虫生活史

率低于蛔虫。目前全世界鞭虫感染者约 10.49 亿,其中学龄前儿童 1.14 亿,学龄儿童 2.33 亿。有些地方的儿童鞭虫感染率高达 95%。我国人群平均感染率为 4.63%。感染度一般较轻,个别严重感染者虫荷数可达 4000 条以上。18 个月至 2 岁之间的儿童即可开始感染鞭虫,甚至可见于婴儿或 6 个月大小的儿童。少年即开始下降,感染度高峰在 4～10 岁年龄组,成人多属轻度感染。

鞭虫感染的来源主要为被虫卵污染的土壤、地面。用人粪施肥或用污染的水灌溉的蔬菜也是传染源。家蝇体表(47%)及鸡粪(23%)内可查见鞭虫卵,可作为传播媒介。鞭虫卵抵抗力强,在温暖(22～23 ℃)、潮湿(适宜的湿度为近饱和度)、荫蔽和氧气充足的土壤中,鞭虫卵可保持活力达数年之久。对于干燥、高温及低温的抵抗力不如蛔虫卵强。在 45 ℃下鞭虫卵可生存 1 h;在 52 ℃下 3 min 全部死亡;在 -12～-9 ℃下大部分死亡。故在干燥地区鞭虫的感染率低。

(六) 防治

应采取综合防治措施,以期达到宏观控制的目的。

1. 综合防治措施

包括发现和治疗感染者,控制传染源;在社区范围内加强粪便管理,改善环境卫生,不使粪便污染土壤或地面;加强个人卫生,注意饮食前洗手,以及保护水源等。

2. 驱虫治疗

阿苯达唑和甲苯咪唑对鞭虫感染有很好疗效,可达到病原学治愈,但应给予足够的剂量。酚嘧啶(oxantel)的鞭虫治愈率为75%~100%。但酚嘧啶单独使用时,对钩虫、蛔虫无效,与噻嘧啶并用或用其合剂(Quantel)时,具有广谱驱虫作用,驱鞭虫的效果略优于甲苯咪唑。伊维菌素治疗鞭虫感染效果优于阿苯达唑。

(方强)

六、班氏吴策线虫和马来布鲁线虫

丝虫隶属于线形动物门的旋尾目(Order Spirunata)、盘尾科(Family Onchoceridae),是一类由吸血节肢动物传播,可寄生于人体及其他脊椎动物的寄生性线虫统称。已知寄生于人体的丝虫有8种,按成虫寄生部位归为3类:① 寄生于淋巴系统,包括班氏吴策线虫(*Wuchereria bancrofti*,Cobbold,1877;Seurat,1921)(班氏丝虫)、马来布鲁线虫(*Brugia malayi*,Brug,1927;Buckley,1958)(马来丝虫)、帝汶布鲁线虫(*Brugia. timori*,Davie & edeson,1964;Partono, et al,1977)(帝汶丝虫);② 寄居在皮下组织,包括旋盘尾线虫(*Onchocerca volvulus*,Leukart,1893;Railliet and Henry,1910)(盘尾丝虫)、罗阿罗阿线虫(*Loa loa*,Cobbold,1864;Castellani and Chalniers,1913)(罗阿丝虫)、链尾唇棘线虫(*Dipetalonema streptocercum*,Macfie and Corson,1922;Peeland chardone,1946)(链尾丝虫);③ 寄居在体腔,包括常现唇棘线虫(*Dipetalonema perstans*,Manson,1891;Orihel and Eberhard,1982)(常现丝虫)、奥氏曼森线虫(*Mansonella ozzardi*,Manson,1892;Fanst,1929)(奥氏丝虫)。它们的寄生部位、传播媒介、致病性、地理分布以及微丝蚴的主要形态特征和出现特点均有所不同(表33-3)。

班氏丝虫、马来丝虫引起的淋巴丝虫病和盘尾丝虫引起的河盲症是严重危害人体健康的主要丝虫。我国流行班氏丝虫和马来丝虫,近年来陆续有援外回国人员感染盘尾丝虫、罗阿丝虫的报道。此外,恶丝虫属的犬恶丝虫(*Dirofilaria immitis*)、匍行恶丝虫(*Dirofilaria repens*)等寄生动物丝虫也可感染人体,引起的恶丝虫病(dirofilariasis)是一种新现的人兽共患丝虫病。2015年获得诺贝尔生理学或医学奖的爱尔兰学者 William C. Campbell 和日本学者 Satoshi mura,获奖理由为表彰其发明的新型药物阿维菌素(avermectin)及其衍生物伊维菌素(ivermectin),该类药物能有效地降低河盲症和淋巴丝虫病的发病率,为人类抗击寄生虫病做出了不可估量的贡献。

班氏吴策线虫(班氏丝虫)与马来布鲁线虫(马来丝虫)成虫寄生于人体淋巴系统,引起淋巴丝虫病,蚊为传播媒介。淋巴丝虫病曾是1949年前我国五大寄生虫病之一,经过多年防治,全国已基本达到消灭丝虫病标准。按照世界卫生组织规划,2020年将实现全球消灭淋巴丝虫病。

表 33-3　人体常见寄生丝虫简况表

虫种	寄生部位	传播媒介	致病	地理分布	微丝蚴形态特征	微丝蚴出现特点
班氏丝虫	淋巴系统	蚊	淋巴结（管）炎、鞘膜积液、乳糜尿、象皮肿	世界性，北纬40°至南纬28°	具鞘膜，头间隙长宽相等，体核分布均匀、无尾核	在外周血中呈夜现周期性（10 pm～2 am）
马来丝虫	淋巴系统	蚊	淋巴结（管）炎、象皮肿	亚洲东部、南部及东南部	具鞘膜，头间隙长宽比为2:1，体核不均匀，有尾核	在外周血中呈夜现周期性（8 pm～4 am）
帝汶丝虫	淋巴系统	蚊	淋巴结（管）炎、象皮肿	印度尼西亚群岛东南部的帝汶、佛罗雷斯、阿洛尔、罗特及松巴等岛	具鞘膜，头间隙长宽比为3:1，无尾核	在外周血中呈夜现周期性（9 pm～3 am）
盘尾丝虫	皮下组织	蚋	皮下结节、致盲	非洲、中美和南美洲	无鞘膜，头间隙长宽相等，尾部无核处长10～15 μm	主要出现在成虫结节附近的结缔组织和皮肤的淋巴管内，亦可在眼组织或尿内发现，无明显周期性
罗阿丝虫	皮下组织	斑虻	皮下肿块、器官损伤	西非、中非	具鞘膜，头间隙长宽相等，体核分布至尾尖部	在外周血中呈昼现周期性
链尾丝虫	皮下组织	库蠓	常无致病性	西非、中非	无鞘膜，头间隙长，尾部弯曲，有尾核，体核较少	微丝蚴出现在皮肤胶原纤维间，不出现于血液
常现丝虫	胸、腹腔	库蠓	无明显致病性	非洲、中美和南美洲	无鞘膜，头间隙长宽约相等，体核分布至尾端、尾钝圆	白昼和夜晚均出现于外周血内，但夜间稍多于白昼
奥氏丝虫	腹腔	库蠓	偶见阴囊水肿	中、南美洲	无鞘膜，头间隙长，体纤细，体核少，具尾核，尾端钝圆	在外周血的出现无周期性

（一）形态

1. 成虫

两种丝虫成虫的形态及结构相似。虫体细长如线状，乳白色，表皮光滑。班氏丝虫雌虫大小为 $(80\sim100)\,mm\times(0.24\sim0.3)\,mm$，雄虫约为 $40\,mm\times0.1\,mm$，尾端具有2根交合刺；马来丝虫雌虫大小约为 $(43\sim55)\,mm\times(130\sim170)\,\mu m$，雄虫为 $(13\sim23)\,mm\times(70\sim80)\,\mu m$。虫体头端略膨大，食管长，肠管细薄，直肠处膨大，开口于腹侧的肛门。雌虫尾部略向腹面弯曲，生殖器官双管型，生殖方式为卵胎生（ovoviviparity）。阴门靠近虫体头端，卵巢起于虫体后部,子宫内含有微丝蚴(microfilaria)。雄虫尾端向腹面卷曲可达2～3圈,生殖器官单管型。见图33-13。

2. 微丝蚴

虫卵在雌虫子宫内直接发育为幼虫,称为微丝蚴。在向生殖孔移动的过程中,卵壳随之伸展而拉长,包被于幼虫体表形成透明鞘膜。微丝蚴头端钝圆,尾端尖细,在新鲜血涂片中可见虫体无色透明,做扭曲运动。经姬氏或瑞氏染色后,可见体内有很多圆形或椭圆形的体核,头部有一明显的无核部位,称为头间隙;虫体前部约1/5处有神经环,其后为排泄孔;腹侧有肛孔,尾部可有尾核(图33-13)。微丝蚴体态、头间隙长宽比例、体核分布情况及有无尾核等指标是鉴别两种微丝蚴的要点(表33-4)。

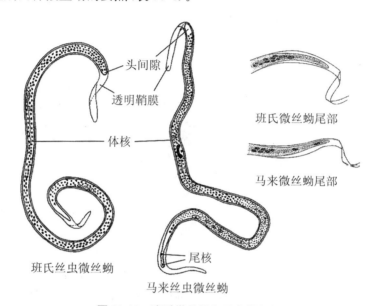

图33-13 班氏微丝蚴和马来微丝蚴

表33-4 班氏微丝蚴和马来微丝蚴形态鉴别要点

鉴别点	班氏微丝蚴	马来微丝蚴
大小	较大,(244~296)μm×(5.3~7)μm	较小,(177~230)μm×(5~6)μm
体态	弯曲较大,柔和、自然	弯曲僵硬,大弯中常有小弯
头间隙	长与宽相当或仅为宽的一半	长约为宽的2倍
体核	圆形,较小,均匀,排列疏松,相互分离,清晰可数	卵圆形,不均匀,排列紧密,多相互重叠,不易分清
尾部特征	后1/3较尖细,无尾核	具2个尾核,尾核处较膨大,前后排列

3. 丝状蚴

丝状蚴为丝虫感染期幼虫,见于中间宿主蚊的胸肌或下唇部位。丝状蚴细长,运动活跃,已具备完整的消化道,尾端有3个乳突(背面1个,腹面2个)。班氏丝虫与马来丝虫的丝状蚴体长分别约为1.6 mm和1.3 mm。丝状蚴的活动力强,当蚊叮咬人体时,可自蚊喙逸出,经皮肤侵入人体寄生。

（二）生活史

两种丝虫的生活史基本相似，都需要经过2个发育阶段，即成虫在人体（终宿主）内发育繁殖及幼虫在蚊体（中间宿主）内发育过程（图33-14）。

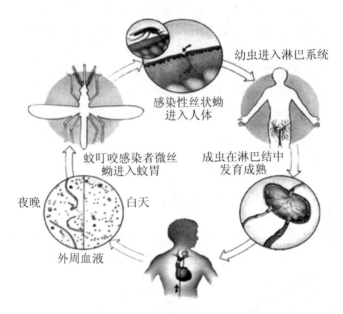

图33-14 丝虫生活史示意图

1. 在人体内的发育

感染期丝状蚴经皮肤侵入人体后的具体移行路径至今尚不完全清楚。一般认为丝状蚴可迅速侵入附近的皮下淋巴管内，再移行至大淋巴管及淋巴结内，经2次蜕皮发育为成虫。班氏丝虫和马来丝虫成虫寄生部位略有不同，马来丝虫多寄生于上、下肢浅部淋巴系统；班氏丝虫除寄生于浅表部淋巴系统外，还主要寄生于下肢、阴囊、精索、腹股沟、腹腔、肾盂等处的深部淋巴系统。在寄生部位，雌、雄成虫相互缠绕，交配后，雌虫产出微丝蚴，微丝蚴在人体内不能直接发育为成虫。人是班氏丝虫的惟一终宿主，尚未在自然界发现其保虫宿主；马来丝虫除可寄生于人体外，还可在多种脊椎动物体内发育成熟。两种丝虫成虫的寿命一般为4~10年，但在淋巴系统中常因炎症反复发作而中途死亡。根据患者移居非疫区后的观察，发现丝虫在人体存活可长达40年。微丝蚴的寿命在人体内一般为2~3个月，最长达2年以上，在体外4℃下可存活6周。

微丝蚴可滞留于淋巴液中，但多数随淋巴液经胸导管进入血液循环，白天一般滞留在肺毛细血管中，夜间出现在外周血液内，一般夜晚8时以后开始出现，9~10时数量已很多。微丝蚴在外周血中表现为夜多昼少的现象称为夜现周期性（nocturnal periodicity）。两种微丝蚴出现的高峰时间略有不同，班氏微丝蚴为晚上10时至次晨2时，马来微丝蚴为晚上8时至次晨4时。微丝蚴夜现周期性的机制至今尚未完全阐明，可能与人的中枢神经系统，特别是迷走神经的兴奋、抑制，微血管舒缩或氧气吸入量有关，也可能与微丝蚴自身的生物学特性有关。此外，微丝蚴在外周血液出现的密度存在季节性变化，其高峰时间与流行区蚊媒活动季节相吻合。

2. 在蚊体内的发育

微丝蚴在中间宿主蚊体内仅发育而不增殖。当蚊刺吸微丝蚴血症者时，微丝蚴即随血液进入蚊胃，约 1~7 h 脱去鞘膜，穿过胃壁侵入胸肌，形成第 1 期幼虫（腊肠期幼虫）。随后蜕皮 2 次，发育为第 3 期幼虫，即感染期丝状蚴。感染期幼虫活跃，可由蚊胸肌移行至蚊任何部位，绝大多数到达蚊喙。当蚊再次刺吸人血时，丝状蚴自蚊下唇逸出经吸血的伤口或正常皮肤处钻入人体。

微丝蚴在蚊体内发育所需要的时间与温度、湿度有关。在温度为 20~30 ℃，相对湿度为 75%~90% 的环境中，班氏微丝蚴在蚊体内发育至丝状蚴约需 10~14 天，马来丝虫则需 6~6.5 天。进入蚊体内的微丝蚴仅有一部分能发育成丝状蚴并最终到达蚊下唇，多数微丝蚴在吸入蚊胃后可被杀灭；此外，微丝蚴的寄生对蚊体也有一定影响，密度过高可导致蚊死亡。研究发现，微丝蚴在感染者血液中的密度须达到 15 条/20 mm^3 以上时，蚊才能受染，但高于 100 条/20 mm^3 时，蚊又易死亡。

（三）致病

1. 致病机制

丝虫病的发生与发展取决于患者的免疫功能状况、感染与重复感染程度、寄生部位及继发感染等。丝虫的成虫、微丝蚴和丝状蚴均具有致病作用，但以成虫危害最为严重。马来丝虫主要寄居于四肢浅部淋巴系统，故四肢症状多见；而班氏丝虫除侵犯浅部淋巴系统外，还可寄居于腹腔、精索及下肢深部淋巴系统，常可出现泌尿系统症状。

（1）潜隐期及潜伏期　潜隐期是指感染期丝状蚴侵入人体至首次出现微丝蚴血症这一段时间，马来丝虫的潜隐期约为 2.5~3 个月，而班氏丝虫约为 5~6 个月；潜伏期则指感染期丝状蚴侵入人体到出现临床症状这一段时间，一般为 4~5 个月，也有长达数年者。

（2）微丝蚴血症期　潜隐期后血中出现微丝蚴，数目逐渐增多，达到一定密度后趋于相对稳定，是为微丝蚴血症（microfilaremia）。微丝蚴血症者一般无任何症状或仅有发热和淋巴管炎，而成为带虫者。微丝蚴血症如不治疗，可持续 10 年以上。

（3）急性过敏性炎症反应期　在丝状蚴侵入人体至发育为成虫的过程中，幼虫和成虫的代谢产物、幼虫蜕皮时的分泌物、雌虫子宫分泌物及死亡虫体崩解物等，均可导致局部淋巴系统炎症甚至全身性过敏反应。病理变化主要为渗出性炎症，淋巴结充血、淋巴管壁水肿、内皮细胞增生、扩张，继而管壁和周围组织出现炎症及细胞浸润。浸润细胞中有大量嗜酸性粒细胞，提示急性炎症与过敏反应有关。

（4）慢性阻塞性病变期　对于反复感染者，由于急性期病变不断发展，淋巴管炎、淋巴结炎反复发作，导致扩张或曲张的淋巴管瓣膜关闭不全，使淋巴液积聚于受累部位的远端；与此同时，由于淋巴管内皮细胞增生、管壁增厚，管腔变窄，使淋巴液回流更加困难；此外，若成虫死亡，可在局部形成增生性肉芽肿，肉芽肿中心可见变性的虫体和嗜酸性粒细胞，周围有纤维组织和上皮样细胞包绕，伴有大量淋巴细胞、浆细胞和巨噬细胞浸润，这一系列病变最后可使淋巴管部分阻塞以至完全阻塞，导致局部淋巴回流受阻，受阻部位的远端淋巴管内压力增高而发生淋巴管曲张或破裂，淋巴从曲张淋巴管处渗出或从破裂处溢出，进入周围组织，导致淋巴水肿或淋巴积液。若阻塞位于深部淋巴系统，由于淋巴液回流受阻，继而逆流可导致淋巴腹水、乳糜腹泻、乳糜尿等。近年来有学者认为丝虫性象皮肿为淋巴管曲张而非阻塞，可能是由于丝虫引起的局部反应所致。成虫的活动破坏了淋巴管瓣膜的功能，从而导致淋巴回流障碍及淋巴液滞留。由于淋巴液含蛋白量较高，刺激纤维组织增生，使局部皮肤和皮下组织显著增厚，变粗变硬而形成象皮肿等病变。

2. 临床表现

丝虫病部分感染者体内虽有成虫寄生，血中也可检出微丝蚴，但却无任何临床症状，成为微丝蚴血症或带虫者；多数感染者会成为丝虫病患者，部分生活于流行区的患者因反复多次感染而成为慢性丝虫病人。

（1）急性期　急性期炎症反应可发生于感染期幼虫侵入人体几周后，在患者血液中尚未发现微丝蚴时即可出现，并常有周期性反复发作，一般在受凉、疲劳、气候炎热、机体抵抗力降低等情况下发生。

① 淋巴结炎和淋巴管炎。淋巴管炎常伴有淋巴结炎，上、下肢均可发生，但以下肢多见。其症状是沿大腿内侧淋巴管有一红线，离心性由腹股沟、股淋巴结向下延伸，俗称"流火"或"红线"。当炎症波及皮肤浅表微细淋巴管时，患处皮肤可出现弥漫性红肿、发亮，有烧灼感及压痛，因类似丹毒，称"丹毒样性皮炎"，发作部位多见于下肢，如小腿内侧及内踝上方。淋巴结炎可单独发生，患者出现局部淋巴结肿大、疼痛并有压痛，若继发感染，可形成脓肿。

② 丝虫热（filarial fever）。有畏寒、高热、乏力、全身不适等症状，常反复发作。部分患者仅有低热症状，局部体征不明显，可能为深部淋巴管炎和淋巴结炎所致。

③ 精囊炎、附睾炎、睾丸炎。主要见于班氏丝虫病。患者自觉阴囊疼痛，由腹股沟向下蔓延，可向大腿内侧放射。睾丸及附睾肿大，阴囊红肿，有压痛，一侧或双侧精索可扪及1个至数个不等的结节性肿块，可伴有鞘膜积液。

（2）慢性期　由淋巴系统增生和阻塞引起，其临床表现因阻塞部位不同而异。

① 象皮肿（elephantiasis）。是由于从淋巴管破溃流出含高蛋白的淋巴液积聚在皮下组织，刺激纤维组织增生而形成的。初期表现为压凹性淋巴水肿（lymphedema），提高肢体位置时可消退；此时进行淋巴造影发现病变部位的淋巴管虽扩张、扭曲，但淋巴液仍流通。随后出现局部皮肤和皮下组织显著增厚，皮肤弹性消失、变粗变硬而形成象皮肿，此时为非压凹性水肿，提高肢体位置亦不能消退。由于患者的局部血液循环障碍，皮肤的汗腺及毛囊功能消失，抵抗力降低，易并发细菌感染，局部常致急性炎症或慢性溃疡。这些感染又反过来促进淋巴管阻塞及纤维组织增生，从而加重象皮肿的发展。象皮肿多发于下肢和阴囊，也可发生于上肢、乳房、阴茎及阴唇等处，是晚期丝虫病最常见的体征，病程最长者可达45年。由于两种丝虫寄生部位不同，上下肢象皮肿可见于两种丝虫病，而生殖系统象皮肿则仅见于班氏丝虫病。一般在象皮肿患者外周血中不易查到微丝蚴。

② 睾丸鞘膜积液（hydrocele testis）。当阻塞发生在精索或睾丸淋巴管时，淋巴液可流入鞘膜腔，引起睾丸鞘膜积液。患部坠胀沉重，外观阴囊肿大、不对称，皮肤光滑，无压痛。此症状与班氏丝虫成虫可寄生于深部淋巴系统有关。少数患者可在鞘膜积液中查到微丝蚴。

③ 乳糜尿（chyluria）。为班氏丝虫病常见症状。因主动脉前淋巴结或肠干淋巴结阻塞，导致原经小肠吸收的乳糜液从腰淋巴干返流至肾淋巴管，引起肾乳头的淋巴管曲张、破裂，乳糜液经破损处流入肾盂，混于尿中排出，使尿液呈乳白色。乳糜尿中含大量蛋白及脂肪，在体外放置后易凝结成胶冻状。乳糜尿常反复发作，也可自行停止。乳糜尿中有时可查到微丝蚴。

④ 隐性丝虫病(occult filariasis)。也称热带肺嗜酸性粒细胞增多症(tropical pulmonary eosinophilia, TPE)或热带嗜酸性粒细胞增多症(tropical eosinophilia),约占丝虫病人数的1%左右。病人常表现为低热、夜间阵发性咳嗽、哮喘、持续性嗜酸性粒细胞超度增多和IgE水平升高,胸部X线可见中下肺弥漫性粟粒样阴影。在外周血中查不到微丝蚴,但可在肺和淋巴结的活检物中查到。其机制主要是宿主对微丝蚴抗原引起的Ⅰ型超敏反应。

此外,在临床上还可见到异位寄生所致损害,如女性乳房丝虫性结节、眼丝虫病、丝虫性心包炎、乳糜胸水、乳糜血痰以及脾、胸、背、颈、肾等部位形成丝虫性肉芽肿;有时可在病人的骨髓或宫颈阴道涂片中查见微丝蚴。

(四)实验室诊断

从外周血、乳糜尿或积液中查到微丝蚴和成虫是确诊依据,免疫学检测是重要的辅助诊断丝虫病方法。

1. 病原学检查

因微丝蚴具夜现周期性,故采血时间以晚9时至次晨2时为宜,夏季或气候温暖时检查可提高检出率。可采用厚血膜法,取末梢血3滴涂成厚片,溶血后染色镜检,该法可鉴别虫种,是丝虫病诊断及普查中最常用的方法。新鲜血滴法和浓集法可提高检出率。夜间取血不方便者可采用海群生(hetrazan,枸橼酸乙胺嗪)白天诱出法采血检查。微丝蚴亦可见于各种体液和尿液,可将鞘膜积液、淋巴液、腹水和乳糜尿等直接涂片或离心取沉渣染色镜检。此外,对有淋巴结肿大或在乳房等部位有可疑丝虫结节的患者,可用注射器从淋巴结或肿块中抽取成虫或结节活检,制成病理切片后观察结节中心有无虫体及周围典型丝虫肉芽肿病变。

2. 免疫学检测

应用免疫学方法检查患者血清中的特异性抗体或循环抗原,不仅对轻度感染者和阻塞期病变患者可做辅助诊断,而且可用于流行病学调查和防治效果考核。常用方法有IFA、ELISA等,抗体阳性检出率可达90%以上。目前,WHO推荐应用免疫层析技术(Immunochromatographic technology, ICT)试纸条快速诊断淋巴丝虫病,操作简便,15 min即可观察到结果,但不适用于低度流行区。此外,制备特异性DNA探针,应用PCR-ELISA可检出50 μL血内仅有1条马来微丝蚴的感染者。

(五)流行

1. 流行与分布

丝虫病流行于热带、亚热带及部分温带地区,是全世界重点控制的十大热带病之一。班氏丝虫病的分布遍及全世界,以亚洲及非洲较为严重;马来丝虫病局限于亚洲,流行于东南亚、东亚和南亚的10个国家。据WHO估计,全世界受淋巴丝虫病威胁的人口多达10亿,分布在80多个国家和地区,感染者约有1.2亿,其中约4000万人因病致残。我国曾是世界上丝虫病流行最为严重的国家之一,20世纪50年代,我国17个省(市、自治区)的近900个县(市)有丝虫病流行,除山东、海南与台湾只有班氏丝虫病流行外,其他地区两种丝虫病均有流行,受威胁的人口达3.3亿,仅丝虫病人就有3099.4万。经过50多年的大力防治,我国取得了举世瞩目的巨大成就,1994年全国已达到基本消灭丝虫病标准(以行政村为单位,人群微丝蚴率降至1%以下)。截止到2006年3月,我国所有的丝虫病流行区已达到消除丝虫病的标准。2007年WHO审核认可中国成为全球第一个宣布消灭丝虫病的国家。

2. 流行因素

(1) 传染源　血中有微丝蚴的病人和带虫者为本病传染源,带虫者常因无症状而不易被发现,其在流行病学上起到的传播作用可能更大。马来丝虫病的传染源还包括保虫宿主。

(2) 传播媒介　我国可传播丝虫病的蚊媒有10余种。班氏丝虫病的主要传播媒介是淡色库蚊和致倦库蚊,其次是中华按蚊;马来丝虫病的传播媒介主要为中华按蚊和嗜人按蚊;在我国东南沿海地带及岛屿,东乡伊蚊也是两种丝虫病的传播媒介。

(3) 易感人群　在丝虫病流行区,男女老幼均有被丝虫感染的可能。流行区微丝蚴人群阳性率高峰多出现在21~30岁。

(4) 影响流行的因素　影响丝虫病流行的主要是自然因素,包括温度、湿度、雨量及地理环境等。温暖、潮湿的环境既适合蚊媒的生长、繁殖和吸血活动,也适合蚊体内丝虫幼虫的发育,因此,丝虫病的感染季节多在5~10月,但在南方,11月仍可在蚊体查获感染期幼虫,如终年温暖的广东省。环境与蚊的孳生、栖息等也有密切关系,居民区附近的污水积留点可为蚊的孳生和丝虫病的流行创造条件。社会因素在控制丝虫病流行方面具有决定性的作用,如我国经过近半个世纪的防治,已基本控制了丝虫病的流行。

(六) 防治

1. 普查普治

对流行区居民进行普查普治,及时发现病人和带虫者,以控制和消灭传染源。普查对象为1周岁以上的全体居民,95%以上的居民都应接受采血。对微丝蚴阳性者及微丝蚴阴性但有丝虫病体征者均应进行治疗。在完成灭病任务后,还需定期复查,以巩固防治效果。

乙胺嗪(别名海群生)为首选治疗药物,对班氏及马来丝虫均有杀灭作用,但对马来丝虫的疗效优于班氏丝虫,对微丝蚴的作用优于对成虫的作用。治疗1次不一定能将微丝蚴全部杀灭,需反复查治以巩固疗效。为了减少乙胺嗪的副作用,我国在防治工作中广泛采用了0.3%海群生药盐,食用半年,可使中、低度流行区的微丝蚴阳性率降至1%以下,且副作用轻微。此外,WHO(1999)推荐在丝虫病流行区应用阿苯达唑和伊维菌素进行群体化疗,可明显降低微丝蚴血症水平,连续多年可控制淋巴丝虫病的传播。

急性丝虫病患者除给予抗丝虫药物外,用保泰松治疗淋巴管炎、淋巴结炎有较好效果。对象皮肿患者除给予乙胺嗪杀虫外,可采用烘绑疗法、桑叶注射液加绑扎疗法等以减轻症状。对鞘膜积液者多采用手术疗法。乳糜尿患者应卧床休息,少食脂肪,多饮水;轻者多可自愈,病情较重者可进行肾蒂淋巴管结扎或淋巴管-静脉吻合术。

2. 防蚊灭蚊

大力开展爱国卫生运动,针对主要传播媒介的生态习性,采取综合性措施,清除孳生地,杀灭成蚊、幼虫。同时应做好个人防护措施,尽量减少被蚊虫叮咬的机会。

3. 消除丝虫病后的监测

为切实巩固我国防治丝虫病的成果,在以后相当长的一段时间内,监测工作将是我国丝虫病防治的重点。监测内容包括人群监测、原微丝蚴血症人群监测、流动人口监测、蚊媒监测和血清学监测。监测的终止指标包括:① 受检人群的微丝蚴率在0.1%以下;② 阳性者的微丝蚴密度在5条以下/60 μL血;③ 未发现新感染者;④ 蚊媒监测未发现人体丝虫幼虫。

当前,我国丝虫病防治和研究的问题主要集中在两方面:一是确保监测工作的质量,以实现彻底消灭丝虫病;二是积极开展对慢性丝虫病的研究与治疗,关怀照料遗留下来的乳糜尿、象皮肿等慢性阻塞期病变患者,帮助其减轻痛苦,提高生活质量,这既是WHO一贯倡导的策略,也是坚持以人为本、构建和谐社会的需要。

(王小莉)

七、旋毛形线虫

旋毛形线虫(*Trichinella spiralis*)简称旋毛虫,可以人和150多种家养或野生动物为宿主。其成虫和幼虫分别寄生于同一宿主的小肠和横纹肌细胞内,引起以发热、眼睑水肿、肌肉疼痛等为主要表现的旋毛虫病(trichinellosis)。该病主要因生食或半生食含有旋毛虫活幼虫囊包的肉类所致,是危害严重的食源性人兽共患寄生虫病。

(一)形态

1. 成虫

虫体微小,细线状,头端较尾端稍细,乳白色,表皮光滑。咽管结构特殊,约占体长的1/3～1/2,在咽管后段的背侧杆状体,由数十个单层圆盘状的杆细胞组成,杆细胞分泌物经小管排入咽管腔,具有消化功能和抗原性。雌雄生殖器官均为单管型。雌虫大小为(2.5～3.5)mm×0.05 mm,子宫较长,后段和近阴道处则充满幼虫,自阴门产出,阴门位于虫体前1/5处。雄虫大小为(1.0～1.8)mm×(0.03～0.05)mm,末端有2片叶状交配附器,无交合刺(图33-15)。

2. 幼虫

旋毛虫生殖方式为卵胎生。刚产出的幼虫称为新生幼虫,大小约为124 μm×6 μm。在横纹肌细胞内寄生时,幼虫大小约为1.0 mm×0.03 mm,卷曲于大小为(0.25～0.5)mm×(0.21～0.42)mm的梭形囊包中,称为囊包幼虫,囊包长轴与横纹肌纤维平行,囊包壁由内、外两层构成,内层厚而外层较薄,由成肌细胞蜕变以及结缔组织增生形成,一个囊包内通常含有1～2条幼虫(图33-15)。

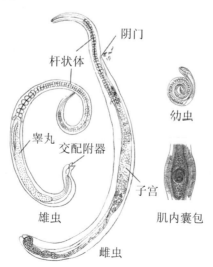

图33-15 旋毛虫成虫、肌幼虫囊包形态结构示意图

（二）生活史

旋毛虫宿主广泛，除人外，猪、犬、猫、鼠及熊等多种家养、野生动物，甚至马、羊等食草动物均可作为其宿主。成虫主要寄生于宿主小肠内，幼虫则寄生于同一宿主的横纹肌细胞内，因此，被旋毛虫寄生的宿主既是终宿主，也是中间宿主。在旋毛虫完成生活史的整个过程中，虽无外界发育阶段，但必须转换宿主才能延续下一代的生活史。

宿主因食入含有旋毛虫活幼虫囊包的肉类食品而感染。囊包被吞食后，感染性幼虫在消化液作用下脱囊而出，并钻入十二指肠及空肠上段的肠黏膜中发育，24 h后返回肠腔；在感染后48 h内，幼虫蜕皮4次发育为成虫。成虫主要寄生在十二指肠和空肠上段，感染后3~5 d，雌、雄虫开始交配，交配完成后，多数雄虫随即死亡，雌虫以前端钻入肠黏膜内继续发育，一般在感染后5 d开始产出新生幼虫。每条雌虫一生可产1500~2000条幼虫，产幼虫期可持续4~16周或更长。雌虫寿命一般为1~2个月。

新生幼虫可经肠黏膜侵入局部淋巴管或小静脉，并随循环系统到达全身各处，但只有到达横纹肌内才能进一步发育并定居。由于受到幼虫的机械性刺激及其代谢产物的化学性刺激，被侵犯的横纹肌细胞受损，并出现炎症细胞浸润和纤维组织增生，进而转变为营养细胞包裹着幼虫，其功能是为幼虫提供所需的营养物质并保护幼虫免遭宿主免疫反应的破坏；在营养细胞之外，尚覆盖有一层源于宿主的胶原囊，周围由毛细血管网包绕，从而形成幼虫囊包。囊包一般约在感染后1个月形成。被侵犯的肌肉以膈肌、咀嚼肌、舌肌、肋间肌、肱二头肌和腓肠肌等为多见。成熟囊包对新宿主具有感染性，被新宿主吞食后，即可延续其生活史。囊包若无机会进入新宿主，多在感染后半年开始钙化，囊包内幼虫则逐渐丧失感染能力并随之死亡，但有时钙化囊包内的幼虫可继续存活数年，在人体内幼虫最长可存活39年。

（三）致病

1. 致病机制

旋毛虫成虫和幼虫均可致病，但主要致病阶段是幼虫。其致病作用与食入幼虫的数量、活力、侵犯部位以及人体对旋毛虫的免疫力等因素有关。致病过程可分为3个连续阶段：

（1）侵入期　幼虫从囊包逸出至发育为成虫的时期，病程约1周。由于脱囊幼虫和雌性成虫均需侵入肠黏膜发育，尤其是成虫以肠绒毛为食，加之虫体的排泄-分泌物及大量新生幼虫的刺激，可引起十二指肠和空肠的广泛炎症，病变局部充血、水肿甚至出现表浅溃疡等。

（2）幼虫移行期　也称为肠外期，即新生幼虫随淋巴、血循环到达各器官并侵入横纹肌内发育的过程，病程2~3周。新生幼虫在移行过程中可穿破各脏器的毛细血管，其代谢产物可引起全身中毒症状及过敏反应，导致全身性血管炎和肌炎。

（3）囊包形成期　为受损横纹肌细胞修复过程，约4~16周。随着虫体长大、卷曲，寄生部位的肌细胞逐渐膨大呈纺锤状，形成棱形肌腔包绕虫体。随着幼虫囊包的形成，肌肉组织由损害到修复。

2. 感染状态

旋毛虫轻度感染者可成为带虫者，无任何临床症状；因幼虫移行期可波及全身多处组织器官，旋毛虫病患者的临床表现复杂多样，重度感染者如未及时诊治，可在发病后3~7周内死亡。该病死亡率国外为6%~30%，国内约为3%。

3. 临床表现

(1) 肠道期　患者可出现恶心、呕吐、腹痛、腹泻或便秘等症状。除严重感染者外，患者的胃肠道症状一般较轻微。此期患者可同时伴有厌食、乏力、低热等全身反应。

(2) 急性期　患者的典型临床表现为持续性高热、眼睑和面部水肿、肌肉疼痛、过敏性皮疹及外周血中嗜酸性粒细胞增多等。一般在发病后第2周出现持续性发热，水肿以眼睑、眼眶周围及面部最为常见，常在感染后1周内出现并可持续1周，消失后罕见复发，重度感染者可伴有下肢甚至全身水肿、肺水肿、胸腔和心包腔积液等。幼虫侵入横纹肌后，引起肌纤维变性、肿胀、排列紊乱、横纹消失、肌细胞坏死、崩解、肌间质轻度水肿并有炎症细胞浸润，因而，全身性肌痛是该病最为突出的症状；患者常有肌肉肿胀，有硬结感，压痛与触痛明显，尤以腓肠肌、肱二头肌及肱三头肌显著；部分病人可伴有咀嚼吞咽和说话困难，呼吸和动眼时均感疼痛，患者感觉极度乏力；眼部肌肉受累时可出现眼眶疼痛、斜视、复视等；重症患者常因剧痛而不敢活动，呈强迫体位，个别甚至呈瘫痪状态。患者还可出现过敏性皮疹，常伴有外周血嗜酸性粒细胞显著增多。

幼虫侵入其他脏器时导致小动脉和毛细血管损伤，亦可引起急性炎症与间质水肿，如心肌炎、肺炎、脑炎等。心肌可有不同程度的损害，主要是心肌、心内膜的充血、水肿、间质性炎症甚至心肌坏死，可伴有嗜酸粒细胞和单核细胞的浸润及肉芽肿形成，心肌炎并发心力衰竭是该病患者死亡的主要原因。幼虫移行损害肺毛细血管时可导致广泛性肺出血、肺水肿、支气管肺炎等。对重度感染者，幼虫可侵入中枢神经系统引起非化脓性脑膜脑炎和颅内压增高，大脑皮层下可见肉芽肿样结节。少数患者可出现眼球突出、视网膜静脉曲张、出血、视力模糊、肝和肾功能损害等。

(3) 恢复期　囊包形成的同时，急性炎症消退，全身症状逐渐减轻或消失，但肌痛可持续数月之久。重症患者可因并发心肌炎、肺炎或脑炎等而死亡。

(四) 诊断

旋毛虫病因无特异性的症状和体征，临床诊断较困难，故流行病学资料非常重要。该病患者常有生食或半生食肉类的流行病学史。

1. 病原学诊断

肌肉活检发现幼虫囊包是确诊依据。一般于发病后10 d以上，自患者疼痛肌肉（多为腓肠肌、肱二头肌或三角肌）摘取米粒大小的肌肉组织压片镜检，但早期和轻度感染者均不易检获虫体，即使在晚期患者，受取样范围及数量所限，肌肉活检的阳性率也仅为50%左右。对活检标本进行病理切片检查时，即使未发现幼虫，发现肌细胞的嗜碱性转变也是诊断旋毛虫感染的一条重要标准。对患者吃剩的肉类，也应镜检或做动物接种，以资佐证。

2. 免疫学诊断

应用免疫学方法检测患者血清中的特异性抗体，是目前诊断该病的主要辅助手段。诊断方法包括环蚴沉淀试验(CPT)、间接荧光抗体试验(IFAT)及酶联免疫吸附试验(ELISA)等，其中以IFAT和ELISA较常用，两者的阳性检出率均可达90%以上。

3. 其他检查

外周血中嗜酸性粒细胞增多是诊断旋毛虫病的重要线索，一般在感染后第2周嗜酸性粒细胞开始增多，3~4周时达高峰，占白细胞总数的10%~40%，甚至高达90%。

（五）流行

1. 分布

旋毛虫病是一种危害严重的食源性人兽共患寄生虫病,全世界 66 个国家(或地区)有该病分布,我国除海南省以外,其他省(市、自治区)均有动物感染旋毛虫的报道。

2. 宿主

目前已知除人外,猪、野猪、犬、鼠等 150 多种动物存在自然感染,旋毛虫依靠这些动物间的食物链关系而得以广泛传播。

3. 传染源

人体感染主要因生食或半生食含活幼虫囊包的肉及肉制品所致,猪是人体旋毛虫病的主要传染源,其主要由于食入被含有幼虫囊包的肉屑污染的饲料、泔水或感染旋毛虫的啮齿类小动物尸体而感染。

（六）防治

1. 治疗患者

阿苯达唑为目前国内治疗该病的首选药物。多数患者服药后 2 d 开始退热,3～5 d 内体温恢复正常,水肿消退,肌痛明显减轻并逐渐消失。在该病暴发流行时应强调早期诊断和及时治疗,对于幼虫成囊后才就诊的患者应给予 2 个以上疗程。

2. 改变不良饮食习惯

旋毛虫囊包幼虫抵抗力强,耐低温,在 $-15\ ℃$ 和 $-12\ ℃$ 分别可存活 20 d 和 57 d,腐肉中可存活 2～3 个月。熏烤、腌制及曝晒等常不能杀死囊包幼虫。囊包幼虫不耐热,肉块中心温度达 71 ℃时,即可被杀死。因此,预防该病的关键措施是广泛开展健康教育,改变不良的饮食习惯和烹饪方法,不生食或半生食肉类和肉制品,生、熟刀砧分开,防止生肉屑污染餐具。

3. 改善养猪方法

提倡圈养,保持猪舍清洁卫生,饲料应煮沸 30 min,灭鼠,以减少猪感染旋毛虫的机会。

4. 加强肉类检疫

未经宰后检疫的肉类不准上市销售,感染旋毛虫的肉类要坚决销毁。

（杨小迪）

八、粪类圆线虫

粪类圆线虫(*Strongyloides stercoralis*,Bavay,1876;Stiles,Hassall,1902)最先是由 Normand 于 1876 年在一名腹泻的法国士兵的粪便中发现。该虫为兼性寄生,生活史包括自生世代和寄生世代。粪类圆线虫的感染性丝状蚴经皮肤或黏膜入侵人体引起粪类圆线虫病(strongyloidiasis)。当患者免疫功能正常时,症状较轻或表现为慢性病程,一旦患者免疫功能受损,可呈全身播散性感染,导致病情加重,甚至死亡。近年来重型粪类圆线虫病的报告日益增多。

(一) 形态

1. 自生世代

雄虫大小约为 0.7 mm×(0.04～0.05) mm，尾端向腹面卷曲，有交合刺 2 根，引带 1 个。雌虫大小约为 1.0 mm×(0.05～0.075) mm，尾端较尖细，生殖器官为双管型，阴门位于虫体中部略后处。成熟雌虫子宫内有 4～16 个处于不同发育时期的虫卵。受精卵椭圆形，大小为 70 μm×40 μm，部分虫卵内含有胚胎。丝状蚴细长，体长约 0.60～0.77 mm，尾端尖，具 2 细小分支。

2. 寄生世代

雌虫大小约为 2.2 mm×(0.03～0.074) mm，尾端尖细，末端略呈锥形，半透明，体表角皮具细横纹。口腔短，内有 4 个不显著的唇瓣。咽管细长，约为体长的 1/3～2/5。肛门位于虫体近末端。双管型生殖器官，子宫前后排列，每一子宫内各含虫卵 8～12 个，单行纵列。

虫卵大小为(50～58) μm×(30～34) μm，形态似钩虫卵。杆状蚴大小约为(0.20～0.25) mm×0.016 mm，咽管呈双球型。

(二) 生活史

1. 自生世代

成虫在潮湿的土壤中产卵，在适宜的条件下，卵内胚胎发育，在数小时内孵出杆状蚴。杆状蚴经 1～2 天发育，蜕皮 4 次后成为自生世代成虫。如环境适宜，自生世代能进行多代，此为间接发育。如环境不适，杆状蚴蜕皮 2 次，发育为丝状蚴，丝状蚴对宿主具有感染性。

2. 寄生世代

丝状蚴经皮肤或黏膜侵入人体，开始寄生生活，又称为直接发育。侵入人体的丝状蚴经过小血管和淋巴管进入血循环，经右心至肺，在肺泡内发育 3～30 天，大部分虫体穿破肺泡，沿支气管、气管移行至咽部，被宿主吞咽至消化道，定居于小肠发育成熟，也有少数虫体能在肺部和支气管内发育为成虫。雌虫多钻入肠黏膜内寄生，每条雌虫每天约产卵 50 个。数小时后杆状蚴从卵内孵出并钻出肠黏膜，随粪便排出宿主体外。杆状蚴在外界经两次蜕皮发育为丝状蚴，可再侵入人体，或间接发育为自生世代成虫，开始自由生活。自丝状蚴侵入皮肤到粪便中排出杆状蚴至少需 17 天。

在严重腹泻的情况下，患者可排出含胚胎的虫卵。在肺部寄生的雌虫产卵，孵出杆状蚴，杆状蚴发育为丝状蚴可随痰排出。如寄生于泌尿生殖道，患者尿中可排出杆状蚴。在宿主免疫力低下或便秘时，寄生在肠道内杆状蚴可发育为具感染性的丝状蚴。

粪类圆线虫在人体内寄生时有自身感染的现象，并有 3 种不同类型：① 直接体内自身感染。杆状蚴在黏膜内孵出，不出肠黏膜即侵入血循环继续发育。② 间接体内自身感染。杆状蚴自肠黏膜钻出，在肠腔内迅速发育，蜕皮两次成为丝状蚴，经小肠下段黏膜或结肠黏膜侵入感染。③ 体外自身感染。丝状蚴随粪便排出后，从感染者肛门周围的皮肤侵入。

(三) 致病

粪类圆线虫的致病机制与其感染程度及人体抵抗力有密切关系。根据宿主的免疫状态，感染粪类圆线虫后有 3 种不同的临床类型：① 感染者有效地清除了虫体，多无临床症状出现；② 慢性自身感染，感染状态持续时间长，间歇性出现肠道症状，可长达数十年；③ 播散性超度感染,常见于长期应用免疫抑制剂或应用细胞毒药物及艾滋病患者,幼虫能侵入脑、肝、肺、肾脏等器官,引起腹泻、肺炎、出血、脑膜炎及败血症等,病人可因严重衰竭而死亡。

1. 皮肤损伤

丝状蚴侵入皮肤时可引起局部小出血点、斑丘疹、水肿,并伴有刺痛或痛痒感,搔破后致继发性感染。此外,还可出现移行性线状荨麻疹,并可持续数周,由于自身感染的原因,上述病变常可反复出现在肛周、腹股沟、臀部等处皮肤。由于幼虫在皮内移行较快,所引起的荨麻疹蔓延也快,因此荨麻疹的出现部位及快速蔓延,常常是粪类圆线虫病早期诊断的依据。

2. 肺部病变及症状

幼虫在肺部移行时所引起的病变类似钩蚴和蛔蚴造成的病变,肺部有出血、细支气管炎性细胞浸润。X线呈局限性或弥漫性炎性阴影。患者出现咳嗽、多痰、哮喘、呼吸困难、发绀、嗜酸性粒细胞增多等,如虫体定居于肺、支气管时,继续产卵、孵出幼虫,则肺部症状更加严重,持续时间也长。

3. 消化道病变及症状

消化道症状主要是成虫寄生在黏膜内对组织破坏和代谢产物的毒性作用所致。轻度者主要表现为卡他性肠炎、肠黏膜充血、有小的出血点和溃疡,病理检查可见单核细胞浸润,腺窝中可见到粪类圆线虫。中度者为水肿性肠炎,肠壁增厚、水肿、黏膜皱壁减少,病理检查见肠绒毛扩大、黏膜萎缩、黏膜下水肿,在肠壁的各层都可见到虫体。重度感染表现为溃疡性肠炎,肠壁水肿、纤维化,肠壁增厚变硬,黏膜萎缩并有多处溃疡。病理变化为肠壁纤维化和黏膜下水肿,肌层萎缩,整个增厚的肠壁内都可发现虫体。患者常有烧灼样腹痛、稀便或便秘。重症患者常有恶心、呕吐,黏液性血性腹泻、麻痹性肠梗阻、腹胀,电解质紊乱,甚至脱水、衰竭。

4. 其他症状

虫体寄生和其代谢产物可引起超敏反应,如过敏性肺炎、过敏性关节炎;全身中毒症状,如发热、贫血、嗜酸性粒细胞增多等;神经系统的症状,如烦躁、抑郁、失眠和全身不适等。

(四) 试验诊断

粪类圆线虫病的临床症状缺乏特异性,易被忽略而误诊。应仔细询问病人是否有接触被污染土壤的病史,特别是同时有消化道和呼吸系统症状的患者,更应考虑是否感染了粪类圆线虫。

从粪便中查到粪类圆线虫幼虫是确诊的依据。幼虫排出有间歇性,一般要连续检查3次,甚至反复多次检查。用贝氏幼虫浓集法从粪便中分离幼虫,检出率可达98%,远高于直接涂片法和沉淀法,特别在粪便中幼虫数较少(低于0.5~3条/g粪便)时。24 h内的新鲜粪便中同时查到杆状蚴和丝状蚴,可以认为发生了自身感染。观察虫体时,滴加卢氏碘液,虫体黄染,形态清晰。在腹泻患者的粪便中,有时亦可查到虫卵,可采用生理盐水直接涂片法检查,但检出率较低,采用沉淀法或饱和盐水浮聚法则可提高检出率。重症患者的痰液、胃液和十二指肠液,播散型患者的脑脊液、尿液、支气管灌洗液中都有可能找到杆状蚴或丝状蚴。

用粪类圆线虫的虫体可溶性抗原作为诊断抗原进行酶联免疫吸附试验、用虫体冰冻切片抗原做间接荧光抗体试验,检测病人血清特异性IgG,阳性率均在90%以上。

急性期外周血白细胞增多,一般为$(8 \sim 30) \times 10^9/L$,嗜酸性粒细胞一般在0.25~0.30,

最高者可达0.75。

（五）流行

粪类圆线虫主要分布于热带和亚热带地区，温带及寒带地区则多为散发感染。具有较显著的地方性，在雨量多的潮湿地区和卫生条件差的地区感染率较高。该病已被WHO列为重要的人类肠道寄生虫病之一，全球感染者约有3000万～1亿人。国外一些国家的人群感染率达30%左右。我国华南、华东、东北及华北等地均发现此病，人群的感染率大多在10%以下，但近年云南调查人群感染率已达11.6%，对此应引起足够重视。粪类圆线虫病的传染源为患者及无症状带虫者。患者离开流行区后，其体内感染可持续多年，甚至可长达数十年。在美洲和非洲曾有狗和猴传染给人的报告。

（六）防治

伊维菌素（ivermectin）为治疗粪类圆线虫感染的首选药物，单剂量（200 μg/kg）可以减少幼虫的繁殖，治愈率较低。分2天连续口服或间隔2周服用伊维菌素（200 μg/kg），可达到寄生虫学的治愈，粪涂片检查阴性。噻苯达唑、阿苯达唑、坎苯达唑、氯苯咪唑、左旋达唑均能有一些治疗效果。预防原则与钩虫病基本相同。除加强粪便管理及个人防护外，尚需避免发生自身感染。临床使用激素治疗前、抗代谢治疗或手术前，应做粪类圆线虫常规检查，发现有感染，需给予彻底治疗。在流行区可用伊维菌素等药物进行群众性防治。

九、广州管圆线虫

广州管圆线虫（*Angiostrongylus cantonensis*，Chen，1935；Doughterty，1946）分类隶属于线虫纲、管圆线虫属。最早由陈心陶（1933，1935）在广州的鼠体内发现和报道，命名为广州肺线虫（*Pulmonema cantonensis*）。后由Matsumoto（1937）在台湾报告，1946年由Doughterty订正为本名。该成虫主要寄生于鼠类肺动脉。幼虫偶可寄生人体，引起嗜酸粒细胞增多性脑膜炎或脑膜脑炎。人体首例广州管圆线虫病是由Nomura和Lin于1944年在我国台湾省发现。1984年何竟智等报道了中国大陆地区第1例确诊病例。

（一）形态

1. 成虫

虫体呈细长线状，头端钝圆，缺口囊，食管呈棍棒状，肛孔开口于虫体末端。雌虫大小为（17～45）mm×（0.3～0.66）mm，尾端呈斜锥形。肠管内充满血液，与白色的子宫（双管型）缠绕成红、白相间的螺旋形纹理，此为雌虫的形态特征。雄虫大小约为（11～26）mm×（0.21～0.53）mm，乳白色，尾端略向腹面弯曲，并具肾形交合伞。

2. 第三期幼虫

呈无色透明，细长线状，大小为（449±40）μm×（28±3）μm，头端稍圆，尾部末端尖细。食管、肠管、生殖原基和肛孔均易看到。

（二）生活史

生活史包括成虫、卵、幼虫3个发育阶段（图33-16）。成虫寄生于终宿主鼠的肺动脉内，偶见于右心。虫卵产出后随血流沉积至肺毛细血管，在此发育并孵出第1期幼虫。幼虫穿破毛细血管进入肺泡,沿呼吸道上行至咽,随后被吞入消化道随粪便排出体外。第 1 期幼虫被摄入或主动侵入中间宿主螺或蛞蝓体内,经两次蜕皮发育成具有感染性的第 3 期幼虫。鼠由于食入含第 3 期幼虫的中间宿主、转续宿主或被幼虫污染的食物而受感染。第 3 期幼虫穿过鼠的肠壁进入血循环,随血流移行至脑部,并在此发育为第 4 期和第 5 期幼虫。第 5 期幼虫随后经血管移行至肺动脉,继续发育至成虫。通常从第 3 期幼虫感染终宿主至其粪便中出现第 1 期幼虫约需 42~45 天。1 条雌虫平均每天产卵 15000 个。常见的中间宿主是褐云玛瑙螺和福寿螺,此外皱疤坚螺等多种螺类和蛞蝓亦可作为其中间宿主。转续宿主有蛙、鱼、虾、蟹等。终宿主以褐家鼠、黑家鼠较多见。

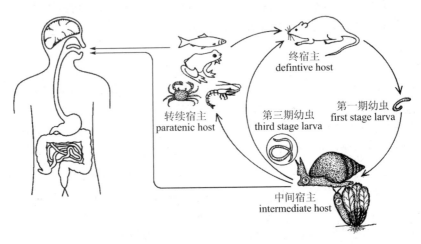

图 33-16　广州管圆线虫生活史

人是本虫的非适宜宿主,幼虫侵入后主要移行到中枢神经系统,停留在第 4 期或第 5 期幼虫阶段,不能发育成熟。近年有报道在个别患者死后尸检时在肺部发现成虫,提示幼虫如果能到达肺动脉也有发育为成虫的可能。人的感染主要是由于食入生的或半生的中间宿主或转续宿主所致。生吃被第 3 期幼虫污染的蔬菜、瓜果或喝生水亦可被感染。我国学者研究证明第 3 期幼虫可经大白鼠完整或损伤的皮肤侵入体内引起感染,提示人们在烹调、加工螺类时,感染期幼虫有从皮肤侵入人体的可能。

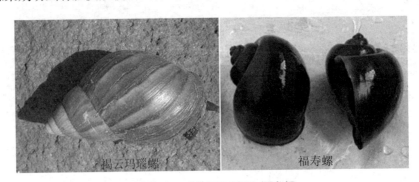

图 33-17　褐云玛瑙螺和福寿螺

(三) 致病

广州管圆线虫的幼虫主要侵犯人体中枢神经系统,引起嗜酸性粒细胞增多性脑膜炎或脑膜脑炎(eosinophilia meningitis or meningoencephalitis)。病变主要发生在大脑和脑膜，亦可波及小脑、脑干和脊髓等处；主要病理改变为充血、出血、脑组织损伤和嗜酸性粒细胞、巨噬细胞、淋巴细胞等组成的肉芽肿性炎症反应。脑脊液中嗜酸粒细胞显著增多为重要特征。幼虫可经筛孔板进入眼球，引起视网膜炎、视神经炎、视网膜色素沉着甚至视网膜剥离，最终可导致失明。眼球损害有较明显的个体差异，可能与免疫反应有关。

临床症状主要为急性剧烈头痛，其次为恶心、呕吐、发热和颈项强直等。少数患者可出现面瘫及感觉异常如麻木、烧灼感等。个别患者可出现精神异常。严重病例可有瘫痪、嗜睡和昏迷，甚至死亡，但死亡率通常小于0.5%。轻度感染可无明显症状或仅有头痛，表现出自限性。

(四) 诊断

1. 询问病史

患者近期有无食入生的或半生淡水螺肉，或接触含本虫的中间宿主或转续宿主的经历。

2. 临床表现

起病急，发热，剧烈头痛，伴有神经系统损害的症状和体征。

3. 实验室检查

血液常规检查嗜酸性粒细胞明显增高。脑脊液压力升高，白细胞总数明显增多，其中嗜酸粒细胞数超过10%。病原学检查从脑脊液中或身体其他部位检获幼虫或发育期雌性与雄性成虫即可确诊。但一般检出率低，且多为死后尸检时发现。免疫学检查方法检测患者血清或脑脊液中的特异性抗体或抗原呈阳性。ELISA检测IgG抗体是目前诊断本病最常用的方法。

(五) 流行

广州管圆线虫分布于热带、亚热带地区，流行范围约在北纬23°到南纬23°之间。主要的流行地区为东南亚和太平洋岛屿。迄今全球已报告3000多病例，主要分布于泰国、马来西亚、越南、中国、日本、夏威夷、新赫布里底群岛等国家和地区。我国广州管圆线虫病例主要出现在台湾、香港、浙江、福建、广东、海南、天津、黑龙江、辽宁和湖南等地区，多呈散在分布，近年来在浙江、辽宁、福建、北京、云南和广东等地先后出现不同规模的暴发流行。

广州管圆线虫的终宿主主要是大鼠，以褐家鼠和黑家鼠感染率较高，为重要的传染源。人、小鼠类、家兔、豚鼠及猴等为非适宜宿主。

本虫的中间宿主和转续宿主多达50余种。我国大陆广州管圆线虫的中间宿主主要为福寿螺和褐云玛瑙螺。转续宿主包括蛙、蟾蜍、涡虫、鱼、虾、蟹等。这些转续宿主因摄入含有第3期幼虫的螺类，幼虫转入其体内长期存活，并具有感染力，在流行病学上较为重要。

人感染的方式主要为生吃或半生吃含有第3期幼虫的水生螺类(如福寿螺)或陆地螺类(如褐云玛瑙螺)；或食入被感染期幼虫污染的食物、饮水；或生食污染的蔬菜；生吃或半生吃转续宿主淡水虾、蟹及其制品等。亦有因相信民间治病的偏方吞食蛞蝓或转续宿主如蟾蜍、蛙等而感染。

(六) 防治

预防措施主要是不吃生的或半生的淡水螺、蛞蝓、蛙、鱼、虾、蟹及生的蔬菜，不喝生水。

加强灭鼠,控制传染源对本病预防具有重要意义。

患者治疗的有效药物是阿苯达唑。严重病例,需同时采用对症处理及支持疗法。对颅压增高者可用甘露醇等降颅压药物。必要时选用皮质激素类药物(甲泼尼龙)以减轻脑组织的炎性反应和粘连。如能及时诊断治疗,患者大多预后良好。

十、东方毛圆线虫

毛圆线虫(*Trichostrongylus*)是一类在哺乳动物、鸟类、爬行类和两栖类的胃及小肠内寄生的寄生虫。偶可在人体寄生的毛圆线虫有东方毛圆线虫、蛇行毛圆线虫、艾氏毛圆线虫、枪形毛圆线虫和斯氏毛圆线虫等,我国以东方毛圆线虫(*Trichostrongylus orientalis*,Jimbo,1914)多见。东方毛圆线虫主要寄生于绵羊、骆驼、马、牛及驴等动物的胃和小肠。

(一) 形态

1. 成虫

纤细,乳白色或无色透明,角皮具横纹,头端钝圆。口囊不明显,咽管圆柱状,为体长的 1/7~1/6。雄虫长 3.8~5.5 mm,尾端交合伞明显,由 3 叶组成,左、右两侧叶发达,背叶小而不明显。交合刺 1 对,大小、形状相同,近端略粗,中部略膨大,远端渐细,末端有小钩。雌虫长 4.9~6.7 mm,虫体最宽处位于阴门端,尾端尖细呈圆锥形,子宫内有虫卵 5~16 个。

2. 虫卵

长椭圆形,两侧多不对称,一侧稍隆起。两端亦不对称,一端较圆,另一端稍尖。无色透明,大小为 $(80\sim100)\mu m \times (40\sim47)\mu m$,比钩虫卵略长,卵壳薄而光滑,卵细胞与卵壳间有空隙,两端空隙较明显。新鲜粪便中的虫卵,内含分裂的胚细胞 10~20 个,呈葡萄状堆积。

(二) 生活史

虫卵随宿主粪便排出后,在温暖潮湿的土壤中发育为杆状蚴,经蜕皮 2 次发育为感染期幼虫(丝状蚴)。人因食入被感染期幼虫污染的蔬菜而感染。幼虫在宿主小肠内第 3 次蜕皮后钻入肠黏膜,数日后逸出,经第 4 次蜕皮,虫体头端插入肠黏膜发育为成虫。丝状蚴也可经皮肤感染,在体内的移行过程同钩虫。从感染期幼虫侵入人体至雌虫产卵,经口感染约需 16~26 d,经皮肤感染约需 28~36 d。

(三) 致病

东方毛圆线虫成虫侵入宿主肠黏膜致上皮细胞脱落,引起卡他性肠炎,虫体的分泌物可能影响消化功能。感染轻者可无明显症状,重感染者出现腹痛、腹泻、食欲减退,亦有头痛、头昏、失眠、四肢乏力等,外周血嗜酸性粒细胞增多。本虫引起的腹痛症状较钩虫感染者稍重,但其常与钩虫感染混合发生,不易与钩虫病区分。

(四) 诊断

本病诊断以粪便中查见虫卵为准,但需与钩虫卵鉴别。毛圆线虫排卵少,应反复多次检查。亦可从患者十二指肠引流液中查虫卵。粪检常用饱和盐水浮集法,亦可用培养法查丝状蚴。应注意与钩虫和粪类圆线虫的丝状蚴鉴别。

（五）流行

东方毛圆线虫呈世界性分布，日本、朝鲜、土耳其、伊朗、智利等有人体感染病例报道。该病主要流行于农村和牧区，似有一定的地区性。如四川个别地区（潼南县）感染率高达50%。2004年全国人体肠道寄生虫感染调查结果表明，我国大部分省份都查到东方毛圆线虫或毛圆线虫感染，感染率均较低，全国人群的平均感染率为0.033%。传染源是东方毛圆线虫感染者和病畜，人因食入感染期幼虫污染的食物和饮水，或接触污染的土壤而感染。

（六）防治

防治原则同钩虫和粪类圆线虫。主要是防止食入被丝状蚴污染的食物和饮水，同时要加强防护，避免丝状蚴经皮肤感染。

十一、结膜吸吮线虫

结膜吸吮线虫（*Thelazia callipaeda*，Railliet，Henry，1910）是一种寄生于犬、猫、兔等动物眼部的线虫，也可寄生于人眼，引起吸吮线虫病（thelaziasis）。曾发现该虫多见于亚洲，故称为"东方眼虫"，近来发现在欧洲动物感染本虫亦较普遍。

（一）形态

1. 成虫

虫体细长线状，两端较细，在人眼结膜囊内寄居时为淡红色，离开人体后呈乳白色。头端具圆形角质口囊，无唇瓣，外周有内环乳突6个和外环乳突4对。口囊底部为圆孔状咽，其下接圆柱状食管。神经环位于食管中部。除头、尾两端光滑外，其余体表均具有边缘锐利的环形皱褶，侧面观呈锯齿形。雄虫长4.5～15.0 mm，宽0.25～0.75 mm，尾端向腹面弯曲，肛门位于近末端腹面，周围乳突12～14对，交合刺2根，长短不一，形状各异。雌虫长6.2～20.0 mm，宽0.30～0.85 mm，肛门距尾端很近，阴门位于虫体食管和肠结合处之前的腹面，生殖系统双管型，2个子宫在虫体前部约1/6处合成单管"子宫蒂"，通向较粗的阴道。子宫前端充满着大小不等的虫卵，含卵细胞的卵较小，向后逐渐增大呈椭圆形的含胚胎至蝌蚪期卵，近阴道末端子宫内虫卵变为细长盘曲状的幼虫，原来的卵壳已变为鞘膜。

2. 幼虫

初产出的幼虫外被鞘膜，尾部有一气球状鞘膜囊，是由多余的鞘膜形成的，大小为（350～414）μm×（13～19）μm。

（二）生活史

包括成虫和幼虫两个发育阶段，成虫寄生在犬、猫等动物的眼结膜囊及泪管内，偶可寄生于人的眼部。雌虫为卵胎生，在结膜囊内产出外被鞘膜的初产蚴，当中间宿主蝇类（如冈田绕眼果蝇，*Amiota okadai*）舐食宿主眼部分泌物时，幼虫进入蝇消化道，穿过中肠进入血腔，钻入雄果蝇的睾丸表层或雌果蝇血腔膜组织内，形成虫泡囊。约经2～4周，囊内腊肠期幼虫蜕皮2次，发育为线形运动活跃的感染期幼虫。感染期幼虫突破虫泡囊膜游离于血腔中，经胸、颈和头部进入果蝇的口器，当果蝇再次舐食其他宿主的眼分泌物时，感染期幼虫剧烈活动，自蝇口器逸出进入终宿主的眼部，经15～20 d，幼虫蜕皮2次发育为成虫。从感染期幼虫发育至成虫产幼虫约需 1~2 个月,成虫寿命可达 2 年以上。

(三) 致病

虫体侵入人体后多寄生于结膜囊内,主要在上、下睑穹窿内,亦可寄生于泪腺、结膜下及皮脂腺管内。虫体蠕动以及口囊吸附所产生的机械性刺激,虫体体表锐利的横纹划伤结膜和角膜组织,以及其排泄物、分泌物的化学性刺激,致患者眼部出现炎症反应或肉芽肿形成。当患者搔抓眼部,可合并细菌感染,从而加重眼部的炎症反应。

感染轻时无症状或症状轻微,主要表现为眼部异物感、痒感、畏光、流泪、分泌物增多、眼痛等,对视力一般无明显的影响。重者可出现结膜充血、发炎和溃疡以及角膜浑浊、眼睑外翻等。如虫体寄生于眼前房,可有眼部丝状阴影飘动感。亦可致睫状体充血、房水浑浊、眼压升高、视力下降,继发青光眼。严重者可导致失明。一般仅单侧受感染,少数病例可发生双眼感染。

(四) 诊断

将患处取出的虫体、分泌物或冲洗物镜检,根据成虫、童虫或初产蚴的形态即可确诊。应与眼蝇蛆病、眼曼氏裂头蚴病、沙眼、眼内异物等相鉴别。

(五) 流行

本病在印度、缅甸、菲律宾、泰国、日本、朝鲜、俄罗斯的远东地区均有人体病例报告。我国人体病例最多,迄今报道病例已达 370 多例,分布于 26 个省、市、自治区,以山东、江苏、湖北、安徽、河南、云南、河北等地区较多。传染源主要为犬,其次为猫、家兔和野兔等。该病的流行高峰在 6~9 月,感染者中儿童多于成人,尤以婴幼儿多见,可能与饲养犬、猫以及婴幼儿对蝇的叮咬防御能力较弱有关。

(六) 防治

加强健康教育,注意个人卫生,特别是眼部卫生。搞好环境卫生,特别是烂果类垃圾要即时处理,以消除果蝇滋生地。饲养宠物者要注意防蝇、灭蝇。不要在户外睡觉,以防果蝇叮眼。对一般患者,可提眼皮暴露虫体,用镊子、消毒棉签将虫体取出。对不能配合者或婴幼儿可用 1% 丁卡因、1%~2% 可卡因或 1% 普鲁卡因 2~3 滴滴眼,让虫体自行从眼角爬出。也可用无菌生理盐水冲洗眼结膜囊,冲出虫体。当虫体寄生在眼前房时,需进行手术取虫。

十二、美丽筒线虫

美丽筒线虫(*Gongylonema pulchrum*, Molin, 1857)是寄生于多种反刍动物、鸟类以及猪、猴、熊等的口腔和黏膜及黏膜下层的一种筒线虫,偶可寄生于人体,引起筒线虫病(gongylonemiasis)。

(一) 形态

1. 成虫

虫体细长,乳白色,略透明,体表有纤细横纹,体前端表皮有明显呈纵行排列、大小不等、形状各异、数目不同的花缘状表皮突,在前端排成4行,延至近侧翼处增为8行。近前端两侧各有1个颈乳突,其后有1对呈波浪状的侧翼,一直伸展到最后的表皮突终止处。口小,位于前端正中,左右两侧各有1个分成3叶的侧唇,在两侧唇间的背、腹侧各有间唇1个。雄虫长21.5~62.0 mm,宽0.10~0.30 mm,尾部有膜状尾翼,左右不对称,尾部肛门前后有成对的带蒂乳突,交合刺1对,大小形状各异,左侧细长,右侧短。雌虫长32.0~150.0 mm,宽0.20~0.53 mm,尾端不对称,钝锥状,略向腹面弯曲,阴门位于肛门前方不远处。

2. 虫卵

椭圆形,两端较钝,表面光滑,大小为(50~70)μm×(25~42)μm,卵壳厚而透明,内含幼虫。

(二) 生活史

美丽筒线虫生活史阶段包括成虫、卵和幼虫,需在终宿主和中间宿主体内发育。成虫寄生于水牛、黄牛、山羊、绵羊、骆驼等反刍动物以及马、驴、骡、猪、猴、鼠、兔等的口腔、咽部和黏膜与黏膜下层,雌虫产出的含蚴卵由黏膜破损处进入消化道,随粪便排出。含蚴卵被中间宿主金龟子等甲虫或蜚蠊吞食后,卵内幼虫在消化道内孵出,穿过肠壁进入中间宿主的血体腔发育为囊状的感染期幼虫。终宿主吞食含感染期幼虫的昆虫,幼虫破囊而出,侵入胃或十二指肠黏膜,向上移行至食管、咽或口腔等黏膜内发育为成虫。从感染期幼虫进入终宿主体内至发育为成虫约需2个月。人偶可被感染,成虫在人体内寄生时间为1年半左右,长者可达5年以上。人体寄生的虫体数可为1条至10余条不等,多者达20余条。

(三) 致病

虫体在黏膜、黏膜下层移动,引起机械性刺激和损伤。患者自觉口腔内异物爬行感、痒感和麻木感。成虫寄居处的黏膜可产生小疱及白色线形弯曲隆起,口腔局部出现肿胀、疼痛、黏膜水疱及血疱。寄生咽喉时,可出现声音嘶哑、吞咽困难,甚至影响说话。寄生于食管时,可有黏膜溃疡,甚至吐血。一些患者可出现神经过敏、精神不安、失眠等症状。血检嗜酸性粒细胞增高,有时可达20%。虫体取出后,症状自行消失。有报道,本虫的寄生与上消化道肿瘤的发生有一定关系。

(四) 诊断

一般在唾液、粪便中查找不到虫卵。可根据病史以及局部虫爬感或刺激症状等做出初步诊断后,用消毒针挑破虫体移行处的黏膜,取出虫体做虫种鉴定即可确诊。

(五) 流行

本病呈世界性分布,是一种动物源性寄生虫病,家畜的感染率较高。人体感染呈局部散在流行。人体感染与卫生条件及饮食、饮水习惯有关,如生食或半生食含有感染性幼虫的中间宿主甲虫、蜚蠊、螳螂、蝗虫、天牛等或饮用被甲虫死亡解体后污染的生水等。

(六) 防治

主要预防措施是加强卫生宣传,消灭和禁食甲虫、蜚蠊、蝗虫等昆虫,注意个人卫生,不饮生水等。主要治疗方法是挑破寄生部位黏膜取出虫体,取虫前可局部涂麻醉剂有助于虫体移出。取虫后用消毒液漱口,局部涂抹龙胆紫等,症状可自行消失。

十三、麦地那龙线虫

麦地那龙线虫(*Dracunculus medinensis*,Linn,1758;Gollandant,1773)又称几内亚龙线虫(Guinea worm),成虫寄生在人和多种哺乳动物组织内,引起麦地那龙线虫病。早在古埃及、古希腊及古罗马时期人们对该虫就有了解,古代的人们即知用小棒卷虫法治疗本病。古代红海区域的犹太人,曾将该虫想象为"火蛇",给人类带了瘟疫,因而给了龙线虫的命名。1870年俄国的Fedtschenko首次对该虫形态和生活史进行了详细描述。我国猫的感染报告较多,而人体感染至今仅见于安徽阜阳农村1例男童(1995,王某某)。

（一）形态

麦地那龙线虫的雌虫为大型线虫,体长为70～120 cm,宽为0.7～1.7 mm,形似一根粗白线,头端钝圆,尾端向腹面呈鱼钩状弯曲,体表光滑,镜下可见密细的环纹。子宫为双管型,其内充满第1期幼虫。麦地那龙线虫的雄虫却小得多,体长为12～40 mm,宽为0.4 mm,末端向腹面卷曲,具交合刺2根。第1期幼虫(杆状蚴)长为550～760 μm,宽为15～30 μm,体表具有明显的纤细环纹,细长的尾部约占体长1/3,于肛门后方两侧有尾感器1对。

（二）生活史

第1期幼虫在水中被中间宿主剑水蚤吞食后,在适宜温度下约经12～14天发育为感染期幼虫。当人或动物饮水误吞含感染期幼虫的剑水蚤后,幼虫在十二指肠处从剑水蚤体内逸出,钻入肠壁,经肠系膜、胸腹肌移行至皮下结缔组织。虫体约经3个月发育至性成熟,雌雄虫交配受精后,雄虫在数月内死亡,雌虫移行至终宿主(人或动物)肢端的皮下组织,约经8～10个月子宫内幼虫即可完全成熟,产出第1期幼虫。幼虫产出期间引起宿主强烈的超敏反应,结果在皮下形成肿块,皮肤表面出现水疱,继而皮肤溃破。当宿主肢体与冷水当接触时,雌虫受刺激,其头端从皮肤溃破部位伸出,体壁和子宫破裂,释放出数以千计的幼虫。当溃破部位再次与水接触时,雌虫又重复这一产幼虫过程,雌虫产完幼虫后自然死亡,并被组织吸收,伤口亦即愈合。蝌蚪和青蛙等亦可作为麦地那龙线虫的转续宿主。

（三）致病

含感染期幼虫的剑水蚤被宿主吞食后,在其体内移行并发育,虫体经过或所在部位常无明显病变,患者处于潜伏期。雄虫交配后在皮下组织内死亡,除虫体周围引起纤维变性外,未有其他显著病变。本虫致病主要是雌虫移行至皮肤时,释放的幼虫及大量代谢产物引起的宿主组织强烈的超敏反应。患者可出现荨麻疹、发热、腹泻、恶心、呕吐、呼吸困难、头晕及局部水肿等症状。达皮下组织的成熟雌虫周围可出现条索状的硬结或肿块。自虫体前端破裂处逸出的幼虫可致皮肤表面丘疹,继而发展为水疱、脓疱、破溃,虫体可从破溃处外露。虫体若在人体组织内溶解破裂,则引起蜂窝组织炎或局部脓肿。溃疡组织愈合后留下永久性疤痕或肌肉损伤。虫体还可侵及神经系统引起瘫痪,亦可累及眼、心脏及泌尿生殖系统,引起病变。在体内深部组织内的雌虫死亡退化后,逐渐钙化,可致邻近关节发炎。变性的虫体也可释放大量抗原性物质,诱发无菌性囊液性脓肿。

我国报告的 1 例 12 岁男童，其病变部位为左侧腹壁皮下。手术时从肿块内取出一条雌性虫体的片段，头、尾部都已溶解消失。囊肿壁有炎症细胞浸润，腔内还含约 1 mL 脓液，术后脓肿痊愈。

（四）诊断

对皮肤上起水疱的可疑患者，水疱破溃后，用少量冷水置伤口上，取伤口表面液体涂片镜检，低倍镜下见到运动活泼的幼虫便可确诊。自伤口获取伸出的雌虫是最可靠的确诊依据，但需与皮下寄生的裂头蚴相鉴别。对皮下肿块和脓肿行穿刺做涂片，查出杆状蚴可明确诊断。X 线检查有助于宿主体内钙化虫体的诊断。免疫学试验，如皮内试验、IFA 或 ELISA 可作为辅助诊断。血检常见嗜酸性粒细胞增高。

（五）流行

麦地那龙线虫病是一种人畜共患病，曾广泛流行于非洲、西亚南部一些国家及印度、巴基斯坦等许多热带和亚热带地区，南美也有轻度流行。1976 年统计世界发病总人数为 1000 万。日本、朝鲜和我国人体仅见个例报告。本病的流行主要有 2 个环节：饮用含有剑水蚤的生水及患者与水接触。动物保虫宿主有犬、猫、马、牛、狼、猴、狐等。本病感染多在农村，尤其经济欠发达地区。感染者年龄多在 14～40 岁，以 5～9 月发病最多。本病 20 世纪曾经是严重危害人类健康，尤其是对青少年危害很大的寄生虫病，因此引起 WHO 对该病的重视，1995 年，世界卫生组织确定了根除麦地那龙线虫的目标。经过多年的大力防治，2014 年全球报告的病例数已降至 126 例，且病例仅局限于少数战乱的非洲地区（南苏丹、埃塞俄比亚和马里），防治取得了巨大成功。如果现在的努力能够继续下去，麦地那龙线虫病将彻底在人类世界中消失，它将成为世界上第 1 个被消灭的寄生虫疾病。

（六）防治

在古代人们即知用小棒卷虫法治疗本病。每日 1 次，每次卷出约 5 cm 虫体，3 周可全部卷出而治愈。该法行之有效，除非虫体偶尔断裂或出现继发感染。可给予肾上腺素以减轻患者的过敏反应。也可手术取虫治疗。治疗药物有尼立达唑、甲硝唑和甲苯达唑等。

预防本病关键在于避免饮用不洁生水。预防性策略包括：改进饮用水供应，对开放性水体的水进行过滤；加强病例监测，在成虫钻出的 24 h 以内发现患者，并告诫患者避免涉水，防止饮用水受到污染；实施健康教育，真正做到安全饮水。

（夏惠，常雪莲）

十四、其他人体寄生线虫

除了前面几节介绍的一些寄生虫外，还有少数寄生虫偶可寄生人体，如棘颚口线虫（*Gnathostoma spinigerum*，Owen，1836）、异尖线虫（*Anisakis*，Dujardin，1845）、兽比翼线虫（*Mammomonogamus*，Railliet，1899；Ryjikov，1948）、肾膨结线虫（*Dioctophyma renale*，Goeze，1782；Stiles，1901）和肝毛细线虫（*Capillaria hepatica*，Bancroft，1893；Travassos，1915）等。现将这些寄生虫的宿主（包括寄生部位）、感染方式、致病、诊断及治疗等内容列表比较如下（表 27-5）。

表 27-5　几种少见的人体寄生线虫

虫种	宿主	感染方式	致病	诊断	治疗
棘颚口线虫	成虫寄生于终宿主猫、犬、虎、豹等哺乳类动物的胃、食道；剑水蚤为第一中间宿主；淡水鱼类为第二中间宿主；蛙、蛇、鸡、猪等为转续宿主；人为非适宜宿主	人生食、半生食含第三期幼虫的淡水鱼，或转续宿主蛙、鸡肉、鸭肉和猪肉而感染	虫体可在皮肤或皮下、呼吸道、消化道、泌尿生殖道、眼、耳和脑内移行寄居，引起皮肤或/和内脏幼虫移行症	活检查到虫体而确诊；免疫学检查可辅助诊断	手术取虫；阿苯达唑、伊维菌素等治疗
异尖线虫	成虫寄生于海栖哺乳类动物的胃内；海生浮游甲壳类（如磷虾）为中间宿主；鱼类和软体动物为转续宿主；人为非适宜宿主	人生食或半生食含有感染期幼虫的海鱼或海产软体动物而感染	幼虫侵入胃、肠等部位，局部出现肿块，引起消化道症状	纤维内镜检查可检获幼虫；免疫学检查可辅助诊断	纤维内镜取出胃、肠或食管内虫体
兽比翼线虫	成虫寄生于哺乳类动物、鸟类和禽类咽喉、气管、中耳等部位；龟和鳖可能是转续宿主或中间宿主	人误食被感染期虫卵污染的食物或饮水；或生食含幼虫的龟、鳖的肝、胆或血	虫体移行寄居在咽喉部，出现局部虫爬感及呼吸道表现	痰液中或气管镜检获成虫；痰液或粪便中查到虫卵确诊	气管镜取虫，阿苯达唑、甲苯咪唑等治疗
肾膨结线虫	成虫寄生终宿主貂、犬等的肾脏或腹腔，偶可寄生人；寡毛类环节动物蛭蚓为中间宿主；淡水鱼及蛙等为转续宿主	人生食或半生食含有第三期幼虫的鱼、蛙，吞食了含有幼虫的寡毛类环节动物	引起肾小球和肾盂黏膜乳头变性；晚期肾萎缩；出现肾盂肾炎、肾结石、肾功能障碍等	尿液中查到虫体或虫卵而确诊	手术取虫；阿苯达唑、噻嘧啶等治疗
肝毛细线虫	成虫寄生在鼠等多种哺乳类动物肝脏；偶可寄生人	吞食感染期虫卵所污染的食物或饮水	虫卵沉积在肝实质里，引起肝脏虫卵肉芽肿病变，导致肝硬化、肝功能衰竭	肝组织活检查虫卵；免疫学检查可辅助诊断	阿苯达唑、甲苯咪唑等治疗

（夏惠，常雪莲）

第二节 吸 虫

一、吸虫概述

吸虫(Trematode)属扁形动物门的吸虫纲(Trematoda)。吸虫纲下隶3个目：单殖目、盾殖目和复殖目。寄生于人体的吸虫均属于复殖目，称为复殖吸虫。复殖吸虫种类繁多，生活史复杂，具有有性世代和无性世代，无性世代在软体动物中寄生，有性世代大多在脊椎动物体内寄生。

（一）形态

1. 外形

成虫多呈叶状或舌状，背腹扁平，两侧对称，具有口吸盘和腹吸盘，无体腔(图33-18)。

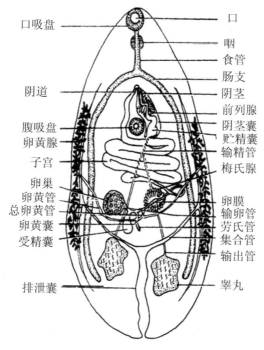

图33-18 复殖吸虫成虫形态结构模式

2. 消化系统

吸虫消化系统不完整，前端有口、咽、食道，向后分为两肠支，沿虫体两侧向后延伸，末端为盲端，无肛门。

3. 排泄系统

由焰细胞、毛细管、集合管、排泄囊、排泄管和排泄孔组成。复殖目吸虫的排泄孔只有1个，位于虫体的后端。排泄囊的形状与焰细胞的数目及位置在分类上具有重要意义。

4. 神经系统

复殖目吸虫的神经系统不发达。在咽的两侧各有1个神经节,相当于神经中枢。神经节间彼此由背索连接。2个神经节各发出前后3条神经干,分布于虫体腹面、背面和侧面。向后伸展的神经干之间有横索相连。自神经干发出的感觉末梢到达口、腹吸盘及整个皮层。

5. 生殖系统

除血吸虫外均为雌雄同体。雄性生殖器官包括睾丸、输出管、输精管、贮精囊、射精管、阴茎袋、前列腺与阴茎。雌性生殖器官包括卵巢、输卵管、卵模、梅氏腺、受精囊、卵黄腺、卵黄管及子宫或劳氏管等。雌、雄性生殖系统最后共同通向生殖腔,开口于生殖孔。精子通过生殖孔进入雌性生殖器官,卵在输卵管受精,受精卵在卵黄腺分泌物及梅氏腺分泌物共同作用下在卵模内形成虫卵,然后进入子宫,经生殖孔排出。

(二)生活史

吸虫的生活史复杂,生活史过程中有世代交替及宿主转换现象。其有性世代(成虫期)多在脊椎动物或人体内进行;无性世代(幼虫期)则在淡水螺体内完成,有的还需在淡水鱼、虾或溪蟹、蝲蛄体内进一步完成发育。因此,人和脊椎动物分别为吸虫的终宿主和保虫宿主,淡水螺类则为吸虫的第一或唯一中间宿主,淡水鱼、虾及溪蟹、蝲蛄为其第二中间宿主。

吸虫在发育过程中,其发育期因虫种而异,通常包括卵、毛蚴、胞蚴、雷蚴、尾蚴、囊蚴、童虫及成虫等。尾蚴或囊蚴为其感染期。

二、华支睾吸虫

华支睾吸虫(*Clonorchis sinensis*)成虫首次被发现于一印度华侨的肝胆管内,俗称为肝吸虫(Liver fluke),由该虫引起的疾病称华支睾吸虫病(肝吸虫病)。本病在我国流行至少有2300年以上的历史。

(一)形态

1. 成虫

虫体体形狭长,背腹扁平,前端较窄,后端钝圆,外形如葵花子状,体表无棘,大小一般为(10~25) mm×(3~5) mm。口吸盘位于虫体的前端,腹吸盘位于虫体前1/5处,口吸盘略大于腹吸盘。消化道包括口、食管及沿虫体两侧伸至亚末端的两根肠支。雌雄同体,2个分枝状的睾丸前后排列于虫体的后1/3处。卵巢位于睾丸之前,边缘分叶,卵巢斜后方可见椭圆形的受精囊。子宫盘绕于虫体中部,内含大量的虫卵,其开口于腹吸盘前缘的生殖腔。卵黄腺呈滤泡状,分布于虫体的中段两侧。见图33-19。

2. 虫卵

卵呈黄褐色,一端较窄,另一端较钝圆,低倍镜下形似芝麻,大小为(27~35) μm×(12~20) μm,为常见蠕虫卵体形最小者,较窄的一端有明显的卵盖,其周围卵壳增厚,形成肩峰,较钝圆的一端有一疣状突起。卵内含一毛蚴。见图33-19。

(二)生活史

成虫寄生于人或哺乳动物(猫、狗等)的肝胆管内。成虫产出虫卵,卵随胆汁进入消化道,随粪便排出体外。虫卵一旦落入水中,被第一中间宿主淡水螺(如赤豆螺、纹沼螺、长角

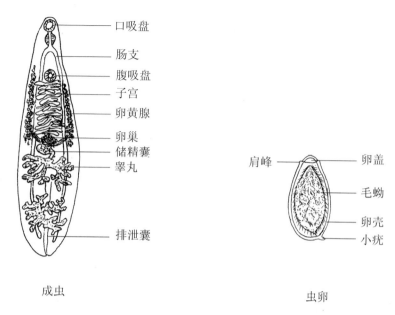

图 33-19 华支睾吸虫成虫和虫卵形态模式图

涵螺)吞食,则在螺的消化道孵出毛蚴,随后再经过胞蚴、雷蚴的无性增殖阶段产生许多尾蚴,成熟尾蚴从螺体内逸出在水中游动(存活 1～2 天),如遇到第二中间宿主淡水鱼、虾,即可侵入其体内发育成囊蚴。囊蚴为椭圆形,大小约为 138 μm×150 μm,囊内含活动的后尾蚴,可见口、腹吸盘和黑褐色的排泄囊。终宿主人或哺乳动物若食入含有活囊蚴的鱼、虾后,囊蚴在十二指肠消化液作用下脱囊发育为童虫,继而经胆总管逆行至肝内胆管发育为成虫(图 33-20)。从食入囊蚴到粪便中出现虫卵约需 1 个月左右。成虫的寿命约为 20～30 年。

(三)致病

1. 致病机制

成虫寄生于肝胆管内,虫体分泌物、代谢产物的化学性刺激及虫体活动时的机械性刺激,引起胆管内膜和胆管周围的炎症,导致胆管上皮细胞脱落、增生,继之管壁增厚、管腔狭窄,加之虫体的阻塞作用,胆汁流出受阻和淤滞,可引起阻塞性黄疸。胆汁引流不畅,易合并细菌感染,引起胆囊炎、胆管炎。虫体碎片、虫卵、胆管上皮脱落细胞可构成胆石的核心,引起胆石症。由于肝胆管周围结缔组织增生,可导致邻近的肝细胞坏死、萎缩,引起脂肪变、肝硬变。此外,国内外研究资料提示华支睾吸虫感染与胆管上皮细胞癌和肝细胞癌有一定的关系,还可引起急性胰腺炎。

2. 临床表现

本病一般为慢性过程,临床表现根据感染的虫数、病程及机体抵抗力而异。潜伏期一般为 1～2 个月。轻者无明显的临床表现,仅在粪便中查出虫卵,为带虫者;中度感染者可有食欲不振,厌油,乏力、上腹部不适、肝区隐痛、肝脏轻度肿大等症状;重度感染者可出现营养不良、肝脾肿大、腹痛腹泻、发热、黄疸等症状。晚期患者则出现肝硬化、腹水,甚至上消化道大出血、肝昏迷而死亡。儿童严重感染者可引起发育障碍或侏儒症。

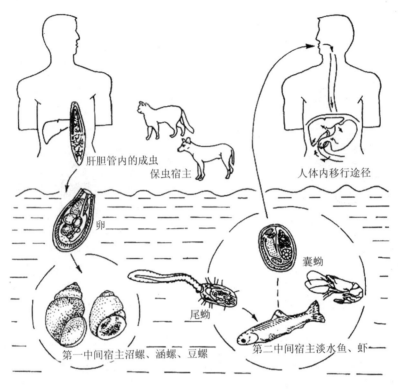

图 33-20　华支睾吸虫生活史示意图

（四）诊断

对有肝胆疾病临床表现和体征的患者询问其有无生食或半生食鱼、虾史有助于确定诊断。本病应与病毒性肝炎、胆囊炎、胆石症及肝硬化相鉴别。

1．病原学检查

检获虫卵是确定本病的主要依据。一般感染后1个月，粪便中即可检出虫卵。粪便直接涂片法检出率低，不常用。常用的粪检方法有自然沉淀法、倒置沉淀法和醛醚沉淀法，也可用改良加藤厚涂片法。对粪检阴性的患者，可用十二指肠引流液检查虫卵提高检出率。肝胆手术检获成虫也可确诊。

2．免疫学诊断

患者血清华支睾吸虫抗原或抗体阳性可作为本病的辅助诊断依据。较为常用的免疫学诊断方法有皮内试验（ID）、间接血凝试验（IHA）和酶联免疫吸附试验（ELISA）等。免疫学诊断具有较高的特异性和敏感性，可弥补粪检阳性率低的不足。

（五）流行

1．分布

华支睾吸虫病分布于东南亚地区的中国、日本、朝鲜、越南及菲律宾等国家。在我国，有27个省、市、自治区均有发现或流行。据2001~2004年第二次全国人体重要寄生虫病现状调查报告，流行区感染率为2.4%。感染率最高是广东省，为17.48%，其次是广西和黑龙江，分别为9.44%和4.54%。

2. 流行因素

华支睾吸虫病为人兽共患寄生虫病,病人、带虫者和保虫宿主都是重要的传染源。保虫宿主种类多,分布广,感染率高,目前已知的有猫、狗、猪、狐狸、野猫、貂、獾、水獭以及鼠类。本病的传播有赖于虫卵有机会入水,且水中存在第一、第二中间宿主,人或其他哺乳动物吞食含囊蚴的第二中间宿主后而感染。在流行区,由于粪便管理不善,人或动物粪便污染水源,有的地方甚至在鱼塘上建厕所,虫卵直接入水。且第一中间宿主多种淡水螺及第二中间宿主为淡水鱼虾又多生活在同一水域,为其在水中幼虫期发育提供了条件。在我国,较常见的第一中间宿主有纹沼螺、长角涵螺和赤豆螺;第二中间宿主主要有草鱼、青鱼、鲤鱼、鲫鱼及麦穗鱼等。在流行区,小型野生鱼类与本病传播、流行关系尤为密切,其中麦穗鱼的感染率可高达100%。囊蚴可几乎寄生于鱼的全身,以肌肉为主,其次为鱼皮。流行区居民吃生的或未熟的鱼虾是流行的最关键因素。如广东、香港和台湾等地的居民有喜食"鱼生"和"鱼生粥"的习惯;辽宁、山东、安徽及四川等地的居民喜食未烤熟的小鱼;东北朝鲜族居民有用生鱼佐酒的习惯;浙江一带居民喜食活虾。生熟食刀具、砧板不分,囊蚴亦可污染食物而感染。

(六)防治

积极治疗病人和感染者,以吡喹酮为首选药物。做好卫生宣传教育工作,提高群众对华支睾吸虫病传播途径的认识。改变饮食习惯和烹调方法,不食生的或不熟的鱼虾,不混用生、熟食砧板及器皿,把住"入口"这一关。治疗保虫宿主,不用生鱼喂猫、犬等动物,消灭传染源。加强粪便管理,避免未经无害化处理的粪便进入鱼塘,切断传播途径。

三、布氏姜片吸虫

布氏姜片吸虫(*Fasciolopsis buski*)简称姜片虫,又称肠吸虫,寄生于人或猪的小肠,可致姜片虫病。

(一)形态

1. 成虫

虫体长椭圆形,大小为(20～75) mm×(8～20) mm,是人体寄生吸虫中最大者之一。虫体肥厚,背腹扁平,似姜片,活虫呈肉红色,死后或固定后为灰白色。体表有皮棘。口吸盘位于亚前端,直径0.5 mm,其下方即为腹吸盘,呈漏斗状呈靠近口吸盘,肌肉发达,大小是口吸盘的4～5倍。消化道有口、咽、食管及二肠支,肠支行走在虫体两侧,呈波浪形,延伸至体末。睾丸2个,高度分支,呈珊瑚状,前后排列于虫体后半部。阴茎袋呈长袋状,位于输精管与生殖孔之间,储精囊、射精管、前列腺和阴茎均包于其中。卵巢在睾丸之前,呈分支状,卵模在卵巢右侧,外包梅氏腺,子宫曲于卵巢与腹吸盘之间,有劳氏管,缺受精囊,卵黄腺发达,呈滤泡状,位于腹吸盘后的虫体两侧(图35-21)。

2. 虫卵

虫卵椭圆形,淡黄色,大小为(130～140) μm×(80～85) μm,是寄生人体最大的蠕虫卵,卵壳薄,有不明显的卵盖,卵内含卵细胞1个和数十个卵黄细胞(图33-21)。

(二)生活史

姜片虫的生活史需要中间宿主、媒介植物和终宿主。中间宿主为扁卷螺,媒介植物为水

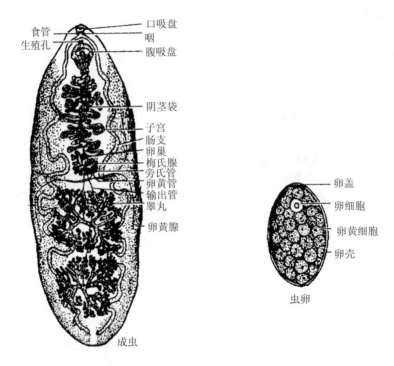

图 33-21　布氏姜片吸虫成虫和虫卵形态模式图

生植物如红菱、荸荠、茭白等,终宿主是人,猪为重要的保虫宿主。

成虫主要寄生于人或猪小肠内,也可寄生于野猪的小肠。产出的虫卵随宿主粪便排出体外,入水后在适宜温度(26~32℃)下,经3~7周发育即可孵出毛蚴。毛蚴侵入扁卷螺,在其体内经1~2个月发育,经胞蚴、母雷蚴、子雷蚴发育为尾蚴,再自螺体逸入水,附于水生植物表面形成囊蚴。囊蚴随水生植物被终宿主食入,在人体小肠消化液和胆汁的作用下囊蚴脱囊发育为童虫,吸附于小肠黏膜,经1~3个月发育为成虫(图33-22)。成虫寿命一般为2年左右,长者可达4~5年。每条成虫每日产卵量为1.5万~2.5万个。

(三) 致病

姜片虫对人体的致病作用主要是机械损伤和虫体代谢产物引起的超敏反应。姜片虫的吸盘发达,吸附力强,可引起肠壁局部机械损伤,致使肠壁点状出血、水肿、炎症,甚至可形成脓肿。被吸附的肠黏膜可进一步坏死、脱落,形成溃疡。病变部位可见中性粒细胞、淋巴细胞及嗜酸性粒细胞浸润。虫体吸附在局部不仅摄取营养,还因大量虫体覆盖肠黏膜而影响消化、吸收功能,甚至引起肠梗阻。临床症状常因年龄、体质和感染程度不同而异。轻度感染者,一般无明显临床表现,偶有轻度腹痛、腹泻等症状;中度感染者,可表现为明显的消化功能紊乱,营养不良,并有浮肿和各种维生素缺乏的症状;重度感染者,以上症状加重,并可出现精神萎靡、消瘦、贫血、腹水,甚至发生衰竭、死亡。儿童可出现智力减退和发育障碍,虫体代谢产物还可引起荨麻疹等超敏反应。

(四) 诊断

1. 病原学检查

病原学检查是本病的主要诊断方法。粪检虫卵或虫体是确诊本病的依据。因虫卵较

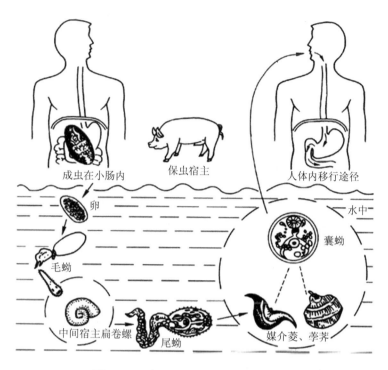

图 33-22 布氏姜片吸虫生活史示意图

大,容易识别,常用直接涂片法,但轻度感染者易于漏检,应连查 2~3 张厚涂片,或采用浓集法粪检虫卵。

2. 免疫学诊断

采用姜片虫成虫抗原及排泄分泌抗原作 ID 或 ELISA,对早期感染或普查有较好的辅助诊断价值。

(五)流行

1. 分布

姜片虫病主要分布于亚洲东部和东南亚国家。在我国主要分布在浙江、福建、广东、广西、贵州、湖北、湖南、上海、江苏、江西、安徽、四川、辽宁、甘肃、山东、河南及台湾等 17 个省(市、自治区)。近年来由于农业生产布局以及养猪饲料的改变,各地流行情况发生明显变化,感染率和感染度均迅速降低。

2. 流行因素

(1)传染源 病人、带虫者及保虫宿主均为传染源。主要保虫宿主是猪,但野猪、狗及猕猴等哺乳动物亦有自然感染的报告。人工感染试验证明虫体能在家兔体内正常发育。

(2)中间宿主及媒介植物的共同存在 中间宿主扁卷螺及水生植物媒介往往存在于藕田、池塘等同一水域范围。流行的原因主要在于人和猪粪便管理不善,姜片虫卵有机会入水,水中有扁卷螺及水生植物如水红菱、大菱、荸荠、茭白、蕹菜、水浮莲及浮萍等造成本虫的扩散。在有的地区,用新鲜人畜粪给池塘、藕田或茭白田施肥污染水体。

(3)生食水生植物的不良习惯 在浙江、江苏、江西、湖南及广东等地居民有生食荸荠、菱角等水生植物的不良习惯,有的还生吃藕和茭白。此外,以生青饲料喂猪,使猪感染姜片虫成为重要的保虫宿主。有时,尾蚴可在平静水面成囊,因而饮河塘内生水也可感染。

(六) 防治

积极开展卫生宣教,注意饮食卫生,不生吃荸荠、菱角等水生植物,不喝河塘生水。及时治疗病人和带虫者,目前常用药物为吡喹酮,中药槟榔的疗效亦很显著。加强粪便管理、水源管理,避免新鲜人粪、猪粪入水。

四、卫氏并殖吸虫

并殖吸虫(Paragonimus)广泛分布于亚洲、非洲及美洲的25个国家和地区,虫种近50种,由并殖吸虫引起的疾病称为并殖吸虫病。我国重要的人体并殖吸虫主要有卫氏并殖吸虫(Paragonimus westermani)和斯氏狸殖吸虫(Pagumogonimus skrjabini)2种。卫氏并殖吸虫成虫主要寄生在宿主的肺部,故该虫又称肺吸虫。

(一) 形态

1. 成虫

虫体肥厚,腹部扁平,背面隆起,似半粒花生。活虫呈红褐色,死虫灰褐色。压片标本呈椭圆形,长7.5～12 mm,宽4～6 mm,厚2～4 mm,长宽之比约为2∶1。口吸盘位于虫体前端,腹吸盘在虫体中横线之前,两吸盘大小略同。消化系统有口、咽、食道和肠管,后者分为左右两支,沿虫体两侧向后延伸至虫体末。卵巢1个,分5～6叶,呈指状,与盘曲的子宫左右并列于腹吸盘之后的两侧。睾丸两个,呈分支状,左右并列于虫体后1/3处。卵黄腺滤泡状,密布于虫体两侧。在虫体后侧中央可见有排泄囊,排泄孔开口在虫体末端。生殖器官左右并列为本虫的显著形态特征,故称之为并殖吸虫。见图33-23。

2. 虫卵

不规则椭圆形,金黄色,大小为(80～118) μm×(48～60) μm,最宽处在近卵盖一端。卵盖较宽,常倾斜,亦有卵盖丢失而缺卵盖者。卵壳厚薄不均匀,末端明显增厚,卵内含有1个卵细胞和10余个卵黄细胞,卵细胞常位于虫卵中央略偏前部。见图33-23。

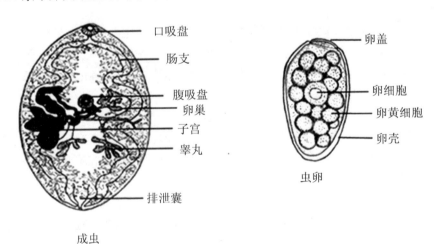

图33-23 卫氏并殖吸虫成虫和虫卵形态模式图

（二）生活史

卫氏并殖吸虫的保虫宿主主要为一些肉食性哺乳动物，人可作为终宿主。成虫多寄生于人或哺乳动物的肺部，产出的卵经气管随痰咳出或因将痰咽下随粪便排出。若虫卵入水，在适宜温度下约经3周发育，孵出毛蚴，并可侵入第一中间宿主川卷螺体内，约经2个月的无性繁殖，发育成尾部短小呈小球状的成熟尾蚴，逸出螺体，侵入第二中间宿主溪蟹或蝲蛄体内发育为囊蚴。囊蚴呈圆球形，乳白色，大小约300～400 μm，具有双层囊壁，内壁较厚，外壁薄、易破裂。后尾蚴卷曲在囊内，可见大而暗黑色的椭圆形排泄囊。当终宿主生食或半生食含有囊蚴的溪蟹、石蟹或蝲蛄时，在消化液作用下，囊内幼虫逸出发育为童虫，穿过肠壁进入腹腔，徘徊于各器官之间或邻近组织及腹壁，经1～3周窜扰后，穿过横膈经胸腔进入肺部，发育成熟并形成虫囊。在肺部，每个虫囊内一般有2个虫体寄生。从囊蚴进入体内至虫体发育成熟并产卵约需2～3个月。成虫寿命一般为5～6年，少数可长达20年。见图33-24。

本虫除在肺部寄生外，亦可在皮下、肝、脑、脊髓、心包及眼眶等处异位寄生，但一般不能发育成熟。

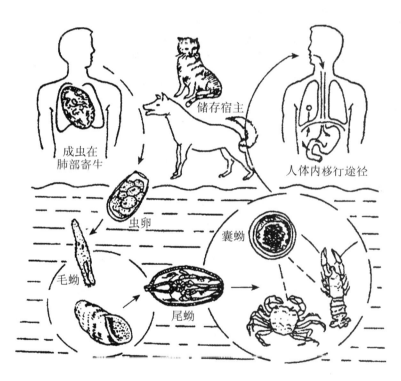

图 33-24 卫氏并殖吸虫生活史示意图

（三）致病

本病主要是由卫氏并殖吸虫的童虫和成虫在器官组织内寄生、移行或窜扰造成的机械性损伤及其排泄、分泌等代谢产物而引起的免疫病理反应所致。基本病变过程分3期：

1. 脓肿期

主要因虫体移行造成的组织破坏和出血，继而出现以中性和嗜酸性粒细胞为主的炎性渗出。病灶4周产生肉芽组织，形成薄膜状脓肿壁。X线显示边缘模糊、界线不清的浸润性阴影。

2. 囊肿期

随着脓腔内大量炎细胞坏死、崩解及液化，脓肿内容物逐渐变成赤褐色黏稠性液体。囊壁因肉芽组织增生而变厚。肉眼可见周界清楚的结节状虫囊，呈紫色葡萄状。镜下检查囊内有坏死组织、夏科-雷登结晶和大量虫卵。X线可显示结节状阴影或多房性囊肿样阴影。

3. 纤维疤痕期

虫体死亡或移至它处，囊肿内容物通过支气管排出或吸收，囊腔被肉芽组织充填，最后病灶纤维化，形成疤痕。X线可显示硬结性阴影或条索状阴影。

本病临床表现复杂多样，无明显的临床症状和体征者，称为亚临床型，常在体检时发现。多数感染者经数天至1个月左右的潜伏期出现急性临床表现，轻者仅表现为低热、乏力、食欲不振及荨麻疹等症状；重者则出现明显的毒血症状及体征，如畏寒高热、腹痛、腹泻等，血中嗜酸性粒细胞比例可达20%～40%，少数甚至高达80%以上。临床分型主要根据童虫及成虫的游走和寄居部位而定，常分下列几型：① 胸肺型。虫体在肺部移行和寄生，则以胸痛、咳嗽、多痰等为主要的临床表现，并可有特征性胸部X线表现。② 皮下型。虫体游走和寄生于皮下组织，则可出现皮下游走性包块和结节，多发生于腹壁，其次为胸壁。③ 腹型。虫体徘徊于腹腔脏器间，可出现腹痛、腹泻、便血等症状。④ 肝型。虫体在肝脏内移行和寄生，则可出现肝肿大、肝区疼痛及肝功损害为主的临床表现。⑤ 脑型。由于虫体窜至纵隔，沿大血管向上游走，沿颈内动脉周围软组织上行至颅底部，再经颈动脉管外口或破裂孔进入颅腔和大脑，则可出现头痛、头晕、偏瘫、视力障碍及癫痫等严重症状。有的患者可同时有几种临床表现类型。

（四）诊断

1. 病原学检查

痰液或粪便中检出虫卵可确诊，以沉淀法较好；痰检虫卵的检出率高于粪检法。检查液时，宜取清晨咳出的新鲜痰，以5%NaOH消化后做离心沉淀，然后取沉渣做涂片检查。疑为皮肤型患者，可摘除皮下包块或结节，若检获童虫或成虫亦可确诊。

2. 免疫学检查

有皮内试验，以成虫冷浸抗原做皮内试验、间接血凝试验、酶联免疫吸附试验、免疫印渍技术等，阳性率均达90%以上，但与其他吸虫有交叉反应。

（五）流行

1. 分布

卫氏并殖吸虫分布广泛，已知亚洲、非洲、拉丁美洲和大洋洲的30多个国家和地区有病例报道。我国27个省、市、自治区有本虫分布，黑龙江、吉林、辽宁、安徽、浙江、福建、河南、四川等省、市的某些地区流行较为严重。本病是一种人兽共患寄生虫病。病人和保虫宿主是本病的重要传染源。保虫宿主有犬、猫、虎、豹、狮、云豹、狼、狐、貂及黄鼬等多种野生动物，野猪、野鼠为本虫的转续宿主，在流行病学上也有重要的意义。

2. 流行因素

川卷螺类及第二中间宿主溪蟹和蝲蛄的存在是本病传播和流行过程中必要的环节，人们不良的饮食习惯是传播和流行的关键因素,因为通常的腌、醉溪蟹、石蟹及蝲蛄或制作溪蟹、石蟹和蝲蛄酱(或豆腐)等,均有可能未杀死其中的囊蚴。生吃或半生吃转续宿主的肉,也可能感染本虫。

(六) 防治

加强卫生宣传教育,不生吃或半生吃溪蟹和蝲蛄,不饮生水,以防病从口入。加强粪管水管,严禁用未处理的粪便施肥,以防虫卵入水。治疗病人和带虫者,控制传染源。常用治疗药物为吡喹酮,硫双二氯酚也有较好疗效。

(王雪梅)

五、日本血吸虫

血吸虫(Blood fluke)又称裂体吸虫(Schistosome),成虫寄生于人及多种哺乳动物的静脉血管内。寄生人体的血吸虫主要有6种,即日本血吸虫(*Schistosoma japonicum*)、曼氏血吸虫(*S. mansoni*)、埃及血吸虫(*S. haematobium*)、间插血吸虫(*S. intercalatum*)、湄公血吸虫(*S. mekongi*)和马来血吸虫(*S. malayensis*),所致疾病统称为血吸虫病(schistosomiasis)。其中以日本血吸虫、曼氏血吸虫和埃及血吸虫引起的血吸虫病流行范围广、危害大。血吸虫病主要分布于亚洲、非洲和拉丁美洲的76个国家和地区,每年逾2.3亿人需要获得血吸虫病治疗。

日本血吸虫主要流行于亚洲的6个国家和地区,其中以中国和菲律宾最为严重,我国仅有日本血吸虫。据考古发现2100多年前血吸虫在我国已经流行,曾分布于长江流域及其以南的12个省(市、自治区)。目前在湖南、湖北、江西和安徽等省尚未控制传播。

(一) 形态

1. 成虫

雌雄异体,雌虫常居于雄虫的抱雌沟(gynecophoral canal)内,呈合抱状态。虫体外观呈圆柱形,似线虫。体表具细皮棘。口吸盘位于虫体前端,腹面近前端有一腹吸盘,突出如杯状。消化系统有口、食管、肠。肠管在腹吸盘前背侧分为两支,向后延伸,在虫体中部以后汇合成单一肠管,以盲端终止。排泄系统由焰细胞经集合管汇合于虫体末端的排泄囊,再由排泄孔与体外相通。神经系统包括中枢神经节、两侧纵神经干和延伸至口、腹吸盘和肌层的许多神经分支。

(1) **雄虫** 乳白色,较粗短,体长10~20 mm,宽为0.5~0.55 mm。口、腹吸盘均较发达。自腹吸盘后虫体扁平,两侧向腹面卷折形成抱雌沟。睾丸椭圆形,常为7个,呈串珠状排列。每个睾丸发出1条输出管,汇入睾丸腹侧的输精管,向前通入睾丸前方的储精囊。生殖孔开口于腹吸盘后方,开口处呈唇状突起(图33-25,图33-26)。

(2) **雌虫** 圆柱形,前细后粗,形似线虫;长20~25 mm,宽0.1~0.3 mm。口、腹吸盘不及雄虫的显著。雌虫摄取红细胞的数量远大于雄虫,其肠管内充满被消化或半消化的血液,故外观上呈黑褐色。卵巢1个,长椭圆形,位于虫体中部,由卵巢下端发出一输卵管,绕过卵巢向前,与来自虫体后部的卵黄管在卵巢前汇合成卵模。卵模外被梅氏腺,并与子宫相连。子宫管状,内含卵50~300个,开口于腹吸盘后方的生殖孔。卵黄腺分布于虫体后部,包绕肠管周围(图 33-25,图 33-26)。

2. 虫卵

椭圆形,淡黄色,卵壳厚薄均匀,无卵盖,在侧面有一小棘(lateral spine)。虫卵表面常附有残留的宿主组织。虫卵平均大小为 89 μm×67 μm。成熟虫卵内含一毛蚴,在毛蚴和卵壳的间隙中常见大小不等的圆形或椭圆形的油滴状毛蚴头腺分泌物,称为可溶性虫卵抗原(soluble egg antigen,SEA)(图 33-25)。

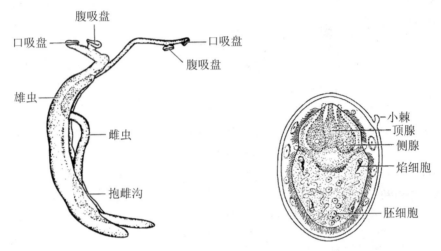

图 33-25 日本血吸虫成虫及虫卵

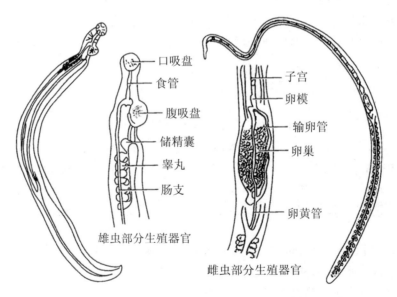

图 33-26 日本血吸虫成虫生殖器官示意图

3. 毛蚴

游动时呈长椭圆形,静止时或固定后呈梨形。平均大小为 99 μm × 35 μm。全身被有纤毛。具顶腺、头腺(也称侧腺)、钻孔腺。毛蚴的腺体分泌物中含中性黏多糖、蛋白质和酶等,是虫卵可溶性抗原(SEA)的主要成分。

4. 尾蚴

属于叉尾型尾蚴,由体部和尾部组成,尾部分尾干和尾叉。大小为$(280\sim360)\mu m \times (60\sim95)\mu m$。体壁外披一层多糖膜或称糖萼。腹吸盘两侧有单细胞钻腺5对,具有粗大的嗜酸性分泌颗粒,内含钙、碱性蛋白、嗜碱性分泌颗粒和多种酶类,可使角蛋白软化,有利于尾蚴钻入皮肤。见图33-27。

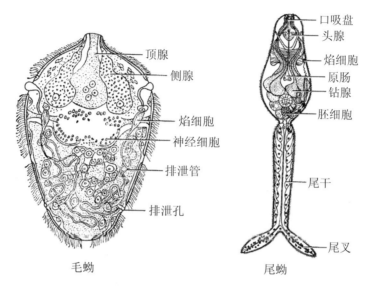

图33-27 日本血吸虫幼虫

5. 童虫

尾蚴侵入终宿主皮肤至发育成熟之前的阶段称为童虫。童虫体表的糖萼消失,穿刺腺内容物排空,体壁逐渐出3层变为7层结构。

(二)生活史

日本血吸虫生活史复杂,具有世代交替现象,发育阶段包括虫卵、毛蚴、母胞蚴、子胞蚴、尾蚴、童虫和成虫。

成虫寄生于人和多种哺乳动物的门脉-肠系膜静脉系统。雌虫移行至肠黏膜下层的静脉末梢产卵。一部分虫卵随门脉系统血流至肝门静脉并沉积在肝组织内,另一部分虫卵沉积于结肠壁小静脉中。肝、肠组织内虫卵约经11 d发育成熟后,毛蚴分泌物(SEA)透过卵壳引起虫卵周围组织炎症、坏死,形成急性虫卵肉芽肿。在腹内压力、血管内压力及肠蠕动等因素共同作用下,肠壁上虫卵肉芽肿破溃,虫卵随破溃的坏死组织进入肠腔,并随宿主粪便排出体外。粪便中排出的虫卵多为成熟虫卵。不能排出的虫卵则沉积于肝、肠组织中逐渐死亡、钙化。

成熟虫卵随粪便排出后须进入水中才能孵化,经2~32 h破壳而出,水温为25~30 ℃,pH值为7.5~7.8,光线适宜时,陆续逸出。日本血吸虫毛蚴具有向光性和向上性,孵出后多分布于水体表层,利用其体表纤毛做直线游动。

毛蚴在水中遇到钉螺时,主动侵入钉螺体内,再经母胞蚴、子胞蚴的无性繁殖阶段发育为大量尾蚴。一个毛蚴钻入螺体后可产生成千上万条尾蚴。没有侵入钉螺体内的毛蚴在水中一般可存活15~94 h。

尾蚴从螺体内逸出的首要条件是水。水温、光照和 pH 也影响尾蚴逸出，最适宜的温度为 20～25 ℃。尾蚴在水中游动时，若与终宿主皮肤和/或黏膜接触，经数分钟，甚至 10 s 钟，借助头腺和钻腺分泌物的溶解作用、尾部摆动及体部伸缩的协同作用，钻入宿主皮肤。

尾蚴钻入皮肤时脱去尾部及体表的糖萼，转化为童虫。童虫在皮下组织停留数小时后，侵入局部小血管、淋巴管，随血流或淋巴液经右心到肺，再由左心进入体循环，大部分童虫经肠系膜动脉穿过毛细血管，再经肠系膜静脉，顺血流到肝门静脉分支，在此继续发育至性器官初步分化后，雌雄虫合抱。合抱虫体逆行至肠系膜下静脉及直肠静脉内寄居、交配和产卵。日本血吸虫自尾蚴侵入皮肤至虫体发育成熟产卵约需 24 d，成虫寿命一般为 4.5 年。

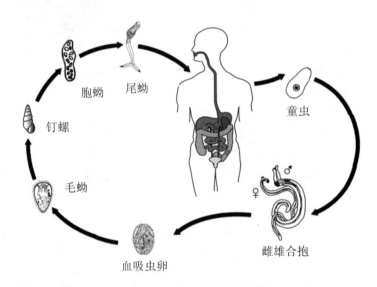

图 33-28　日本血吸虫生活史图

（三）致病

1. 致病机制

血吸虫病不仅是一种寄生虫病，而且是一种免疫性疾病。血吸虫对人体的危害由多个阶段引起，其中虫卵是血吸虫致病的最主要发育阶段。

(1) 尾蚴所致损害　血吸虫尾蚴钻入皮肤后引起局部皮肤瘙痒，出现红色小丘疹，此即尾蚴性皮炎。这是由于尾蚴的分泌物和排泄物及死亡虫体产物引发的免疫病理现象，与Ⅰ型和Ⅳ型超敏反应均有关。

(2) 童虫所致损害　童虫在宿主体内移行时可穿透毛细血管壁，造成毛细血管破裂或栓塞，局部炎性细胞浸润和点状出血，以肺部损害最为显著。这种一过性童虫性肺炎可能与童虫引起的机械性损害和代谢产物引起的超敏反应有关。

(3) 成虫所致的损害　成虫寄生于血管内，口腹吸盘的吸附作用及虫体的移动，可引起轻微的静脉内膜炎及静脉周围炎。成虫代谢产物、分泌物、排泄物以及脱落的表膜等抗原物质刺激宿主产生抗体，形成免疫复合物，引起Ⅲ型超敏反应。

(4) 虫卵所致的损害　血吸虫病的病变主要由虫卵引起。虫卵未成熟时，周围的宿主组织对其无反应或仅有轻微的反应。随着卵内毛蚴发育成熟，分泌的 SEA 经卵壳微孔致敏 T 淋巴细胞，同种抗原再次刺激后，致敏 T 淋巴细胞则产生各种细胞因子，引起淋巴细胞、嗜酸性粒细胞、中性粒细胞、成纤维细胞、巨噬细胞、浆细胞等趋向、聚集于虫卵周围,形成虫卵肉芽肿(又称虫卵结节),这属于Ⅳ型超敏反应。

急性期因嗜酸性粒细胞变性、坏死,液化后呈脓肿样病变,故称为嗜酸性脓肿。在染色的组织切片上,虫卵周围可见放射状的抗原-抗体复合物,称为何博礼现象(Hoeppli phenomenon)。肉芽肿周围出现由肌成纤维细胞产生的大量胶原纤维沉积,使之纤维化。重度感染者,肝门脉区发生广泛纤维化,出现典型的干线型纤维化(pipe-stem fibrosis)和肝硬化。

2. 临床表现

临床上血吸虫病可分为急性、慢性、晚期和异位血吸虫病等类型。

(1) **急性血吸虫病** 常见于血吸虫初次感染者,但少数慢性甚至晚期血吸虫病患者再次大量感染尾蚴后亦可发生。潜伏期长短不一,大多数病例于感染后5～8周出现症状,患者均有明显的疫水接触史。

急性血吸虫病的临床表现为畏寒、发热、多汗、淋巴结及肝脾肿大,常伴有肝区压痛。肝肿大左叶较右叶明显,质地较软,表面光滑。

(2) **慢性血吸虫病** 急性期未经病原治疗或治疗未愈者,或反复轻度感染而获得免疫力的患者,常出现隐匿型间质性肝炎或慢性血吸虫性结肠炎。有症状的患者主要表现为慢性腹泻和腹痛、黏液血便,可有轻度贫血。

(3) **晚期血吸虫病** 患者由于反复或重度感染、轻度感染未经及时病原治疗或治疗不彻底,一般经过2～10年演变而成。根据主要临床表现,晚期血吸虫病分为4种类型:巨脾型、腹水型、结肠增殖型和侏儒型。① 巨脾型患者脾肿大超过脐平线或横径超过腹中线,表面光滑,质地坚硬,伴有脾功能亢进。② 腹水型患者主要表现为腹水、低蛋白血症和水钠代谢紊乱(低钠血症)。高度腹水可致腹胀、腹痛、呼吸困难、脐疝、腹疝、下肢水肿、腹壁静脉曲张,较易发生黄疸。③ 结肠增殖型或称结肠肉芽肿型,是一种以结肠病变为突出表现的临床类型,临床上有腹痛、腹泻、便秘,或便秘与腹泻交替出现,左下腹可扪及包块,严重者出现肠梗阻等。④ 侏儒型系患者在儿童时期反复感染血吸虫,表现为患者身材矮小、面容苍老、无第二性征,但智力接近正常。

(4) **异位血吸虫病** 血吸虫卵在门脉系统以外的器官或组织内沉积所引起的虫卵肉芽肿病变称为异位损害或异位血吸虫病。异位寄生常见于肺和脑。偶可见于皮肤、甲状腺、心包、肾、肾上腺皮质、腰肌、生殖器及脊髓等组织或器官。

(四) 诊断

1. 病原学检查

(1) **粪便直接涂片法** 此法简单,但虫卵检出率低,仅适用于急性感染者和重度感染者。

(2) **尼龙绢袋(筛)集卵法** 此法检查粪量多,检出率大大高于直接涂片法。但应注意防止由于尼龙袋处理不当而造成的污染。

(3) **毛蚴孵化法** 可与水洗沉淀法联用。由于毛蚴孵化采用全部粪便沉渣,因此阳性检出率明显高于直接涂片法。

(4) **定量透明法** 常用的有加藤法(Kato-Katz thick smear technique)、改良加藤法和定量透明集卵法。此法可做虫卵计数,因此可用于测定人群的感染度和考核防治效果。

(5) **直肠镜活组织检查** 慢性特别是晚期血吸虫病患者,因肠壁组织增厚,虫卵排出受阻,难以从粪便中检出虫卵,直肠乙状结肠镜检查有助于发现沉积在肠黏膜内的虫卵。

2. 免疫学检查

(1) 检测抗体　血吸虫感染者血清中存在特异性抗体(IgM、IgG、IgE等),常用检测抗体的方法如下:

① 皮内试验(intradermal test, ID)。此法操作简便、快速,判断结果容易。曾用于大规模人群的普查过筛,但目前几乎不用。

② 环卵沉淀试验(circumoval precipitin test, COPT)。该方法具有较高的敏感性和特异性,可用作综合查病和血清流行病学调查。对无血吸虫病史人群或末次治疗已3年以上的血吸虫病患者,若环沉率≥3%,结合临床表现可考虑给予治疗。

③ 间接血凝试验(IHA)。IHA与粪检虫卵的阳性符合率达92.3%～100%,假阳性率为2.5%。IHA操作简单,用血量少,判断结果快,有早期诊断价值。

④ 酶联免疫吸附试验(ELISA)。此法具有较高敏感性和特异性,且可半定量检测相应抗体的水平,阳性检出率95%以上。ELISA已较广泛应用于检测患者体内抗体,进行诊断或评价防治工作效果。

⑤ 免疫印迹试验(immunoblotting)。又称Western blot,敏感性和特异性均较高,假阳性率很低,但仅适用于有条件的实验室。

⑥ 胶体染料试纸条法(dipstick dye immunoassay, DDIA)。具有操作简单、不需任何仪器、反应快速(2～5 min)、敏感性和特异性均高(分别为94%～97%和96.7%)等优点,适用于大规模现场查病。

(2) 检测循环抗原　宿主体液中的循环抗原随血吸虫感染的终止而很快消失,因此,检测循环抗原无论在诊断上,还是在考核疗效方面均具有重要意义。

3. 超声检查

WHO于2000年制定了超声诊断血吸虫病标准。超声检查对血吸虫肝病具有重要的诊断价值。

(五) 流行

1. 地理分布

日本血吸虫病流行于中国、菲律宾、印度尼西亚和日本等亚洲国家。泰国曾有病例报道。除日本外,其他国家仍处于流行状态。

日本血吸虫病曾在我国长江流域及其以南的湖南、湖北、江西、安徽、江苏、云南、四川、浙江、广东、广西、福建及上海等12个省(市、自治区)的427个县(市、区)流行,累计感染者达1161.2万人,受威胁人口1亿以上。经过50余年的努力,至2010年,上海、浙江、福建、广东、广西等省(市、自治区)达到血吸虫病传播阻断标准。以山丘型流行区为主的四川省和云南省和以湖沼型流行区为主的江苏省已达到传播控制标准,其余以湖沼型流行区为主的安徽、江西、湖北、湖南等4省已达到疫情控制标准。据2010年全国血吸虫病疫情通报,全国估计血吸虫病患者32.58万人,其中晚期血吸虫病患者30.19万人,急性血吸虫病患者43例。

2. 流行环节

(1) 传染源　日本血吸虫病为人兽共患寄生虫病。除人外,多种家畜和野生动物均可感染血吸虫,其中病人和病牛是最重要的传染源。现已发现自然感染的动物有40余种。家畜有黄牛、山羊、猪、马、犬、家兔等；野生动物有野兔、家鼠、野猪、猴、野鼠等。

(2) 传播途径　血吸虫的传播途径包括血吸虫卵入水、毛蚴孵出、侵入钉螺、尾蚴从螺体逸出并侵入终宿主这一系列过程。其中含有血吸虫卵的粪便污染水体、水中存在钉螺以及人群接触疫水是3个重要环节。中间宿主钉螺的存在是血吸虫病流行的先决条件，感染途径主要是经皮肤，其次为口腔黏膜。

湖北钉螺(*Oncomelania hupensis*)是日本血吸虫的唯一中间宿主，为水陆两栖淡水螺。钉螺雌雄异体，圆锥形，长10 mm左右，宽3~4 mm，有6~8个右旋的螺层。平原地区的钉螺壳表面有纵肋，称为肋壳钉螺；山丘地区钉螺表面光滑，称为光壳钉螺。钉螺寿命为1~2年，在自然界幼螺出现的高峰时间多在温暖多雨的4~6月份。

(3) 易感者　是对血吸虫感染缺乏免疫力的人或动物。人群普遍易感，但儿童、青少年及由非疫区进入疫区的人群更容易感染。

3. 流行区类型

根据钉螺孳生地的地理环境及流行病学特点，我国血吸虫病流行区划分为水网型、湖沼型和山丘型。

(1) 水网型　又称平原水网型，主要指长江下游与钱塘江之间的长江三角洲广大平原地区，包括上海、浙江和江苏。有螺面积占全国钉螺总面积的7.9%。

(2) 湖沼型　又称江湖洲滩型。主要指长江中、下游两岸的大片湖沼地区，包括湖北、湖南、安徽、江西、江苏等省的沿江洲滩及与长江相通的大小湖泊沿岸。钉螺分布面积大，占全国钉螺总面积的82.1%。此型地区是当前我国血吸虫病流行的主要地区。

(3) 山丘型　钉螺一般沿山区水系分布，面积不大，但范围广，有螺面积约占全国钉螺总面积的10%，包括福建、四川、云南、广西等省、自治区。

(六) 防治

当前我国血吸虫病的防治策略是实施"以控制传染源为主的综合防治措施"。2004年国务院制定了《全国预防控制血吸虫病中长期规划纲要(2004—2015年)》，要求到2015年底，全国所有流行县(市、区)力争达到传播控制标准，已达到传播控制标准10年以上的县(市、区)全部达到传播阻断标准。

1. 控制传染源

积极治疗病人、病畜是控制传染源的有效途径。吡喹酮是当前治疗血吸虫病的首选药物，在疾病难以控制的湖沼地区和大山区可用吡喹酮进行群体化疗。对于晚期病人采用对症治疗。

2. 切断传播途径

(1) 控制和消灭钉螺　是阻断血吸虫病传播的关键环节。灭螺应采用综合措施，主要是结合农田水利建设和生产环境改造，治理湖洲，以改变钉螺孳生环境灭螺为主。局部地区配合化学药物灭螺，灭螺药有贝螺杀(氯硝柳胺)或溴乙酰胺等。还可采用生物灭螺，如利用龟、蛙、蟹、鱼等天敌灭螺。

(2) 粪便管理　加强人畜粪便管理，进行无害化处理至关重要。如粪、尿混合贮存，利用尿分解后产生的氨而杀死血吸虫卵。不使用新鲜粪便施肥，不随地大便，推广贮粪池、沼气池等。

(3) 安全用水　结合农村卫生建设规划，因地制宜建立安全供水设施，避免和减少居民直接接触疫水的机会。使用河水时可用漂白粉、碘酊和氯硝柳胺等杀灭尾蚴。

3. 保护易染者

（1）加强健康教育　向疫区人群宣传血吸虫病危害、血防知识与防护技能，以提高人们自我保健能力和意识，引导人们改变不良的生产方式、生活方式。

（2）做好个人防护　对难以避免接触疫水者，可使用防护药、具，如穿防护靴、防护裤，在皮肤上涂搽防蚴宁、氯硝柳胺脂剂、苯二甲酸二丁酯油膏等防护药。

（王媛媛）

第三节　绦　虫

一、绦虫概述

绦虫（Cestode）隶属于扁形动物门（Phylum Platyhelminthes）绦虫纲（Class Cestoda）。本纲分单节绦虫亚纲（Subclass Cestodaria）和多节绦虫亚纲（Subclass Eucestoda）。绦虫均营寄生生活。寄生人体的绦虫有30余种，分属于多节绦虫亚纲的圆叶目（Order Cyclophyllidea）和假叶目（Order Pseudophyllidea）。因虫体扁长如带状，又称为带虫（tapeworm）。绦虫是人体常见的寄生虫，也是我国古代医学文献中最早记载的人体寄生虫之一，与人体寄生虫的蛔虫和蛲虫在我国古籍中被统称为"三虫"。目前，在我国常见的人体寄生绦虫有10多种。

（一）形态

1. 成虫

（1）外形　白色或乳白色，背腹扁平，左右对称，呈带状，分节，前端较细，向后逐渐变宽。体长因虫种而异，自数毫米至数米长度不等。虫体通常可分为头节、颈节和链体三部分，节片数目因虫种而异，从3～4个节片至数千个节片不等。见图33-29。

头节（scolex）细小，位于虫体前端，其上有固着器官。假叶目绦虫的头节呈指状或梭形，背、腹面各向内凹陷形成纵行的吸槽（bothrium），呈沟槽或裂隙状，通常为2个。吸槽与头节内部组织间无基膜相隔，其固着吸附作用较弱，协助虫体移动为其主要功能。圆叶目绦虫的头节呈圆形或方形，其上有4个圆形吸盘（sucker），部分种类绦虫的头节中央还有可自动伸缩的顶突（rostellum），顶突上常具有棘状或矛状的小钩（hooklet），排列成1圈或数圈。4个吸盘均匀分布于顶突四周，兼具固着功能和协助虫体移动的功能。

颈节（neck）是位于头节后的短而纤细部分，不分节，内含生发细胞（germinal cell），具有生发功能，由此向后生发出新的节片而形成链体。

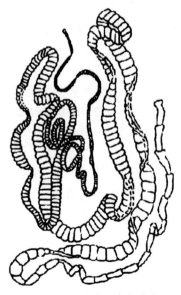

图33-29　圆叶目绦虫成虫

链体(strobilus)是由数目不等的节片前后连接而成的长链状结构。节片的数目因虫种而异,由3～5节至数千节不等。依据生殖器官的发育成熟度将节片分为幼节(immature proglottid)、成节(mature proglottid)和孕节(gravid proglottid)3种。

① 幼节(immature proglottid),又称未成熟节片,靠近颈部,节片细小,是颈部生发细胞生产的新生节片,其内部的生殖器官尚未发育成熟。

② 成节(mature proglottid),又称成熟节片,位于虫体中部,节片逐渐长大,内部的雌、雄生殖器官亦逐渐发育成熟。除少数虫种外,绦虫多为雌雄同体。每一成熟节片内具有雌、雄生殖器官各1套或2套。雄性生殖系统具有睾丸数个至数百个,圆形呈滤泡状,分布于成节背面的实质中。每个睾丸发出一条输出管,汇合形成输精管,盘曲延伸进入阴茎囊。开口于节片侧面(如圆叶目绦虫)或腹面中部(如假叶目绦虫)的生殖孔。雌性生殖系统具有一个分叶状的卵巢,位于节片腹面的后部中央。卵黄腺的形态因虫种而异,假叶目绦虫的卵黄腺为滤泡状体,围绕在其他器官的周围,散在分布于节片的表层中;圆叶目绦虫的卵黄腺则聚集为单一致密的实体,位于卵巢的后方。卵黄小管起始于卵黄腺,最终汇集形成卵黄总管,而与输卵管相连接。输卵管起始于卵巢,依次与受精囊和卵黄总管连接,再通入卵模。卵模周围被梅氏腺包绕,与子宫相通。假叶目绦虫的子宫呈管状,盘曲于节片中部,开口于腹面的子宫孔,成熟虫卵可经子宫孔排出体外;圆叶目绦虫的子宫呈盲囊状,无子宫孔,虫卵无法排出。见图33-30。

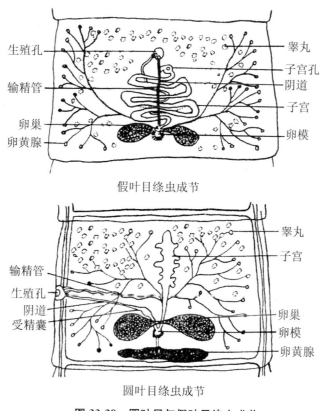

图33-30 圆叶目与假叶目绦虫成节

③ 孕节(gravid proglottid),又称妊娠节片,位于虫体后部,节片较大,子宫充满虫卵。假叶目绦虫孕节与成节结构相似;圆叶目绦虫孕节内的其他生殖器官逐渐萎缩退化并最终

消失,仅剩下充满虫卵的分支状子宫。链体末端的孕节可逐节或逐段自动脱落,新的幼节又不断从颈节长出,从而使虫体长度保持动态平衡。

(2) 体壁结构　绦虫无体腔,其内部器官均包埋在实质组织中。绦虫的体壁由皮层(tegument layer)和皮下层(subcutaneous layer)构成。皮层表面分布有大量微小指状的胞质突起,称微毛(microthrix)。其末端呈棘状,可插入肠绒毛间隙,具有固着作用。微毛密布虫体(包括吸盘)表面。微毛下面是较厚的、具有大量空泡的胞质区(cytoplasmic region)。胞质区下方为皮层的最内层,线粒体密集。皮层与皮下层之间以基膜(basal membrane)为界。在皮层部分见不到细胞核。

皮下层位于基膜下,由表肌层(superfacial muscle)组成,包括环肌(circular muscle)、纵肌(longitudinal muscle)和少量斜肌(oblique muscle),3种表层肌均为平滑肌(smooth muscle)。它们包绕虫体的实质器官,贯穿整个链体。随节片逐渐发育成熟,节片间的肌纤维慢慢退化,固着力减弱,故孕节可从链体自动脱落。肌层下的实质(parenchyma)结构中有无数的电子致密细胞,称核周体(perikarya)。核周体分泌的大量蛋白类晶体、脂类或糖原小滴等进入皮层,促进皮层的更新。

(3) 排泄系统　由若干焰细胞和4根纵行的排泄管组成。焰细胞通过半透膜完成物质交换和滤过功能。废物可通过纤毛被排入初级排泄管,再进入各节片之间的收集管,最后通过节片两侧的集合管排出体外。

(4) 神经系统　头节内的神经系统较发达,神经节在此形成联合,并向后发出3对纵行的神经干(背面、腹面和侧面)贯穿整个链体。皮质内分布有感觉末梢,与触觉和化学感受器相连接。

2. 虫卵

圆叶目和假叶目绦虫卵形态存在明显的差异,前者虫卵多呈圆球形,卵壳极薄,易脱落,内有一层较厚的胚膜,胚膜内是已发育的幼虫,具有3对小钩,称六钩蚴(oncosphere);后者虫卵与吸虫卵相似,呈椭圆形,卵壳较薄,具有卵盖,卵内含1个卵细胞和若干个卵黄细胞。

(二) 生活史

绦虫生活史的各发育时期均营寄生生活。成虫均寄生于脊椎动物的小肠中。幼虫寄生于脊椎动物或无脊椎动物的组织内。绦虫幼虫有多个发育阶段,绦虫在中间宿主体内的发育时期统称为中绦期(metacestode)或续绦期。不同种类绦虫中绦期的名称、形态和结构各不相同,如囊尾蚴(cysticercus)或囊虫、棘球蚴(hydatid cyst)、泡球蚴(alveolar hydatid cyst)或多房棘球蚴(multilocular hydatid cyst)、似囊尾蚴(cysticercoid)、裂头蚴(plerocercoid)及原尾蚴(procercoid)等。

假叶目绦虫与圆叶目绦虫发育过程明显不同。假叶目绦虫生活史发育需要2个中间宿主。圆叶目绦虫生活史发育仅需1个中间宿主,个别种类则在同一宿主体内完成其整个生活史发育过程。

(三) 致病

绦虫成虫寄生于宿主消化道,掠夺宿主的大量营养物质。头节的固着器官如吸盘、顶突或小钩,以及体表密布的微毛,可机械性刺激和损伤肠黏膜,甚至引起肠道梗阻和穿孔,并且虫体不断释放代谢产物可诱发超敏反应,导致患者在临床上表现有腹部不适、腹痛、腹泻、便秘、消瘦、消化不良等症状；其代谢产物可引起中毒症状；个别虫种（如阔节裂头绦虫）因大量摄取宿主体内的维生素 B_{12}，可致贫血症状。

绦虫幼虫期对人体所造成的危害远大于成虫期，如裂头蚴和囊尾蚴可在宿主皮下和肌肉内形成游走性结节或包块，亦可侵入脑、眼等重要器官，致患者严重的损害。棘球蚴可在宿主肝、肺等器官寄生，致占位性病变；幼虫的代谢产物及囊液可引起超敏反应，严重者可致休克或死亡。

（四）分类

人体绦虫隶属于扁形动物门，绦虫纲，多节亚纲的假叶目和圆叶目。常见的人体寄生绦虫见表 33-6。

表 33-6 我国人体常见绦虫的分类

目 Order	科 Family	属 Genus	种 Species
假叶目 Pseudophyllidea	裂头科 Diphyllobothriidae	迭宫属 *Spirometra*	曼氏迭宫绦虫 *S. mansoni*
		裂头属 *Dtphyllobothrtum*	阔节裂头绦虫 *D. latum*
圆叶目 Cyclophyllidea	带科 Taenidae	带属 *Taenia*	链状带绦虫 *T. solium*
			肥胖带绦虫 *T. saginata*
			亚洲带绦虫 *T. asiatica*
		棘球属 *Echinococcus*	细粒棘球绦虫 *E. granulosus*
			多房棘球绦虫 *E. multilocularis*
	膜壳科 Hymenolepidiae	膜壳属 *Hymenolepis*	微小膜壳绦虫 *H. nana*
			缩小膜壳绦虫 *H. diminuta*
	囊宫科 Dilepididae	复孔属 *Dipylidium*	犬复孔绦虫 *D. caninum*
	代凡科 Davaineidae	端列属 *Raillietina*	西里伯瑞列绦虫 *R. Celebensis*
			德墨拉瑞列绦虫 *R. demerariensis*

二、链状带绦虫

链状带绦虫（*Taenia solium*，Linnaeus，1758），又称猪带绦虫、猪肉绦虫（pork tapeworm）或

有钩绦虫(armed tapeworm)，属于多节亚纲的圆叶目，是我国人体主要的寄生绦虫。成虫寄生于人体小肠内，可引起猪带绦虫病(taeniasis solium)；幼虫即猪囊尾蚴(又称猪囊虫)可寄生于人体皮下、肌肉、脑、眼、心等器官组织内，引起猪囊尾蚴病或猪囊虫病(cysticercosis)，产生的危害远较成虫严重。

猪带绦虫与牛带绦虫在我国古代医学文献中被称为寸白虫或白虫。早在公元217年，《金匮要略》中即有关于"白虫"的记载。公元610年，巢元方在《诸病源候论》中，将猪带绦虫的形态描述为"长一寸而色白，形小方扁，连绵成串如带状，长丈余"，因炙食肉类而感染。在治疗方面，我国最早的药书即有关于驱白虫的用药记录，有些草药甚至沿用至今。

(一) 形态

1. 成虫

虫体乳白色，背腹扁平，长带状，分节，长约2～4 m，前窄后宽，节片较薄而略透明。

(1) 头节　近似球形，细小，直径0.6～1 mm，有4个杯状吸盘，顶部中央隆起形成顶突，其周围有25～50个小钩，交错排列成内外两圈，位于内圈的钩较大。

(2) 颈节　纤细，长约5～10 mm，宽约0.5 mm，为头节直径的一半，不分节。

(3) 链体　较长，由700～1000个节片构成。近颈节的幼节呈扁长方形，其内部的生殖器官尚未发育成熟。位于链体中部的成节呈正方形，内含成熟的雌、雄生殖器官各1套。每个成节侧面均有1个生殖孔，不规则地分布于链体两侧。雄性生殖系统位于节片背面，含圆形、滤泡状的睾丸约150～200个；输精管向一侧横向走行，经阴茎囊开口于节片侧面的生殖孔。雌性生殖系统分布于节片的腹面，卵巢位于节片后1/3的中央，分3叶，包括左、右叶及中央小叶；子宫呈长袋状，纵行于节片中央；卵黄腺呈团块状，位于卵巢后方；阴道在输精管后方进入生殖腔。位于链体末端的孕节较宽大，呈竖长方形，仅保留充满虫卵的子宫，几乎占满整个节片，其余生殖器官退化、萎缩并消失。子宫向两侧呈树枝状分支，每侧约7～13支，分支排列不规则。每个孕节内约含4万个虫卵。见图34-31。

2. 虫卵

近圆形或卵圆形，卵壳较薄，无色透明，易破碎。粪便内的虫卵大多已脱掉卵壳，由胚膜包裹而形成不完整虫卵(incomplete egg)，直径为31～43 μm。胚膜较厚，棕黄色，光镜下观察有放射状条纹。内含球形具3对小钩的幼虫，称六钩蚴(onchosphere)。见图33-31。

3. 幼虫

称囊尾蚴，俗称猪囊虫(bladderworm)。乳白色半透明，椭圆形囊状物，成熟的囊尾蚴黄豆大小，约为10 mm×5 mm。囊壁较薄，囊内充满囊液，透过半透明的囊壁可见一米粒大的白点，为凹入囊内的囊虫头节，其形态结构与成虫头节相似。见图33-31。

(二) 生活史

猪带绦虫的生活史属营寄生，发育过程中需要2个宿主。成虫期和幼虫期均可寄生人体，人是最主要的终宿主，同时人亦可作为中间宿主。猪和野猪是中间宿主。见图34-32。Cadigan(1967)曾以猪囊尾蚴感染白手长臂猿和大狒狒获得成功，通过实验证明猪带绦虫成虫也可寄生于除人体外的其他动物体内。

成虫寄生在人体小肠上段，以头节上的吸盘和小钩固着于肠壁，体表密布的微毛亦可增强固着作用。虫体后端的孕节单节或5～6节一起自链体脱落，随粪便排出。脱离虫体的孕

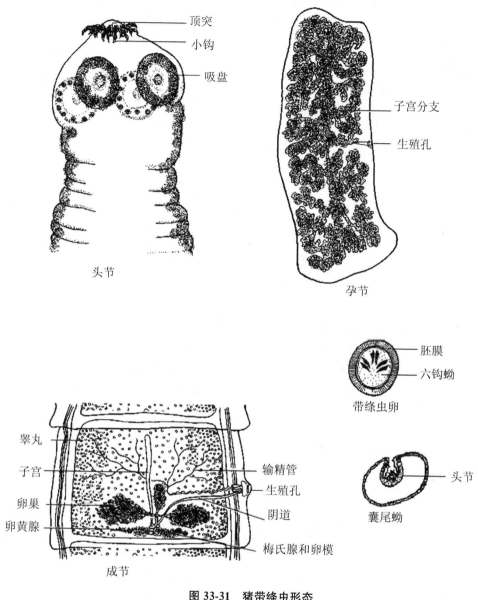

图 33-31 猪带绦虫形态

节仍具有活动力,节片在受到挤压的作用下破裂并释放出虫卵,污染周围环境。当猪食入虫卵或孕节,虫卵进入小肠,在消化液作用下,24~72 h 后,胚膜破裂,六钩蚴逸出,并借助小钩和分泌物的作用钻入肠壁,经血液或淋巴循环到达猪的全身各处。感染约 60~70 天后,多数猪囊尾蚴发育成熟。含囊尾蚴的猪肉俗称"米猪肉"、"豆猪肉"或"米糁肉"。囊尾蚴在猪体内主要寄生于运动较多的肌肉,以股内侧肌最常见,其次为深腰肌、肩胛肌、咬肌、腹内斜肌、膈肌、心肌、舌肌等。此外,亦可寄生于脑、眼等部位。猪囊尾蚴在猪体内可存活数年。

人生食或半生食含活囊尾蚴的猪肉,囊尾蚴进入人体小肠,在消化液的作用下,翻出头节,借助吸盘和小钩吸附于小肠壁,经 2~3 个月发育为成虫。成虫在人体内寿命可长达 25 年以上。

人若误食入猪带绦虫卵,虫卵亦可在人体内发育为囊尾蚴,从而引起猪囊尾蚴病(俗称猪囊虫病）。但猪囊尾蚴在人体内不能继续发育为成虫，故从流行病学角度无传播意义。人体感染虫卵的方式有 3 种：① 自体内重复感染。患者体内已有绦虫成虫寄生，在剧烈恶心、呕吐时，脱落的孕节可因肠道的逆蠕动而返流至胃内，六钩蚴经消化液刺激从卵内孵出，并最终在人体各组织内发育为囊尾蚴。此种方式感染量大，危害最严重。② 自体外重复感染。患者体内也有绦虫成虫寄生，因误食自身排出的虫卵而引起再感染。③ 异体感染。因食入被他人排出的虫卵污染的饮水、蔬菜、瓜果等食物而获得感染。据报道，约 55.6% 猪囊虫病患者同时伴有肠道猪带绦虫病，16%～25% 猪带绦虫病人合并猪囊虫病。见图 33-32。

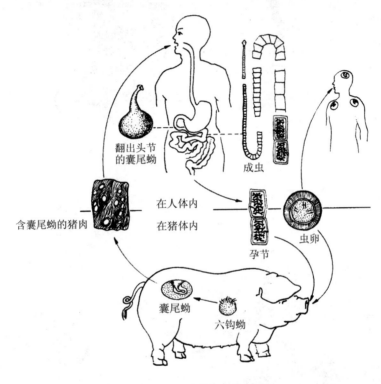

图 33-32　猪带绦虫生活史

（三）致病

1. 致病机制

猪带绦虫成虫寄生于人体可引起猪带绦虫病，囊尾蚴寄生于人体可引起猪囊尾蚴病。

（1）成虫致病　成虫头节上具有吸盘、顶突和小钩，并且体壁表面分布有大量微毛，可机械性损伤肠黏膜，引起消化吸收功能障碍。绦虫成虫在人体肠道内可吸收大量营养物质，引起营养损失。虫体排放的代谢产物或死亡虫体裂解产物等可诱发超敏反应。

（2）幼虫致病　在人体组织内寄生的猪囊尾蚴是致病的主要阶段，其危害远大于成虫。囊尾蚴可通过机械性作用破坏局部组织、压迫周围器官、阻塞管腔等引起占位性病变；虫体释放的毒素可导致宿主血中嗜酸性粒细胞增高和诱发超敏反应。

2. 临床表现

（1）猪带绦虫病　寄生于人体小肠内的成虫通常为 1 条，严重感染者也可有多条虫体寄生，国内报道最严重感染者体内有多达 19 条成虫寄生。多数感染者无明显症状。部分患者表现为腹部不适、消化不良、腹胀、腹泻以及消瘦等症状,偶尔可致肠梗阻或肠穿孔并发的腹膜炎。也有患者出现头痛、头晕和失眠等神经系统症状。

(2) 猪囊尾蚴病 危害程度取决于囊尾蚴的数量、寄生部位和寄生时间。人体内寄生囊尾蚴数量少则1个,多者可达成百上千个。在人体内寄生部位广泛,常见的部位依次为皮下组织、肌肉、脑、眼、心、舌、口、肝、肺、腹膜、骨等。根据寄生部位的不同,临床上常将猪囊尾蚴病分为3类:

① 皮下及肌肉囊尾蚴病(subcutaneous and muscular cysticercosis)。

囊尾蚴寄生于皮下、黏膜或肌肉内,形成直径为0.5~1.5cm的圆形或椭圆形皮下结节(subcutaneous nodule)。结节数目为1个至数百乃至上千个,多分布于躯干部和头部,四肢较少见。硬度近似软骨,与周围组织无粘连,无压痛、可移动。结节常多发性分批出现,可自行消失。轻度感染者可无症状。重度感染时,患者可自觉肌肉酸痛、乏力、发胀、麻木和呈现假性肌肥大等症状。

② 脑囊尾蚴病(cerebral cysticercosis)。

临床症状复杂多样,主要与囊尾蚴在脑内的寄生部位、感染数量及宿主的免疫反应有关。轻者可终身无症状,重者甚至猝死。脑囊虫病大多病程较长,一般以1月至1年为最多,最长可达30年。临床症状复杂,癫痫发作、颅内压增高和精神障碍是脑囊尾蚴病三大主要症状。

癫痫发作最常见,以反复癫痫发作为主要特征。发作强度和持续时间不等,初始发作持续时间短,随着发作次数增多,发作持续时间逐渐延长,强度逐渐增强,严重者可导致失语和瘫痪。发作时可出现一过性意识丧失。发作可以是大发作、小发作或精神运动性发作。大发作的发作频率较低,发作间歇期多超过3个月以上,部分患者甚至间隔若干年发作1次。同一患者可有2种以上的发作形式,不同形式间可相互转换,发作形式的多样性和易转换性为本病的特征之一。

当囊尾蚴寄生于脑实质、蛛网膜下腔或脑室,均可导致颅内压增高。患者出现头痛、呕吐、视力障碍、视乳头水肿等症状。颅内压增高的原因有:脑实质内囊尾蚴导致脑容积增加;脑室内囊尾蚴引起脑脊液循环梗阻;颅底的囊尾蚴致蛛网膜黏连,并妨碍脑脊液循环;脑膜脑炎使脑脊液的分泌量增加;脑内变态反应引起脑水肿。

囊尾蚴寄生于中枢神经系统可引起不同程度的精神障碍。患者可表现为抑郁、神经衰弱、精神分裂、失语、类狂躁和痴呆等。部分患者经常被误诊为精神病。

③ 眼囊尾蚴病(ophthalmic cysticercosis)。

囊尾蚴可寄生于眼的任何部位,但大多位于眼球深部,如玻璃体和视网膜下。此外,也可寄生于结膜、眼前房、眼眶、眼睑等部位。通常仅累及单侧眼。轻度感染者表现为视力障碍和虫体蠕动感,眼底检查可见蠕动的虫体。患者通常能忍受蠕动虫体所引起的刺激,但当囊尾蚴死亡后,虫体分解产物可导致眼退行性变,引起玻璃体混浊、视网膜炎、脉络膜炎,甚至视网膜剥离、视神经萎缩、并发白内障、青光眼,最终导致失明。

(四) 诊断

1. 猪带绦虫病的诊断

患者食用猪肉的方式及粪便排节片史,有助于猪带绦虫病的诊断。确诊依据主要依靠孕节片检查,可鉴定虫种。若能获得新鲜孕节片,可采用双玻片压片法观察子宫分支数;若孕节片已干硬,则应先用生理盐水浸泡后,再压片观察子宫分支数。也可在患者粪便中查找虫卵,常用生理盐水直接涂片法,也可采用集卵法以提高检出率。应对可疑患者连续检查粪便数天。采用试验性驱虫法,既可确诊,也可达到治疗的目的。

2. 猪囊尾蚴病的诊断

诊断方法因临床分型而异。

(1) 皮下肌肉型囊尾蚴病　可手术摘除皮下或浅表肌肉内的结节,进行活组织检查,以明确诊断。应注意与皮肤脂肪瘤鉴别。

(2) 眼型囊尾蚴病　可进行眼底镜检查,观察到活囊尾蚴可确定诊断。

(3) 脑型囊尾蚴病　诊断较困难。可采用 CT、MRI 等影像学检查,并结合临床症状及流行病学史,对临床诊断有重要价值。免疫学试验具有重要的辅助诊断价值,尤其适用于临床症状不明显的脑型囊尾蚴病患者。

目前临床上常用的免疫学方法有:① 间接红细胞凝集试验(IHA);② 酶联免疫吸附试验(ELISA);③ 斑点酶联免疫吸附试验(Dot-ELISA)等。这些方法主要检测血清和脑脊液中的循环抗体,均有快速简便、特异、敏感等优点,具有较好的应用价值。另外,应用单克隆抗体检测囊尾蚴循环抗原,有助于确定活动感染和考核疗效。

(五) 流行

1. 分布

猪带绦虫/猪囊虫病呈世界性分布,除一些禁食猪肉的国家和民族外,世界各地均有散在病例,多分布于发展中国家,如中非、南非、中美洲、南亚地区。根据全国人体寄生虫分布调查结果,本病分布于我国的 27 个省、市、自治区,其中以东北、华北、中原、西北、西南地区感染率最高,呈区域性流行。患者以青壮年居多,感染率男性高于女性。

2. 流行因素

本病的流行及传播与居民不良的饮食和卫生习惯,以及猪的饲养和管理不善有关。

(1) 猪的感染　猪的感染主要由于养猪方式不当及人粪便管理不善,造成猪容易食入含猪带绦虫卵/孕节的粪便,从而感染猪囊尾蚴。仔猪散养仍是部分流行区的主要养猪方式,并且当地有居民随地排便的不良行为,活动自由的猪随时随地可能觅食到人粪便;或猪圈与人厕相通(连茅圈),使猪能直接食入人的粪便。

(2) 人体感染　猪带绦虫病的流行与居民食用猪肉的方法不当有关。个别地区或民族(如广西、云南等少数民族地区)有生食或半生食猪肉的习惯。白族喜食的"生皮"、傣族喜食的"剁生"、哈尼族喜食的"噢嚅",均采用生猪肉制作。而云南地区的"过桥米线",西南地区的"生片火锅",福建地区的"沙茶面"、"拌面条"等,都是将生猪肉片放入热汤中稍烫后,再蘸佐料或拌米粉、面条食用。我国多数地区的居民无生食猪肉的习惯,但由于烹调方法不当,如炒肉片、煮肉或煮水饺时,肉块/片过厚或肉馅过大、搅拌不充分导致温度不均、蒸煮时间不足等,使囊尾蚴未被杀死而造成感染。此外,有些居民在肉类加工过程中,生、熟食品的刀具和菜板混用,从而使熟食被污染也可导致感染。猪囊虫病的流行是由于误食猪带绦虫卵所致。食入未清洗干净的蔬菜、饮生水或饭前便后不洗手等不良的卫生习惯,均易将猪带绦虫卵食入而感染猪囊虫病。

(六) 防治

1. 预防

预防猪带绦虫病/猪囊虫病的关键是采取"驱、管、检"综合防治措施。

(1) 治疗患者　及早彻底驱虫治疗猪带绦虫病患者,是控制人或猪感染囊尾蚴病的关键措施。

(2) 加强厕所和猪圈管理　修建和使用符合卫生要求的厕所;不随地便溺;粪便必须经无害化处理后方可用作肥料。规范养猪方法,建圈养猪;猪圈与人厕分离。

(3) 加强肉类检疫　严格执行卫生检疫制度,对生猪屠宰做到定点屠宰、有宰必检、集中检疫,加强农贸市场所销售的肉类检疫,发现含囊尾蚴的猪肉必须销毁。

(4) 加强卫生健康教育　大力宣传本病的危害性,根除不良的饮食和卫生习惯。不食生的或未熟透的猪肉,切生食和熟食的刀和砧板应分开,饭前便后应洗手。

2. 治疗

(1) 猪带绦虫病的治疗　常用中药南瓜子、槟榔合剂驱虫疗效较好。服用方法:清晨空腹服南瓜子仁60~80 g,1 h后服槟榔煎剂(60~80 g槟榔片煎至100~200 mL),30 min后再服20~30 g硫酸导泻,达到驱虫目的。其他药物如氯硝柳胺(niclosamide)(灭绦灵)、甲苯哒唑(mebendazole)、吡喹酮(praziquantel)、阿苯哒唑(albendazole)等也均有驱虫效果。

(2) 猪囊虫病的治疗　吡喹酮、阿苯哒唑可致囊虫变性和死亡,是目前治疗囊虫病的首选药物。皮下型囊虫病以手术摘除囊虫为主。眼型囊虫病以尽早手术摘除虫体为有效的治疗方法。脑型囊虫病例必须住院治疗,并应慎重处理由死亡虫体所诱发的脑水肿、急性颅内高压等症状。

三、肥胖带绦虫

肥胖带绦虫(*Taenia saginata*,Goeze,1782)又称牛带绦虫、牛肉绦虫或无钩绦虫。公元610年巢元方在《诸病源候论》中,将其列为九虫之一,其形态被描述为"长一寸而色白,形小扁";感染方式为"以桑枝贯牛肉而炙食","多食牛肉则生寸白";并将感染者的主要症状描述为"寸白自出不止"。与猪带绦虫同属于带科、带属。两者形态和生活史基本相似。

(一) 形态

牛带绦虫与猪带绦虫形态相似(图33-33),但两者的大小和结构略有差异,主要区别见表33-7。

表33-7　猪带绦虫与牛带绦虫的形态区别

区别点	猪带绦虫	牛带绦虫
体长	2~4 m	4~8 m
节片	700~1000节,较薄,略透明	1000~2000节,肥厚,不透明
头节	球形,直径约0.6~1 mm,有4个吸盘以及顶突和2圈小钩(约25~50个)	近似方形,直径约1.5~2.0 mm,仅有4个吸盘,无顶突及小钩
成节	卵巢分3叶(包括左、右叶及中央小叶),睾丸约150~200个	卵巢仅分左、右2叶,睾丸约300~400个
孕节	每侧子宫分支数目约7~13支,分支排列不整齐	每侧子宫分支数目约15~30支,分支排列整齐
囊尾蚴	头节有顶突及小钩	头节无顶突或小钩

两种带绦虫虫卵形态极其相似,在光镜下难以区分。

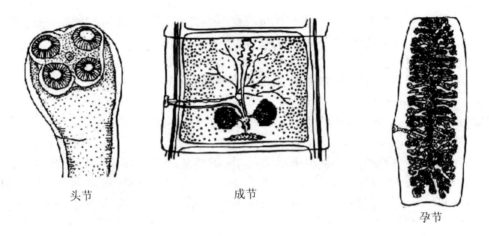

头节　　　　　成节　　　　　孕节

图 33-33　牛带绦虫形态

(二) 生活史

与猪带绦虫的生活史相似。人是牛带绦虫唯一终宿主。成虫寄生于人体小肠上段,虫体借助头节及体表微毛固着于宿主肠壁。孕节通常单节自链体脱落,可随宿主粪便排出或主动自肛门逸出。感染者平均每天排出 6~12 节,最多可达 40 节。每一孕节内约含 8 万~10 万个虫卵。脱落后的孕节仍具有较强的活动力,孕节在经肛门排出时常被挤压破裂,虫卵可分布于肛周皮肤。孕节也可排出到外界环境中,蠕动时节片破裂,虫卵散出并污染环境。虫卵或孕节被中间宿主牛吞食后,进入其小肠内,六钩蚴从虫卵内孵出,钻入宿主肠壁,经血循环至周身各处,尤其多分布于活动频繁的肌肉,如股、肩、心、舌和颈部等处,经 60~70 天发育为牛囊尾蚴(Cysticercus bovis)。除牛以外,山羊、羚羊、鹿、美洲驼、角马、野猪等也可被牛囊尾蚴感染。牛囊尾蚴一般不寄生人体。

人生食或半生食含囊尾蚴的牛肉,在人体小肠中胆汁的刺激下,囊尾蚴的头节翻出并吸附于宿主肠黏膜,经 2~3 个月发育为成虫。成虫寿命约为 20~30 年,长者甚至可超过 60 年。

(三) 致病

1. 致病机制

牛带绦虫成虫对人体的致病作用主要包括掠夺营养、机械性损害以及毒性和抗原性作用等方面。虫体通过皮层吸收宿主肠道中大量营养物质,可引起内源性维生素缺乏和贫血等症状。成虫头节上的吸盘对宿主肠壁的吸附和压迫作用以及体表微毛对小肠黏膜的机械性损伤作用,可引起肠道轻度或亚急性炎症反应,导致宿主消化吸收功能紊乱。成虫所释放的代谢物及死亡虫体裂解物等可诱发变态反应。

牛囊尾蚴寄生于人体极其罕见。迄今全世界仅有数例人体牛囊尾蚴感染的记录,显示人体对牛囊尾蚴具有先天性免疫力。

2. 临床表现

人体内寄生的牛带绦虫通常为 1 条,而在流行区人体感染虫体的数量平均为 2~8 条。

据国内报道人体内寄生绦虫数最多可达31条。

多数牛带绦虫感染者通常临床症状不明显,部分患者出现消化系统和神经系统症状,与猪带绦虫病类似。脱落的孕节多为单节,常自行从肛门逸出,可引起肛门瘙痒症。当脱落的孕节下移受到回盲瓣阻挡时,会因活动加强而引起回盲部剧痛。另外,牛带绦虫可导致阑尾炎和肠梗阻等并发症。

(四) 诊断

询问病史(如食用牛肉方式和粪便中排节片史)对于确诊牛带绦虫感染至关重要。患者常携带孕节前来就诊。若节片已干硬,先用生理盐水浸软后再观察,通过观察孕节内子宫分支数目可与猪带绦虫进行区别。

因牛带绦虫孕节通常可主动逸出肛门,虫卵多散布在肛周皮肤处,故采用肛门拭子法检出虫卵的机会较多。也可采用驱虫法粪便淘洗检出头节以判定虫种和考核疗效。

(五) 流行

1. 分布

牛带绦虫呈世界性分布。我国多数省(区)为散在感染,仅少数地区感染率较高。我国约有20多个省(区)存在地方性流行,如新疆、西藏、内蒙古、云南、宁夏、四川藏族地区、广西苗族地区、贵州苗族和侗族地区、台湾雅美人和泰雅人等地区,其中西藏地区牛带绦虫的感染率位居首位。通常男性感染者多于女性,以青壮年居多。

2. 流行因素

人粪便污染牧场和居民食用牛肉的习惯或方法是引起牛带绦虫病地方性流行的主要因素。

(1) 人粪便污染牧场 流行区居民经常在野外或牧场排便,牧场和水源则被含牛带绦虫孕节或虫卵的粪便所污染。牛带绦虫卵在外界环境中至少可存活8周,仍具有感染力。放牧时,牛易于食入虫卵或孕节而受到感染。在我国,广西和贵州侗族居住地,牛圈常建在人居住的房屋楼下,即人、畜共居同一座楼,这样人粪便可直接从楼上排入牛圈,使牛更容易受到感染。

(2) 居民不良的食用牛肉习惯和方法 流行区少数民族有食用生牛肉的习惯。如藏族居民喜食风干牛肉及大块未烤熟的牛肉,贵州苗族和侗族居民喜食"红肉"、"腌肉",广西苗族居民喜食"酸牛肉"等,这些食用牛肉方法均相似,都是将生牛肉中加入佐料即食。这类食牛肉方法均易食入活牛囊尾蚴而导致人群的感染。非流行地区无生食牛肉习惯,偶尔因食入未煮熟牛肉或混用生食、熟食的刀和砧板而引起散发病例。

(六) 防治

1. 控制传染源

在流行区应普查普治患者和带虫者,以消除传染源。

2. 加强粪便管理

保持牧场清洁,禁止随地便溺,防止牛吞食粪便中的虫卵或孕节而受到感染。

3. 加强肉类食品检疫

建立、健全和严格执行肉类食品的检疫制度,严禁出售含囊尾蚴牛肉。

4. 改进烹调方法和不良食肉习惯

加强卫生宣传教育，不食用生的或未熟的牛肉。

5. 驱虫方法

同猪带绦虫。

（陈兴智）

四、细粒棘球绦虫

细粒棘球绦虫（*Echinococcus granulosus*, Batsch, 1786），俗称包生绦虫，是一种重要的人兽共患寄生虫，成虫寄生于犬科食肉类动物的小肠，其幼虫称棘球蚴或包虫（hydatid cyst），寄生于人或其他哺乳动物体内，引起棘球蚴病或称包虫病（echinococcosis 或 hydatidosis）。本病对人类的健康危害极大，并且严重影响畜牧业的发展，已成为全球性公共卫生问题。除了细粒棘球绦虫能导致人体棘球蚴病外，多房棘球绦虫（*E. multilocularis*, Leuckart, 1863）、少节棘球绦虫（*E. orligarthrus*, Diesing, 1863）和福氏棘球绦虫（*E. vogeli*, Rausch, Bernstein, 1972）亦能导致人类棘球蚴病。

（一）形态

1. 成虫

成虫体长 2~7 mm，平均 3.6 mm，由头节、颈节和链体三部分构成。头节略呈梨形，具 1 个顶突和 4 个吸盘。顶突上有两圈小钩，呈放射状排列。顶突上有顶突腺（rostellar gland），可分泌具有抗原性物质，致人体超敏反应。颈节为单一节片，内有生发细胞，生成后面链体。链体由幼节、成节片和孕节片三部分组成，幼片和成节各一节，孕节片多为单一节片，偶见多节。成熟节片内有雌、雄生殖器官各一套，睾丸 45~65 个，主要分布于生殖孔的前后方。孕节子宫呈囊状，有不规则分支和侧囊，内含虫卵 200~800 个。生殖孔位于节片一侧的中部偏后。见图 33-34。

2. 虫卵

与猪、牛带绦虫卵形态基本相同，在光镜下难以区别（图 33-34）。

3. 幼虫

即棘球蚴，为圆形或不规则形的囊状体。其大小因寄生部位、时间和宿主而差异明显，直径从不足 1 厘米至数十厘米不等。棘球蚴为单房性囊，由囊壁和内含物（原头蚴、生发囊、子囊、囊液）两部分构成。见图 33-35。

囊壁分两层，外层为角皮层，内层为生发层，两层合称棘球蚴的内囊。内囊外有宿主组织形成的纤维性包膜，称棘球蚴外囊。内外囊间有轻微黏连，易于剥离。

角皮层或称角质层，由生发层细胞分泌而成，厚约 1 mm，光镜下为无细胞结构，呈多层纹理状。具通透性，营养物质可渗入，代谢产物可排出，并对生发层有保护作用。

生发层也称胚层，紧贴在角皮层内，厚约 20 μm，其基质内可见许多细胞核及少量肌纤维，生发层向囊内长出原头蚴、生发囊和子囊。

原头蚴（protoscolex）为椭圆形或圆形，大小为 170 μm×122 μm，为向内翻卷的头节。与成虫头节的区别在于体积小，顶突多凹陷，小钩数较少。

生发囊（brood capsule）也称育囊，是仅有一层生发层的小囊，直径约 1 cm，有一小蒂与

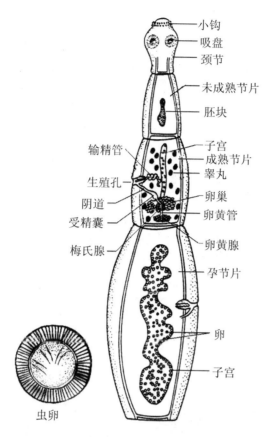

图 33-34 细粒棘球绦虫成虫和虫卵

胚层相连,在小囊内壁上有 5～30 个数量不等的原头蚴。

子囊(daughter cyst)由棘球蚴(母囊)的生发层直接长出,也可由原头蚴或生发囊发育而成。子囊结构与母囊相似,囊壁有生发层和角皮层,囊内也可长出原头蚴、生发囊以及与子囊结构相似的孙囊(grand daughter cyst)。有的母囊内无原头蚴、生发囊和子囊,称不育囊(infertile cyst)。

棘球蚴液(hydatid fluid)无色透明或略带黄色,比重 1.01～1.02,pH 6.7～7.8,内含蛋白质、肌醇、卵磷脂、尿素及少量糖、无机盐和酶等多种成分,具抗原性。原头蚴、生发囊和子囊可从胚层上脱落下来,悬浮在囊液中,统称棘球蚴砂(hydatid sand)或称囊砂。

(二)生活史

细粒棘球绦虫成虫寄生于犬、豺、狼等犬科肉食类动物小肠的上段,通过顶突小钩和吸盘固着在肠绒毛基部隐窝内。脱落的孕节和虫卵随宿主粪便排出,在水中、土壤或草地表面,孕节有一定的活动力,蠕动后节片裂解,虫卵散出,污染牧场、畜舍、土壤及水源等周围环境。当羊、牛、骆驼和人等中间宿主吞食虫卵或孕节后,在小肠内六钩蚴孵出,随后钻入肠壁,通过血循环和淋巴循环移至肝、肺等器官组织内,经过 3～5 个月发育成直径为 1～3 cm 的棘球蚴。棘球蚴随寄生时间延长逐渐增大,平均每年增大 1～5 cm,囊内原头蚴可由数千至数万,甚至数百万个。含棘球蚴的家畜内脏器官组织被犬、狼等终宿主吞食后,囊内所含的原头蚴在胆汁刺激下,头节外翻出,吸附在小肠壁上,经 8 周左右时间发育为成虫。在犬、

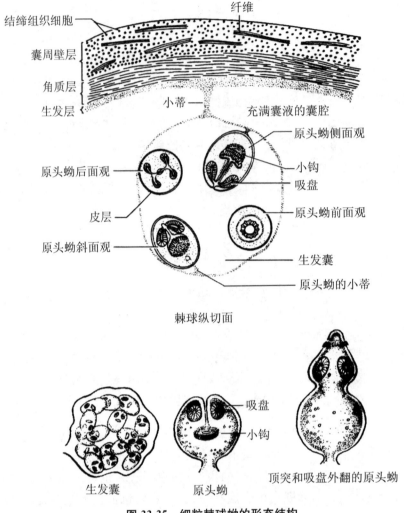

图 33-35 细粒棘球蚴的形态结构

狗肠内寄生的成虫可达数千至上万条。成虫寿命为 5～6 个月。见图 33-36。

（三）致病

棘球蚴对人体的危害包括机械性损害和囊液引起的中毒和过敏反应。严重程度取决于棘球蚴的体积、数量、寄生时间和部位。组织内寄生棘球蚴不断长大，会对周围器官组织产生机械性压迫，引起宿主组织细胞的萎缩、坏死及功能性改变。棘球蚴囊液含有多种化学成分，其渗出或溢出可引发一系列的炎症或超敏反应。原发的棘球蚴感染多为单个，继发感染常为多发，可同时累及多个器官。在人体内棘球蚴最多见的寄生部位是肝，其次为肺、腹腔、脑、脾、盆腔、肾、胸腔、骨、子宫以及卵巢、膀胱等。

1. 肝棘球蚴病

在临床上，肝棘球蚴病约占棘球蚴病总数的 2/3，病灶部位多见于右叶。患者初期症状不明显，当肝上部的棘球蚴长大推高膈肌时，可对肺脏产生压迫作用，影响患者呼吸活动；当虫体压迫胆道时，患者可出现黄疸；如果压迫胃肠道时，可诱发患者产生恶心、呕吐等消化道症状。肝棘球蚴并发感染后，在临床上常常易被误诊为细菌性肝脓肿。棘球蚴破裂后，囊内

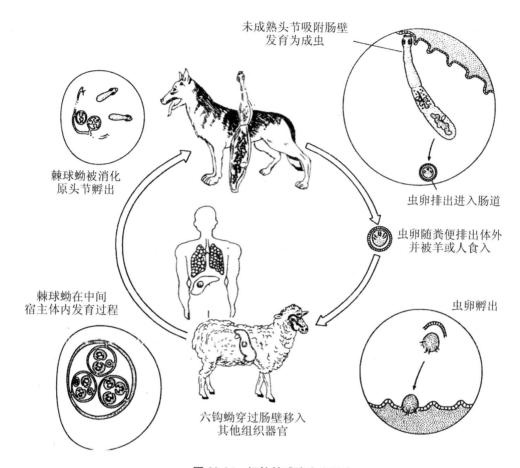

图 33-36 细粒棘球绦虫生活史

容物若进入胆总管,造成胆总管阻塞,亦可被误诊为胆道结石症。

2. 肺棘球蚴病

在临床上,2/3 的肺棘球蚴病见于右肺下叶。由于虫体压迫、刺激支气管和胸膜,常导致患者出现胸痛、咳嗽和呼吸困难等呼吸道症状。肺和腹腔内棘球蚴生长速度较快,故此类患者发病潜伏期较短。

3. 腹腔棘球蚴病

腹部触诊可扪及到棘球蚴包块,触之坚韧,有弹性,叩诊时可有震颤感。巨大的腹腔棘球蚴,可占满整个腹腔,产生对膈肌的推压作用,有时可能导致一侧肺叶萎缩。

4. 脑棘球蚴病

以脑顶叶为常见病灶部位,患者首发症状常以癫痫发作为主。由于虫体对脑组织压迫作用,患者可产生头痛、恶心、呕吐、视乳头水肿和抽风等颅内压增高症状。少数患者因发病较重可能会出现偏瘫等。

5. 其他部位

骨棘球蚴好发部位于脊椎及骨盆,虫体外形常随骨髓腔而发生变化,由于虫体的寄居破坏作用,患病骨组织常呈蜂窝状,易出现骨折或骨碎裂。棘球蚴在骨组织内生长速度较慢,感染者往往经过 5~20 年的潜伏期后,才出现症状和体征。脾、肾、心脏、肌肉、子宫、卵巢、膀胱等器官亦可发生，产生相应的病变，但比较少见。

6. 毒性和超敏反应

棘球蚴囊液可透过囊壁，进入血液循环后，可引起一系列毒性和超敏反应。患者临床表现有厌食、消瘦、体重减轻，儿童发育不良，以及荨麻疹、哮喘、嗜酸粒细胞增多、胃肠道紊乱等超敏反应症状。

（四）诊断

1. 病原诊断

通过手术从患病部位取出棘球蚴，或从痰液、胸水、腹水及尿中检获棘球蚴碎片或原头蚴等作为确诊依据。做诊断性穿刺时，应避免囊液外溢，以防造成超敏反应或引起继发性棘球蚴病。

2. 免疫诊断

可选用卡松尼试验（Casoni test），此种方法操作简便，在15min内即可观察到结果，阳性率高，也易出现假阳性或假阴性。本方法主要用于流行区筛选病人。其他免疫学诊断方法包括酶联免疫吸附试验（ELISA）、间接血凝试验（IHA）、对流免疫电泳（CIEP）、生物素-亲和素-酶复合物酶联免疫吸附试验（ABC-ELISA）、斑点酶联免疫吸附试验（Dot-ELISA）等，这些方法均有一定的特异性和敏感性。实践证明，对棘球蚴病免疫学诊断应采取综合性诊断方式，即选用2~3项免疫学方法同时检测，相互弥补不足，以提高诊断准确率。

3. 其他检查

还可采用X线、超声波、CT、MR（磁共振）及同位素扫描等物理学方法，对棘球蚴的诊断有一定的帮助作用，特别是B超、CT和MR，更有助于临床诊断和定位。

（五）流行

1. 分布

细粒棘球蚴病呈世界性分布，畜牧业发达的国家往往是该病的主要流行区。我国主要流行于新疆、青海、甘肃、宁夏、西藏、内蒙古、四川7省区，其他16个省（市、区）也有流行或散发病例报道。儿童是本病的易感者。终宿主犬感染率在7.0%~71.0%之间；中间宿主绵羊棘球蚴感染率在3.3%~90.0%之间，牦牛平均感染率为55.3%，个别地区高达78.1%。在一定的自然环境中，终宿主和中间宿主常形成比较固定的循环关系链。我国主要是羊-犬循环，其次是牦牛-犬循环。

2. 流行因素

（1）虫卵污染环境　细粒棘球绦虫卵伴随动物流动，以及借助尘土、大风和水流等方式四处播散，污染牧场、畜舍、蔬菜、土壤及水源。虫卵在外界有较强的抵抗力，能耐低温与干燥，人、畜饮用同一个被污染的水源；或摄入被污染的食物；或生饮被污染的羊、牛奶而造成感染。

（2）人畜密切接触　在牧区，犬、牛和羊等动物皮毛上常黏附大量虫卵，儿童常因与家犬亲昵、嬉戏等方式，而获得感染；成人的感染更多是因为从事剪羊毛、挤奶、皮毛加工、屠宰等活动。

（3）终宿主感染　将被宰杀病畜的内脏喂狗或抛在野外，致使野生犬和狼等动物感染成虫。犬、狼的感染增加了羊、牛等食草动物和人的感染。

（六）防治

棘球蚴病的治疗一般以手术为主，术中应注意避免囊液外溢导致超敏性休克和继发腹腔感染。对早期的棘球蚴病可选用阿苯哒唑、吡喹酮和甲苯哒唑等药物进行治疗。

1992年我国卫生部颁布了全国棘球蚴病的防治规划，强调在流行区应采取以预防为主的综合性防治措施，包括：

1. 加强卫生宣传教育，普及防治棘球蚴病知识

在流行区推行健康教育、查治病人、培训专业技术人员、建立防治机构、定期开展防治监测等制度。要养成良好的个人卫生和饮食卫生习惯。加强防病意识，提高个人防护和水源管理，以杜绝感染。

2. 结合法规，强化人的卫生行为规范

要严格、合理处理病畜及其内脏，严禁乱扔；提倡深埋或焚烧。加强对屠宰场和个体屠宰的检疫管理工作。

3. 严格控制传染源

对捕杀牧场周围野生的食肉动物和家犬要进行登记管理；同时，应对家犬和牧犬进行定期检查，发现感染犬应及时采取药物驱虫的措施，以消灭传染源。

五、曼氏迭宫绦虫

曼氏迭宫绦虫（*Spirometra mansoni*，Joyeux，Houdemer，1928）又称孟氏裂头绦虫。成虫寄生在猫、犬等动物小肠内，偶尔侵入人体，引起人体曼氏迭宫绦虫病。曼氏迭宫绦虫幼虫又称裂头蚴（sparganum or plerocercoid），可侵入人体引起曼氏裂头蚴病（sparganosis mansoni），其危害远较成虫严重。

（一）形态

1. 成虫

带状，乳白色，长60~100 cm，宽0.5~0.6 cm。头节细小呈指状，背腹面各有一纵行的吸槽。颈节细长。链体约1000节，节片扁宽。成节和孕节的形态基本相似，节片内雌雄生殖器官各一套。睾丸为滤泡状，分布于节片两侧。卵巢分两叶，位于节片后端中部。子宫位于节片中央，螺旋盘曲呈发髻状。孕节子宫内虫卵通过雌性生殖孔排出体外。见图33-37。

2. 幼虫

即裂头蚴，乳白色，细带状，大小为300 mm×0.7 mm。头部膨大，中央有一明显凹陷，其形态与成虫头节相似。虫体末端钝圆，不分节，有细小横纹。

3. 虫卵

椭圆形，两端稍尖，呈灰褐色，大小为(52~76) μm×(31~44) μm，卵壳薄，有卵盖，内含一个卵细胞和许多卵黄细胞。见图33-37。

（二）生活史

成虫寄生在犬、猫、虎等肉食动物的小肠内。卵自子宫孔产出，随宿主粪便排出体外，在水中适宜温度下，经3~5周发育，孵出椭圆形、被有纤毛的钩球蚴。钩球蚴直径为80~90 μm，常在水中做无定向螺旋式游动。钩球蚴在水中被第一中间宿主剑水蚤吞食后，经3

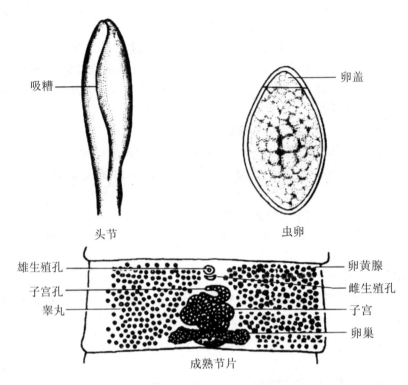

图 33-37 曼氏迭宫绦虫形态

~11 天发育为原尾蚴。原尾蚴长椭圆形,260 μm×(44~100) μm,后端有小尾球,其内含 6 个小钩。含原尾蚴的剑水蚤被第二中间宿主蝌蚪(蛙)吞食后,原尾蚴发育为裂头蚴。裂头蚴有较强的收缩与移动能力,常迁移到蛙的肌间隙,以腿部肌肉为多。当这些被感染的蛙被蛇、鸟或猪等非正常宿主吞食后,裂头蚴穿过肠壁,在这些宿主的腹腔、肌肉与皮下等器官组织内寄居。终宿主猫、犬等吞食了感染有裂头蚴的第二中间宿主青蛙或转续宿主后,裂头蚴可在其肠内发育为成虫。一般在感染 3 周后,终宿主粪便中开始出现虫卵。见图 33-38。

人可作为此虫的第二中间宿主、转续宿主或终宿主。裂头蚴在人体组织内可存活长达 12 年。

(三) 致病

曼氏迭宫绦虫的成虫较少寄生人体,并且致病力不强。大多数患者无明显症状,或仅有中、上腹部不适,轻微腹痛,恶心,呕吐等症状。

裂头蚴寄生人体引起曼氏裂头蚴病,其危害程度远较成虫严重。人误食含有原尾蚴的剑水蚤,或用有裂头蚴的蛙肉贴敷脓肿或伤口时,可经口、皮肤和黏膜处感染裂头蚴,引起裂头蚴病。裂头蚴病致病及临床表现可分为以下 5 型:

1. 眼裂头蚴病

最常见,占 45.65%。病变常累及一侧眼睑或眼球,患者临床表现有眼睑红肿、结膜充血、水肿、畏光、流泪、微疼、奇痒或有虫爬感;有时伴恶心、呕吐及发热等症状。在红肿的眼睑和结膜下,可有游走性、硬度不等的肿块或条索状物,直径约 1 cm 大小。严重感染患者可出现角膜溃疡,甚至并发白内障而失明。

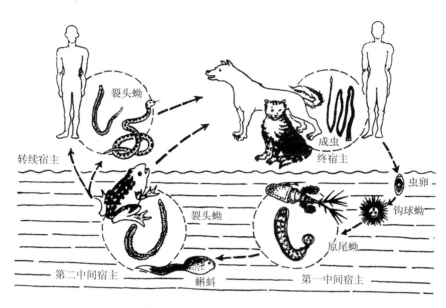

图 33-38 曼氏迭宫绦虫生活史

2. 皮下裂头蚴病

占患者总数的 31.9%。病变部位见于躯干、四肢、外阴甚至全身。病灶可见圆形、柱形或线形游走性皮下结节,其大小 0.5～5 cm 不等,伴有瘙痒或虫爬感等。

3. 口腔颌面部裂头蚴病

占 20.15%。病灶处可触及皮下或黏膜下硬结,结节大小 0.5～3 cm。患处红肿、发痒或有虫体爬感。

4. 脑裂头蚴病

占 2.3%。症状似脑瘤,有阵发性头痛,重者有昏迷、呕吐、抽搐甚至瘫痪等。

5. 内脏裂头蚴病

仅占 1%。根据裂头蚴移行定居位置不同,产生不同症状,如侵入腹膜导致炎症反应;侵入肺脏,可从呼吸道咳出裂头蚴,伴少量咯血等。还可见于脊髓、椎管、尿道、膀胱等处。

(四)诊断

曼氏迭宫绦虫感染可以通过粪检查获虫卵作为确认依据。曼氏裂头蚴病主要依靠从病变部位检出虫体作为确认依据,或进行各种血清学检测作为裂头蚴感染的辅助诊断依据。CT 或 MRI 检查有助于对脑裂头蚴病的诊断。

(五)流行

曼氏迭宫绦虫分布虽然广泛,但成虫感染人体较少,在国外仅有日本和俄罗斯等少数国家报道感染病例。在我国,成虫感染病例目前仅报告 21 例,这些病例主要分布于上海、江西、广东、台湾、四川和福建等地。

曼氏裂头蚴病多见于亚洲国家,在美洲、欧洲、非洲及澳大利亚等地也有报道。迄今国内报道的人体曼氏裂头蚴病已达数千例,分布在全国 23 个省、市、自治区。

人体感染裂头蚴病途径有二,即裂头蚴或原尾蚴经皮肤、黏膜侵入或被误食。具体感染方式有以下3种：

1. 局部敷贴生蛙肉

为主要感染方式，占患者半数以上。在我国北方一些地区，民间传说蛙肉具有清凉解毒的作用，故常用生蛙肉敷贴眼、口颊、外阴等处伤口或脓肿，蛙肉中如有裂头蚴即可通过自身伤口或正常皮肤或黏膜侵入人体。

2. 生食或半生食蛙、蛇、鸡或猪肉

民间有生食活蛙治疮疖或疼痛的方法，或喜食生的或未煮熟的蛙、蛇、鸡或猪肉，结果导致裂头蚴穿过宿主肠壁入腹腔，引发裂头蚴病。

3. 误食感染的剑水蚤

饮生水或游泳时误饮生水，使受感染的剑水蚤侵入人体。亦有原尾蚴直接经皮或经眼结膜侵入人体的报道。

（六）防治

加强卫生宣传教育，加强食品、水源卫生管理和监督，改变不好的饮食和卫生习俗，不用蛙肉敷贴，不食生的或未煮熟动物肉类，不饮生水，以防止本病传播和流行。

成虫感染可采用吡喹酮、阿苯哒唑等药物驱虫治疗。

裂头蚴病则需要通过手术摘除，术中应将虫体特别是头部取尽，以防再发。亦可通过服用上述药物进行灭虫治疗。

六、其他人体寄生绦虫

除了前面几节介绍的人体寄生绦虫外，还有其他一些绦虫也可寄生人体，如亚洲带绦虫（*Taenia saginata asiatica*）、微小膜壳绦虫（*Hymenolepis nana*，V. Siebold，1852）、缩小膜壳绦虫（*Hymenolepis diminuta*，Rudolphi，1819）、多房棘球绦虫（*Echinococcus multilocularis*，Leuckart，1863）、犬复孔绦虫（*Dipylidium caninum*，Linnaeus，1758）、西里伯瑞绦虫（*Raillietina celebensis*，Janicki，1902）、克氏假裸头绦虫（*Pseudanoplocephala crawfordi*，Baylis，1927）、司氏伯特绦虫（*Bertiella studeri*，Blanchard，1891；Stiles and Hassall，1902）和阔节裂头绦虫（*Diphyllobothrium latum*，Linn.，1758）等。现将这些寄生虫的宿主（包括寄生部位）、感染方式、致病、诊断及治疗等内容列表比较如下，见表33-8。

表33-8 其他人体绦虫

寄生虫	宿主	感染方式	致病	诊断	治疗
亚洲带绦虫	成虫寄生于人体小肠；猪、野猪等为中间宿主；人为终宿主	食入含活囊尾蚴的内脏	与牛带绦虫相似	患者排出的孕节或虫体	同猪带绦虫
微小膜壳绦虫	成虫寄生在鼠类或人的小肠里；某些蚤类、面粉甲虫和拟谷盗等为中间宿主；人、鼠等为终宿主	通过手-口的方式；误食含有似尾蚴的昆虫；自体重复感染	感染数量少者无明显症状；感染严重者可出现胃肠、神经症状、过敏症状	粪便中查到虫卵或孕节	吡喹酮、阿苯达唑

续表

寄生虫	宿主	感染方式	致病	诊断	治疗
缩小膜壳绦虫	成虫寄生在鼠类或人的小肠里；蚤类、甲虫、蟑螂、倍足类和鳞翅目昆虫为中间宿主；鼠和人为终宿主	误食含活似囊尾蚴的昆虫	神经和消化系统症状，严重者可出现眩晕、精神呆滞或恶心病质	同微小膜壳绦虫	同微小膜壳绦虫
多房棘球绦虫	成虫主要寄生在狐和犬等小肠；人、田鼠等野生啮齿类动物为中间宿主；狐、狗、狼、獾、猫等为终宿主	误食虫卵	泡球蚴原发于肝脏，类似肝癌，病情严重，死亡率高。致病机制包括直接侵蚀、毒性损害和机械压迫	同细粒棘球绦虫	以手术为主，药物治疗有阿苯达唑、甲苯咪唑、吡喹酮等
犬复孔绦虫	成虫寄生于犬、猫的小肠内，偶可寄生于人体，某些蚤类为中间宿主；人、犬、猫为终宿主	误食含有似尾蚴的蚤类	一般无明显症状，感染严重者可有消化系统症状、轻度贫血、嗜酸性粒细胞增高	粪便中查到虫卵或孕节	同微小膜壳绦虫
西里伯瑞绦虫	成虫主要寄生于鼠类的肠道，偶可寄生于人体；蚂蚁为中间宿主；黑家鼠、褐家鼠、小板齿鼠等为终宿主	误食蚂蚁	一般无明显症状，或有腹痛、腹泻、肛门瘙痒、夜间磨牙、流涎、食欲减退、消瘦或贫血等	粪便中查到虫卵或孕节	同微小膜壳绦虫
克氏假裸头绦虫	成虫主要寄生在猪、野猪和褐家鼠的小肠内，偶可寄生于人体；赤拟谷盗等昆虫为中间宿主；猪、野猪、褐家鼠和人为终宿主	误食赤拟谷盗	一般无明显症状，严重者可有腹痛、腹泻、恶心、呕吐、食欲减退、乏力、消瘦、失眠、情绪不安等	粪便中查到虫卵或孕节	巴龙霉素、甲苯哒达或氯硝柳胺加硫氯酚
司氏伯特绦虫	成虫寄生于终宿主肠内，偶可寄生于人体；螨为中间宿主；猴、其他灵长类和人为终宿主	食入含有似囊尾蚴的螨类	一般无症状，少数有腹痛和呕吐等肠炎症状	粪便中查到虫卵或孕节	米帕林

续表

寄生虫	宿主	感染方式	致病	诊断	治疗
阔节裂头绦虫	成虫寄生在人,以及犬、猫、熊、狐、猪等动物的小肠内;剑水蚤、镖水蚤为第一中间宿主;梭鱼、鲈鱼、鳕鱼、鲑鱼、鲟鱼等淡水鱼为第二中间宿主;人、犬、猫、熊、狐、猪等为终宿主	食入含有裂头蚴的鱼类食物	多数感染者无明显症状,有时有疲倦、乏力、四肢麻木、腹泻或便秘、饥饿感、嗜食盐等轻微症状;可致肠道、胆道阻塞,甚至肠穿孔;可并发贫血合并症	粪便中检获虫卵或孕节	驱虫治疗,同带绦虫,推荐使用吡喹酮和氯硝柳胺

(陈兴智)

第三十四章 医学原虫

原虫(protozoa)为单细胞真核动物,其种类繁多分布广泛,迄今已命名的原虫约有2万种,多营寄生生活,与人体有关的原虫称为医学原虫(medical protozoa),约有50余种,危害较大的有10余种。

第一节 医学原虫概述

一、形态

原虫的个体微小,介于2～3 μm 至100～200 μm 之间;外形多样,有球形、卵圆形或不规则形;结构简单,基本结构由胞膜、胞质和胞核组成。

1. 细胞膜

细胞膜也称表膜(pellicle)或质膜(plasma membrane),与宿主和外环境直接接触,参与原虫营养、排泄、运动、侵袭,以及逃避宿主免疫效应等生物学功能,对维持虫体的形状,保持虫体的自身稳定和参与宿主的相互作用具有重要的意义。

2. 细胞质

细胞质主要由基质、细胞器和内含物组成,用以支持原虫的形态并与运动有关。原虫的细胞质一般有内、外质之分。外质(ectoplasm)透明,呈凝胶状,具有运动、摄食、营养、排泄和保护等功能;内质(endoplasm)为溶胶状,是各种细胞器、内含物还有细胞核所在处,为细胞代谢和营养存储的主要场所。

原虫细胞器有膜质细胞器,如线粒体、高尔基复合体、溶酶体和动基体等,主要参与能量合成代谢;运动细胞器,如伪足(pseudopodium)、鞭毛(flagellum)、波动膜(undulating membrane)和纤毛(cilium)等,与原虫的运动有关,也是原虫分类的重要标志;营养细胞器,包括胞口(cytostome)和胞肛(cytopyge),帮助摄食、排废;有些原虫,如纤毛虫有伸缩泡,具有调节虫体内渗透压的功能。

原虫胞质内的内含物主要有食物泡、糖原和拟染色体(营养储存小体)以及虫体代谢产物(如疟色素)等。特殊的内含物也可作为虫种的鉴别标志。

3. 细胞核

细胞核是维持原虫的生存代谢,控制分裂繁殖的重要结构。由核膜、核质、核仁和染色质组成。原虫的细胞核一般有2种类型:① 泡状核(vesicular nucleus),染色质少而呈颗粒状,分布于核质或核膜内缘,只含1个核仁;② 实质核(compact nucleus),核大而不规则,染色质丰富,常具1个以上核仁。多数原虫都是泡状核,只有少数原虫如纤毛虫为实质核。

二、生活史

医学原虫的生活史包括原虫生长、发育和繁殖等不同发育阶段以及虫体从一个宿主传播到另一个宿主的全过程。根据医学原虫的传播方式,可将其生活史分为以下3种类型。

1. 人际传播型(person to person transfer)

此类原虫生活史简单,完成生活史只需一种宿主,借直接接触或传播媒介的机械携带而传播。某些原虫仅有滋养体(trophozoite)期,一般以直接接触的方式传播,如阴道毛滴虫;有的原虫生活史中有滋养体和包囊(cyst)两个阶段,成熟包囊为原虫的感染阶段,一般通过饮水或食物进行传播,如溶组织内阿米巴和蓝氏贾第鞭毛虫。

2. 循环传播型(circulation transfer)

该型原虫完成生活史需要一种以上的脊椎动物宿主分别进行有性和无性生殖。如刚地弓形虫以猫为终末宿主,以人、鼠或猪等为中间宿主。

3. 虫媒传播型(vector transfer)

此类原虫完成生活史需经在吸血昆虫体内进行有性或无性繁殖,再通过叮咬传播给人或其他动物,如疟原虫和利什曼原虫等。

三、致病

寄生原虫的致病作用与虫种、株系、寄生部位及宿主的抵抗力有关。

1. 宿主抵抗力

原虫侵入宿主后必须战胜机体的固有免疫功能,增殖到相当数量后才表现出明显的损害或临床症状。机体抵抗寄生原虫感染的固有免疫因素包括多个方面,例如地中海贫血和葡萄糖-6-磷酸脱氢酶缺陷患者对疟原虫具有先天性抵抗力;带有镰状细胞血红蛋白异合子或纯合子的个体对恶性疟有抵抗作用;缺乏Duffy因子的红细胞对间日疟原虫不敏感等。

不同的原虫感染可诱导不同的体液和/或细胞免疫应答。在疟疾和锥虫感染中,抗体显然在免疫中起关键的作用。宿主感染原虫后所产生的免疫应答,一方面表现为对再感染的抵抗力,另一方面可诱导宿主产生有害的超敏反应,引起组织损伤和免疫病理变化。如疟原虫感染引发的溶血或肾病等免疫病理反应。

2. 原虫致病特点

原虫对宿主的致病作用具有3个特点:① 增殖破坏作用,侵入人体的原虫经过增殖,达到一定数量后直接破坏宿主细胞,如疟原虫在红细胞内寄生导致的红细胞破裂。② 播散作用,原虫感染后在局部繁殖至相当数量时,即有播散感染的潜能,如阿米巴原虫从结肠壁侵入血流播散到达肝、肺等组织。③ 机会性致病,有些原虫感染免疫功能正常宿主并不表现临床症状,暂时处于隐性感染状态。但当机体抵抗力下降或免疫功能不全时,如艾滋病患者、长期接受免疫抑制剂治疗或晚期肿瘤病人,这些原虫的繁殖能力和致病力增强,患者出现明显的临床症状和体征,甚至危及生命。这类原虫称为机会性致病原虫。常见的机会性致病原虫有弓形虫、隐孢子虫等。此外,虫体产生的毒性产物和/或机械损伤也可能是其致病机制之一。

四、分类

原虫在生物学分类上属于原生生物界(Kingdom Protista)、原生动物亚界(Subkingdom

Protozoa)。根据传统的分类方法,依据运动细胞器可将原虫分为 4 个纲:

1. 动鞭纲(Zoomastigophora)

以鞭毛为运动细胞器,如蓝氏贾第鞭毛虫、利什曼原虫等。

2. 叶足纲(Lobosea)

以伪足为运动细胞器,如阿米巴原虫。

3. 孢子纲(Sporozoasida)

无显著运动细胞器,如疟原虫、弓形虫和隐孢子虫等。

4. 动基裂纲(Kinetofragminophorea)

以纤毛为运动细胞器,如结肠小袋纤毛虫。

第二节 叶 足 虫

一、溶组织内阿米巴

溶组织内阿米巴(*Entamoeba histolytica*,Schaudinn,1903),又称痢疾阿米巴原虫,主要寄生于人体结肠内,引起阿米巴痢疾(amoebic dysentery)。亦可侵入人体肝、肺和脑组织,引发相应器官组织的脓肿和溃疡。

(一)形态

1. 滋养体

形态多变且不规则,虫体大小为 20～40 μm,有时可达 500 μm 以上。内外质分界明显,外质透明,呈凝胶状,约占虫体的 1/3;内质为溶胶状,致密并富含颗粒,常见有被吞噬的红细胞。虫体运动时,外质伸出指状或舌状伪足(pseudopodium),内质随着伪足的方向渐次流入,使虫体做定向的阿米巴运动。虫体活动时,细胞核不易看清,经铁苏木素染色后,可见一泡状核(vesicular nucleus),核膜内侧染色质颗粒排列整齐,大小均匀,核仁位于核的中央。见图 34-1。

2. 包囊

呈圆球形,直径 10～16 μm,核的数目为 1～4 个,其构造与滋养体相似。未成熟包囊含 1～2 个核,经铁苏木素染色后,可见拟染色体(chromatoid body)和糖原泡(glycogen vacuole)。拟染色体呈蓝黑色、短棒状、两端钝圆,是特殊的营养储存结构,具有鉴别虫种的意义。糖原块(泡)大而圆,无色透明。拟染色体和糖原块(泡)随包囊的成熟而逐渐消失。成熟包囊含有 4 个核,为感染期。经碘液染色后,包囊呈淡棕色或黄色,糖原块棕红色,拟染色体呈透明状。见图 34-1。

(二)生活史

溶组织内阿米巴生活史比较简单,包括滋养体和包囊 2 个阶段。其生活史基本过程为包囊→滋养体→包囊。见图 34-2。

人如误食或误饮由四核包囊污染的食物和水源后,包囊通过胃进入小肠下段,在此受到中性或碱性消化液的影响,阿米巴的活动增强,虫体脱囊而出,成为 4 核的滋养体,并进一步

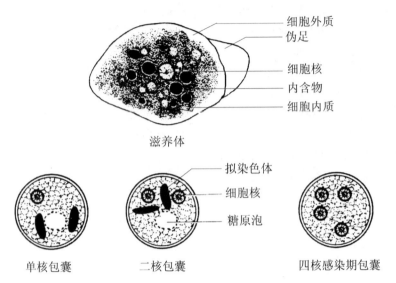

图 34-1 溶组织内阿米巴滋养体和包囊

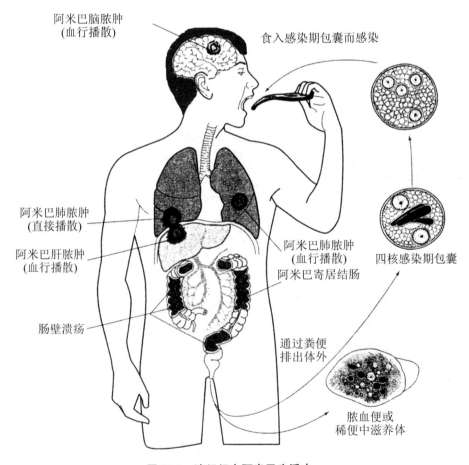

图 34-2 溶组织内阿米巴生活史

分裂发育为 8 个独立的单核滋养体。脱囊后的滋养体以细菌、已消化的食物或宿主肠黏液为营养,进行二分裂法增殖。部分滋养体随肠蠕动下移,当肠腔内环境发生变化,如水分及营养物质逐渐被吸收等,滋养体停止活动,团缩,形成囊前期,继而分泌囊壁包裹虫体,形成圆形包囊,粪便中可查到成熟度不同的1核、2核或成熟的4核包囊。据实验观察,一个带虫者每天可排包囊数高达5000万个。当宿主肠蠕动加快,有些滋养体还未形成包囊,直接随宿主腹泻的稀水便排出体外,并很快裂解死亡。

由于某些诱因的刺激和影响下,导致宿主抵抗力下降,出现肠功能出现紊乱或肠壁组织受到损伤时,结肠内的滋养体凭借伪足的机械性运动,同时分泌组织酶,侵入肠壁黏膜组织内,进行分裂增殖,吞噬组织细胞或红细胞,破坏肠壁组织,致使肠黏膜局部坏死,引起肠壁溃疡。在引发宿肠壁组织炎症损害的同时,部分滋养体可随坏死肠黏膜组织、炎症渗出液和血液一起脱落入肠腔,形成黏液脓血便排出体外,在临床上表现为阿米巴痢疾。侵入肠黏膜下层及肌层的阿米巴滋养体可侵入血管,通过血循环,播散至全身各处,如肝脏、肺脏、脑等部位,引起肠外阿米巴病。最常见的途径是通过门静脉血流进入肝脏,导致阿米巴肝脓肿。

(三) 致病

1. 致病机制

溶组织内阿米巴对人体的致病作用是一个受多种因素影响的复杂过程。

(1) 虫株毒力　据实验研究发现,不同的阿米巴虫株,其毒力强弱不同。如热带地区阿米巴虫株的毒力强,而温带地区虫株的毒力弱。

(2) 虫体侵袭力　溶组织内阿米巴对宿主的侵袭力主要表现在对宿主组织的溶解和破坏作用,对靶细胞和组织的黏附、杀伤、溶解。参与这一过程的分子主要有半乳糖/乙酰氨半乳糖凝集素(Gal/GalNac lectin)、阿米巴穿孔素(amoeba pores)、半胱氨酸蛋白酶(cysteine proteinases)。

(3) 细菌协同作用　溶组织内阿米巴滋养体与肠道某些细菌在致病上具有协同作用,细菌不仅可作为阿米巴的营养来源,亦可提供适宜阿米巴生长、繁殖的理化环境,促进阿米巴增殖。另外,阿米巴吞噬某些活菌时,可获得一些致病因子,增强其致病力。同时,细菌还可直接损害宿主的肠黏膜,为阿米巴侵入肠壁组织提供有利条件。表面附有细菌的滋养体,还可凭着甘露糖结合凝集素或阿米巴半乳糖/乙酰氨基半乳糖凝集素,增强阿米巴对宿主细胞的溶解作用。

2. 临床表现

痢疾阿米巴病的潜伏期从2天到数月不等。起病急或隐匿,可呈暴发性或迁延性。临床上将其分为肠阿米巴病和肠外阿米巴病。

(1) 肠阿米巴病　病变部位多出现在盲肠、升结肠,其次为乙状结肠和直肠,严重病例可累及整个结肠和小肠下段。早期黏膜受侵处坏死,随着滋养体的不断增殖,坏死区逐渐扩大,病灶变深,形成典型的口小底大的烧瓶状溃疡。溃疡处可查见滋养体,底部可见有淋巴细胞和浆细胞浸润。溃疡间的黏膜可基本正常,严重者可达肌层,并且邻近的溃疡可互相融合,致使大片黏膜脱落,因此有时还可并发肠出血、肠穿孔或阑尾炎。

急性阿米巴病的临床表现从轻度、间歇性腹泻至暴发性、致死性的痢疾不等。患者主要为消化道症状,表现为腹痛、腹泻及血便。亦可表现有胃肠胀气、里急后重、厌食、恶心呕吐等症状。轻症患者可自行缓解,表现为间歇性腹泻。急性暴发性痢疾患者临床表现:起病急,中毒症状明显,高热,低血压和一天数次的黏液血便,并有广泛性腹痛、强烈而持续的里急后重。此期患者极易引起肠出血和肠穿孔,甚至危及生命。

慢性阿米巴病常为急性病变反复发作所致,表现为长期间歇性腹泻、腹部不适、腹痛、腹泻和便秘交替进行,体质虚弱和消化不良,可持续1年以上,甚至5年之久。

（2）肠外阿米巴病　包括阿米巴肝脓肿、肺脓肿、脑脓肿和皮肤阿米巴病等,其中以阿米巴肝脓肿最多见,肝右叶为好发部位。此类患者常伴肠阿米巴病史,大多起病缓慢,以发热、夜汗等消耗性疾病形式出现,热型多为不规则型。阿米巴肝脓肿患者多表现为右上腹痛,有肝区叩击痛及压痛,并可出现进行性消瘦、贫血和营养不良性水肿等。肝穿刺可见果酱色的脓液,穿刺液中可查见滋养体。

阿米巴肺脓肿很少见,有肝源性和肠源性,绝大多数是由肝脓肿穿过横膈蔓延而来;肠源性常经血路传播。脓肿常位于右肺下叶,为单发性。临床上患者有咳嗽、发热伴右胸痛,表现为类似肺结核症状,并咳出褐色黏痰,有腥臭味,其中可查见阿米巴滋养体。

阿米巴脑脓肿极少见,常因肝或肺脓肿内的阿米巴经血道进入脑部而引起。在临床上,约有94%阿米巴脑脓肿患者合并有肝脓肿。患者表现为头痛、眩晕、恶心呕吐、癫痫发作等神经系统症状,可能还会出现发冷或发热等症状。有些患者还可出现精神异常等表现。约45%病人晚期病变严重可发展成脑膜脑炎。

皮肤阿米巴病常见于肛门或会阴部皮肤,常由直肠病灶播散而来。患者阴道、宫颈和尿道等器官组织亦可被侵犯。

（四）诊断

临床上主要根据患者主诉病史和临床症状做出初步诊断,确诊还需要进行实验室检查,特别是检测到阿米巴病原体最为可靠。检测方法主要包括病原学检查和免疫学诊断。

1. 病原学检查

常用的病原学检查方法有粪便检查、肠镜活组织检查、体外培养或穿刺物涂片检查。

（1）滋养体检查　从急性阿米巴痢疾患者的脓血便或阿米巴肠炎病人的稀便中,挑取黏液脓血部分,至少送检4～6次,首选生理盐水直接涂片法,镜检,可观察到活动的滋养体。细胞质内常见被吞噬的红细胞,有时可见夏科-雷登氏结晶(Charcot-Leyden crystal),这是由嗜酸性粒细胞裂解后,释出的嗜酸性颗粒堆集而形成。如虫体活动性不好,难以观察时,也可做铁苏木素染色或碘液染色法检测。因滋养体在外界极易死亡,故标本必须新鲜,送检越快越好;同时注意保温(37℃),置4℃不宜超过4～5 h;盛标本的容器要清洁干燥,不要混入化学药物、尿液或其他生物,防止虫体活力降低或死亡,影响检查效果。对于阿米巴肝、肺、脑脓肿的患者,可做局部穿刺抽取脓肿液,取材位置应于脓腔壁部,并注意脓液性状特征。

（2）包囊检查　主要检查慢性间歇性阿米巴患者的成形粪便。首选碘液涂片染色法镜检可见包囊呈淡棕色或黄色,核和拟染色体均可见但不着色,呈透明状。另外可用包囊浓集法提高检出率,常用的方法有硫酸锌离心浮聚法和汞碘醛离心沉淀法(MIFC)。因包囊的排出具间歇性特点,一般1次检出率不超过30%,需反复多次连续送检,间隔1天以上的3次送检,阳性率可提高至60%～80%,送5次者可达90%以上。

2. 免疫学诊断

由于阿米巴病的病原学检查容易漏检与误诊,免疫学诊断虽属间接的辅助诊断手段,却具有很大的实用价值,尤其对于肠外阿米巴病。其中间接血凝(IHA)敏感度较高,对肠阿米巴病和肠外阿米巴病的阳性率分别达98%和95%；间接荧光抗体（IFA）对肠阿米巴病和阿米巴肝脓肿的阳性率分别达80%和100%。

（五）流行

溶组织内阿米巴为世界性分布，以热带和亚热带地区为多见。各地的感染率相差悬殊，感染率在0.37%～30%不等，有的地区可高达80%。感染率与社会经济水平、卫生条件以及人口密度等密切相关。我国发病率农村高于城市，男性高于女性，成人多于儿童。

1. 传染源

阿米巴病的传染源主要是粪便中可持续排包囊者，包括慢性迁延性病人和恢复期病人。

2. 传播途径

阿米巴病主要的传播途径是经口感染四核包囊。包囊在外界抵抗力较强，于粪便中存活至少2周，水中可活9～30天，对化学消毒剂如0.2%过锰酸钾中仍可存活数日，普通饮水中的氯浓度对其无杀灭作用。但包囊对干燥、高温的抵抗力较弱，如50℃时，短时即死亡，干燥环境中生存时间仅数分钟，50%酒精也能迅速将其杀死。另外，包囊还可以无损地通过苍蝇、蟑螂的消化道，对包囊的传播起一定作用。

3. 易感人群

任何年龄组均可感染阿米巴，但以青壮年较多。由于缺乏有效的获得性免疫，患过阿米巴病的人仍然是易感者。本病的高危人群为同性恋和旅游者。

（六）防治

1. 普查普治

治疗病人和带虫者，控制传染源，特别是对饮食业人员应做定期的粪便检查。治疗阿米巴病的药物很多，但尚无理想者，常用的有以下几种：

（1）甲硝咪唑（灭滴灵） 是治疗肠内、外各型阿米巴病的首选药物。对滋养体的清除有较好的效果，但不能杀灭包囊。口服效果好，副作用少。但在动物实验中发现其有潜在致癌性，应引起注意。

（2）甲酰磺酰咪唑（替硝唑） 疗效不亚于甲硝咪唑，不良反应亦比甲硝咪唑少，并未发现致癌性，有替代甲硝咪唑的趋势。

（3）二氯散糠酸酯（糠酯酰胺） 是目前最有效的杀包囊药，临床上使用甲硝咪唑控制症状后，再口服二氯散糠酸酯，可有效预防复发。

2. 切断传播途径

加强粪便管理，保护水源是预防阿米巴感染与流行的重要环节。清洁环境卫生，做好灭蝇灭蟑螂工作。

3. 加强个人防护

加强卫生健康教育，注意饮食饮水卫生，养成良好的个人习惯，饭前便后洗手，防止病从口入。

二、非致病性阿米巴

寄生于人体消化道内的阿米巴，除溶组织内阿米巴外，还存在一些非致病性阿米巴，这些原虫为肠道共栖性原虫，一般不侵入肠壁组织。但它们常与致病的溶组织内阿米巴同时寄居,混生在一起。

(一)迪斯帕内阿米巴

迪斯帕内阿米巴(*Entomoeba dispa*,Brumpt,1925)是寄生于人体结肠内的一种非致病性阿米巴原虫,其形态和生活史与溶组织内阿米巴非常相似(参见图 34-2)。

实验研究发现,溶组织内阿米巴感染人体后,无论感染者是否出现临床症状和体症,其血清学检测中均可发现有特异性抗体的存在,而迪斯帕阿米巴感染者血清中则不出现相应抗体。另外,在无症状的溶组织内阿米巴携带者中,约有 90% 的人实为迪斯帕内阿米巴携带者。目前可以通过同工酶、ELISA 和 PCR 分析技术对两种原虫加以区分。

迪斯帕内阿米巴呈全球性分布,感染人数众多,因其滋养体无侵袭性,一般感染后无临床症状。

(二)结肠内阿米巴

结肠内阿米巴(*Entomoeba coli*,Grassi,1879)是人体消化道中最常见的共栖原虫,常与溶组织内阿米巴共存。其形态与溶组织内阿米巴相似,故需鉴别。

滋养体直径 15~50 μm,略大于溶组织内阿米巴,内外质分界不明,内质颗粒状,含细菌、淀粉粒等食物泡,但不含红细胞。核仁大而偏位,核周染色质颗粒大小不均,排列不齐。包囊圆球形,直径 10~30 μm,明显大于溶组织内阿米巴包囊。胞核 1~8 个,8 核为成熟包囊,未成熟包囊含糖原泡和拟染色体,拟染色体偶见,常不清晰,两端参差不齐,呈草束状。

在我国,结肠内阿米巴与溶组织内阿米巴平行分布,感染率比溶组织内阿米巴高。

三、自生生活阿米巴

自生生活阿米巴(*Free-living amoebas*)广泛存在于自然界淡水和土壤中,其中有些是潜在的致病原,可侵入人体的中枢神经系统、眼部和皮肤,引起严重损害甚至死亡。现已证实耐格里属(*Naegleria spp.*)的福氏耐格里阿米巴(*Naegleria fowleri Gater*)和棘阿米巴属的卡氏棘阿米巴(*Acanthamoeba castellanii*)为主要的致病原。

(一)形态与生活史

1. 福氏耐格里阿米巴

多孳生于淡水中,生活中有滋养体和包囊期,均可致病。滋养体细长,直径 10~35 μm,虫体一端有伪足,运动活泼,另一端形成指状的伪尾区。在不良环境中可形成带有鞭毛的滋养体,此型不分裂也不直接形成包囊。包囊呈圆形,直径 7~10 μm,单核,囊壁光滑有孔,包囊多在外环境形成,组织内不成囊。感染方式主要通过接触污染水体或在游泳池游泳,虫体侵入鼻腔增殖后穿过鼻黏膜和筛状板,经嗅神经上行入脑部寄生。

2. 棘阿米巴

多见于污染的土壤和水体中,生活史中滋养体为长椭圆形,直径为 10~40 μm,活动迟缓,体表有细小的棘状伪足,无鞭毛型;包囊类圆形,直径 9~27 μm,两层囊壁,外壁皱缩,内壁光滑。棘阿米巴滋养体可经皮肤黏膜的溃疡或开放性伤口、穿透性角膜外伤、损伤的眼结膜、呼吸道及生殖道侵入人体,多寄生于脑、眼、皮肤等部位。

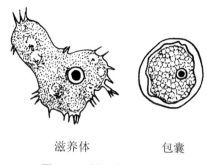

滋养体　　　　　包囊
图 34-3　棘阿米巴的形态

(二) 致病

福氏耐格里阿米巴可引起原发性阿米巴脑膜脑炎(primary amoebic meningo-encephalitis, PAME),自 1961 年首报至今全世界已有近 200 例,多见于健康儿童与青壮年。本病潜伏期 1～7 天,病程进展快,并迅速恶化。早期以上呼吸道症状为主,伴高热、头痛、恶心、呕吐,1～2 天后出现脑水肿征象,迅速转入瘫痪、谵妄、昏迷,病人常在 1 周内死亡。病理切片可见类似细菌性脑膜脑炎的特征,滋养体周围以中性粒细胞浸润为主,少数为嗜酸性粒细胞、单核细胞或淋巴细胞。宿主组织中仅可检出滋养体而无包囊。

棘阿米巴感染后可引起角膜炎,称为棘阿米巴角膜炎(acanthamoeba keratitis)。临床表现为患者眼部有异物感、畏光、流泪、视力模糊,反复发作的角膜溃疡,甚至可出现角膜穿孔等。随着隐形眼镜使用的增多,棘阿米巴角膜炎的发病率也逐渐增高。棘阿米巴也可经血流入颅,引起阿米巴性脑膜炎(amoebic meningo-encephalitis AME),表现为亚急性或慢性肉芽肿型脑炎和脑膜浸润。潜伏期 10 天以上,病程较长,可达数月至 3 年,死亡率虽高,如明确诊断及早治疗,预后尚可。本病多见于老年体弱及免疫功能低下者。严重者可引起致死性脑膜炎。

(三) 诊断

询问游泳史、外伤史,结合病原学检查。一般以脑脊液或病灶(皮肤、角膜)涂片染色或接种到琼脂培养基(45 ℃,3～5 天)观察阿米巴。

(四) 防治

目前尚无理想的药物,对中枢神经系统的感染,用两性霉素 B 静脉给药,可以缓解一些临床症状,但死亡率仍在 95% 以上。一般建议可同时使用磺胺嘧啶。也有报道口服利福平可以治愈。

阿米巴性角膜炎的治疗主要是用抗真菌和抗阿米巴的眼药,如洗必泰、聚六甲基双胍、苯咪丙醚、新霉素、克霉唑等,上述药物可单独应用,也可几种药物联合使用。药物治疗无效者,则可行角膜成形术或角膜移植等。皮肤阿米巴病患者则应保持皮肤清洁,同时予以戊双脒治疗。

为预防这类致病性自生生活阿米巴的感染,要加强卫生宣传教育,尽量避免在不流动的河水、温泉或野外池塘河沟中游泳、洗浴、嬉戏,或避免鼻腔接触污水,启用长期未用的自来水时应首先放去水管内的积水。

（焦玉萌）

第三节 鞭 毛 虫

鞭毛虫隶属于肉足鞭毛门的动鞭纲,是以鞭毛作为运动细胞器的原虫。对人体危害较大的鞭毛虫有利什曼原虫、锥虫、蓝氏贾第鞭毛虫和阴道毛滴虫等。

一、蓝氏贾第鞭毛虫

蓝氏贾第虫鞭毛虫(*Giardia lamblia*,Stile,1915),简称贾第虫。主要寄生在人体小肠,主要引起以腹泻和消化不良为主要症状的蓝氏贾第鞭毛虫病(giardiasis,简称贾第虫病)。为人体肠道感染的常见寄生虫之一。

（一）形态

1. 滋养体

呈纵切、倒置的半个梨形,长约为 9~21 μm,宽 5~15 μm,厚 2~4 μm。两侧对称,背部隆起,腹面前半部向内凹陷成吸盘状陷窝,借此吸附在宿主肠黏膜上,1 对细胞核位于陷窝底部。有 4 对鞭毛,分别为前侧鞭毛、后侧鞭毛、腹鞭毛和尾鞭毛各 1 对。1 对轴柱纵贯虫体中部,轴柱的中部可见 2 个半月形的中体。见图 34-4。

2. 包囊

呈椭圆形,长约 8~14 μm,宽 7~10 μm。囊壁较厚。碘染包囊可见细胞核,未成熟包囊内含 2 个细胞核,成熟包囊内含 4 个细胞核。见图 34-4。

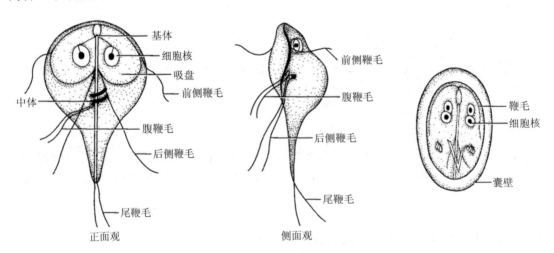

图 34-4 蓝氏贾第鞭毛虫滋养体和包囊

（二）生活史

蓝氏贾第虫鞭毛虫的生活史简单，包括滋养体和包囊两个发育阶段。滋养体为营养繁殖阶段，4核成熟包囊为感染阶段。人或动物经口摄入被成熟包囊污染的饮水或食物而被感染。包囊在十二指肠脱囊形成2个滋养体，滋养体主要寄生于十二指肠或小肠上段。虫体借助吸盘吸附于小肠绒毛表面，以二分裂方式进行繁殖。在外界环境不利时，滋养体分泌囊壁形成包囊并随粪便排出体外。包囊在水中和凉爽环境中可存活数天至1月之久。

（三）临床表现

本病临床表现为急、慢性腹泻。急性期症状有恶心、厌食、上腹及全身不适，或伴低烧或寒战。突发性恶臭水泻，胃肠胀气，呃逆和上中腹部痉挛性疼痛。粪内偶见黏液，极少带血。幼儿病程可持续数月，出现吸收不良、脂肪泻、衰弱和体重减轻等。部分未得到及时治疗的急性期病人可转为亚急性或慢性期。亚急性期表现为间歇性排恶臭味软便（或呈粥样），伴腹胀、痉挛性腹痛，或有恶心、厌食、嗳气、头痛、便秘和体重减轻等。慢性期病人比较多见，周期性排稀便，甚臭，病程可达数年而不愈。严重感染且得不到及时治疗的患儿病程很长，常伴有吸收不良综合征而导致营养吸收不良和发育障碍。贾第虫偶可侵入胆道系统，引起胆囊炎或胆管炎。无症状者为带虫者，较多见。

（四）诊断

1. 病原学诊断

急性期取新鲜粪便标本做生理盐水涂片镜检查滋养体。亚急性期或慢性期，用粪便直接涂片碘液染色、硫酸锌浮聚或醛-醚浓集等方法查包囊。由于包囊排出具有间断性，隔日查1次，连查3次的方法可提高检出率。十二指肠引流或十二指肠肠检胶囊法采集标本，镜检滋养体，可提高检出率。

2. 免疫学诊断方法

酶联免疫吸附试验、间接荧光抗体试验和对流免疫电泳试验均有较高的敏感性和特异性。

3. 分子生物学方法

用生物素标记的贾第虫滋养体全基因组DNA或用放射性物质标记的DNA片段制成的DNA探针，以及PCR方法诊断本病都在实验研究之中。

（五）流行

贾第虫病呈全球性分布。本虫不仅流行于发展中国家，而且发达国家也有流行。乡村人群中的感染率高于城市。近年来，贾第虫合并HIV感染，及其在同性恋者中流行的报导不断增多。一些家畜和野生动物也常为本虫宿主，故本病也是一种人畜共患病。

本病的传染源是从粪便排出包囊的人和动物。动物储存宿主有家畜（如牛、羊、猪、兔等）、宠物（如，猫、狗）和野生动物（如河狸）。感染者一昼夜的排便中可排放9亿个包囊。人若吞食10个具有活力的包囊即可感染。包囊对外界抵抗力强，在水中可存活4天，在含氯化消毒水（0.5%）中可活2～3天。在粪便中包囊的活力可维持10天以，但在50℃或干燥环境中很易死亡。水源传播是感染本虫的重要途径。氯气不能杀死自来水中的包囊。水源污染主要来自人或动物的粪便。儿童、年老体弱者和免疫功能缺陷者尤其易感,是导致艾滋病患者死亡的病因之一。

(六)防治

消除传染源以积极治疗病人和无症状带虫者为主。加强人和动物宿主粪便管理,防止水源污染。搞好环境卫生、饮食卫生和个人卫生。托儿所和幼儿园儿童共用的玩具应定期消毒。艾滋病人和其他免疫功能缺陷者,均应接受防止贾第虫感染的预防和治疗措施。常用治疗药物有甲硝唑(Metronidazole,又名灭滴灵)、呋喃唑酮(Furazolidone,即痢特灵)、替硝唑(tinidazole)。巴龙霉素(pramomycin)多用于治疗有临床症状的贾第虫患者,尤其是感染本虫的孕妇。

(焦玉萌)

二、阴道毛滴虫

阴道毛滴虫(*Trichomonas vaginalis*)为泌尿生殖道鞭毛虫,主要寄生于女性阴道及尿道,以及男性的尿道、附睾和前列腺等泌尿生殖器官,主要引起滴虫性阴道炎、尿道炎及前列腺炎,亦称滴虫病(trichomoniasis),是以性传播为主的一种传染病。

(一)形态

阴道毛滴虫的生活史仅有滋养体期而无包囊期。活体无色透明,有折光性,体态多变,活动力强。固定染色后呈梨形或椭圆形,宽10～15 μm,体长7～32 μm。虫体前端1/3处有一个椭圆形的泡状核,核前端有5颗排列成环状的基体(basal body),由此发出4根长度相等的前鞭毛(anterior flagellum)和1根后鞭毛(recurrent flagellum)。体外侧前1/2处有一波动膜(undulating membrane),其外缘与向后延伸的后鞭毛相连,波动膜基部为基染色杆或称肋(chromatic basal rod, costa)。虫体借助鞭毛的摆动前进,以波动膜的波动作旋转式运动;虫体活动缓慢时,鞭毛和波动膜清晰可见。1根纤细透明的轴柱(axostyle)由前向后纵贯虫体并于后端伸出体外,末端尖细,因富于黏性,常附有上皮细胞和颗粒性物质等。胞质内有深染的颗粒状物质,为该虫特有的氢化酶体(hydrogenosome)(内含丙酮酸合成酶和氢化酶),其形态与功能和线粒体相似。见图34-5。

(二)生活史

阴道毛滴虫的生活史简单。滋养体以纵二分裂或多分裂法繁殖,最适pH为5～6。滋养体既是感染阶段,也是致病阶段。虫体主要寄生于女性阴道,尤以后穹窿多见,亦可侵入尿道、膀胱、子宫、尿道旁腺等处。男性感染者虫体多寄生于前列腺、尿道,也可侵及睾丸、附睾及包皮下组织。滋养体在外界生命力较强,通过直接或间接接触方式在人群中传播。

(三)致病

1. 致病机制

阴道毛滴虫的致病力随虫株毒力、阴道内菌群生态及宿主的生理状况而变化。正常情况下,健康女性阴道内因乳酸杆菌酵解阴道上皮细胞内的糖原,产生大量乳酸而使阴道呈酸

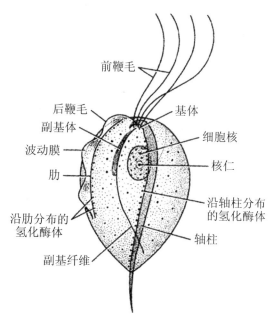

图 34-5 阴道毛滴虫滋养体

性(pH 3.8~4.4),可抑制其他细菌和滴虫的生长繁殖,此即阴道的自净作用。滴虫寄生于阴道时,消耗阴道内的糖原,妨碍了乳酸杆菌的酵解作用,降低了乳酸浓度,使阴道内环境由酸性变为中性或碱性,从而破坏了阴道的自净作用,使得滴虫大量繁殖并继发细菌感染,造成阴道黏膜发生炎性病变。

体外试验结果表明,阴道毛滴虫具有接触依赖性细胞病变效应(contact-dependent cytopathic effect),虫体对靶细胞的杀伤主要为直接接触方式。滴虫致病作用的关键是黏附于泌尿生殖道的上皮细胞。虫体表面有 4 种蛋白(黏附素,adhesins)参与细胞的黏附过程,滴虫接触阴道上皮细胞后 5 min 内就平铺于其表面,并形成伪足插入细胞间隙,与上皮细胞紧密黏附。这些蛋白还可与泌尿生殖道上皮细胞的特定受体结合,使虫体产生直接的细胞毒性作用。滴虫的吞噬作用也是其致病因素之一,实验证明,阴道毛滴虫具有吞噬乳酸杆菌和阴道上皮细胞的作用。此外,虫体的鞭毛还可分泌细胞离散因子(cell-detaching factor),该因子可促进体外培养的哺乳动物细胞离散。此现象与临床观察到的阴道黏膜病变上皮细胞脱落相似。细胞离散因子的生成量与感染严重程度相一致,离散因子可能是阴道毛滴虫的毒力标志。另有实验研究表明,滴虫性阴道炎的临床症状还与阴道内的雌激素浓度有关。雌激素浓度越高,临床症状越轻,反之亦然。其原因可能是 β-雌二醇降低了细胞离散因子的活性。

2. 临床表现

大多数虫株的致病力较低,许多女性感染后无临床表现或症状轻微;某些虫株则可引起明显的阴道炎,患者最常见的主诉为白带增多,阴部瘙痒或烧灼感。白带呈灰黄色泡沫状,有异味,有的呈乳白色液状分泌物,当伴有细菌感染时,白带呈脓液状或粉红色黏液状。阴道壁黏膜充血、水肿,上皮细胞变性脱落,子宫颈常红肿,严重者可有出血及草莓状突起。症状轻者阴道黏膜常无异常发现。当滴虫累及尿道时,可有尿频、尿急、尿痛等症状。若孕妇患有滴虫病,早产及低体重新生儿的发生率会增加。男性感染一般无症状呈带虫状态,但易导致配偶的持续反复感染,可出现夜尿增多、尿痛、前列腺肿大及触痛和附睾炎等症状。另外,在阴道式分娩过程中,阴道毛滴虫可感染新生儿呼吸道和眼结膜。

(四) 诊断

取阴道后穹窿分泌物、尿液沉淀物或前列腺液,用生理盐水直接涂片或涂片染色(瑞氏或姬氏染色)镜检,查见虫体即可确诊。也可将分泌物加入肝浸液培养基或 Diamond's 培养基,37℃孵育 48 h 后镜检滋养体,此法检出率高。还可用 ELISA、直接荧光抗体试验(DFAT)和乳胶凝集试验(LAT)等免疫学方法进行诊断。此外,DNA 探针也可用于本虫感染的辅助诊断。

(五) 流行

阴道毛滴虫呈全球性分布。估计美国每年有 370 万妇女感染本虫,全球每年新感染人数约为 1900 万。本虫在我国的流行也很广泛,各地感染率不等,以 16~35 岁年龄组的女性感染率最高。滴虫感染可增加 HIV 的传播,特别在发展中国家,滴虫与其他性传播疾病(淋病和衣原体感染)混合感染率高。

(六) 防治

及时治疗无症状带虫者和患者以减少和控制传染源。夫妻或性伴侣即使一方感染,双方也应同时进行治疗。临床上常用的口服首选药物为甲硝唑(灭滴灵)。替硝唑也有很好的疗效,具有疗程短、服用简单、副反应少等特点。局部治疗可用滴维净、1∶5000 高锰酸钾、1%乳酸或 0.5%醋酸溶液冲洗阴道。注意个人卫生和经期卫生。不共用游泳衣裤和浴具;提倡淋浴;慎用公共马桶。

(李江艳)

三、杜氏利什曼原虫

利什曼原虫生活史中有前鞭毛体(promastigote)及无鞭毛体(amastigote)两个时期,前者寄生于节肢动物(白蛉)的消化道内,后者寄生于人和脊椎动物的单核巨噬细胞内,通过白蛉传播。由利什曼原虫感染而引起的疾病,称利什曼病,广泛分布在亚、欧、非、拉美等洲的许多国家,是对人体危害严重的人兽共患寄生虫病。

表 34-1 寄生于人体的主要利什曼原虫致病、虫种及分布

疾病名称	虫种名称	流行地区
内脏利什曼病	杜氏利什曼原虫(L. donovani)	东半球
	婴儿利什曼原虫(L. infantum)	东半球
皮肤利什曼病	硕大利什曼原虫(L. major)	东半球
	热带利什曼原虫(L. tropica)	东半球
	墨西哥利什曼原虫(L. mexicana)	西半球
黏膜皮肤利什曼病	巴西利什曼原虫(L. braziliensis)	西半球

利什曼病有 3 种：内脏利什曼病（visceral leishmaniasis，VL）；黏膜皮肤利什曼病（muco-cutaneous leishmaniasis，MCL），由巴西利什曼原虫（*Leishmania braziliensis*）所致；皮肤利什曼病（cutaneous leishmaniasis，CL），由热带利什曼原虫（*Leishmania tropica*）和墨西哥利什曼原虫（*Leishmania mexicana*）所致，见表 34-1。在我国，杜氏利什曼原虫（*Leishmania donvani*）是主要的致病虫种，引起的黑热病曾是我国五大寄生虫病之一。

（一）形态

杜氏利什曼原虫生活史中有无鞭毛体和前鞭毛体两种不同的形态。

1. 无鞭毛体（amastigote）

通常称利杜体（Leishman-Donovan body，LD body），寄生于人和其他哺乳动物的单核-巨噬细胞内。虫体呈卵圆形，大小为 $(2.9\sim5.7)$ μm×$(1.8\sim4.0)$ μm。经姬氏或瑞氏染液染色后，细胞质呈淡蓝或淡红色。胞膜薄，深染后易看清。内有一个较大而明显的位于虫体一侧的圆形核，呈团块状，染成红色或淡紫色。动基体（kinetoplast）位于核旁，染成紫红色，细小、杆状（图 34-6）。在染色良好或更高放大倍数时，可见虫体前端红色颗粒状的基体（basal body）上发出一根丝体（rhizoplast）。基体靠近动基体，在普通显微镜下难以区分。

2. 前鞭毛体（promastigote）

又称鞭毛体，由无鞭毛体期在白蛉消化道内转化而成。虫体的形态及长度因发育阶段不同而异，成熟的虫体呈梭形或长梭形，前半部较宽，后半部较细，前端有一根伸出体外的鞭毛，为虫体的运动器官。虫体大小为 $(14.3\sim20)$ μm×$(1.5\sim1.8)$ μm，核位于虫体中部，动基体在前部。基体在动基体之前，并由此发出一鞭毛游离于体外，鞭毛的长度与虫体的长度大致相等（图 34-7）。活的前鞭毛体运动活泼，鞭毛不停摆动，常以虫体前端聚集成团，排列成菊花状。有时也可见到短粗形或长椭圆形前鞭毛体，与发育程度有关。

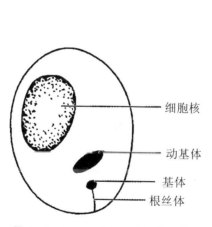

图 34-6　杜氏利什曼原虫无鞭毛体

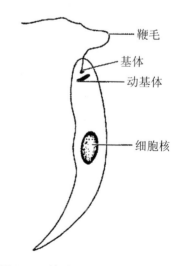

图 34-7　杜氏利什曼原虫前鞭毛体

（二）生活史

杜氏利什曼原虫生活史需要白蛉和人或哺乳动物两个宿主。

1. 在白蛉体内发育

当雌性白蛉叮刺病人或受感染的动物时，血液或皮肤内含无鞭毛体的巨噬细胞被吸入胃内，经 24 h，巨噬细胞被消化，无鞭毛体发育为早期前鞭毛体。此时虫体呈卵圆形，鞭毛也开始伸出体外。48 h 后发育为粗短的前鞭毛体或梭形前鞭毛体，并以纵二分裂法繁殖。在数量剧增的同时，活动力增强，虫体逐渐向白蛉前胃、食道和咽部移动。1 周后发育为成熟具感染力的前鞭毛体大量聚集在口腔及喙。此时，当白蛉叮刺健康人时，前鞭毛体随白蛉唾液进入人体。

2. 在人体或哺乳动物内发育

当感染有前鞭毛体的雌性白蛉叮刺健康人或易感动物时，聚集在白蛉口腔和喙部的前鞭毛体随唾液进入宿主的皮下组织。一部分前鞭毛体可被多核白细胞吞噬消灭；一部分通过受体介导的细胞内吞作用进入巨噬细胞。前鞭毛体侵入巨噬细胞过程经历了黏附与吞噬两步。黏附的途径大体可分为两种：一种为配体-受体结合途径，另一种为前鞭毛体黏附的抗体和补体与巨噬细胞表面的 Fc 或 C3b 受体结合途径。还有实验表明，原虫质膜中的分子量为 63 kDa 的糖蛋白（GP63）能与巨噬细胞表面结合发挥吸附黏附作用。前鞭毛体进入巨噬细胞后，逐渐变圆，失去其鞭毛的体外部分，向无鞭毛体期转化。此时单核-巨噬细胞内形成纳虫空泡（parasitophorous vacuole），由于原虫表膜上存在的抗原糖蛋白可抗溶酶体所分泌的各种酶的作用，且其体表能分泌超氧化物歧化酶，对抗巨噬细胞内的氧化代谢物，无鞭毛体在纳虫空泡内可进行二分裂繁殖。无鞭毛体大量繁殖至数百个，最终导致单核-巨噬细胞破裂。游离的无鞭毛体又进入其他单核-巨噬细胞，重复上述增殖过程。见图 34-8。

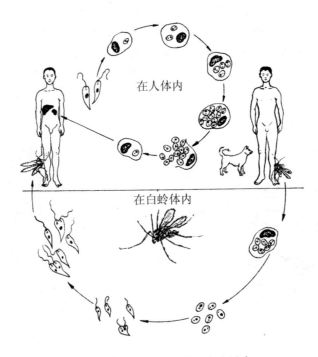

图 34-8 杜氏利什曼原虫生活史

（三）致病

杜氏利什曼原虫主要引起内脏利什曼病。在印度，患者皮肤常有暗的色素沉着，并有发热，故又称 kala-azar，即"黑热"的意思（黑热病）。杜氏利什曼原虫对宿主内脏环境有高度的适应性，无鞭毛体主要寄生在肝、脾、骨髓、淋巴结等器官的巨噬细胞内，原虫的大量繁殖、巨噬细胞的破坏及其代谢产物的刺激引起巨噬细胞、浆细胞的大量增生而发生一系列的脾、肝、淋巴结肿大等病理变化，导致出现全身症状，如长期不规则发热、肝脾肿大、贫血、鼻衄、消瘦、全血细胞数减少等。因其致病力较强，如不治疗常因并发症而死亡，病死率可高达90%以上。

人体对杜氏利什曼原虫无先天免疫力（故黑热病多见于婴儿及儿童）。在患黑热病期间，患者的体液免疫和细胞免疫能力低下，出现免疫缺陷，易并发其他感染，如不及时治疗，可造成90%以上的死亡率，但经特效药物治疗后痊愈率可达95%以上，治愈后可产生稳固的获得性免疫，尤其是细胞免疫对同种原虫引起的再感染有很强的抵抗力。利什曼素皮内试验转为阳性。

由于利什曼原虫虫种（或亚种）的不同，以及宿主免疫应答的差异，利什曼病出现复杂的免疫现象。一类有自愈倾向，如热带利什曼原虫引起的东方疖；另一类无自愈倾向，如黑热病。无自愈倾向的黑热病患者出现免疫缺陷，易并发各种感染性疾病，例如病毒、细菌、螺旋体、原虫、蠕虫等各种病原生物感染。并发症是造成黑热病患者死亡的主要原因，当治愈后这种易并发感染的现象则随之消失。由此可见杜氏利什曼原虫感染不仅伴随有特异性细胞免疫的抑制，而且还可能导致机体对其他抗原产生细胞免疫和体液免疫反应能力的降低，即非特异性免疫抑制。免疫力低下的原因，可能与原虫繁殖快速、产生抗原过多以及机体处于免疫无反应（anergy）状态有关。

在我国河南、山东及新疆等地在已有黑热病史的健康人皮肤内查到利什曼原虫，即患者体内的原虫未被完全清除，仍保持低密度水平，但患者对再感染已有很强的免疫力，属于带虫免疫（premunition）。这种具有带虫免疫患者，需要较大剂量的锑剂或芳香脒类才可治愈，否则可成为重要的传染源，这是利什曼病防治工作中不可忽视的问题。

脾肿大是黑热病最主要且严重的体征，出现率在95%以上。无鞭毛体在巨噬细胞内繁殖，巨噬细胞被破坏并刺激巨噬细胞、浆细胞的大量增生，血流受阻及纤维组织增生而导致脾肿大。脾淋巴滤泡的数量显著减少且萎缩。脾界限一般达左肋缘下 10 cm 内，也有严重者超过脐部，甚至到达耻骨上缘。患儿脾重甚至可超过 1000 g。早期脾较软，晚期由于纤维组织增生而变硬。脾表面光滑、边缘整齐、触压无痛感。

贫血是黑热病重要症状之一，出现较晚，由于脾功能亢进，血细胞在脾内遭到大量破坏所致。血液中红细胞、白细胞及血小板都减少，即全血细胞减少。若患者脾肿大严重，常同时伴有血细胞的显著减少，脾切除后可迅速好转。此外，免疫溶血也是产生贫血的重要原因。有实验表明：患者的红细胞表面附有利什曼原虫抗原，此外杜氏利什曼原虫的代谢产物中有1~2种抗原与人红细胞抗原相同，因而机体产生的抗利什曼原虫抗体有可能直接与红细胞膜结合，在补体参与下破坏红细胞从而造成贫血。黑热病患者伴有细菌感染时，贫血常更加严重。严重的贫血提示病情进入危重期。血小板的减少约在发病2个月后出现，下降速度快，由于血小板减少，患者常发生鼻衄、牙龈出血等症状。

血清改变：患者血清中最明显的改变是白蛋白大量减少，加之浆细胞增生，球蛋白量显著增高,导致白蛋白与球蛋白的比例倒置,IgG 滴度升高。白蛋白的减少可能与肝脏损伤致合成减少,以及肾脏受损后白蛋白自尿中排出相关。

血尿及尿蛋白的出现:患者发生肾小球淀粉样变性,使白蛋白由尿排出量增加,肾小球内有免疫复合物的沉积使肾受损,可能出现尿蛋白及血尿。

在我国黑热病还有下列特殊临床表现:

1. 皮肤型黑热病

皮肤型黑热病常见于印度、苏丹,在我国多出现在平原地区。部分黑热病患者用锑剂治疗过程中或治愈后数年甚至十余年后可发生皮肤黑热病。病人面部、四肢或躯干等部位出现许多含有利什曼原虫的皮肤结节,结节呈大小不等的肉芽肿,或呈暗色丘疹状,常见于面部及颈部,有的酷似瘤型麻风,二者易混淆,在结节内可查到无鞭毛体。据资料统计,皮肤损害与内脏病变并发者占 58.0%;一部分病人(32.3%)的皮肤损害发生在内脏病变消失多年之后,称为黑热病后皮肤利什曼病(post-kalar-azar dermal leishmaniasis,PKDAL);还有少数(9.7%)皮肤损害者是既无内脏感染又无黑热病病史的原发病人。皮肤损伤多数为结节型,少数为褪色型。褪色型患者皮肤出现色素减退的斑疹,多见于颈面部、前臂、大腿内侧,逐渐蔓延至全身。斑疹大小不一,小似针尖,大至 1 cm 左右,有时甚至联合成片。

2. 淋巴结型黑热病

此型患者无黑热病病史,病变局限于淋巴结,临床表现主要是全身多处较表浅淋巴结肿大,肿大的淋巴结以腹股沟和股部最多见,其次是颈部、腋下和上滑车,再次是耳后、锁骨上和腋窝处,肿大的淋巴结大小不一,一般如花生米和蚕豆大小,局部无明显压痛或红肿。患者的一般情况大多良好,少数可有低热和乏力,肝、脾很少触及,嗜酸性粒细胞常增多。摘取淋巴结做连续切片常可查见利什曼原虫。该病多数患者可以自愈。该病在北京、新疆先后有过报道,在内蒙古额济纳旗荒漠黑热病疫区内较常见。

(四) 诊断

1. 病原学检查

检出病原体即可确诊。在黑热病患者的脾、肝、骨髓或皮肤组织检查无鞭毛体是确诊黑热病的最可靠手段。应注意与播散型组织胞浆菌病鉴别。

(1) 穿刺检查

① 涂片法。以骨髓穿刺涂片法最为常用。穿刺部位常选择髂骨,此处穿刺简便安全,原虫检出率高达 80%～90%。淋巴结穿刺多选肿大的淋巴结,检出率较低,为 46%～87%,但最安全;选肿大的淋巴结穿刺,患者治疗后,原虫从淋巴结消失最晚,常是复发病灶,在评价疗效和追踪观察复发时,可采用此法。脾、肝穿刺检查阳性率虽高,达 90.6%～99.3%,但不安全,有引起大出血的危险,一般不用。对疑似皮肤型黑热病人,可从皮肤病变明显处刮取或抽取少量组织液做检查,将组织液做涂片,经姬氏或瑞氏染剂染色后镜检查无鞭毛体。

② 穿刺物培养法。用无菌方法将上述穿刺物接种于 NNN 培养基,置 22～25 ℃温箱内,约 1 周后若在培养物中查见运动活泼的前鞭毛体,即可判为阳性结果。若穿刺物中虫体少不易发现时也可将穿刺液接种于 NNN 培养基中培养,以提高检出率。穿刺物培养法优点为检出率高于涂片法,缺点是耗时较长,约需 1 周。使用 Schneider 氏培养基可缩短培养时间,3 天即可查见前鞭毛体。

③ 动物接种法。把穿刺物接种于易感动物(如金地鼠,BALB/c 小鼠等)体内,1～2 个

月后取肝、脾做印片或涂片,瑞氏染液染色镜检,此法少用。

(2) 皮肤活组织检查

在皮肤结节处用消毒针头刺破皮肤,取少许组织液,或用手术刀刮取少许组织做涂片,染色镜检。

2. 免疫学诊断法

(1) 循环抗原检测　单克隆抗体-抗原斑点试验(McAb-AST)诊断黑热病的阳性率可达97.03%,假阳性率0.20%。此法敏感度、特异性高,重复性好,仅需微量标本即可,且操作简单易行。该法还可用于确定现行感染、考核疗效等。

(2) 抗体检测　酶联免疫吸附试验(ELISA)、间接血凝试验(IHA)、对流免疫电泳(CIE)、间接荧光试验(IF)、直接凝集试验(DA)等均可采用。斑点-ELISA的阳性率也较高,但查抗体方法常与其他疾病出现交叉反应,在诊断利什曼病上有其局限性,且抗体短期内不易消失,不宜用于疗效考核。

(3) 利什曼素皮内试验(leishmanin intradermal test)　该法简便易行,较早且较广泛地应用于黑热病流行病学调查,为检测细胞免疫方法之一。将0.1 mL抗原液(含10^7个前鞭毛体/mL)注入前臂屈侧皮内,用等量抗原稀释液作为对照,48 h候观察结果。若注入利什曼抗原后引起局部红晕和硬结,其直径等于或大于0.5 cm,或大于对照者为阳性。在黑热病整个病程中皮肤的利什曼素试验均呈阴性,直至治愈1个月后开始转为阳性,故对诊断现症病人无意义,但此反应一旦出现阳性,可保持数十年甚至终生,对防治效果的考核及流行病学调查均有较大应用价值。

3. 分子生物学诊断法

(1) 聚合酶链反应(polymerase chain reaction,PCR)　是一种高效的体外DNA扩增技术,检测黑热病效果好,敏感性、特异性均高。国内学者采用PCR法扩增L.d种特异性kDNA片段用于诊断黑热病,阳性率为95.5%(21/22),与骨髓涂片符合率达91%(20/22),全部对照均为阴性。采用逆转录-聚合酶链反应(RT-PCR)诊断黑热病,较以rDNA为模板的PCR法敏感度高出100倍。对于不易采集骨髓标本的婴幼儿患者,此技术具有很高应用价值。

(2) kDNA探针杂交法　该法敏感、特异,取材方便,可用于犬利什曼病的现场流行病学调查及防治。

(3) Dip-stick法　该法将免疫印迹、薄层层析和分子克隆技术相结合,将利什曼原虫重组抗原rk39制备成Dip-stick试纸条,用于美洲内脏利什曼病的诊断,阳性率100%。国内采用该法检测黑热病,显示该法操作简单、携带方便,2~5 min内即可得到结果,便于推广。

(五) 流行

1. 分布

黑热病在世界上分布很广,广泛流行于88个国家。在亚洲主要流行于印度、中国、孟加拉和尼泊尔;东非、北非、欧洲的地中海沿岸地区和国家,前苏联的中亚地区,中、南美洲的部分国家也有此病流行。WHO(2010年)报告:全球每年因利什曼病而死亡的人数为5.7万,共有1200万人感染利什曼原虫,估计每年新增病例100万~200万,88个流行国中约有3.5亿人受到感染的威胁。在我国,黑热病流行于长江以北的广大农村,包括新疆、内蒙古、宁夏、甘肃、青海、辽宁、河北、北京、天津、陕西、山西、山东、河南、江苏、安徽、四川、湖北等17

个省、市、自治区。由于我国在黑热病流行区开展了大规模的查治病人、杀灭病犬和消灭传播媒介白蛉的防治工作,1958 年就已基本消灭了黑热病。近年来主要在甘肃、四川、陕西、山西、新疆和内蒙古等地每年有病例发生,病人集中于陇南和川北。另外新疆、内蒙古都证实有黑热病的自然疫源地存在,少数地区出现疫情回升,引起大规模流行所需的自然因素和社会因素仍然存在。近年来,对我国山丘疫区和平原疫区利什曼原虫分离株的分子核型、基因组 DNA 基因型分析的研究表明,我国利什曼原虫虫种复杂,新疆克拉玛依亦有婴儿利什曼原虫引起皮肤利什曼病的报告。

2. 流行环节

(1) 传染源　杜氏利什曼原虫为人兽共患寄生虫病,除在人与人之间传播外,也可在人与动物、动物与动物之间传播。病人、病犬以及某些野生动物均可为该病的传染源。

(2) 传播途径　主要通过白蛉叮刺传播,偶可经口腔黏膜、破损皮肤、胎盘或输血传播。经流行病学调查,可传播利什曼病的白蛉有 20 余种,在我国,主要有以下 4 种白蛉:① 中华白蛉(*Phlebotomus chinensis*),为我国黑热病的主要媒介,分布很广,除新疆、甘肃西南和内蒙古的额济纳旗外均有存在;② 长管白蛉(*P. longiductus*),仅见于新疆;③ 吴氏白蛉(*P. wui*),为西北荒漠内最常见的野生野栖型蛉种;④ 亚历山大白蛉(*P. alexandri*),分布于甘肃和新疆吐鲁番的荒漠。白蛉的出现随季节消长,自 5 月以后逐渐增多,至 8 月底呈现下降趋势。我国黑热病的分布与白蛉的地理分布相一致。

(3) 易感人群　人群普遍易感,当婴幼儿感染或非流行区健康人进入疫区后,临床表现更为严重。但易感性随年龄增长而降低,病后免疫力持久。

3. 流行特征

黑热病根据流行病学上传染源的差异可大致分为 3 种不同的类型:人源型、犬源型和自然疫源型,分别以印度、地中海盆地和中亚荒漠内的黑热病为典型代表。我国幅员辽阔,黑热病的流行范围又广,从流行区的地势、地貌区分,可分成平原、山丘和荒漠 3 种不同的疫区,它们在流行历史、寄生虫与宿主的关系以及免疫等方面,存在明显的差异,各有其特点。

(1) 人源型　又称为平原型,多见于平原地区,分布在黄淮地区的苏北、皖北、鲁南、豫东以及冀南、鄂北、陕西关中和新疆南部的喀什等地。与印度的黑热病极为相似,犬类很少感染,主要是人的疾病,以大龄儿童及青少年为主,婴儿极少感染。患者为主要传染源,常出现大的流行。传播媒介为家栖型中华白蛉和新疆长管白蛉。这些流行地区黑热病已被控制,近年未再发现新病例,偶可发现皮肤型黑热病。

(2) 犬源型　又称为山丘型,多见于西北、华北和东北的山丘,分布于甘肃、宁夏、青海、陕北、冀东北、辽宁、川北和北京市郊各县,与地中黑地区的黑热病相似。此型主要是犬的疾病,病人散在,一般不会形成大的流行。大多数患者为 10 岁以下儿童,婴儿的感染率较高,成人很少感染得病,犬为主要传染源及保虫宿主。传播媒介为近野栖型或野栖型中华白蛉。这类地区为我国目前黑热病主要流行区。

(3) 自然疫源型　又称为荒漠型,多分布于新疆和内蒙古的某些荒漠地区。与中亚荒漠内的黑热病相似。主要是某些野生动物的疾病。人的感染主要见于婴幼儿,2 岁以下患者占 90% 以上。病例散发,传染源可能是野生动物。当人进入这些地区可发生淋巴结型黑热病。传播媒介为野栖蛉种,主要是吴氏白蛉,其次为亚历山大白蛉。动物宿主迄今尚未发现。

有人认为黑热病的分布与土壤的理化性质有关,长江以北主要是碱性土壤,中华白蛉的分布面广,数量多;而长江以南主要是酸性土壤,中华白蛉极为罕见。有些地区,还可见到上述各种类型的中间过渡型。在西北犬源型黑热病流行的山丘地区,很可能同时存在自然疫源型,犬的感染可来自某些野生动物中的保虫宿主。

（六）防治

在流行区采取查治病人、杀灭病犬和消灭白蛉的综合措施是预防黑热病行之有效的办法。

1. 治疗病人

（1）药物治疗

① 首选药物五价锑化合物(pentavalent antimonials),包括葡萄糖酸锑钠(斯锑黑克)和葡糖胺锑(甲基葡胺锑),对利什曼原虫有很强的杀伤作用。葡萄糖酸锑钠低毒高效,疗效可达97.4%。近年来报告,应用脂肪微粒结合五价锑剂治疗黑热病获极好疗效,治愈迅速。

② 非锑剂,包括戊烷脒(喷他脒)(pentamidine)、二脒替(司替巴脒)(stilbamidine)等。具有抗利什曼原虫活力,但药物毒性大且疗程长,适用于少数经锑剂反复治疗无效的病人。

（2）脾切除治疗

药物治疗无效、脾高度肿大、伴有脾功能亢进者,可考虑脾切除治疗。

2. 杀灭病犬

在我国山丘疫区,犬为主要传染源,对病犬做到定期查、早发现、早捕杀是防治工作中的关键。

3. 传播媒介的防制

消灭传播媒介白蛉是防制黑热病的根本措施,此外应加强个人保护,防止白蛉叮咬。消灭传播媒介白蛉必须根据白蛉的生态习性,因地制宜地采取适当对策。在平原地区采用杀虫剂二二三室内滞留喷洒或闭门烟熏杀灭中华白蛉,可有效阻断传播途径。在山区、丘陵及荒漠地区对野栖型或偏野栖型白蛉,采取避蛉、驱蛉措施,以减少或避免白蛉的叮刺。

（李江艳）

第四节 孢子虫

孢子虫隶属于顶复门(Phylum Apicomplexa)的孢子纲(Class Sporozoa)。均营寄生生活。生活史较复杂,包括有性生殖和无性生殖两类生殖方式。无性生殖有裂体增殖(schizogony)产生裂殖子,及孢子增殖(sporogony)产生具感染性的子孢子(sporozoite);有性生殖是通过雌雄配子结合进行的配子生殖(gametogony)。以上两类生殖方式可在同一宿主或分别在两个宿主体内完成,但无性生殖的种类和数量及有性生殖的差异在各虫种之间有明显的不同。危害人体较严重的孢子虫有疟原虫(*Plasmodium*)、弓形虫(*Toxoplasma*)和隐孢子虫(*Cryptosporidium*)。

一、疟原虫

疟原虫隶属真球虫目(Eucoccidiida)、疟原虫科(Plasmodiidae)、疟原虫属(*Plasmodium*),

种类繁多。可寄生于人及多种哺乳动物,少数寄生于鸟类和爬行类动物,目前已知有130余种。疟原虫是引起疟疾(malaria)的病原体,寄生于人体的疟原虫共有5种,即间日疟原虫(*Plasmodium vivax*,*P. v*)、恶性疟原虫(*Plasmodium falciparum*,*P. f*)、三日疟原虫(*Plasmodium malariae*,*P. m*)、卵形疟原虫(*Plasmodium ovale*,*P. o*)和诺氏疟原虫(*Plasmodium knowlesi*),分别引起间日疟、恶性疟、三日疟、卵形疟和诺氏疟。间日疟原虫、恶性疟原虫和卵形疟原虫均专性寄生人体,三日疟原虫和诺氏疟可感染人及猿类。在我国主要流行的是间日疟和恶性疟,三日疟少见,卵形疟罕见。

我国古代称疟疾为"瘴气",国外古籍中称之为"bad air",而 malaria 一词则由 mal(不良)和 aria(空气)组合而成,即认为疟疾是由一种恶浊的气体引起的。而真正引起疟疾的病原体直到1880年法国学者 Laveran 在恶性疟疾患者血液中发现了疟原虫才得以证实。这是疟疾史上重要的里程碑,Laveran 因此而获得了1907年的诺贝尔生理学与医学奖(图34-9)。1897年,在印度工作的英国军医 Ross 证实了按蚊是疟疾的传播媒介,阐明了疟原虫在按蚊体内的发育过程及通过叮咬进行传播,因而获得了1902年的诺贝尔生理学与医学奖(图34-10)。我国在疟疾防治研究也做出了卓越贡献,自20世纪60年代起,恶性疟原虫对抗疟药产生了普遍抗性,我国组织科研人员进行攻关,成功发现了源自于中草药的特效药物——青蒿素,解决了抗氯喹恶性疟一度无药可治的困境。目前,以青蒿素为基础的联合用药已成为 WHO 推荐的恶性疟治疗首选方案,而在青蒿素研制过程中发挥关键作用的屠呦呦教授亦于2015年获得诺贝尔生理学与医学奖,成为首位荣获该奖项的中国科学家(图34-11)。

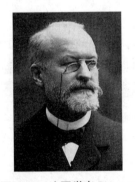 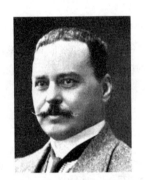 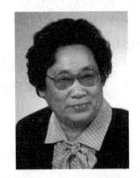

图 34-9　法国学者 Laveran　　　图 34-10　英国医生罗斯　　　图 34-11　中国科学家屠呦呦

(一) 形态

疟原虫的形态包括人体肝细胞内的形态和红细胞内的形态以及按蚊体内的各期形态。因为疟原虫的致病和疟疾的病原学诊断都与红细胞内期有关,因此必须熟悉红细胞内期疟原虫的形态结构。疟原虫的基本构造为胞质和胞核,以及消化分解血红蛋白后的代谢产物——疟色素(malarial pigment)。用瑞氏或姬氏染液染色后,胞质为天蓝或深蓝色,胞核呈紫红色,疟色素呈棕黄色、棕褐色或黑褐色。5种人体疟原虫的基本结构相同,但各期形态又有差异,可资鉴别。除了疟原虫本身的形态特征不同之外,被不同种的疟原虫寄生的红细胞在形态

上也会发生变化,这种变化的有无及特点,可帮助我们鉴别疟原虫的种类。如被间日疟原虫和卵形疟原虫寄生的红细胞可以胀大、变形、颜色变浅,细胞膜常有明显的鲜红色薛氏

点(Schüffner's dots);而被恶性疟原虫寄生的红细胞大小正常或略小,有粗大的紫红色茂氏点(Maurer's dots);被三日疟原虫寄生的红细胞可有西门氏点(Ziemann's dots)。

1. 疟原虫在红细胞内发育各期形态

疟原虫在红细胞内生长、发育、繁殖,形态变化很大,按发育先后顺序一般分为3个主要发育期。

(1) 滋养体(trophozoite)　为疟原虫在红细胞内最早出现的摄食、生长和发育阶段。按发育先后,又分为早期滋养体和晚期滋养体。早期滋养体胞核小胞质少,中间有空泡,虫体多呈环状,故又称环状体(ring form)(图34-12)。以后虫体长大,胞质均匀,有伪足伸出,胞质中开始出现疟色素。并且被寄生的红细胞形态发生相应的变化,此时称为晚期滋养体,亦称为大滋养体(图34-13)。

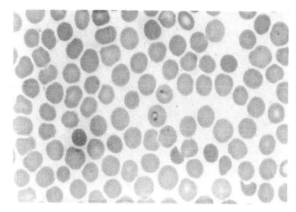

图 34-12　间日疟原虫环状体

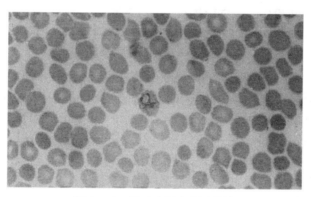

图 34-13　间日疟原虫大滋养体

(2) 裂殖体(schizont)　大滋养体发育成熟,虫体变圆,胞质内空泡消失,核开始分裂,称未成熟裂殖体,又称早期裂殖体(immature schizont)。之后核继续分裂,胞质随之分裂,每一个核都被部分胞质包裹,形成裂殖子(merozoite),疟色素渐趋集中,含有裂殖子的虫体称为成熟裂殖体(mature schizont)(图34-14)。

(3) 配子体(gametocyte)　疟原虫经过数次裂体增殖后,部分裂殖子侵入红细胞中发育长大,核增大而不再分裂,胞质增多而无伪足,最后发育为圆形、卵圆形或新月形的个体,称为配子体。配子体有雌、雄(或大小)之分;雌(大)配子体虫体较大,胞质致密,疟色素多而粗大,核致密而偏于虫体的一侧或居中;雄(小)配子体虫体较小,胞质稀薄,疟色素少而细,核疏松,常位于虫体中央(图34-15)。

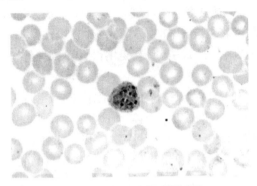

图34-14　间日疟原虫裂殖体

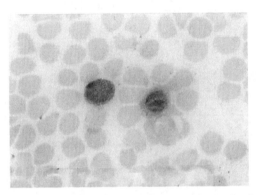

图34-15　间日疟原虫雌配子体(左)和雄配子体(右)

2. 薄血膜中人体疟原虫的形态比较

具体见表34-2。

3. 超微结构

(1) 裂殖子　红细胞内期裂殖子呈卵圆形,有表膜复合膜(pellicular complex)包绕。大小随虫种略有不同,平均长1.5 μm,平均直径1 μm(图34-16)。表膜(pellicle)由一层质膜和两层紧贴的内膜组成。质膜厚约7.5 nm,内膜厚约1.5 nm,有膜孔。紧靠内膜的下面是一排起于顶端极环(polar ring)并向后部放散的表膜下微管(subpellicular microtubule)。内膜和表膜下微管可能起细胞骨架作用,使裂殖子有硬度。游离的裂殖子的外膜有一厚度约20 nm表被(surface coat)覆盖。此表被是电子致密、坚实的纤丝,在性质上似是蛋白质,可能在对宿主免疫反应的应答中起作用。在裂殖子侧面表膜有一胞口(cytostome),红细胞内期各期原虫通过胞口摄取宿主细胞浆。裂殖子顶端有一圆锥形突起,称为顶突(apical prominence),其上有3个极环。在此区可见两个致密的棒状体(rhoptry)和数个微线体(micronemes)。棒状体和微线体可能在裂殖子侵入细胞时起作用。裂殖子后部可见线粒体。内质网很少,但胞浆内有丰富的核糖体。高尔基氏复合体不明显。裂殖子的核大而圆,位于虫体后半部,沿核膜可见核孔,未见有核仁。

表 34-2 薄血膜中人体主要疟原虫形态鉴别

	间日疟原虫	恶性疟原虫	三日疟原虫	卵形疟原虫
被寄生的红细胞变化	除环状体外,其余各期均胀大,常呈长圆形或多边形,色淡;滋养体期开始出现鲜红色的薛氏点	大小正常或略缩小,颜色正常或略深;可有数颗粗大紫红色的茂氏点	大小正常或略缩小,颜色无改变;偶见少量、淡紫色、微细的西门氏点	多数为卵圆形,部分变长形,色淡、边缘呈锯齿状;薛氏点较较间日疟粗大,且环状体期已出现
环状体(早期滋养体)	胞质淡蓝色,环较大,约为红细胞直径的1/3;核1个,偶有2个;红细胞内只含1个原虫,偶有2个	环纤细,约为红细胞直径的1/5;核1~2个;红细胞内可含2个以上原虫,虫体常位于红细胞边缘	胞质深蓝色,环较粗壮,约为红细胞直径的1/3;核1个;红细胞内很少含有2个原虫	似三日疟原虫
大滋养体(晚期滋养体)	核1个;胞质增多,形状不规则,有伪足伸出,空泡明显;疟色素棕黄色,细小杆状,分散在胞质内	一般不出现在外周血液,主要集中在内脏毛细血管。体小,圆形,胞质深蓝色;疟色素黑褐色,集中	体小,圆形或带状,空泡小或无,亦可呈大环状;核1个;疟色素深褐、色粗大、颗粒状,常分布于虫体边缘	体较三日疟原虫大,圆形,空泡不显著;核1个;疟色素似间日疟原虫,但较少、粗大
未成熟裂殖体	核开始分裂,胞质随着核的分裂渐呈圆形,空泡消失;疟色素开始集中	外周血不易见到。虫体仍似大滋养体,但核开始分裂;疟色素集中	体小,圆形,空泡消失;核开始分裂;疟色素集中较迟	体小,圆形或卵圆形,空泡消失;核开始分裂;疟色素集中较迟
成熟裂殖体	虫体充满胀大的红细胞,裂殖子12~24个,排列不规则;疟色素集中	外周血不易见到。裂殖子8~36个,排列不规则;疟色素集中成团	裂殖子6~12个,常为8个,排成一环;疟色素常集中在中央	裂殖子6~12个,通常8个,排成一环;疟色素集中在中央或一侧
雌配子体	虫体圆形或卵圆形,占满胀大的红细胞,胞质蓝色;核小致密,深红色,偏向一侧;疟色素分散	新月形,两端较尖,胞质蓝色;核结实,深红色,位于中央;疟色素黑褐色,分布于核周围	如正常红细胞大,圆形,胞质深蓝色;核较小致密、深红色,偏于一侧;疟色素多而分散	虫体似三日疟;疟色素似间日疟原虫
雄配子体	虫体圆形,胞质蓝而略带红色;核大,疏松,淡红色,位于中央;疟色素分散	腊肠形,两端钝圆,胞质蓝而略带红色;核疏松,淡红色,位于中央;疟色素分布核周	略小于正常红细胞,圆形;胞质浅蓝色;核较大,疏松,淡红色,位于中央;疟色素分散	虫体似三日疟;疟色素似间日疟原虫

(2)子孢子 子孢子形状细长,长约11 μm,直径1 μm,常常弯曲呈C形或S形,前端稍细,顶端较平,后端钝圆,体表光滑。子孢子内的细胞器基本上与裂殖子相似。表膜由一层外膜、双层内膜和一层表膜下微管组成。膜下微管自极环向后延伸到核或稍越过核而终止。

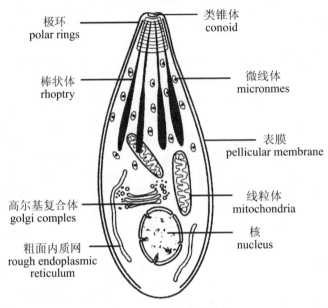

图 34-16 疟原虫裂殖子

虫体的微弱运动可能是膜下微管的伸缩引起的。子孢子的前端顶部有一向内凹入的顶杯（anterior cup）即顶突，在顶突的周围有 3~4 个极环。细胞核 1 个，长形。有一对电子致密的棒状体，可能开口于顶杯。在核的前方或后方，有数量很多的微线体，呈圆形、卵圆形或长形。

（二）生活史

寄生于人体的 5 种疟原虫生活史基本相同，需要人和按蚊两个宿主，其发育过程可概括如下：

1. 在人体内的发育

分为红细胞外期（肝细胞内）和红细胞内期（红细胞内）两个时期。

（1）红细胞外期（exo-erythrocytic stage） 简称红外期。当唾液腺中带有成熟子孢子（sporozoite）的雌性按蚊刺吸人血时，子孢子随唾液进入人体，约经 30 min 后随血流侵入肝细胞，摄取肝细胞内的营养进行发育并裂体增殖，形成红细胞外期裂殖体。成熟的红外期裂殖体内含有数以万计的裂殖子。裂殖子胀破肝细胞后释出，一部分裂殖子被巨噬细胞吞噬，其余部分侵入红细胞，开始红细胞内期的发育。间日疟原虫完成红细胞外期发育所需时间约 8 天，恶性疟原虫约 6 天，三日疟原虫为 11~12 天，卵形疟原虫为 9 天。目前认为间日疟原虫和卵形疟原虫的子孢子具有遗传学上不同的两种类型，即速发型子孢子（tachysporozoite，TS）和迟发型子孢子（bradysporozoites，BS）。当子孢子进入肝细胞后，速发型子孢子继续发育完成红外期的裂体增殖，而迟发型子孢子视虫株的不同，需经过一段或长或短（数月至年余）的休眠期后，才能完成红外期的裂体增殖。此种子孢子被称为休眠子（hypnozoite）。恶性疟原虫和三日疟原虫无休眠子。

（2）红细胞内期（erythrocytic stage） 简称红内期。4 种疟原虫对红细胞的选择性不同，间日疟原虫和卵形疟原虫主要寄生于网织红细胞，三日疟原虫多寄生于较衰老的红细胞,而恶性疟原虫可寄生于各发育期的红细胞。

① 红细胞内期裂体增殖。红外期的裂殖子从肝细胞释放出来,进入血液后很快侵入红细胞。先形成环状体,摄取营养,生长发育,经大滋养体、未成熟裂殖体,最后形成含有一定数量裂殖子的成熟裂殖体。成熟裂殖体破裂后,裂殖子释出,一部分被巨噬细胞吞噬,其余再侵入其他正常红细胞,重复红细胞内期的裂体增殖过程。完成一代红细胞内期裂体增殖所需要的时间称红内期裂体增殖周期。间日疟原虫约需 48 h,恶性疟原虫约需 36~48 h,三日疟原虫为 72 h,卵形疟原虫为 48 h。恶性疟原虫的环状体在外周血液中经十几个小时的发育后,逐渐隐匿于内脏和皮下脂肪的毛细血管中,继续发育成大滋养体和裂殖体,故这两个时期在外周血液中一般不易见到。

② 配子体形成。疟原虫经过几代红内期裂体增殖后,部分裂殖子侵入红细胞后不再进行裂体增殖,而是发育为雌、雄配子体。恶性疟原虫的配子体主要在肝、脾、骨髓等器官的血窦或微血管里发育,成熟后始出现于外周血液中,约在无性体出现后 7~10 天才见于外周血液中。配子体在人体内可存活 30~60 天,其进一步发育需在蚊胃中进行。

2. 在按蚊体内的发育

包括在按蚊胃腔内进行的有性生殖即配子生殖(gametogony),和在按蚊胃壁进行的无性生殖即孢子增殖(sporogony)两个阶段。

(1) 配子生殖　当雌性按蚊刺吸患者或带虫者血液时,在红细胞内发育的各期疟原虫随血液进入蚊胃,仅雌、雄配子体能在蚊胃内继续发育,其余各期原虫均被消化。在蚊胃内,雄配子体核分裂为 4~8 块,胞质也向外伸出 4~8 条细丝,然后,每一小块核进入一条细丝中,在蚊胃中形成雄配子(male gamete)。雄配子在蚊胃腔中游动,钻进雌配子(female gamete)体内,受精形成合子(zygote)。合子变长,能动,成为动合子(ookinete)。动合子穿过蚊胃壁上皮细胞或其间隙,在蚊胃基底膜下形成圆球形的卵囊(oocyst)。卵囊长大,囊内的核和胞质反复分裂进行孢子增殖。

(2) 孢子增殖　从成孢子细胞(sporoblast)表面芽生子孢子,形成数以万计的子孢子(sporozoite)。子孢子随卵囊破裂释出或由囊壁钻出,经血淋巴集中于按蚊的唾液腺,发育为成熟子孢子。当受染按蚊再吸血时,子孢子即可随唾液进入人体,又开始在人体内发育(图 34-17)。在最适条件下,疟原虫在按蚊体内发育成熟所需时间:间日疟原虫约为 9~10 天,恶性疟原虫约为 10~12 天,三日疟原虫约为 25~28 天,卵形疟原虫约为 16 天。

3. 人体主要疟原虫生活史的比较

具体见表 34-3。

表 34-3　人体主要疟原虫生活史的比较

	间日疟原虫	恶性疟原虫	三日疟原虫	卵形疟原虫
红外期发育时间	8 天(速发型)数月至年余(迟发型)	6 天	11~12 天	9 天
红外期裂殖体大小(μm)	42 μm	60 μm	48 μm	70~80 μm
红外期裂殖子数目	12000 个	40000 个	15000 个	15400 个
红内期裂体增殖周期	48 小时	36~48 小时	72 小时	48 小时

	间日疟原虫	恶性疟原虫	三日疟原虫	卵形疟原虫
寄生红细胞的种类	网织红细胞	各期红细胞	衰老红细胞	网织红细胞
红内期发育场所	周围血	环状体及成熟配子体在周围血,其余各期均在皮下脂肪及内脏毛细血管	周围血	周围血
无性体与配子体出现于周围血中的相隔时间	2~5天	7~11天	10~14天	5~6天
蚊体内发育的温度与时间	25℃,9~10天	27℃,10~12天	24℃,25~28天	25℃,16天

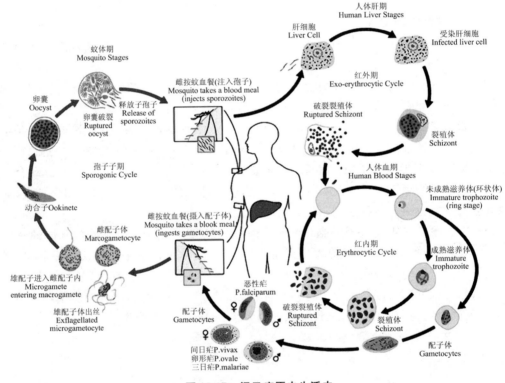

图 34-17 间日疟原虫生活史

（三）致病

疟原虫生活史中主要致病阶段是红细胞内期的裂体增殖期。红细胞外期的疟原虫对肝细胞虽有损害,但常无明显临床症状。致病力的强弱与侵入的虫种、虫株、数量和人体免疫状态有关。红细胞内的裂体增殖可引起周期性寒战、发热,若干次发作后,可出现贫血及脾肿大;严重者还可引起凶险型疟疾,常见于恶性疟。从疟疾病程来看,子孢子侵入人体后到临床发作前,需经过一段潜伏期,继之为疟疾发作期。若未彻底治疗又可出现再燃。间日疟原虫和卵形疟原虫还可出现疟疾复发。

1. 潜伏期(incubation period)

从疟原虫侵入人体到出现疟疾发作的时间为潜伏期。它包括疟原虫红细胞外期发育成熟所需时间,与疟原虫经数代红细胞内期裂体增殖,使血液中达到一定数量的疟原虫所需时间的总和;若经输血感染疟疾则只需红细胞内期裂体增殖的时间。潜伏期的长短主要取决于疟原虫的种、株生物学特性,并与子孢子的数量与机体免疫力以及服用抗疟药等有关系。一般间日疟短者11~25天,长者6~12个月,个别可长达625天。在我国河南、云南、广西、湖南等省区进行的志愿者接受间日疟原虫子孢子接种实验,均证实各地兼有间日疟长、短潜伏期的两种类型,但两者的出现比例有由北向南,短潜伏期逐渐增多,长潜伏期逐渐减少的趋势。恶性疟潜伏期为7~27天,三日疟为18~35天。当侵入人体的疟原虫数量多,或经输血输入大量无性体,或机体免疫力降低时,潜伏期通常较短;服抗疟药者潜伏期可能延长。

2. 疟疾发作(paroxysm)

疟疾发作的前提是血液中疟原虫必须达到一定的数量。引起疟疾发作的血液中疟原虫数量的最低值称为发热阈值(threshold)。此阈值因疟原虫种株的不同、宿主免疫力和耐受力的差别有一定差异。如间日疟原虫为每1 uL血液中10~500个,恶性疟原虫为500~1300个。疟疾的寒热发作是由于疟原虫红内期裂殖体成熟,将寄生的红细胞胀裂,释放的裂殖子、代谢产物及红细胞碎片进入血流,其中一部分被巨噬细胞吞噬,刺激这些细胞产生肿瘤坏死因子(TNF)、白细胞介素-1(IL-1)等内源性热原质,与疟原虫代谢产物共同作用于下丘脑体温敏感中枢,释出前列腺素和单胺等物质。信息传递至后下丘脑和血管调节中枢,体温调定点上移,指令交感神经纤维收缩周围血管,降低散热,从而引起典型的寒战,产生热量,从而使体温上调,体温上升后数小时,随着病理性刺激物(虫源性热原质及TNF、IL-1等)的作用逐渐消失,体温调定点下移,舒张血管,大量出汗散发热量,体温又由高热降为正常。疟原虫代谢产物中引起机体发热等症状的成分称为疟疾毒素(malaria toxin)。20世纪90年代以后,通过对疟原虫可溶性抗原的活性成分作细致的生物化学分析,已初步鉴定出其中有毒性的主要成分为糖基磷脂酰肌醇(GPI)、疟原虫产生的前列腺素(prostaglandins,PGs)、疟色素(hemozoin)。

典型的疟疾发作表现为周期性的寒战、发热和出汗退热三个连续阶段。这种周期性特点与疟原虫红细胞内期裂体增殖周期一致。典型的间日疟和卵形疟为隔日发作1次;三日疟为隔两天发作1次;恶性疟隔36~48 h发作1次。若寄生的疟原虫增殖不同步时,发作间隔则无规律,如初发患者;不同种的疟原虫混合感染时或有不同批次的同种疟原虫重复感染时,发作也多不典型;此外,儿童病例,发作也不典型。疟疾发作初期,机体外周血管收缩以减少散热,此时全身颤抖,皮肤呈鸡皮样,面色苍白,口唇与指甲发紫,为寒战期,即使在盛夏,盖多床棉被也觉得冷。约经1~2 h后体温上升,可达39~40 ℃,外周血管扩张,颜面绯红,皮肤灼热,进入发热期。体温高低与疟原虫的种株特性、原虫密度及机体免疫力有关。发热期患者可伴有剧烈头痛,全身酸痛。小儿或病重成人有时可发生惊厥、谵妄或昏迷。约经4~6 h或更长时间后,进入多汗期,大汗淋漓,体温急剧下降,患者感乏力。发作的次数主要取决于治疗适当与否,以及人体免疫力增长的速度,未经治疗的一个无免疫力的初发患者,可连续发作数次或10余次。若无重复感染,随着发作次数的增多,人体对疟原虫产生免疫力,大部分原虫被消灭,发作自行停止。

3. 疟疾的再燃与复发

疟疾初发停止后,患者若无再感染,仅由于体内少量残存的红内期疟原虫,在一定条件下重新大量繁殖起来，再一次引起的疟疾发作，称为疟疾再燃（recrudescence）。再燃与疟原虫发生抗原变异及宿主的免疫力下降有关。疟疾初发后，红细胞内期疟原虫已被消灭，未经蚊媒传播感染，但经过数周至年余，又出现疟疾发作，称为疟疾复发（relapse）。至于复发机制，迄今尚有争论，子孢子休眠学说虽能较好地解释疟疾的复发，但什么因素引起休眠子的复苏尚不清楚。不论再燃或复发，都与不同种、株疟原虫的遗传特性有关。例如恶性疟原虫和三日疟原虫都不引起复发，只有再燃，因为它们无迟发型子孢子；而间日疟和卵形疟既有再燃，又有复发。间日疟原虫的不同地理株，在复发表现型上有很大差别。一般在初发后2～3个月内出现复发称为近期复发，经3个月以上的称为远期复发。我国某些地区的间日疟也具有近期复发和远期复发。

4. 贫血

疟疾发作数次后，可出现贫血症状，尤以恶性疟为甚。孕妇和儿童最为常见。发作次数越多，病程越长，贫血越重，流行区的高死亡率与严重贫血有关。红细胞内期疟原虫直接破坏红细胞，是疟疾患者发生贫血的原因之一。但是疟疾患者贫血的程度往往超过被疟原虫直接破坏红细胞所造成的后果。这种情况与以下因素有关：

（1）脾巨噬细胞吞噬红细胞的功能亢进　这些巨噬细胞不仅吞噬受疟原虫感染的红细胞，还大量吞噬正常的红细胞，这种吞噬作用与抗疟原虫的调理素抗体和T细胞分泌的淋巴因子有关。由于红细胞被吞噬后，含铁血红素沉着于单核吞噬细胞系统中，铁不能被重复利用于血红蛋白的合成，这也加重了贫血的程度。

（2）骨髓造血功能受到抑制　体外培养试验证明，恶性疟患者有红细胞成熟功能的严重缺陷。骨髓造血功能受抑制，也与疟疾贫血有关。

（3）免疫病理损害　在疟疾感染的急性期，宿主产生特异性抗体后，容易形成抗原抗体复合物，附着在正常红细胞上的免疫复合物可与补体结合，从而引起红细胞溶解或被巨噬细胞吞噬。此外，有些疟疾患者可检测到血凝素，可能由于疟原虫寄生于红细胞后，使隐蔽的红细胞抗原暴露，刺激机体产生自身抗体（IgM），导致红细胞破坏。

5. 脾肿大

初发患者多在发作3～4天后，脾脏开始肿大，长期不愈或反复感染者，脾肿大十分明显，可达脐下，其重量由正常人的150 g增加到500 g，甚至1000 g以上。主要原因是脾充血与单核吞噬细胞增生。早期经积极治疗，脾可恢复正常大小。慢性患者因脾脏高度纤维化，包膜增厚，故质地坚硬，虽经抗疟药根治，也不能缩小到正常体积。在非洲和亚洲某些热带疟疾流行区，有一种热带巨脾综合征，多见于由非疟区迁入的居民。疟疾反复发作后，表现脾巨大，伴有肝肿大、门脉高压、脾功能亢进、贫血等症状，血中IgM水平增高。

6. 重症疟疾

所谓重症疟疾是指血液中查见疟原虫又排除了其他疾病的可能性而表现出典型临床症状者，如脑型疟、肾功能衰竭、重症贫血、水电解质失衡、黄疸、高热等。其中常见的是脑型疟疾。常发生在恶性疟高度地方性流行区的儿童、少年以及疟区无免疫力的外来人群，由于延误治疗或治疗不当而致。近年我国偶尔发现间日疟患者发生脑型疟者。脑型疟（cerebral malaria，CM）的临床表现为：剧烈头痛、谵妄、急性神经紊乱、高热、昏睡或昏迷、惊厥。因为含有成熟红内期疟原虫的红细胞多在深部血管中聚集，且以脑部为主，所以患者常有昏迷症状。昏迷并发感染、呕吐和惊厥是常见的死因。儿童脑型疟的病死率为5%～6%。脑型疟的发病机制主要有机械阻塞学说、炎症学说、弥散性血管内凝血学说等。大多数学者支持机械阻塞学说和炎症学说。重症疟疾时局部脑组织微循环血流受到来自3个方面的影响：PRBC与血管内皮细胞的滞留，受感染红细胞与未受感染红细胞的黏连即玫瑰花结形成（rosetting）和红细胞变形能力（deformability）下降。这3个方面的作用互相配合，使微血管被阻塞，组织缺氧，导致重要器官发生器质性病变，临床上表现为重症疟疾。

恶性疟原虫红内期发育至较成熟的滋养体和裂殖体阶段，被寄生红细胞表膜就形成许多突出的结节（knobs），这些小结可与脑部毛细血管及毛细血管后小静脉的内皮细胞发生黏连。其分子基础为PRBC膜上的配体与内皮细胞或胎盘合胞体滋养层母细胞上的受体结合。

7. 疟性肾病

多见于三日疟疾长期未愈者，以非洲儿童患者居多。主要表现为全身性水肿、腹水、蛋白尿和高血压，可导致肾功能衰竭。而且转变为慢性后，抗疟药治疗无效。此综合征是由Ⅲ型超敏反应所致的免疫病理性改变，多发生在有高效价疟疾抗体和高水平IgM的人。重症恶性疟患者也可发生此症状，但临床表现较轻，药物治疗易治愈。

8. 其他类型疟疾

如先天疟疾、婴幼儿疟疾、输血疟疾等。可根据疟原虫的生活史逐一分析这几种疟疾的感染方式和致病特点。

（四）免疫

1. 固有免疫

人对其他脊椎动物的疟原虫不感染或不易感。90%以上的西非黑人因红细胞上先天缺少间日疟原虫入侵所需的Duffy血型抗原，故对间日疟原虫有抗性。由于遗传基因造成的镰状红细胞（HbS）贫血患者或红细胞缺乏葡萄糖-6-磷酸脱氢酶（G6PD）的人对恶性疟原虫具有抵抗力。研究人群对疟原虫先天抵抗力的机制有助于疟疾疫苗和抗疟药物的开发。

2. 适应性免疫

疟疾的适应性免疫不仅有种、株的特异性，而且还存在着期的特异性。

（1）疟原虫抗原　疟原虫的保护性抗原主要来源于虫体表面或内部，包括裂殖子形成过程中疟原虫残留的胞浆、含色素的膜结合颗粒、死亡或变性的裂殖子、疟原虫空泡内容物及其膜、裂殖子分泌物及疟原虫侵入红细胞时被修饰或脱落的表面物质。种内和种间各期疟原虫可能有共同抗原，而另外一些抗原则具有种、期特异性。这些具有种、期特异性的抗原在产生保护性抗体方面可能有重要的作用。来自宿主细胞的抗原不仅包括被疟原虫破坏的肝细胞和红细胞，也包括局部缺血或辅助免疫机制的激活（如补体系统）所破坏的许多其他组织细胞。

（2）体液免疫　当原虫血症出现后，血清中IgG、IgM和IgA抗体水平明显增高，但具有特异作用的仅5%左右，而且主要是IgM。抗体在疟疾免疫中起重要作用，例如中和抗体，抗CSP的单克隆抗体能中和相应子孢子而阻止其侵入肝细胞，对裂殖子的中和作用可能是促使裂殖子凝集，并干扰裂殖子和红细胞表膜上的相应受体结合；调理素抗体，可增强巨噬细胞或中性粒细胞吞噬受染红细胞的作用；阻断传播抗体，如抗配子的抗体，能抑制疟原虫在蚊体内发育。

（3）细胞免疫　产生免疫效应的细胞主要是激活的巨噬细胞、中性粒细胞。在有免疫力宿主内，巨噬细胞对于受染红细胞及血中裂殖子的吞噬能力明显增强；同时巨噬细胞产生的肿瘤坏死因子、白细胞介素和活性氧（OH^-、H_2O_2、O_2^-）等,可通过破坏红细胞使其中的疟原虫变性死亡。疟原虫所引起的特异性抗体反应,大部分都是依赖 T 细胞的,因此,辅助性 T 细胞的激活是产生特异性抗体的先决条件。肝内期疟原虫的一些抗原可在肝细胞表面表达,可激活杀伤性 T 细胞,特异性地杀伤被寄生的肝细胞。细胞免疫在红外期感染中起主要保护作用。

（4）带虫免疫及免疫逃避　人类感染疟原虫后产生的免疫力,能抵抗同种疟原虫的再感染,但同时其血液内又有低水平的原虫血症,这种免疫状态称为带虫免疫（premunition）。带虫免疫说明机体有特异性免疫应答,可抑制疟原虫在红内期发育的免疫效应。疟原虫的带虫免疫显示疟原虫具有有效的免疫原性,同时,部分疟原虫又具有逃避宿主免疫效应的能力,与宿主保护性保护性免疫共存,这种现象称为免疫逃避（immune evasion）。疟原虫逃避宿主免疫攻击的机制十分复杂,主要包括下列几个方面的因素:① 寄生部位。不论寄生在肝细胞或红细胞内的疟原虫,均在宿主细胞内生长发育,从而逃避了宿主的免疫攻击。② 抗原变异（antigenic variation）和抗原多态性（polymorphism）。即与前身抗原性稍有改变的变异体。诺氏疟原虫在慢性感染的猴体内每次再燃都有抗原变异。大量证据说明同种疟原虫存在着许多抗原性有差异的株。③ 改变宿主的免疫应答性。急性疟疾时,机体的免疫应答性和淋巴细胞亚群在外周血液、脾和淋巴结中的分布都有明显改变。一般均有 T 细胞的绝对值减少,B 细胞相对值增加,与此同时,表现出免疫抑制、多克隆淋巴细胞活化及可溶性循环抗原等。

（五）试验诊断

1. 病原学诊断

从患者周围血液中检出疟原虫,是疟疾确诊的依据。一般从受检者耳垂或指尖采血做薄血膜和厚血膜涂片,以姬氏染液或瑞氏染液染色后镜检,最好在服药以前取血检查。恶性疟应在发作开始时,间日疟在发作后数小时至 10 余小时采血能提高检出率。恶性疟初发时只能查到环状体,配子体在周围血液中出现的时间是在查到环状体之后 10 天左右。除重症患者外,一般在周围血液中难以查到恶性疟的大滋养体和裂殖体。薄血膜涂片经染色后疟原虫形态结构完整,清晰,可辨认原虫的种类和各发育阶段的形态特征,适用于临床诊断,但因虫数较少容易漏检。厚血膜涂片在处理过程中疟原虫皱缩,变形,而且红细胞已经溶解,鉴别有困难,但原虫较集中,易被发现,熟悉其形态特征后可提高检出率,因此常用于流行病学调查。

2. 免疫学诊断

（1）循环抗体检测　疟疾抗体在感染后 2~3 周出现,故检测抗体对初发患者无早期诊断价值。患者治愈后,体内的抗体仍可维持阳性反应 1 年,所以抗体检测亦无法区分现症和既往感染,也不适合用于疗效考核。常用检测抗体的方法有间接荧光抗体试验（IFA）和 ELISA 法,适于群体的疟疾抗体检测,目前主要用于流行病学调查。

（2）循环抗原检测　检测疟原虫循环抗原比检测抗体更能说明受检对象是否有现症感染。可用于临床诊断、疗效考核。目前疟原虫相对特异的富组氨酸蛋白-2（HRP-2）和乳酸脱氢酶（LDH）作为诊断的靶抗原已经被应用于疟疾诊断,显示出了较好的效果。在抗体标记及其检测系统上采用了不同的方法,其中包括胶体金、酶标记、放射性同位素标记标记等检测系统,有直接法、竞争抑制法和双抗体夹心法等,其中自 20 世纪 90 年代以来基于免疫层析技术开发出了一些适合疟疾流行区现场诊断的检测疟原虫特异性靶抗原的快速免疫诊断试剂(rapid diagnostic tests,RDTs),非常适合于基层医院、防疫部门及边远落后地区应用。这些RDTs试剂检测恶性疟的敏感性、特异性已接近薄、厚血膜染色镜检法。目前我国研制的层析法快速检测恶性疟抗原获得成功,已商品化。

(3) 分子生物学技术 随着疟原虫基因研究的进展,分子生物学技术为疟疾诊断提供了新的手段,尤其在疟原虫虫种的鉴定、基因分型和确定抗药基因等方面具有其他诊断方法不可比拟的优势。因基因杂交检测的敏感性较低,现已基本不被采用。聚合酶链反应(Polymerase Chain Reaction,PCR)是目前采用最多的分子生物学检测方法,此外,还有环介导等温扩增(loop-mediated isothermal amplification,LAMP)、基因芯片等技术用于疟疾检查。

(六) 流行

1. 世界疟疾分布及流行概况

疟疾在世界上的分布广泛,大致处于北纬60°和南纬40°之间,但主要流行于热带非洲、东南亚、大洋洲和南美洲亚马逊河流域。全球208个国家中有104个国家或地区存在疟疾流行,全世界34亿人有感染疟疾的风险,且多数人在非洲和东南亚。每年疟疾临床发病人数约2.07亿(1.35亿~2.87亿),其中80%的疟疾病例发生在非洲。每年全世界疟疾死亡人数约62.7万例(47.3万~78.9万),其中大部分(77%)为5岁以下的非洲儿童。全世界已有欧洲各国、美国、加拿大、澳大利亚、日本等30多个国家和地区实现了消除疟疾的目标,但多数国家仍有不同程度的疟疾流行。

2. 我国疟疾流行概况

疟疾曾是我国严重危害人民健康的一种寄生虫病,估计1949年前全国每年有疟疾病例3000万以上,分布于全国各省区,特别是云南、海南和黄淮平原5省。1954年疟疾占全国25种传染病的61.8%;在最严重的地方性疟疾流行区,居民感染率曾高达97%。我国在进行控制规划前,疟疾的流行可按4个区划分:

(1) 北纬33°以北地区 为非稳定性低疟区,疟疾主要分布于河流、湖泊、洼地等的稻田区,其他地区一般无疟疾。该地区只有间日疟流行,传播季节3~6个月,发病高峰通常在8、9月份。又因传播条件不适宜,输入恶性疟一般不会造成地方性流行,但也有个别地方,如1954年前后辽宁省丹东等地曾有短时期的恶性疟流行。主要传播媒介为中华按蚊。西部地区即新疆的伊犁河流域主要传疟媒介为麦赛按蚊,南疆地区为萨卡洛按蚊。

(2) 北纬25°至33°之间地区 为非稳定性中低度疟区,疟疾广泛流行,间日疟、恶性疟、三日疟都曾有过流行,以间日疟为主。传播季节6~8个月,发病高峰在8、9月份。在平原地区主要传疟媒介为中华按蚊,大部分山区和丘陵区为嗜人按蚊,南部的有些山区微小按蚊也曾起过主要的传疟作用。

(3) 北纬25°以南地区 是我国疟疾流行最为严重的地区。平原为非稳定性中、低疟区,山区为稳定性高疟区。间日疟原虫、恶性疟原虫、三日疟原虫都曾广泛存在,在云南省西南部、南部、海南岛及贵州曾有卵型疟病例报告。传播季节为9~12个月,发病高峰多在8~10月。传疟媒介平原主要为中华按蚊,山区主要为微小按蚊,海南山林地区则为大劣按蚊。

(4) 西北地区 为天然无疟区,面积大约占全国的一半,包括北部和西北部的荒漠、干旱的黄土高原、西南高寒的青藏高原,仅青藏高原东南角的察隅等县有疟疾。

新中国成立后,在党和政府的领导下,大力开展抗疟的群防群治运动,经过60多年的不懈努力,疟疾防治已取得巨大的成就,2008年年底,全国23个疟疾流行省、自治区、直辖市中,95%以上的县(市、区)疟疾发病率已降至1/万以下,仅有87个县(市、区)超过1/万。疟疾发病率还在进一步缩小,2012年全国全年疟疾发病人数已降至3000以下。我国疟疾疫情已达到《世界卫生组织消除疟疾行动指南》的疟疾消除前阶段的标准,疟疾防治工作已经从控制走向消除。但近年来随着国际交往日益频繁,输入性疟疾呈上升趋势,各省区市均有输入性疟疾病例报道,2012年输入性疟疾已占我国疟疾发病数的91%,对我国疟疾消除工作产生重要的影响。

3. 流行环节

(1) 传染源 末梢血液中存在配子体的疟疾患者或无症状带虫者为疟疾的传染源。末梢血液中出现配子体的时间因虫种而异:恶性疟原虫通常在无性体出现之后第11天出现配子体,亦有早在第7天就出现的;而间日疟则在无性体出现2~3 d之后即有配子体的存在,有时甚至可以与无性体同时出现;而复发的病例,在发热的第1天或在临床症状出现之前就可出现配子体。恶性疟配子体在血液内经2 d后成熟,而间日疟配子体则需要3 d。恶性疟原虫配子体具有传染性的时间为60~80 d。每立方毫米血中配子体数在10个至几百个之间均可使按蚊获得感染,甚至在1 mm^{3}血中只有一个配子体亦可以感染成功。

(2) 传疟媒介 疟疾的传播媒介是按蚊。全世界有450多种按蚊,能够传播疟疾的不到20%。对疟原虫的敏感性、种群数量、嗜血习性、寿命等因素决定着它能否成为传播疟疾的媒介及能否作为主要媒介。

(3) 易感人群 不同种族、性别和年龄的人对人疟原虫一般均易感,但儿童的易感性比成人高。少数遗传素质异常的人,其易感性有明显差异。Duffy血型阴性者对间日疟不易感;镰状红细胞症者、地中海贫血者、6-磷酸葡萄糖脱氢酶(G-6-PD)缺乏者等不易感染恶性疟或感染后表现的症状轻微。妊娠期的妇女免疫力较低,对疟疾更为易感。而母亲通过胎盘传递给胎儿的免疫力可能维持6~9个月。

4. 流行因素

(1) 自然因素 自然因素如温度、湿度和雨量都对疟疾流行过程有重要影响。疟原虫孢子增殖期的长短取决于温度条件。在16~30 ℃,温度愈高,疟原虫在蚊体内发育愈快。在低于15 ℃及高于30 ℃时,疟疾不能传播,称为休止期。所以,疟疾具有明显的季节性。疟疾的地理分布也是由温度决定的。世界上在全年最高气温月(7月份)平均温度低于15.6 ℃等温线的两极或高寒地带没有疟疾发生。按蚊的活动亦受温度支配,冬季由于按蚊有滞育现象,一般不发生疟疾的传播,亦不出现新感染。

(2) 社会因素 政治、经济、文化、卫生水平以及人类的社会活动等均可以直接或间接影响疟疾的传播与流行。如战争可加剧人员流动,大量无免疫力人群进入疟区,或从外地输入传染源,加剧疟疾流行,甚至导致疟疾爆发。交通运输事业的发展使疟疾的分布地域扩大,而文化和经济的发达使得卫生水平提高,进而采取有效的防治措施之后,疟疾的散布变慢,流行区缩小。

目前我国发病率已达历史新低,疟疾防治已经走向消除,但由于媒介按蚊的广泛存在和输入病例的增多,疟疾复燃甚至重新流行的可能性依然存在,仍需高度警惕,加强防治力度。

（七）防治

1. 疟疾的预防

指对易感人群的防护，包括个体预防和群体预防。个体预防系疟区居民或短期进入疟区的个人，为了防蚊叮咬、防止发病或减轻临床症状而采取的防护措施；群体预防是对高疟区、暴发流行区或大批进入疟区较长期居住的人群，除包含个体预防的目的外，还要防止传播。要根据传播途径的薄弱环节，选择经济、有效、易为群众接受的防护措施。预防措施有蚊媒防制、预防服药和疫苗预防。

（1）蚊媒防制　灭蚊和使用蚊帐及驱蚊剂。（详见医学节肢动物。）

（2）预防药物　常用为氯喹（chloroquine），对于抗氯喹的恶性疟，可用哌喹（piperaquine）或哌喹加乙胺嘧啶（pyrimethamine）或乙胺嘧啶加伯氨喹啉（primaquine）。不论个体或群体进行预防服药时，每种药物疗法不宜超过半年。

（3）疫苗预防　疫苗接种是疟疾防治的最理想手段。根据作用时期的不同，疟疾疫苗主要有红前期疫苗、红内期疫苗和蚊期传播阻断疫苗。根据疫苗形式，疟疾疫苗主要有亚单位疫苗和全虫减毒疫苗两种。目前进入临床研究阶段的红前期、红内期和蚊期传播阻断疫苗已有近 40 种，其中，红外期亚单位疟疾疫苗 RTS,S/AS01 的效果最好。最近的Ⅲ期临床研究结果显示，RTS,S/AS01 免疫后一年，被免疫者的疟疾发作和脑型疟的发生效率分别可下降 50.4% 和 47.3%。

2. 治疗

疟疾治疗不仅是解除患者的疾苦，同时也是为了控制传染源、防止传播。现症患者要及时发现，及时根治。间日疟采用氯喹和伯氨喹（8 日疗法）治疗。恶性疟可服青蒿素类复方。对间日疟患者，抗复发治疗可用伯喹。在抗药性恶性疟流行区，或者治疗由前述地区输入的病例时，宜采用以青蒿素为主的联合用药，如青蒿素（artemisinin）、咯萘啶（pyronaridine）与磺胺多辛（sulfadoxine）和乙胺嘧啶配伍合用。抗疟药种类很多，按其对疟原虫生活史各期作用的不同，主要有以下几类：

（1）杀灭红细胞外期裂殖体及休眠子　伯氨喹、乙胺嘧啶对疟原虫红外期有一定杀灭作用，且对间日疟有抗复发作用，也称根治药。

（2）杀灭红细胞内裂体增殖期　氯喹、青蒿素、蒿甲醚、奎宁、咯萘啶、哌喹等，用以控制临床发作。

（3）杀灭配子体　伯氨喹用于切断传播。

（4）杀灭孢子增殖期　乙胺嘧啶可抑制蚊体内的孢子增殖。

3. 加强流动人口疟疾管理

流动人口增加是导致我国南部地区疫情波动、恶性疟扩散、引起点状疟疾暴发流行的另一个重要原因，尤其是海外归国人员输入了大量的病例，成为疟防的重要问题。云南、海南等省近年由于流动人口增加，输入大量传染源，引起局部地区疟疾暴发流行的可能性较大。所以要加强流动人口疟疾管理工作。可按卫生部等颁发的《流动人口疟疾管理暂行办法》的精神，根据情况制定相应的实施办法或条例。对严重流行区，应把外来流动人口管理列入本地区的疟防计划。

4. 坚持疟疾监测

监测和防治措施是疟疾防治工作的两大组成部分。建立、完善国家和地方各级疟疾监测网络,加强疟疾疫情、媒介、人群抗体水平和抗疟药、杀虫剂的敏感性监测,及时、准确地掌握人群发病、媒介种群密度和防治措施落实,以及效果情况,预测发病趋势,为及时调整防治策略、技术方案提供依据。

5. 加强健康教育

在流行区要根据当地人群特点、受教育程度、知识掌握情况,采取群众喜闻乐见的形式,加强健康教育,普及疟疾防治知识,提高群众及时就诊、配合治疗、自我防护和主动参与预防控制工作的意识。

(夏惠)

二、刚地弓形虫

刚地弓形虫(*Toxoplasma gondii*)简称弓形虫。该虫是一种重要的机会致病原虫,寄生在除红细胞外的几乎所有有核细胞中,可引起人兽共患的弓形虫病(toxoplasmosis),尤其在宿主免疫功能低下时,可导致严重后果。弓形虫呈世界性分布,猫科动物为其终宿主,中间宿主包括哺乳类动物和人等。

(一) 形态

弓形虫在其生活史中有5种形态:滋养体(trophozoite)、包囊(cyst)、裂殖体、配子体和卵囊(oocyst),其中与传播及致病有关的发育阶段为滋养体、包囊和卵囊。

1. 滋养体

是在中间宿主细胞内分裂增殖的形式,包括速殖子(tachyzoite)和缓殖子(bradyzoite)。速殖子呈弓形或香蕉形,一端较尖,一端钝圆;一边扁平,一边膨隆,长 $4\sim7\mu m$,宽 $2\sim4\mu m$。姬氏或瑞氏染色后见胞质呈蓝色,胞核呈紫红色,位于虫体中央。在急性感染阶段或虫体快速增殖阶段,细胞内寄生的滋养体以内二芽殖、二分裂及裂体增殖方式进行增殖,一般含数个至十多个虫体,形成由宿主细胞膜包绕的虫体集合体,称假包囊(pseudocyst),其中的滋养体即速殖子(图34-18)。

2. 包囊

是慢性感染阶段虫体在宿主组织中的存在形式。包囊呈圆形或椭圆形,直径 $5\sim100\mu m$,具有由虫体分泌的一层富有弹性的坚韧囊壁,内含数个至数百个滋养体。囊内的滋养体称缓殖子,可不断增殖,其形态与速殖子相似,但增殖缓慢,虫体较小,核稍偏后。包囊可长期在组织内生存,在一定条件下可破裂,缓殖子侵入新的宿主细胞。见图34-18。

3. 卵囊

卵囊经猫粪排出体外,是重要的感染阶段。卵囊呈圆形或椭圆形,直径 $10\sim12\mu m$,具有两层光滑透明的囊壁。成熟卵囊含2个孢子囊,每个孢子囊内含4个新月形子孢子。

(二) 生活史

弓形虫生活史复杂,需要两个宿主,经历无性生殖和有性生殖的世代交替。猫科动物(主要为家猫)为终宿主,在终宿主小肠上皮细胞内进行有性生殖,同时也可在肠外其他组织细胞内进行无性生殖,故猫科动物既可作为弓形虫的终宿主,也可作为其中间宿主。在其他动物或人体内只能进行无性增殖,这些动物和人都是中间宿主。中间宿主分布广泛,种类繁多,包括鸟类、爬行类动物、哺乳类动物和人,可寄生在除红细胞外的几乎所有有核细胞中。见图 34-19。

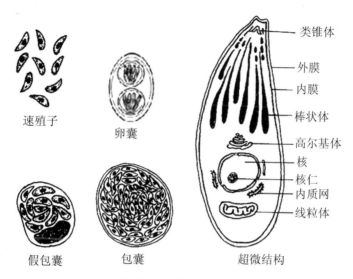

图 34-18 弓形虫形态

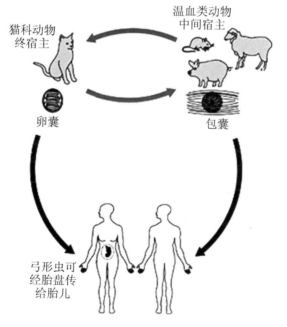

图 34-19 弓形虫生活史

1. 在终宿主体内的发育

猫科动物食入被卵囊污染的食物或饮水、食入含有包囊或假包囊的动物内脏或肉类后,卵囊内的子孢子、包囊内的缓殖子、假包囊内的速殖子在小肠内逸出,主要在回肠侵入小肠上皮细胞发育增殖,经 3~7 d,小肠上皮细胞内的虫体形成裂殖体,成熟后释放出裂殖子,侵入新的小肠上皮细胞形成裂殖体,经过几代裂体增殖后,部分裂殖子发育为雌、雄配子体,继续发育为雌、雄配子,二者结合受精为合子,最后发育形成卵囊。卵囊从小肠上皮细胞内逸出进入肠腔,随粪便排出体外。卵囊在适宜的温度、湿度条件下经 2~4 d 发育为成熟卵囊,具有感染性。同时,弓形虫也可在终宿主猫科动物的肠外组织细胞中进行无性生殖,形成包囊或假包囊。猫吞食包囊需 3~10 d 排出卵囊,而吞食假包囊或卵囊需 19~48 d 才能排出卵囊,每天可排出卵囊上千万,持续 10 余天。成熟卵囊是弓形虫重要的感染阶段。

2. 在中间宿主体内的发育

中间宿主如人、羊、猪、牛、鼠等食入猫粪内的卵囊或动物肉类中的包囊或假包囊,在肠腔内逸出子孢子、缓殖子或速殖子,侵入肠壁,经血或淋巴进入单核吞噬细胞内寄生,并扩散到全身各组织器官,如脑、淋巴结、肝、心、肺、肌肉等,进入细胞内发育增殖,形成假包囊。假包囊内速殖子达到一定数量,细胞破裂,释放出的速殖子侵入新的组织细胞,不断进行增殖。在宿主免疫功能正常时,滋养体侵入宿主细胞后,特别是脑、眼、骨骼肌的虫体增殖速度减慢,分泌囊壁而形成包囊,包囊在宿主体内可存活数月、数年甚至更长。当宿主机体免疫功能低下如器官移植长期应用免疫抑制剂、肿瘤晚期患者或艾滋病患者等,宿主组织内的包囊可破裂,释放出缓殖子,进入血流并侵入其他新的组织细胞形成包囊或假包囊,继续进行发育增殖。

(三) 致病

1. 致病机制

弓形虫是一种机会致病原虫,机体的免疫状态,尤其是细胞免疫与感染的发展和转归密切相关。弓形虫在免疫功能正常的人体内,多呈隐性感染,而在免疫功能低下的人体内才可导致弓形虫病。免疫功能正常的宿主感染弓形虫后,细胞免疫起主要保护作用,人或动物感染弓形虫后能诱导产生特异性抗体,感染早期出现 IgM 和 IgA 水平升高,1 月后为高滴度 IgG 所取代,并维持较长时间,能通过胎盘传至胎儿,但抗感染的免疫保护作用不明显。研究表明,特异性抗体与速殖子结合,在补体参与下可使虫体溶解,或促进速殖子被巨噬细胞吞噬清除。

弓形虫的致病力与虫株毒力、宿主的免疫状态密切相关。根据虫株的侵袭力、增殖速度、对宿主的致死率等,弓形虫可分为强毒株和弱毒株。目前国际上公认的强毒株代表为 RH 株,弱毒株代表为 Beverley 株。强毒株侵入宿主内增殖迅速,引起急性感染;弱毒株侵入宿主体内增殖缓慢,在脑或其他组织中形成包囊,引起隐性感染。绝大多数哺乳类动物、人及家畜家禽等对弓形虫都是易感中间宿主,易感性因种而异。

速殖子是弓形虫的主要致病阶段,在宿主细胞内寄生并迅速增殖,以致破坏宿主细胞。速殖子逸出后又侵犯邻近的细胞,刺激淋巴细胞、巨噬细胞的浸润,导致组织的急性炎症和坏死。

包囊内缓殖子是引起慢性感染的主要阶段。包囊是弓形虫在中间宿主之间或中间宿主与终宿主之间互相传播的主要感染阶段。包囊因缓殖子增殖而体积增大,挤压器官,可致功能障碍。包囊增大到一定程度,可因多种因素而破裂,释放出的缓殖子多数被宿主免疫系统破坏,一部分缓殖子可侵入新的细胞形成假包囊或包囊。缓殖子的死亡可诱导机体产生迟发型超敏反应,并形成肉芽肿病变,后期的纤维钙化灶多见于脑、眼等。当宿主免疫功能正常时,宿主感染弓形虫后,可产生有效的保护性免疫,多数无明显症状。当宿主免疫功能低下时,包囊活化、复苏,才引起弓形虫病。

2. 临床表现

弓形虫感染绝大多数为隐性感染,无明显的症状和体征,但免疫功能低下者常引起严重的弓形虫病。弓形虫病分为先天性和获得性两类。

(1) 先天性弓形虫病　仅发生于感染弓形虫的初孕妇女,经胎盘传播给胎儿。孕妇感染可造成流产、早产、畸胎或死产,尤以孕早期感染畸胎发生率高,如无脑儿、脑积水、小脑畸形等。孕妇在孕后期感染,受染胎儿或婴儿多数为隐性感染,有的出生后数月甚至数年才出现症状。先天性弓形虫病的典型临床表现有脑积水、脑膜脑炎、运动障碍和视网膜脉络膜炎。此外,还伴有全身性表现,如发热、黄疸、肝脾肿大、贫血、心肌炎、癫痫等。

(2) 获得性弓形虫病　因虫体侵袭部位和宿主的免疫应答强度不同而呈现不同的临床表现,多无特殊的临床表现。弓形虫感染可引起多脏器损害,淋巴结肿大是获得性弓形虫病最常见的临床表现,多见于颌下和颈后淋巴结,伴有长时间的低热、肝脾肿大或全身中毒症状。弓形虫常累及脑和眼,引起中枢神经系统异常表现,在免疫功能低下者,常表现为脑炎、脑膜脑炎、癫痫和精神异常;弓形虫眼病以视网膜脉络膜炎多见。成人表现为视力突然下降,婴幼儿可表现出对外界事物反应迟钝,也有出现斜视、虹膜睫状体炎、色素膜炎等,多见双侧性病变,视力障碍的同时常伴全身反应。

隐性感染者,若患有恶性肿瘤、长期接受放射治疗、应用免疫抑制剂、先天性及后天性免疫缺陷者,如艾滋病、霍奇金病、淋巴肉瘤、白血病患者,均可使隐性感染转为急性重症感染,从而出现严重的全身性弓形虫病,其中多并发弓形虫脑炎而致死。

(四) 诊断

根据弓形虫病特点诊断,包括临床症状和体征,体液或病变组织中的滋养体或包囊,动物接种或细胞培养的滋养体,血清学检查中特异性抗体阳性。弓形虫病的诊断主要采用动物接种、细胞培养和血清学检查。

1. 病原学检查

(1) 涂片染色法　取急性期患者的腹水、胸水、羊水、脑脊液、血液或骨髓等,离心后取沉淀物涂片,或活组织穿刺物涂片,经姬氏或瑞氏染色后,镜检弓形虫滋养体。此法简便,但阳性率不高,易漏检。

(2) 动物接种分离法或细胞培养法　将患者体液接种于小白鼠腹腔内,一周后取小鼠腹腔液镜检,也可将患者体液接种于体外培养的有核细胞染色镜检。动物接种和细胞培养是目前常用的病原学检查方法。

2. 血清学检查

由于弓形虫病原学检查较为困难且阳性率不高,所以血清学检查是目前广泛应用的重要辅助诊断手段。常用方法有:

(1) 染色试验(DT)　为弓形虫特有的血清学检查方法。其原理是:活滋养体在含有补体的新鲜血清参与下与待测样本中的特异性抗体作用,使弓形虫胞膜破坏而不为美蓝所染。镜检见50%以上虫体不着色者为阳性,反之为阴性。

(2) 间接血凝试验(IHA)　该法简便快速,具有较好的特异性和敏感性,适用于流行病学调查,应用广泛。

(3) 间接荧光抗体试验(IFA)　以完整虫体为抗原,采用荧光标记的二抗检测待测样本中的特异性抗体。该法可用于检测IgG或IgM抗体,其中检测IgM具有早期诊断价值。

（4）酶联免疫吸附试验（ELISA） 该法特异性高，敏感性强，简便快速，操作规范化。可用于检测待测样本中的弓形虫特异性抗体或抗原，广泛用于早期急性感染和先天性弓形虫病的诊断。

（5）免疫酶染色试验（IEST） 用酶标记抗弓形虫抗体直接染色病变组织，或用弓形虫抗体与酶标记二抗间接染色，检查弓形虫。该法用光学显微镜观察，便于基层推广应用。

（五）流行

1. 流行概况

弓形虫呈世界性分布，广泛存在于多种哺乳类动物，人群感染普遍。据调查，人群抗体阳性率为25%～50%，估计全球约有30亿人感染弓形虫，多属隐性感染。我国弓形虫分布广泛，全国30个省、市、区有弓形虫感染病例，弓形虫人群血清阳性率5%～20%，家畜感染率10%～50%，严重影响畜牧业发展，也危害人类健康。

造成广泛流行的原因很多：① 滋养体、包囊以及卵囊具有较强的抵抗力。滋养体在低温下可存活较长时间；猪肉中的包囊在冰冻状态可存活35 d；卵囊在室温下存活3个月，在潮湿的泥土中存活117 d，在粪便中自然界常温常湿条件下可存活1～1.5年。② 多种生活史期具有感染性。③ 中间宿主广泛，易感宿主有140余种哺乳动物。④ 在终宿主之间、中间宿主之间、终宿主与中间宿主之间均可互相传播。⑤ 包囊在中间宿主组织内可以长期生存。⑥ 卵囊排放量大，被感染的猫每天可排出卵囊1000万个，持续约10～20 d。

2. 流行环节

（1）传染源 动物是弓形虫的传染源，猫及猫科动物是重要传染源。人经胎盘垂直传播具有传染源的意义。

（2）传播途径 包括经胎盘垂直传播、经口、经损伤的皮肤黏膜、经输血或器官移植等途径传播。食入未熟的含弓形虫的肉、奶、蛋制品或被卵囊污染的食物和饮水可感染；肉类加工人员、实验室工作人员可经口、鼻、眼或破损的皮肤、黏膜感染；经节肢动物机械性携带卵囊传播而感染；经输血、器官移植也可感染。

（3）易感人群 对弓形虫普遍易感。胎儿和婴幼儿的易感性高于成人，免疫功能低下人群易感性高于正常人。

（六）防治

1. 预防

弓形虫病重在预防。应加强对家畜、家禽和可疑动物的监测隔离；加强饮食卫生管理和肉类检疫制度；教育群众不吃生的或半生的肉、奶、蛋制品，防止猫粪污染食物、蔬菜、饮水；孕妇不养猫等动物，定期做弓形虫检查，以减少先天性弓形虫病的发生。

2. 治疗

急性期患者应及时进行药物治疗，但至今尚无理想的特效药物。常用治疗药物乙胺嘧啶、复方新诺明，孕妇首选螺旋霉素。

（杨小迪）

三、隐孢子虫

隐孢子虫（*Cryptosporidium*，Tyzzer，1907）为体积微小的球虫类寄生虫，广泛存在于多种脊椎动物体内,是一种以腹泻为主要临床表现的人畜共患性原虫病。

（一）形态

隐孢子虫生活史中有滋养体、裂殖体、配子体和卵囊等发育阶段。卵囊（oocyst）是感染阶段,可作为病原学诊断的依据,因此卵囊的形态最重要。卵囊呈圆形或椭圆形,直径 4～6 μm,成熟卵囊内含 4 个裸露的子孢子和残留体（residual body）。子孢子呈月牙形,残留体由颗粒状物和一空泡组成（图 34-20）。在改良抗酸染色标本中,卵囊为玫瑰红色,背景为蓝绿色,对比性很强,囊内子孢子排列不规则,形态多样,残留体为暗黑（棕）色颗粒状。

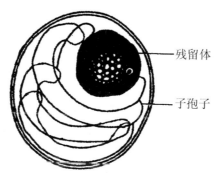

图 34-20　隐孢子卵囊

（二）生活史

隐孢子虫的生活史简单,完成整个生活史只需一个宿主。发育过程有裂体增殖,配子生殖和孢子生殖三个阶段。人和多种动物是本虫的易感宿主,当宿主吞食成熟卵囊后,在消化液的作用下,子孢子在小肠脱囊而出,侵入肠上皮细胞,在被侵入的胞膜下与胞质之间形成纳虫空泡,虫体在空泡内开始无性繁殖,先发育为滋养体,经核分裂后发育成裂殖体,再进行二代裂体增殖。第Ⅱ代裂殖体含 4 个裂殖子。此裂殖子释出后侵入肠上皮发育为雌、雄配子体,进入有性生殖阶段,雌、雄配子体发育成雌、雄配子,两者结合形成合子,进入孢子生殖阶段。合子发育为卵囊。卵囊有薄壁和厚壁两种类型,薄壁卵囊约占 20%,其子孢子逸出后直接侵入宿主肠上皮细胞,继续无性繁殖,形成宿主自身体内重复感染;厚壁卵囊约占 80%,在宿主细胞内或肠腔内孢子化（形成子孢子）。孢子化的卵囊随宿主粪便排出体外,即具感染性。完成生活史约需 5～11 天。

（三）致病

本虫主要寄生于小肠上皮细胞的刷状缘纳虫空泡内。严重者可扩散到整个消化道。亦可寄生在呼吸道、肺脏、扁桃体、胰腺、胆囊和胆管等器官。

寄生于肠黏膜的虫体,使黏膜表面出现凹陷,或呈火山口状。可导致广泛的肠上皮细胞的绒毛萎缩、变短、变粗、或融合、移位和脱落,上皮细胞老化和脱落速度加快。

临床症状的严重程度与病程长短亦取决于宿主的免疫功能状况。免疫功能正常宿主的症状一般较轻,多为自限性腹泻,持续 7～14 天。少数病人迁延 1～2 个月或转为慢性反复发作。免疫缺陷宿主的症状重,常为持续性霍乱样水泻,常伴剧烈腹痛,水、电解质紊乱和酸中毒。病人常并发肠外器官隐孢子虫病,如呼吸道和胆道感染,使得病情更为严重复杂。隐孢子虫感染常为 AIDS 病人并发腹泻而死亡的原因。

(四) 诊断

1. 病原学诊断

粪便直接涂片染色,检出卵囊即可确诊。检查方法主要有:金胺-酚染色法;改良抗酸染色法;金胺酚-改良抗酸染色法等。

2. 免疫学诊断

血清标本的免疫诊断,常采用 IFAT、ELISA 和酶联免疫印迹试验(ELIB),特异性、敏感性均较高。

(五) 流行

隐孢子虫病呈世界性分布。人的感染可能来源于家养动物。爆发流行常见于与病人或病牛接触后的人群,或发生于幼儿园和托儿所等儿童集聚的地方。近年来,英、美等国均有水源污染引起暴发流行的报道。与粪接触,食用含隐孢子虫卵囊污染的食物或水是主要传播方式。儿童较成人易感,农村多于城市,沿海港口多于内地,经济落后、卫生状况差的地区多于发达地区,畜牧地区多于非牧区,旅游者多于非旅游者。

(六) 防治

应防止病人、病畜及带虫者的粪便污染食物和饮水,注意粪便管理和个人卫生,保护免疫功能缺陷或低下的人,增强其免疫力,避免与病人病畜接触。隐孢子虫病至今尚无特效治疗药。用螺旋霉素、巴龙霉素、大蒜素治疗有一定效果。

(焦玉萌)

第三十五章 医学节肢动物

第一节 概 述

节肢动物(Arthropod)是无脊椎动物中最大的一个门类,分类上属于节肢动物门(Phylum Arthropoda),分布广泛,种类超过100万,占动物种类总数80%以上。节肢动物的特征包括:虫体两侧对称,躯体及附肢均分节,故称节肢动物,其体表具有外骨骼(exoskeleton)。

医学节肢动物(Medical Arthropod)即可危害人类健康的节肢动物。医学节肢动物学(Medical Arthropodology)是研究医学节肢动物分类、形态、生活史、生态、致病或传病规律及防制方法的科学,是人体寄生虫学、传染病学、流行病学及公共卫生学的重要组成部分,也是一门独立的学科。由于医学节肢动物中绝大多数为昆虫,通常也称为医学昆虫学(Medical Entomology)。

一、节肢动物的主要特征及分类

节肢动物主要特征:① 虫体两侧对称,身体及对称分布的附肢均分节;② 体表骨骼化,由几丁质及醌单宁蛋白组成的表皮亦称外骨骼;③ 循环系统开放式,整个循环系统的主体称为血腔,内含血淋巴;④ 发育史大多经历蜕皮和变态。

节肢动物门分为10多个纲,与医学有关的是昆虫纲、蛛形纲、甲壳纲、唇足纲、倍足纲。

1. 昆虫纲

虫体分头、胸、腹3部。头部有触角1对,胸部有足3对,多数有翅。主要医学昆虫有蚊、蝇、白蛉、蠓、蚋、虻、蚤、虱、蜚蠊、锥蝽、毒隐翅虫等。

2. 蛛形纲

虫体分头胸和腹两部或头胸腹愈合成一个整体,即躯体,成虫具足4对,无触角,无翅。重要医学类群有蜱(硬蜱、软蜱)、螨(恙螨、革螨、疥螨、蠕形螨、尘螨)、蜘蛛和蝎子等。

各纲的对比如表35-1所示。

表 35-1　节肢动物各纲的主要形态特征

	昆虫纲	蛛形纲	甲壳纲	唇足纲	倍足纲
体形	分头、胸、腹3部分	分头胸和腹或胸腹愈合	分头胸部和腹部	虫体窄长、背腹扁平、多节	体呈长管状、多节
触角	1对	无	2对	1对	1对
足	3对	4对	步足5对	每体节有足1对	每体节有足2对
翅	有或无翅	无翅	无翅	无翅	无翅
呼吸器官	气门或呼吸管	双肺、气管或表皮	由腮呼吸	气门呼吸	气门呼吸
重要虫种	蚊、蝇、白蛉、蚤、等	蜱、螨、蜘蛛	剑水蚤等淡水鱼、淡水虾	蜈蚣等	马陆等

二、医学节肢动物的发育与变态

节肢动物的发育包括卵、幼虫(幼虫、若虫、蛹)、成虫三个时期。正常的发育与节肢动物所处的外界环境有着十分重要的关系。

节肢动物由卵至成虫所经历的外形、内部结构、生理功能、生活习性及行为和本能上的一系列变化的总和称为变态。变态分为2类:

(1) 完全变态　生活史包括卵、幼虫、蛹和成虫四个时期,其特点是要经历1个蛹期,各期之间在外部形态,生活习性差别显著,如蚊、蝇等。

(2) 不完全变态　生活史包括卵、若虫、成虫三个时期,这类节肢动物发育过程中幼虫与成虫的形态和生活习性相似,仅体积较小,性器官未发育成熟,称为若虫,常见的有虱、蜱等。

在节肢动物发育过程中,幼虫破卵而出的过程称为孵化;幼虫或若虫两次蜕皮之间的阶段称为龄期,代表幼虫的发育程度,每蜕皮一次即进入一个新龄期;幼虫发育为蛹的过程称为化蛹;成虫破蛹壳而出的过程称为羽化。

三、医学节肢动物对人类的危害

一些节肢动物可以直接或间接对人体造成危害引致疾病。节肢动物直接损害人体健康叫作直接危害,作为传播媒介传播某些病原体导致人体疾病则叫作间接危害,后者更为重要。

(一) 直接危害

指节肢动物本身对人体直接造成的损害,包括以下几个方面:

1. 骚扰和吸血

蚊、蛉、蚤、臭虫、蜱等叮刺吸血,造成骚扰,影响人们的工作和休息。蚊虫在夏天一般可2~3天吸血一次。

2. 螫刺和毒害

某些节肢动物具有毒腺、毒毛或者体液有毒,螫刺时分泌毒液注入人体而使人受害。如蜈蚣、蝎子、毒蜘蛛等刺咬人后,不仅局部产生红、肿、痛,而且可引起全身症状;某些蜱吸血时将毒液注入人体,导致传导阻滞而出现肌肉麻痹,引起蜱瘫痪;又如某些毒蛾和具有毒毛的幼虫,若其毒毛接触到人体皮肤可引起皮炎。

3. 超敏反应(变态反应)

节肢动物的躯体成分及其涎液、分泌物、排泄物及皮壳等,都可以成为致敏原,引起宿主过敏反应。如尘螨,可以引起尘螨性哮喘、过敏性鼻炎;粉螨、革螨引起螨性皮炎。

4. 寄生

一些节肢动物可直接寄居在人体组织或器官内而造成损害。如有些蝇类幼虫寄生于宿主的腔道、皮肤等处引起蝇蛆病(myiasis);蠕形螨寄生在人体毛囊、皮脂腺内,可引起蠕形螨病;潜蚤寄生在宿主足趾等处皮肤内引起潜蚤病(tungiasis);疥螨寄生于皮肤引起疥疮(scabies)等。

(二) 间接危害

医学节肢动物携带病原体并传播疾病称为节肢动物的间接危害。能传播疾病的节肢动物称为媒介节肢动物。由节肢动物传播的疾病称为虫媒病(arbo disease),在传染病中具有重要地位。虫媒病的种类很多,其所传播的病原体包括病毒、细菌、立克次体、螺旋体、原虫、蠕虫等(表35-2)。根据病原体与节肢动物的关系,将节肢动物传播疾病的方式分为以下两类:

1. 机械性传播(mechanical transmission)

节肢动物在传播病原体时只是起到运输、携带作用,病原体的形态、数量不发生变化,如蝇和蟑螂传播痢疾、伤寒、霍乱等。医学节肢动物对病原体仅起着携带、输送的作用,病原体机械地从一个宿主被传给另一个宿主,或从某一污物如宿主带"病原菌"的粪便,被输送到宿主的食物、膳具上,造成食物等污染和病原体传播。病原体在与昆虫接触过程中不发生明显的形态变化或生物学变化。当然,在特定条件下亦可以繁殖,但并非必要。医学节肢动物还可以携带阿米巴包囊、蠕虫卵等寄生虫病原,这类传播称为机械性传播。

2. 生物性传播

某些节肢动物是病原体的宿主,病原体必须在这些节肢动物体内经过发育或繁殖之后才能传给人体,病原体有形态、数量的变化,这类传播称为生物性传播。例如蚊传播疟疾。有的病原体不仅在节肢动物体内繁殖,而且可侵入雌性节肢动物的卵巢,经卵传至下一代后仍具有感染性,称为经卵传递。这种节肢动物媒介,由于产生众多的感染后代,起着更大的传播作用。例如恙螨幼虫吸入立克次体之后,立克次体经过恙螨成虫的卵传给下一代幼虫,幼虫叮刺人体时使人感染立克次体。

四、医学节肢动物的防治原则

许多有机杀虫剂的不断发展和广泛应用,使得医学节肢动物的防制和虫媒病的控制取得了重要的进展。但是,随着化学杀虫剂长期、单一、大量滥用,目标节肢动物的抗药性越来越普遍,杀虫剂对环境污染及其对生态平衡的影响也越来越严重,由此,人们不得不寻求更加科学有效的防制途径和策略。

表 35-2 重要节肢动物与传播疾病的关系

类别	病名	病原体	我国重要传播媒介
病毒病	流行性乙型脑炎	乙型脑炎病毒	三带喙库蚊
	登革热	登革病毒	埃及伊蚊、白纹伊蚊
	森林脑炎	森林脑炎病毒	硬蜱
	新疆出血热	新疆出血热病毒	硬蜱
	流行性出血热	汉坦病毒	革螨、恙螨
细菌病	鼠疫	鼠疫杆菌	印鼠客蚤
	野兔热	土拉伦斯菌	蜱、革螨
立克次体病	流行性斑疹伤寒	普氏立克次体	人虱
	地方性斑疹伤寒	斑疹伤寒立克次体	印鼠客蚤
	恙虫病	恙虫病立克次体	恙螨
	Q热	贝氏立克次体	蜱
螺旋体病	回归热	回归热疏螺旋体	人虱、软蜱
	莱姆病	伯氏疏螺旋体	蜱
原虫病	疟疾	疟原虫	按蚊
	黑热病	杜氏利什曼原虫	中华白蛉
蠕虫病	马来丝虫病	马来布鲁线虫	中华按蚊、嗜人按蚊
	班氏丝虫病	班氏吴策线虫	致倦库蚊、淡色库蚊

综合防制,是节肢动物防制的一种综合性策略,同时又是一种防制思路,它从媒介与生态环境和社会条件的整体观点出发,本标兼治,以治本为主,本着安全、有效、经济和简便的原则,因地因时制宜地对防制对象采取各种合理手段和有效方法,组成一套系统的防制措施,把目标节肢动物的种群数量降低到不足以传播疾病的程度。综合防制不仅仅是两种或几种防制方法或手段的简单合并使用,也不片面地反对使用化学杀虫剂,它是强调目标害虫的防制与环境的统一;强调治本,把环境治理放在首位;同时也强调防制措施及方法的系统组合,并以控制种群数量为一般防治目的。

综合防制的目标是种群(population),控制种群数量是防制病媒节肢动物的一般目的。所谓种群,是指在一定空间(或地域)内同种个体的集合,换言之,即种群由一定空间或地域内同种个体所组成。特定种群的出生率、死亡率、平均寿命、性别比例、年龄组配以及种群所处的环境温度、湿度、光照、降雨量等生态条件都对种群的数量和密度变化造成直接或间接的影响。节肢动物防制就是通过上述因素的改变或直接杀灭来达到降低种群数量的目的。

医学节肢动物的防制方法包括环境治理、物理防制、化学防制、生物防制、遗传防制及法规防制等六个方面。在制定系统的综合防制措施时,可以有选择地联合采用。

(一) 环境治理

环境治理是根据媒介节肢动物的生态习性来改造或处理环境,通过改变环境达到减少目标节肢动物孳生、预防和控制虫媒病的目的。环境治理包括环境改造(environmental modification)和环境处理(environmental manipulation),消除蚊虫孳生地等,以减少孳生场所,防止媒介节肢动物孳生繁殖;改善人们的居住条件和生活习惯,搞好环境卫生,以减少或避免人-媒介-病原体三者的接触机会,从而防止虫媒病的传播。

(二) 物理防制

利用各种机械、热、光、声、电等手段,捕杀、隔离或驱赶害虫的方法。如装纱窗、纱门防止蚊、蝇等进入室内;挂蚊帐防止蚊虫叮咬;以及高温灭虱,用捕蝇笼、捕蝇纸诱捕蝇等。

(三) 化学防制

化学防制指使用天然或合成的化合物为主要内容的防制方法,其中又以人工合成的化合物为主,包括杀虫剂(insecticides)、驱避剂(repellents)等。理想的化学杀虫剂应当具有以下特点:

(1) 高效速杀　低剂量下即有强大杀虫作用,短时间内即可奏效。
(2) 广谱多用　对多种医学昆虫的成虫、幼虫和农业害虫均有良好毒杀作用,不伤天敌。
(3) 低毒无药害　对非靶生物安全(对人畜低毒、不伤天敌等),所使用的浓度和剂量不至污染环境。
(4) 低残毒　药物在外界一定时间能自然降解,不污染环境,不造成公害。
(5) 抗药性好　目标节肢动物不易产生抗药性。
(6) 原料易得　生产容易,价格低廉,使用方便。

第二节　常见医学节肢动物

一、蚊

蚊(mosquito)属于双翅目(Dipera)、蚊科(Culicidae),是最重要的医学昆虫类群。蚊种类很多,分布很广,迄今为止全世界已记录蚊虫共3亚科(巨蚊亚科 Toxorhynchitinae、按蚊亚科 Anophelinae、库蚊亚科 Culicinae),38 属,3350 多种(亚种),我国已发现的蚊类有 17属 350 种以上,其中按蚊、库蚊、伊蚊 3 个属的蚊种超过半数。重要的传病蚊种有 9 种:中华按蚊(*Anopheles sinensis*)、嗜人按蚊(*An. anthropophagus*)、微小按蚊(*An. minimus*)、大劣按蚊(*An. dirus*)、淡色库蚊(*Culex pipiens pallens*)、致倦库蚊(*Cx. P. quinquefasciatus*)、三带蚊库蚊(*Cx. P. tritaeniorhynchus*)、白纹伊蚊(*Aedes albopictus*)和埃及伊蚊(*Ae. aegypti*)。

(一) 形态与结构

1. 成蚊

(1) 形态　体型较小,体长约 1.6~12.6 mm,分头、胸、腹 3 部分,体色可呈灰褐色、棕褐色或黑色(图 35-1)

① 头部。有复眼、触角和触须各 1 对,喙 1 根突出于头的前端。触角位于复眼前方凹陷

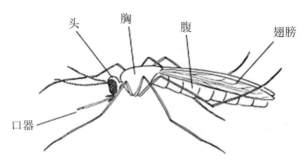

图 35-1 成蚊外部形态(雌)

处,分节,第 3 节以后各节均细长呈鞭节。多数蚊类的触角具有两性特异差异,即雄蚊的轮毛短而稀,雄蚊的轮毛长而密。在雌蚊触角上,除轮毛外,还有另一类短毛分布在每一鞭节上,这些短毛对空气中化学物质的变化有反应,对二氧化碳浓度和湿度的变化尤其敏感,在雌蚊寻觅吸血对象时起重要作用。触须又称下颚须,位于下颚基部侧面。两性按蚊的触须均与喙等长,雄蚊的触须末端膨大;库蚊、伊蚊的雌蚊触须甚短,短于喙之一半;库蚊雄蚊的须长于喙,伊蚊雄蚊的触须与喙等长(图 35-2)。喙从头部前下方伸出,为细长针状结构的刺吸式口器,能刺入皮肤组织吸取血液。由上唇、舌各 1 根,上、下颚各 1 对组成,包藏在鞘状下唇之内。上唇细长,腹面凹陷构成食物管的内壁。舌位于上唇之下,和上颚共同把开放的底面封闭起来组成食管。舌的中央有 1 条唾液管。上颚末端较宽,下颚末端较窄,呈刀状,其内侧具细锯齿,是蚊吸血时用以切割皮肤的工具。下唇末端裂为 2 片,称唇瓣。当雌蚊吸血时,针状结构刺入皮肤,而唇瓣在皮肤外挟住所有刺吸器官,下唇则向后弯曲而留在皮外,具有保护与支持刺吸器的作用(图 34-2)。雄蚊的上、下颚退化或几乎消失,不能刺入皮肤,因而不适于吸血。

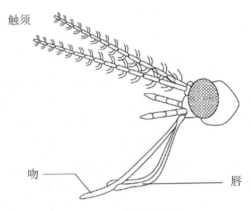

图 35-2 雌蚊的口器

② 胸部。由 3 节组成,分前胸、中胸和后胸。中胸特别发达,有 1 对翅,后翅退化为平衡棒,为双翅目昆虫的特征。中胸背板几乎占据全胸背,由前往后依次为盾片、小盾片及后背片。按蚊小盾片后喙呈弧形,库蚊和伊蚊的小盾片为三叶状。蚊翅窄长、膜质。脉纵脉 6 条,其中 2、4、5 条各分两支。翅上盖有鳞片,可形成麻点、斑点,是蚊分类鉴定的重要依据。3 对足细长,足上常有鳞片形成的黑白斑点和环纹,为分类的重要特征。中胸、后胸各有 1 对气门。

③ 腹部。由 11 节组成,有的蚊种其背面有淡色鳞片组成的淡色横带、纵条或斑。最末 3 节为外生殖器;雌蚊腹部末端有 1 对尾须,雄蚊则为钳状抱器,构造复杂,是鉴别蚊种的重要依据。

(2) 内部结构　消化系统和生殖系统与医学关系最密切。

① 消化系统。由口腔、咽、食管、胃、肠及肛门组成。胃是食物消化与吸收的主要部分。前胸内有唾腺 1 对,各分 3 叶,各叶以一小唾腺管汇合成总管通入舌内。唾腺可分泌和贮存唾液。唾液中含有多种酶,包括抗血凝素、溶血素和凝集素等。

② 生殖系统。雄蚊有 1 对睾丸,睾丸发出输精管在远端膨大为储精囊,继而经导管汇合形成射精管。其远端为阴茎,两侧有抱器。雌蚊有 1 对卵巢。两输卵管汇成总输卵管与阴道相连。总输卵管形成前的膨大部称壶腹(ampulla)。受精囊(spermatheca)和 1 对副腺开口于阴道远端。阴道开口于第 8、9 腹节交界处的腹面。每个卵巢由几十个至二百多个卵巢小管组成。每个卵巢小管生发区由 2~3 个发育程度不同的卵泡(follicle)组成。卵泡依次从顶端的增殖卵泡、中间的幼小卵泡到近输卵管的成卵卵泡逐个发育成熟。当成卵卵泡中的卵成熟排出后,幼小卵泡又发育为成卵卵泡,每排出 1 次卵,在卵巢小管上就留下 1 个膨大部(inflation)(图 35-3)。此外,呼吸系统中的微气管分布在卵巢上,卷成细密的丝状,卵巢在妊娠后膨大,微气管也因而伸直,故可鉴别是否经产雌蚊。了解这些,有助于对蚊媒传病与防制进行评价。

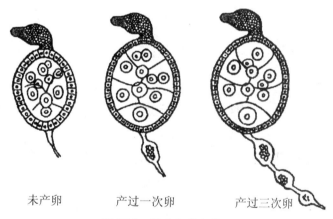

未产卵　　　产过一次卵　　　产过三次卵

图 35-3　蚊虫卵巢小管

2. 卵

卵较小,不足 1 mm。常见的三属蚊卵有明显区别,按蚊卵呈舟形,两侧具浮囊,产出后浮在水面;库蚊卵和伊蚊卵均无浮囊,库蚊卵呈圆锥形,产出后黏在一起形成卵筏,伊蚊卵常呈橄榄形,产出后单个沉在水底。见图 35-4。

3. 幼虫

幼虫共分四龄。初孵出的幼虫长约 1.5 mm,四龄幼虫体长为一龄幼虫体长的 8 倍。虫体分为头、胸、腹 3 部。头部有触角、复眼、单眼各 1 对,咀嚼式口器。口器两侧有细毛密集的口刷,能迅速摆动以摄取水中的食物。胸部略呈方形,不分节。腹部明显窄于胸部,可见 9 节。第 8 节背面有气孔器与气门或呼吸管,为幼虫分类的重要依据(图 35-4)。按蚊具气门无呼吸管,各腹节背面两侧有掌状毛,有漂浮作用;库蚊呼吸管细长;伊蚊呼吸管粗短。

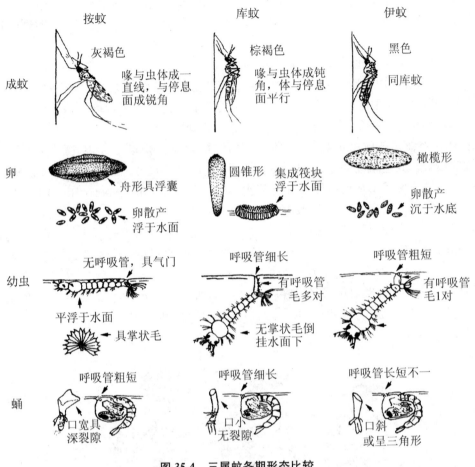

图 35-4 三属蚊各期形态比较

4. 蛹

蛹呈逗点状,有呼吸管 1 对,位于胸背两侧,是分属的重要依据(图 35-4)。

(二) 生活史

蚊发育属于全变态,生活史分卵、幼虫、蛹、成虫 4 个阶段,前 3 期生活在水中,成虫生活于陆地。蚊卵产于水中,在 30 ℃时经 2~3 d 孵出幼虫。经 3 次蜕皮后发育为 4 龄幼虫。5~7 d 化蛹,2~3 d 后羽化成蚊。完成一个世代需 7~15 d,一年可繁殖 7~8 代。雌蚊的寿命 1~2 月,雄蚊的寿命 1~3 周。

雌蚊在 10 ℃以上开始叮人吸血,伊蚊主要在白天吸血,其他蚊种多在夜晚吸血。气温低于 10 ℃时,蚊卵巢发育停滞,营养物质转化为脂肪,进入越冬。大多蚊虫以成蚊越冬,而微小按蚊以幼虫越冬,伊蚊则以卵越冬。在热带和亚热带全年平均温度在 10 ℃以上的地区,无越冬现象。

蚊除叮咬吸血、骚扰人体外,主要传播以下疾病:疟疾、丝虫病、登革热、流行性乙型脑炎。

(三) 防制原则

1. 物理防制

安装纱窗纱门、挂蚊帐、人工扑打、灯光诱杀、使用蚊香等捕杀或驱走蚊子。

2. 化学防制

常用的杀虫剂主要是菊酯类药物。

3. 生物防制

将鲤鱼、鲫鱼和草鱼放养于稻田和池塘,可大量减少蚊幼虫的密度。苏云金杆菌和沃尔巴克菌可通过不同方式防制蚊及蚊媒病。

4. 遗传防制

通过改变和取代遗传物质的方法,降低蚊的生殖潜能来达到灭蚊的目的。

二、蝇

蝇(fly)属于双翅目、环裂亚目的昆虫,全世界大约有 64 科 35000 多种,我国有 2000 多种。与人类疾病有关的多属于蝇科(Muscidae)、丽蝇科(Calliphoridae)、麻蝇科(Sarcophagidae)和狂蝇科(Oestridae)中的蝇种。

(一) 形态

成蝇体长 4～14 mm,呈黑色、黄褐色、暗褐色,多带有金属光泽的绿、蓝、青、紫色等,蝇的全身长满鬃毛,虫体分头、胸、腹三部分(图 35-5)。头部近似半球形,有复眼 1 对,大而明显,雌蝇两复眼间距较宽,雄蝇较窄,头顶中央有 3 个单眼,排成三角形。触角 1 对位于颜面正中,分 3 节,第 3 节最长,在其基部外侧有触角芒 1 根。大多蝇类的口器为舐吸式,少数为刺吸式(吸血蝇),舐吸式口器由基喙、中喙和唇瓣组成,可伸缩折叠,唇瓣肥大可以直接舐吸食物,唇板腹面有对称排列的假气管,食物由此流入两瓣中央处的口腔。蝇的前后胸退化,中胸特别发达,其背板和侧板上有鬃毛、斑纹等特征是分类的依据。1 对前翅,翅上有前缘脉、亚缘脉,还有 6 条不分支的纵脉(图 35-6)。后翅退化为平衡棒。足 3 对,跗节分 5 节,足

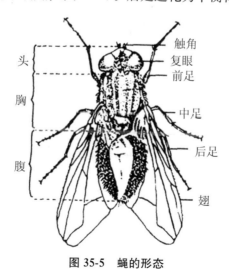

图 35-5 蝇的形态

末端有爪及爪垫各1对,爪间突1个。爪垫发达,密布黏毛,可分泌黏液,适于携带大量病原体。腹部圆筒形,分10节,外观上可见5节。其余各节转化为外生殖器,不用时缩在腹内。雄性的外生殖器是蝇类鉴定的重要依据。

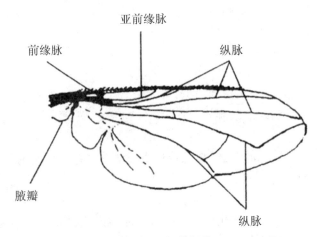

图35-6　蝇的翅脉

(二) 生活史及生态

除有些种类如麻蝇和某些家蝇直接产幼虫外,绝大多数的蝇类发育为完全变态,生活史可分卵、幼虫、蛹、成虫4个时期。蝇类多数产卵于人畜粪便,垃圾,腐败的动物、植物中,在较适宜的条件下卵期1 d,幼虫期4~8 d,蛹3~6 d,完成一个世代需8~10 d,一年中可有10~12代(图35-7)。

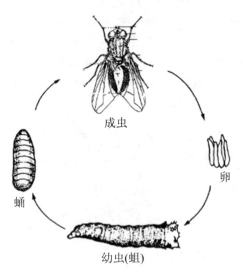

图35-7　蝇的生活史

蝇类孳生于含有机物质的场所。蝇嗜食香甜食品和腐烂食品,动物的分泌物、排泄物等,且有边食、边吐、边排泄的习性。由于蝇的食性特点、孳生习性和特有的形态结构,使成蝇可黏附(携带)大量的病原体,而成为重要的传病媒介。

（三）与疾病的关系

1．机械性传播

通过蝇类体内外携带病原体，是蝇类主要的传病方式，所传播的疾病有肠道传染病、呼吸道传染病、皮肤病、眼病、神经系统疾病等。

2．生物性传播

有的非吸血蝇如果蝇可作为眼结膜吸吮线虫的中间宿主，有的吸血蝇可传播锥虫病（睡眠病）。

3．蝇蛆病

某些蝇类幼虫可寄生于人体或动物组织器官中，引起的疾病称为蝇蛆病，我国已见有各种蝇蛆病800余例。临床上根据蝇蛆寄生部位不同，常分为以下几类：

（1）眼蝇蛆病　主要由狂蝇属引起，偶见丝光绿蝇、舍蝇引起的病例。

（2）皮肤蝇蛆病　多由纹皮蝇和牛皮蝇一龄幼虫所引起。症状多为移行性疼痛、出现幼虫结节或匐行疹。移行的部位可有痛胀和瘙痒感。污蝇、绿蝇、金蝇等属幼虫入侵皮肤伤口处也可引起伤口蝇蛆病。

（3）口腔、耳、鼻咽蝇蛆病　多由金蝇、绿蝇和麻蝇等属的蝇类引起。因这些器官的分泌物气味招致蝇类在此产卵或产幼虫。严重时幼虫可穿透软腭与硬腭，使鼻中隔、咽骨遭破坏，甚至引起鼻源性脑膜炎。

（4）胃肠蝇蛆病　多由家蝇、厕蝇、腐蝇、金蝇、丽蝇等属蝇种引起，在牧区偶见有胃蝇幼虫寄生所致。可因蝇卵或幼虫随污染的食物或饮水进入人体而致病。多数患者由消化道症状。粪便检出蝇蛆可以诊断。

（5）肛门、泌尿生殖道蝇蛆病　致病蝇种有绿蝇、金蝇、厕蝇、麻蝇的幼虫。可引起尿道炎、膀胱炎与阴道炎等。

（四）防制原则

灭蝇的基本原则和根本措施是搞好环境卫生、食品卫生与个人卫生。根据蝇的生态习性消除滋生地。

1．环境防制

根据蝇的生态习性和季节消长规律，消除、隔离孳生物的性状，如搞好环境卫生，清除垃圾、粪便、污物等是控制蝇类孳生的基本措施。

2．物理防制

采用淹杀、闷杀、堆肥等方法杀灭幼虫及蛹；通过采用纱门、纱窗防蝇，通过采用诱蝇笼诱捕、粘蝇纸粘捕及电子灭蝇灯捕杀等方法消灭成蝇。

3．化学防制

采用菊酯类杀虫剂如马拉硫磷和倍硫磷滞留喷洒及毒饵诱杀。

4．生物防制

自然界中蝇类的天敌种类很多，如螨类、蜘蛛、蜥蜴、蟾蜍等，能分别蚕食蝇类的卵、幼虫或成蝇，但被利用的不多。已试用的有寄生蜂作用于蝇蛹。苏云金杆菌H9的外毒素可使家蝇及丝光绿蝇的幼虫有防制作用。

5. 遗传防制

通过射线处理,使雄蝇发生染色移位,从而导致其生育能力减弱。

三、螨

(一) 疥螨

疥螨(itch mites)为寄生于人和哺乳动物皮肤表皮层内引起疥疮的病原体。寄生于人体的疥螨为人疥螨(*Sarcoptes scabiei*),是一种永久性寄生螨。成虫近圆形,背部隆起,腹面较平,淡黄或乳白色。雌螨体长约 0.3~0.5 mm,雄螨略小。颚体短小,位于体前端,主要由 1 对钳状螯肢和 1 对圆锥状须肢组成。腹面有 4 对粗短呈圆锥形的足,足短粗似圆锥形,分 5 节,前 2 对足末端均具有长柄的爪垫,称吸垫,后 2 对足的末端不同,雌虫的后 2 对足的末端有长刚毛 1 根,而雄虫的第 3 对足末端有长刚毛 1 根,第 4 对足的末端为吸垫(图 35-8)。

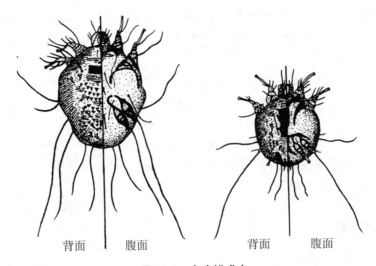

图 35-8 人疥螨成虫

疥螨发育过程分卵、幼虫、前若虫、后若虫及成虫五期。

疥螨是疥疮的病原体。多寄生人体皮肤薄嫩处,如指缝、肘窝、腋窝、脐周、生殖器、腹股沟、足趾间等,女性乳房下部也有寄生,儿童则不拘部位均可被侵袭。以角质层组织和渗出的淋巴液为食,并以螯肢和足在皮下开凿,逐渐形成蜿蜒隧道。雌螨一天可掘隧道 0.5~5 mm。在疥螨侵犯皮肤的入口处可发生针尖大的丘疹和脓疱,可发生奇痒,尤其夜间睡眠时虫体活动增强,搔痒更甚。患者常搔破皮肤而继发细菌感染变成脓疱疥。疥螨的传播多为直接接触,如与患者同床睡眠或间接地使用患者用具和穿患者衣裤而受感染。

实验诊断最可靠的方法是从隧道中找到虫体,如用消毒针头将隧道尽端挑破,取出疥螨在镜下鉴定;也可用刀片沾少量矿物油在丘疹处连刮数次,将刮取物放镜下检查,此法常可查到幼虫。

防制措施为加强卫生宣传教育,注意个人卫生,避免与患者接触或使用他们的衣物。患者衣物和公用被褥、床单、枕巾、浴巾等物要用蒸汽或煮沸消毒处理。治疗药物有硫黄软膏、苯甲酸苄酯擦剂等。

（二）蠕形螨

蠕形螨俗称毛囊虫（follicle mite），虫体细小似蠕虫状，是一种永久性寄生螨。寄生人体的蠕形螨有两种，即毛囊蠕形螨（*Demodex folliculorum*）和皮脂蠕形螨（*D. brevis*）。

成虫乳白色，长 0.1～0.4 mm，由颚体、足体和末体三部分组成（图35-9）。足体约占虫体 1/4，腹面有足 4 对，足粗短呈牙突状。毛囊蠕形螨形较细长，末体占躯体长度的 2/3～3/4，末端钝圆。皮脂蠕形螨略短粗，末体占躯体的 1/2，末端尖细呈锥状。

蠕形螨生活史为不完全变态。两种蠕形螨的发育基本相似，有卵、幼虫、前若虫、若虫、成虫五个期。由卵发育至成虫约需 14.5 d，雌螨寿命约 4 个月以上。蠕形螨各期均寄生于人体皮肤皮脂腺发达的部位，尤以鼻尖、鼻翼、眼周围、唇、颊、颏、前额、外耳道等处最多，其次是头皮、颈、乳头、胸、背部等处。蠕形螨寄生于毛囊和皮脂腺内，以上皮细胞、腺细胞和皮脂为食。毛囊蠕形螨多群居，皮脂蠕形螨多单个寄生。蠕形螨对温度、湿度较敏感，发育最适温度为 37 ℃，54 ℃ 为致死温度。相对湿度较大有利于虫体生存，干燥易使虫体死亡。

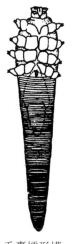 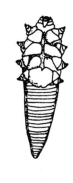

毛囊蠕形螨　　皮脂蠕形螨

图 35-9　蠕形螨

目前一般认为人体蠕形螨为条件致病寄生虫，大多数人为无明显症状的带虫者。在面部有痤疮、脂溢性皮炎、红斑丘疹、酒渣鼻的患者中，蠕形螨的感染率明显高于健康人。由于从酒渣鼻患者病理切片中观察到大量蠕形螨及一系列病理变化，有人认为蠕形螨寄生可能是导致酒渣鼻的主要病因之一。

实验诊断可用挤压涂片法或透明胶纸粘取法检查。预防蠕形螨感染，要注意个人卫生，尽量不使用患者和带螨者的毛巾、脸盆、枕巾。治疗可口服甲硝唑、伊维菌素等，亦可外用甲硝唑霜、10%硫黄软膏、100%苯甲酸苄酯乳剂等。

（三）恙螨

恙螨（chigger mite）又称恙虫，仅幼虫营寄生生活，因此分类以幼虫为主。常见的种类有地里纤恙螨和小背纤恙螨。恙螨的幼虫为椭圆形，呈红、橙、乳白色或淡黄色，大小为 0.2～0.5 mm（图35-10）。颚体位于体前端，螯肢和须肢呈圆锥形。躯体背部前方有背板，背板上通常有毛 5 根和 1 对圆形感器基，由此生出丝状、羽毛状或棒状感器。背板两侧有 1～2 对眼，背板后面有横列背毛。腹面有足 3 对。

恙螨发育经卵、前幼虫、幼虫、若蛹、若虫、成蛹、成虫期，完成一代约需 2～3 个月，有些螨则长达 1 年。

人体寄生部位多见于颈部、腋窝、腰、腹股沟、阴部等处。其幼虫叮咬人体时注入涎液，并分泌溶组织酶溶解宿主皮肤组织，在叮咬处出现奇痒的丘疹，有时出现炎症，引起恙螨性皮炎，有时可继发性细菌感染。恙螨可传播恙虫立克次体而引起恙虫病，患者表现为起病急、持续高热、皮疹、局部或全身淋巴结肿大。该病原体可经卵传递到下一代幼虫。

恙螨分布于温暖潮湿地区，尤其是热带雨林地区，清除杂草、灭鼠是消灭恙螨、杜绝恙虫病的根本措施。使用药物喷洒消灭孳生地,并做好个人防护。

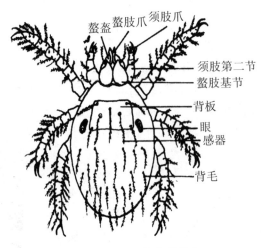

图 35-10　地里纤恙螨幼虫

(四) 尘螨

尘螨(dust mite)普遍存在于居室内的尘埃和储藏物中。与人类关系密切的常见种类有屋尘螨和粉尘螨。尘螨以皮屑、面粉、霉菌等为食。

成虫椭圆形,乳黄色,体长$(0.2～0.5)$mm$\times(0.1～0.4)$mm。表皮有细密或粗皱的指纹状皮纹,颚体具螯肢和触须各1对,躯体背面前端有狭长盾板,雄虫体背后部还有后盾板,肩部有1对长鬃,后端有2对长鬃。足4对,跗节末端具钟形吸盘(图 35-11)。尘螨发育过程有卵、幼虫、第1期若虫、第2期若虫、成虫。

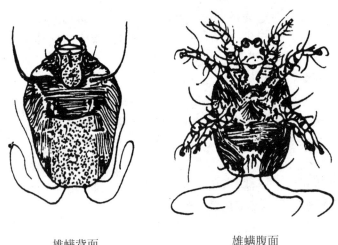

雄螨背面　　　雄螨腹面

图 35-11　屋尘螨

尘螨的排泄物、分泌物及死亡虫体的分解产物是强烈的致敏原,可引起超敏反应性疾病,如尘螨性哮喘、过敏性鼻炎、过敏性皮炎、婴幼湿疹等。

尘螨分布极为广泛。尘螨性过敏反应发病因素较多,常与遗传、职业、地区及接触等因素有关。因此应注意清洁卫生，经常清除室内尘埃，勤洗衣服，勤晒被褥床垫，经常保持室内通风、干燥、少尘以清除尘螨滋生地。灭螨可用尼帕净、虫螨磷等杀螨剂。患者可用尘螨浸液进行脱敏治疗，每周 1 次，15 周为 1 个疗程，剂量由小到大，有效率可达 70% 以上。

四、蜱

蜱(tick)属于蜱螨亚纲的寄螨目、蜱总科。分软蜱和硬蜱。我国已知软蜱约 10 多种，硬蜱约 100 多种。虫体椭圆形，未吸血时腹背扁平，背面稍隆起，成虫体长 2～10 mm，饱血后胀大如赤豆或蓖麻子达小，有时可达 30 mm。表皮革质，背面或具壳质化盾板，虫体分颚体和躯体两部分。软蜱的形态结构和硬蜱基本相似，但颚体较小，位于虫体腹面，躯体背面无盾板。从外形看难区别雌、雄(图 35-12)。

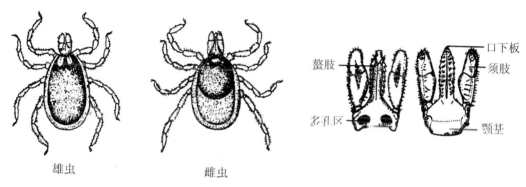

图 35-12　全沟蜱颚体及成虫背面观

蜱的发育过程分卵、幼虫、若虫、成虫四个时期。在适宜条件下卵经 2～4 周孵出幼虫，幼虫饱食后经 1～4 周发育为若虫。若虫饱食后经 1～4 周蜕变为成虫。

硬蜱产卵在牧场、林区、草原等处。软蜱产卵在人畜住处的缝隙或鸟巢穴中。

蜱对人体的危害包括：① 直接危害。主要是蜱在叮咬吸血时被叮咬的局部充血、水肿，甚至继发感染，使局部组织出现炎症；有的硬蜱和软蜱在吸血过程中涎液能分泌麻痹神经的毒素，引起蜱瘫痪。② 传播疾病。蜱是人畜共患病的重要传播媒介，可传播的病原体有病毒、螺旋体、立克次体、细菌等。

预防原则为清除孳生地、搞好个人防护，如进入林区、荒漠、草原等蜱孳生地中，外露部位可涂搽驱避剂。离开疫区前应互相检查，勿将蜱带出疫区。

五、虱

虱(lice)为人体体外永久性寄生虫，寄生人的虱有人头虱、人体虱和耻阴虱。虱为不完全变态，分卵、若虫及成虫三期(图 35-13)。

人头虱多寄生于头部耳后发根上，人体虱主要寄居在衣服的皱缝内，卵多黏附于衣裤的织物纤维上。耻阴虱多寄生于阴毛、肛周体毛等处。成虱和若虫均嗜吸血，常边吸血边排便。虱对温、湿度极为敏感，最适宜的温度为 29～32 ℃，当人体体温升高、出汗或死亡后变冷时，则迅速爬离原宿主，另觅新宿主寄生，此习性与传播疾病有关。

虱叮咬后，局部皮肤可出现瘙痒和丘疹，搔破后可继发感染。人虱传播的疾病主要为流行性斑疹伤寒及流行性回归热等。

人虱主要通过接触而传播,因此防虱感染的重要措施是注意个人卫生,保持衣被清洁。

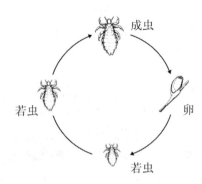

图 35-13　虱成虫和卵

六、蚤

蚤(flea)属于蚤目(Siphonaptera),是哺乳动物和鸟类的体外寄生虫。全世界记录蚤共 2000 多种,我国已知有 454 种,其中仅少数种类与传播鼠疫等疾病有关,如致痒蚤(*Pulex irritans*)和印鼠客蚤(*Xenopsylla cheopis*)等。

成虫体小,长约 2～4 mm,雌蚤略长,雄蚤稍短,体棕黄至深褐色。有眼或无眼。全身多刚劲的刺称为鬃(bristle)。头部较小呈三角形,中间的触角窝将头分为前头和后头两部分,前头上方称额,下方称颊。触角藏于触角窝(antennal fossa)内,分 3 节,末节膨大。前头腹面有刺吸式口器。蚤头部有许多鬃,根据生长部位称眼鬃、颊鬃、后头鬃等;有的种类颊部边缘具有若干粗壮的棕褐色扁刺,排成梳状,称为颊栉(genal comb)。胸部分 3 节,每节由背板、腹板各一块及侧板 2 块构成。有的种类前胸背板后缘具有粗壮的梳状扁刺,称前胸栉(pronotal comb)。无翅。足 3 对,长而发达,以基节最为粗壮,适于跳跃;跗节分 5 节,末节有爪 1 对。腹部由 10 节组成,前 7 节背板两侧各有气门 1 对;雄蚤 8、9 腹节,雌蚤 7～9 腹节特化为外生殖器;第 10 腹节为肛节。第 7 节背板后缘两侧各有一组粗壮的鬃,称臀前鬃(antepygidial bristle),保护着其后第 8 节上的臀板(pygidium)。臀板为感觉器官,略呈圆形,板上有若干杯状凹陷并且各具一根细长鬃和许多小刺。

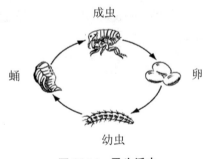

图 35-14　蚤生活史

蚤发育为完全变态,生活史包括卵、幼虫、蛹和成虫 4 个阶段(图 35-14)。卵呈椭圆形,长 0.4～1.0 mm,初产时白色、有光泽,以后逐渐变成暗黄色。卵在适宜的温度、湿度条件下,5d 左右孵出幼虫。幼虫形似蛆而小,有三龄。体白色或淡黄色,连头共 14 节,头部有咀嚼式口器和触角 1 对,无眼、无足,每个体节上均有 1～2 对鬃。幼虫活跃,爬行敏捷,经 2～3 周发育,蜕皮 2 次,变为成熟幼虫,体长可达 4～6 mm。成熟幼虫吐丝作茧,在茧内第 3 次蜕皮、化蛹。茧呈黄白色,体外常粘着一些灰尘或碎屑,有伪装作用。蛹具成虫雏形,头、胸、腹及足均已形成,并逐渐变为淡棕色。蛹期 1～2 周,有时可达 1 年,主要受温度和湿度影响。蛹羽化时需外界的刺激,如空气的震动、动物走近、接触压力以及温度的升高等,均可诱使成虫羽化、破茧而出。这一特性可解释为什么人进入久无人住的房舍时会遭受蚤的袭击。

成虫羽化后即可交配、吸血,并在1～2d后产卵。雌蚤一生可产卵数百个。蚤的寿命约1～2年。雌蚤通常在宿主皮毛上和窝巢中产卵。由于卵壳缺乏黏性,宿主身上的卵最终都散落到其窝巢及活动场所,这些地方也就是幼虫的孳生地,如鼠洞、畜禽舍、屋角、墙缝、床下以及土坑等。幼虫以尘土中宿主脱落的皮屑、成虫排出的粪便及未消化的血块等有机物为食;而阴暗、温湿的周围环境是幼虫和蛹发育的适宜条件。

蚤两性都吸血,通常一天需吸血数次,每次吸血约2～3 min,常吸血过量以致血食来不及消化即随粪便排出。蚤耐饥饿能力也很强,有些种类能耐饥达10个月以上。人被蚤叮刺后,皮肤瘙痒,出现红斑或丘疹等,严重者可影响休息或因搔破皮肤而继发感染。蚤可传播鼠疫、地方性斑疹伤寒;蚤可作为犬复孔绦虫、缩小膜壳绦虫及微小膜壳绦虫的中间宿主,人因误食含似囊尾蚴的蚤幼虫而感染。蚤的宿主范围很广,包括兽类、鸟类、小型哺乳动物,尤以啮齿目(鼠)为多。由于善跳跃,蚤可在宿主体表和窝巢内外自由活动,个别种类可固着甚至钻入宿主皮下寄生,如潜蚤(Tunga)。宿主选择性随种而异,传播疾病者大多是选择性不严的种类。

蚤生活史各期的发育及成虫的繁殖对温度的依赖都很大,温度低时卵的孵化、幼虫蜕皮化蛹都大大延迟。蚤成虫对宿主体温反应敏感,当宿主因发病而体温升高或在死亡后体温下降时,蚤都会很快离开,去寻找新的宿主。这一习性对了解蚤传播疾病尤其是鼠疫具有十分重要的意义。

平时结合灭鼠、防鼠进行,包括清除鼠窝、堵塞鼠洞,清扫禽畜棚圈、室内暗角等,并用各种杀虫剂杀灭残留的成蚤及其幼虫,以清除蚤的孳生地。用药物敌百虫、敌敌畏、溴氰菊酯等喷洒杀蚤来达到灭蚤防蚤。同时,注意对狗、猫等家养动物的管理,定期用药液给狗、猫洗澡。在鼠疫流行时应采取紧急灭蚤措施并加强个人防护。

七、臭虫

臭虫(bed bug)俗称壁虱、木虱,属半翅目(Hemiptera)、臭虫科(Cimicidae)。嗜吸人血的臭虫有2种,即臭虫属的温带臭虫(*Cimex lectularius*)和热带臭虫(*Cimex hemipterus*)。两者形态和生活史均相似。前者分布广泛,后者仅分布在热带和亚热带。

成虫背腹扁平,卵圆形,红褐色,大小为(4～5)mm×3 mm,遍体生有短毛。头部两侧有1对突出的复眼。触角1对,分4节,能弯曲,末2节细长。喙较粗,分3节,由头部前下端发出,为刺吸式口器,不吸血时向后弯折在头、胸部腹面的纵沟内,吸血时前伸与体约成直角。胸部最显著的是前胸,其背板中部隆起,前缘有不同程度的凹陷,头部即嵌在凹陷内,侧缘弧形,后缘向内微凹。中胸小,其背板呈倒三角形,后部附着1对较大的椭圆形翅基。后胸背面大部分被翅基遮盖。足3对,在中、后足基节间有新月形的臭腺孔。跗节分3节,末端具爪1对。腹部宽阔,可见8节。雌虫腹部后端钝圆,有角质的生殖孔。

雄虫腹部后端窄而尖,端部有一镰刀形的阴茎,向左侧弯曲,储于尾器槽中。

两种臭虫形态的主要区别是温带臭虫前胸前缘凹陷深,两侧缘向外延伸成翼状薄边;热带臭虫前胸的凹陷较浅,两侧缘不外延(图35-15)。

臭虫生活在人居室及木质床榻的各种缝隙中,白天藏匿,夜晚活动吸血,行动敏捷,不易捕捉。其发育为不完全变态,生活史有卵、若虫和成虫3期(图35-15),若虫和成虫都嗜吸人血。雌虫饱血后产卵,每次产卵数个,一生可产卵75～200个。卵白色,长圆形,大小为(0.8

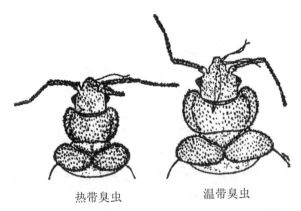

热带臭虫　　　　温带臭虫

图 35-15　热带臭虫与温带臭虫的头部及胸部比较

~1.3)mm×(0.4~0.6)mm，一端有略偏的小盖，卵壳上有网状纹，常黏附在成虫活动和隐匿处，如床板、蚊帐、家具、墙壁的缝隙等。若虫与成虫外形相似，体较小，生殖器官尚未成熟，缺翅基。若虫分5龄，在末次蜕皮后翅基出现，变为成虫。整个生活史约6~8周，环境不适时延长。在温暖地区适宜条件下臭虫每年可繁殖6~7代，成虫寿命可达9~18个月。

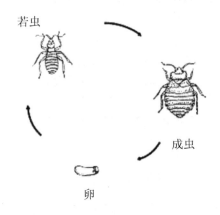

图 35-15　臭虫生活史

臭虫有群居习性，在隐匿处常见臭虫聚集。吸血时通常停留在紧靠人体皮肤的衣被或家具上，成虫每次吸血需10~15 min，若虫需6~9 min。成虫耐饥饿力很强，一般可耐饥6~7个月，甚至可长达1年，若虫耐饥力稍弱。

两种臭虫对温度的适应性有差异，其分布地区有所不同。温带臭虫分布在我国从东北、西北往南直至福建厦门、广西桂林和云南蒙自一线的广大温带地区；热带臭虫分布在南方诸省往北至湖南衡阳、贵州遵义、四川成都一线的热带和亚热带地区。

搞好居室卫生，填塞家具、墙壁、地板，特别是床椅的缝隙；药物杀灭臭虫，或用开水烫杀。

八、白蛉

白蛉(sand fly)属双翅目毛蛉科白蛉亚科，是一种体小多毛双翅目吸血昆虫。世界上已发现600余种，我国目前已报告40多种。白蛉成虫长1.5~4 mm，体浅灰或棕黄色，全身有细毛，头部球形，复眼大而黑，触角细长，口器为刺吸式，基本构造与蚊同。背驼，翅狭长，末端尖,上有许多长毛。停息时两翅向背面竖起,呈"V"字形。足细长多毛。腹部分为10节,最后两节特化为外生殖器,雄性外生殖器与雌性受精囊的形态为分类的重要依据。白蛉的发育为全变态(图35-16)。

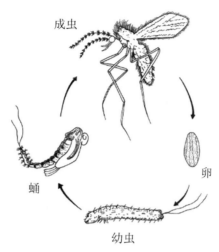

图 35-16 白蛉生活史

白蛉体小,飞行力弱,活动范围小,多做跳跃式飞行。其活动时间多为黎明和黄昏。白蛉的危害,除叮人吸血外,主要传播黑热病。我国黑热病的传播媒介为中华白蛉,其次是中华白蛉长管亚种、吴氏白蛉和亚历山大白蛉。

九、蜚蠊

蜚蠊(cockroach)俗称蟑螂,属蜚蠊目,全世界约有4000种,我国记录有168种,主要种类有德国小蠊(*Blattella germanica*)和美洲大蠊(*Periplaneta americana*)等。蜚蠊成虫椭圆形,背腹扁平,体长大者可达100 mm,小者仅2 mm,一般为10~30 mm,体呈黄褐色或深褐色,因种而异,体表具有油亮光泽。头部小且向下弯曲,活动自如,Y字形头盖缝明显,大部分为前胸覆盖。复眼大,围绕触角基部,有单眼2个,触角细长呈鞭状,可达100余节;口器为咀嚼式。前胸发达,背板略呈圆形,有的种类表面具有斑纹;中后胸较小,不能明显区分。前翅革质,后翅膜质。少数种类无翅。翅的有无和大小形状是蜚蠊分类依据之一。足粗大多毛,基节扁平而阔大,几乎覆盖腹板全部。腹部扁阔,分为10节,第6、7节背面有臭腺开口,第10节背板上着生1对分节的须肢,须肢的节数、长短及形状为重要的分类依据。雄虫的最末腹板着生1对腹刺,雌虫无腹刺,以此判断雌雄。

蜚蠊发育为不完全变态,生活史有卵、若虫和成虫3个阶段(图35-17)。雌虫产卵前先排泄一种物质形成坚硬,暗褐色的长约1 cm卵荚(卵鞘),卵荚呈钱袋状,卵成对排列储于其内,每个卵荚含卵16~48粒。卵荚形态及其内含卵数为蜚蠊分类的重要依据。成虫羽化后即可交配,10 d后开始产卵,一只雌虫一生可产卵荚数个或数十个不等。雌虫寿命约半年,雄虫寿命较短。

蜚蠊为杂食性昆虫,嗜食含糖和淀粉的食品,也食人、畜排泄物、分泌物及腐败的动物尸体,因而可沾染多种病原体,如痢疾杆菌、伤寒杆菌、霍乱弧菌、绿脓杆菌、腺病毒、肠道病毒、脊髓灰质炎病毒、肝炎病毒以及阿米巴包囊等,从而传播疾病。可以作为某些寄生虫的中间宿主,此外还可成为过敏原,引起变态反应。蜚蠊的耐饥饿能力较强,但需经常饮水,有时可见蜚蠊残食其同类及卵荚。蜚蠊活动场所极为广泛,通过用足行走每分钟可达 21 m。其活动时间主要在夜间,从傍晚开始至晚 9~11 时最多,天明后隐匿起来。生活的最适宜温度为 20~30 ℃。蜚蠊感觉灵敏,稍有惊扰即迅速逃逸。蜚蠊的臭腺能分泌一种气味特殊的棕黄色油状物质,使所接触过的食物及用品留有臭味,是其驱避敌害的一种天然防御功能。该分泌物留于所经过之处,通常称之"蟑螂臭"。在每年的 4 月始见,7~9 月达高峰,10 月以后渐少,当温度低于 12 ℃时,便以成虫、若虫或卵越冬。

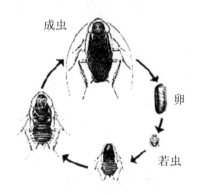

图 35-17　蜚蠊生活史

防制蜚蠊的根本措施是保持室内清洁卫生,妥善保藏食品,及时清除垃圾,清除柜、箱、厨等缝隙内的卵荚,予以焚烧或烫杀,也可采用化学药物制成胶(毒)饵、"蟑螂笔"、粘蟑纸、熏蒸剂等杀灭成虫。

(陶志勇)

第三十六章 寄生虫学实验诊断技术

运用寄生虫学实验诊断技术,可以找到寄生虫存在于宿主体内或体表的直接证据或间接证据,为寄生虫感染或寄生虫病的诊断提供依据。寄生虫学实验诊断技术包括病原学诊断技术、免疫学诊断技术和分子生物学诊断技术。本章主要介绍寄生虫病原学诊断技术。病原学诊断是确诊寄生虫病的依据,其目的是检获寄生虫某一生活史时期。根据拟进行调查或临床诊断的寄生虫病,要分别采集不同的标本,采用相应的检查方法。

第一节 粪 便 检 查

粪便检查是诊断寄生虫病最基本的方法之一。采集粪便时要注意以下问题:① 盛粪便的容器要干净,粪便中不可混入尿液和其他污染物,也不能有化学药品。② 标本采集后应保持新鲜,尽快检查,保存时间一般不宜超过 24 h。③ 检查肠内原虫滋养体,应采集有黏液的大便或患者腹泻时的粪便,并立即检查,或暂时保存在 35~37 ℃条件下待查。

一、生理盐水直接涂片法

可用于原虫的包囊和滋养体、蠕虫卵的检查。在干净的载玻片上滴加 1 滴生理盐水,用竹签挑取火柴头大小的粪便块,在生理盐水中轻轻涂抹均匀,厚度以透过粪膜可辨认报纸上的字迹为宜。先在低倍镜下检查,必要时用高倍镜观察,高倍镜检查时,粪膜上需加盖片,防止污染镜头。注意调整光圈,以视野里的观察物清晰、层次分明为宜,避免光线太强。提倡连续做 3 张涂片,以提高检出率。

1. 检查蠕虫卵

根据虫卵的形状、大小、颜色、卵壳的厚薄、卵内容物及有无特殊结构等方面对虫卵做出鉴别。大多数虫卵表面光滑整齐,具固有的色泽和形状,卵内含卵细胞或幼虫。应注意虫卵与粪便中异物的鉴别。

2. 检查原虫滋养体

方法同查蠕虫卵,但涂片应较薄,注意保温,环境愈接近人的体温,滋养体的活动愈明显,温度较低时可用保温台保持温度。

二、碘液涂片染色法

原虫包囊对碘着色,所以只用于原虫包囊检查。具体操作方法同生理盐水直接涂片法,不同的是在干净的载玻片上滴加 1 滴卢戈碘液取代生理盐水,加盖玻片,一般用高倍镜观察。包囊呈小圆球状,棕黄色,可见细胞核。

卢戈碘液配方:碘化钾 4 g,碘 2 g,溶于蒸馏水 100 mL 中。

三、金胺-酚改良抗酸染色法

用于隐孢子虫卵囊的检查,效果极佳。将新鲜粪便或经10%甲醛溶液(福尔马林液)固定保存1个月内(4℃)的粪便在玻片上直接涂片晾干,先用金胺-酚染色,再用改良抗酸染色法复染。

1. 染液配制

金胺-酚染色液:

第一液(1 g/L 金胺-酚)　金胺 0.1 g,苯酚 5.0 g,蒸馏水 100 mL。

第二液(3%盐酸乙醇)　盐酸 3 mL,95%乙醇 97 mL。

第三液(5 g/L 高锰酸钾)　高锰酸钾 0.5 g,蒸馏水 100 mL。

改良抗酸染色液:

第一液(石炭酸复红染液)　碱性复红 4 g,95%乙醇 20 mL,苯酚 8 mL,蒸馏水 100 mL。

第二液(10%硫酸溶液)　浓硫酸 10 mL,蒸馏水 90 mL。

第三液(2 g/L 孔雀绿液)　20 g/L 孔雀绿原液 1 mL,蒸馏水 9 mL。

2. 染色步骤

(1)金胺-酚染色　将金胺-酚染色液第一液滴加于晾干的粪膜上,10~15 min 后水洗,再滴加第二液,1 min 后水洗,最后滴加第三液,1 min 后水洗,待干后复染。

(2)改良抗酸复染　滴加改良抗酸染液第一液于晾干的粪膜上,染色 5 min 后水洗,滴加第二液,作用 5~10 min,水洗,滴加第三液作用 1 min,水洗,晾干后置显微镜下观察。视野背景为绿色,卵囊圆形或椭圆形,卵囊内子孢子月牙状,被染为玫瑰红色,其他非特异颗粒则染成蓝黑色,容易与卵囊鉴别。

四、定量厚涂片透明法(改良加藤法,modified Kato's thick smear)

本法用于检查多数蠕虫卵,因取细粪渣并适当透明,故能获得较好结果。

1. 试剂与器材

甘油-孔雀绿透明液:甘油 100 mL,3%孔雀绿溶液 1 mL,蒸馏水 100 mL。

亲水玻璃纸:将亲水玻璃纸剪成约为载玻片的 2/3 大小,在甘油-孔雀绿透明液中浸泡 24 h 后即可使用。

尼龙绢片:将 40~60 目/吋尼龙绢剪成 5 cm×5 cm 大小。

塑料定量板:聚苯乙烯塑料板,大小为 40 mm×30 mm×1.37 mm,定量板中央有一长圆孔,大小为 8 mm×4 mm,两端呈半圆形,填满圆孔所需的粪便量平均为 417 mg。

塑料刮片。

2. 操作方法

将尼龙绢片置于待检粪便标本上,按住绢片的两侧,用塑料刮片从尼龙绢上刮取细粪渣,填充于底衬载玻片的塑料定量板的圆孔中,填满后刮平,小心移去定量板,使粪样留在载玻片上。在粪样上覆盖浸透甘油-孔雀绿溶液的玻璃纸一片,另取一载玻片放在玻璃纸上面并轻压,使粪样均匀铺开至载玻片的边缘,一手压住玻璃纸一端,另一只手抽去压片。室温下放置 0.5~1 h 后镜检。粪膜透明的时间受温度影响,低温时应将标本置温箱内透明。粪膜过厚或透明时间短,难以发现虫卵。但时间也不宜过长。对钩虫卵等薄壳虫卵,则应控制透明时间,一般不超过 30 min,勿因透明过度虫卵变形而难以辨认。

五、浓聚法

1. 沉淀法

蠕虫卵的比重一般比水重,可沉积于水底,使虫卵浓集,再经多次水洗后,视野清晰,易于检查,可提高检出率。但检查比重较小的钩虫卵和某些原虫包囊则效果较差。

(1) 自然沉淀法 取粪便 20~30 g,加水制成混悬液,用金属筛(100目/吋)或 2~3 层湿纱布过滤至锥形量筒中,再加清水冲洗残渣。过滤后的粪液在量筒中静置 25 min,轻轻倾去上层液,留沉渣重新加满清水沉淀,以后每隔 15~20 min 换水 1 次,直至上层液变清为止(约 3~4 次)。最后倒去上层液体,取沉渣做涂片镜检。如检查原虫包囊,换水时间间隔宜延长至约 6 h。

(2) 离心沉淀法 将上述去粗渣的粪便滤液置离心管中离心(1500~2000 rpm)1~2 min,倒去上层液,注入清水,混匀,再离心,如此反复离心沉淀 3~4 次,直至上层液体澄清,最后倾去上层液,取沉渣镜检。

(3) 汞碘醛离心沉淀法 本法既能浓集,又可固定及染色,因此可用于蠕虫卵、蠕虫幼虫、原虫包囊和滋养体的检查。汞醛醛配方:① 汞醛液:1/1000 硫柳汞酊 200 mL,甲醛 25 mL,甘油 50 mL,蒸馏水 200 mL;② 5%格林液:碘化钾 10 g,碘 5 g,溶于蒸馏水 100 mL。临使用前取汞醛液 23.5 mL,5%格林液 15 mL 混合备用,混合后的保存时间不能超过 8 h。取粪便约 1 g,加汞碘醛液约 10 mL,充分调匀,经 2 层纱布或 100 目/吋金属筛过滤入离心管,再加入乙醚 4 mL,摇匀,离心(1000 rpm)1~2 min。管内液体分为乙醚、粪渣、汞碘醛和沉淀物 4 层。吸去上面三层,留沉渣涂片镜检。

(4) 醛醚沉淀法 本法可用于蠕虫卵和原虫包囊的检查。取粪便约 1 g,加水约 10 mL,充分调匀,经 2 层纱布或 100 目/吋金属筛过滤入离心管,离心(200 rpm)2 min,倾去上清液,加 10%甲醛 7 mL,5 min 后加入乙醚 3 mL,用橡皮塞塞紧管口并充分摇匀,取下橡皮塞,离心 2 min。管内液体分为四层,吸去上面三层,留沉渣涂片镜检。

2. 浮聚法

选用比重大的液体,使蠕虫卵和原虫包囊上浮于液体表面,从而达到浓集的目的。

(1) 饱和盐水浮聚法 该法可用于检查隐孢子虫卵囊、线虫卵和圆叶目绦虫卵,以检查钩虫卵效果最好,但不适用于原虫包囊和吸虫卵的检查。在浮聚管(高 3.5 cm、直径 2 cm 的玻璃管或塑料管)中加入少量饱和盐水,挑取花生米大小粪便置于管中调匀,再缓缓加入饱和盐水,直到液面略高出管口,但不溢出。在管口覆盖一洁净载玻片,静置 15 min,垂直提起载玻片并迅速翻转(防止液体脱落)镜检。

饱和盐水配制:将食盐缓缓加入至盛有沸水的容器中,并不断搅动,直到食盐不再溶解为止,静置后的上清液即为饱和盐水。

(2) 硫酸锌离心浮聚法 该法可用于检查原虫包囊、球虫卵囊、线虫卵和微小膜壳绦虫卵。挑取花生米大小粪便,加水 10 mL 调匀过滤,将过滤后的粪液离心 3~4 次,至水清。倾去上清液,加适量硫酸锌液(比重 1.18,33%的饱和度)调匀,然后再加硫酸锌液至管口约 1 cm 处,离心 1 min。用金属环挑取表面粪液涂于载玻片上镜检,如检查原虫包囊可加碘液 1 滴。取标本时,金属环应轻轻接触液面,切勿搅动。离心后应立即镜检,放置时间不要超过 1 h。卵囊透明无色,囊壁光滑,内含一小暗点和呈淡黄色的子孢子。隐孢子虫的卵囊在漂浮液中浮力较大,常紧贴于盖片之下。鉴于 1 h 后卵囊脱水变形不易辨认,故应立即镜检。

3. 尼龙袋集卵法

本法主要用于血吸虫卵的浓集。将 120 目/吋的尼龙袋(内袋)套于 260 目/吋的尼龙袋(外袋)内,两袋底部分别用金属夹夹住。取粪便约 30 g 放入杯内加水调匀,经 60 目/吋筛网滤入内袋,然后将内外袋一起在清水内缓慢上下提动洗滤袋直至水清,或在自来水下缓缓冲洗至袋内流出清水为止。将内袋提出,取下外袋下端的金属夹,将外袋内粪渣全部洗入量杯内,静置 15 min。倾去上清液,吸沉渣镜检。或将沉渣倒入三角烧瓶进行毛蚴孵化。常见蠕虫卵、原虫包囊的比重见表 36-1。

六、毛蚴孵化法

用于检查血吸虫卵的专用方法,是依据血吸虫卵内毛蚴在适宜温度的清水中,在短时间内可孵出的特点而设计。

取粪便约 30 g,经前述自然沉淀法至水清后,倾去上清液,将粪便沉渣倒入三角烧瓶内,加清水或去氯自来水至瓶口 1 cm 处,在 20~30 ℃,有一定光线的条件下孵化,2~6 h 后,在光线明亮处,衬以黑色背景,用肉眼或放大镜观察结果。毛蚴为白色点状物,在水面下做直线来往游动,碰到瓶壁后返回。必要时也可以用吸管将毛蚴吸出镜检。如无毛蚴,每隔 4~6 h(24 h 内)观察 1 次。如气温过高,毛蚴可能在水洗沉淀的过程中孵出,在夏季最好用 1.2%食盐水或冰水冲洗沉淀粪便,最后 1 次才改用清水。在孵化前应先吸取沉淀的粪渣涂片镜检虫卵,如发现虫卵,则不必再进行毛蚴孵化。

七、钩蚴培养法

因钩虫卵在适宜条件下可快速发育,在短时间内孵出卵内幼虫,故该法仅用于钩虫的检查。

表 36-1 常见蠕虫卵和原虫包囊的比重

名 称	比 重	名 称	比 重
华支睾吸虫卵	1.170~1.190	蛲虫卵	1.105~1.115
姜片吸虫卵	1.190	受精蛔虫卵	1.110~1.130
肝片形吸虫卵	1.200	未受精蛔虫卵	1.210~1.230
日本血吸虫卵	1.200	毛圆线虫卵	1.115~1.130
带绦虫卵	1.140	溶组织内阿米巴包囊	1.060~1.070
微小膜壳绦虫卵	1.050	结肠内阿米巴包囊	1.070
钩虫卵	1.055~1.080	微小内蜒阿米巴包囊	1.065~1.070
鞭虫卵	1.150	蓝氏贾第鞭毛虫包囊	1.040~1.060230

培养管可采用 1 cm×10 cm 的试管,将滤纸剪成与试管等宽但较试管稍长的"T"字形,在横头用铅笔标记受检者姓名和检查日期。用棉签挑取粪样约 0.4 g,均匀地涂抹于滤纸条上 2/3 区域,将滤纸条插进试管,用吸管沿管壁缓缓加入冷开水 2 mL,使滤纸条的下端浸入水中,勿使水面接触粪膜。将试管放置 25~30 ℃ 温度下培养,培养期间每天注意补充冷开水。72 h 后肉眼或放大镜观察试管底部有无钩蚴活动。钩蚴体细长透明,在水中呈蛇样游动。若未发现钩蚴,应继续培养 48 h。如发现钩蚴,可吸出置显微镜下进行虫种鉴定。

八、肛门拭子法

本法可用于检查蛲虫卵或带绦虫卵。有棉签拭子法和透明胶带拭子法，后者简便快速，现多用。透明胶带拭子法操作方法如下：在洁净载玻片的一端贴上小标签，以便编号。取长约6 cm，宽约2 cm的透明胶纸一段贴在载玻片上备用。检查时，将胶纸揭下，以有胶的一面在受检者肛门周围轻轻按压粘贴，然后将有胶的一面平贴在载玻片上镜检。肛周取样一般在清晨进行。

九、虫卵计数法

通过对粪便中虫卵的计数，可以估计人体内寄生虫的感染度。

1. 司徒尔（Stool）法

特制的容量为65 mL三角烧瓶，烧瓶的颈部相当于56 mL和60 mL处有两个刻度，也可用普通三角烧瓶代替。先把0.1 mol/L NaOH溶液倒入瓶内至56 mL处，再慢慢地加入粪便，使液面上升到60 mL处。在瓶内放入10余颗玻璃珠，用橡皮塞塞紧瓶口，然后充分摇动使瓶内液体成为均匀的混悬液。充分摇匀后，吸取0.075 mL或0.15 mL粪液置于载玻片上，加盖片，在低倍镜下计数全片中的虫卵数，乘以200或100即为每克粪便的虫卵数。

2. 定量透明法

操作方法同定量厚涂片透明法中所述。镜检时计数粪膜内全部虫卵数，乘以24即为每克粪便的虫卵数。

3. 浮聚管法

按前述饱和盐水浮聚法操作，称取粪便0.5 g置于浮聚管中，以后的步骤不变。静置15 min后垂直提起载玻片并迅速翻转，加盖玻片，在低倍镜下计数全片中的虫卵数。乘以4即为每克粪便的虫卵数。根据试验，15 min约有半数虫卵浮在液面。该法在感染度重的情况下，虫卵密度太大，计数时容易产生误差，但在感染度较低时，检出率高，计数准确。粪便的性状对虫卵计数有明显影响，因此计算不同性状粪便中的虫卵数应乘以粪便性状系数，成形粪便×1，半成形粪便×1.5，软湿状粪便×2，粥样粪便×3，水泻粪便×4。通过虫卵计数，也可间接推算出人体内寄生的虫数。常见寄生虫排卵数见表36-2。

公式（1）：

$$雌虫数 = 每克粪便含虫卵数 \times 24\ h粪便量（克）/每条雌虫每天排卵数$$

公式（2）：

$$成虫总数 = 雌虫数 \times 2$$

吸虫成虫数推算直接用公式（1）。

表36-2 常见寄生虫的排卵量

虫 种	排卵量/日/虫	虫 种	排卵量/日/虫
华支睾吸虫	1600~4000	牛带绦虫	97000~124000/孕节
布氏姜片虫	15000~48000	十二指肠钩虫	10000~30000
卫氏并殖吸虫	10000~20000	美洲钩虫	5000~10000
日本血吸虫	1000~3000	蛔虫	234000~245000
猪带绦虫	30000~50000/孕节	鞭虫	1000~7000

十、淘虫检查法

从粪便中淘取虫体可以了解和考核药物的驱虫效果和进行虫种鉴定与计数。

取患者服药后 24～72 h 的全部粪便,加水轻轻搅拌,倒入 40 目/吋的筛网内,用清水反复冲洗筛淘,直至水清,无臭味,筛网内仅剩无法过滤的粪渣。将粪渣倒在盛有清水的大玻璃皿内,仔细检查挑取混杂在粪渣中的虫体。可在玻璃皿下衬以黑纸,必要时可借助放大镜检查。

十一、带绦虫孕节检查法

将绦虫节片用清水洗净,置于两张载玻片之间,轻轻压平,对光观察节片内部结构,依据子宫分支情况即可鉴定虫种。可将碳素墨水或卡红用注射器注入孕节后端正中部的子宫内,子宫分支清晰可数。

卡红染液配制:钾明矾饱和液 100 mL,卡红 3 g,冰醋酸 10 mL,溶解混匀置于 37 ℃温箱内过夜,过滤后即可使用。

第二节　血　液　检　查

血液检查是寄生虫病病原学的基本诊断方法之一,是诊断疟疾和丝虫病的常规方法。

一、检查疟原虫

1. 采血

用 75%乙醇棉球消毒受检者耳垂,待干后,采血者用左手拇指与食指捏着耳垂下方,使耳垂皮肤绷紧,右手持采血针快速刺破皮肤,挤出血滴。

2. 血膜制作

(1) 薄血膜　蘸 1 小滴血在载玻片 1/3 处,将推片的一端置于血滴之前,待血液沿推片端缘扩散后,保持推片角度为 30°～45°,均匀中速推向玻片的长端,制成薄血膜。理想的薄血膜应呈舌状,血细胞均匀分布,细胞间无空隙,也不重叠。

(2) 厚血膜　于载玻片的另一端 1/3 处蘸 1 大滴血,以推片的一角将血滴由内向外均匀旋转摊开至直径约为 0.8～1 cm。在厚血膜上,多层血细胞重叠。

3. 固定与染色

待血片充分晾干,用玻棒蘸取甲醇轻轻抹过薄血膜,以使细胞固定。厚血膜必须溶血后方可固定,可用滴管滴水数滴于厚血膜上,待血膜呈灰白色时,将水倒去,晾干后用甲醇固定。如薄、厚血膜在同一玻片上,可用蜡笔在薄血膜染色区两端划线,在厚血膜周边划圈,可避免在溶血和固定过程中互相影响。常用的有姬氏染色法(Giemsa's stain)和瑞氏染色法(Wright's stain)。姬氏染色法染色时间较长,染色效果良好,血膜褪色较慢,保存时间较久。瑞氏染色法操作简便,染色效果稍差,较易褪色,保存时间短,故多用于临时性检验。

(1) 姬氏染色法

① 染液配制。姬氏染剂粉 1 g,甲醇 50 mL,纯甘油 50 mL。将姬氏染剂粉置于研钵中,先加小量甘油充分研磨,再分次加甘油并研磨,直至 50 mL 甘油用完。将研磨液倒入棕色

瓶,50 mL 甲醇分次少量冲洗钵中的研磨液,倒入玻璃瓶内,直至用完。塞紧瓶塞并充分摇匀,置65 ℃温箱24 h 或室温下1周,过滤即可使用。

② 染色方法。用 pH 7.0~7.2 的磷酸缓冲液以1:15~1:20 比例稀释姬氏染液,将稀释的姬氏染液覆于已固定过的薄血膜和厚血膜上,室温下染色0.5 h,倾斜玻片,用上述缓冲液或清水流水式冲洗,晾干后镜检。

(2) 瑞氏染色法

① 染液配制。瑞氏染剂粉0.5 g,甲醇97 mL,纯甘油3 mL。将瑞氏染粉置于研钵中,加甘油充分研磨,然后加少量甲醇,研磨后倒入棕色瓶内,再分几次用甲醇冲洗研钵中的研磨液,倒入瓶内,直至甲醇用完。将瓶内研磨液摇匀,置室温下1~2周,用滤纸过滤后使用。

② 染色方法。瑞氏染剂含甲醇,染薄血膜时不需先行固定,而厚血膜则需先经溶血待干后才能染色。染色前先将薄血膜和溶过血的厚血膜用蜡笔划好染色范围,以防染液外溢,染液应覆盖全部厚血膜和薄血膜。30 s 至1 min 后用滴管加等量的蒸馏水,轻摇载玻片,使蒸馏水和染液混匀,3~5 min 后,倾斜玻片,用缓冲液或清水从玻片一端流水式冲洗,晾干后镜检。

二、检查微丝蚴

检查微丝蚴的采血时间为晚上9时至次晨2时。

1. 新鲜血滴法

取耳垂血1大滴滴于载玻片上,加盖片,在低倍镜下直接观察,如有微丝蚴,其呈蛇形游动。该法可即时诊断,也可晾干后进一步做染色检查,以确定虫种。

2. 厚血膜检查法

厚血膜的制作、溶血、固定与检查方法同检查疟原虫时的姬氏液染色法,但需取血3滴。

如需鉴定虫种,并长期保存标本,可用戴氏苏木素染色法染色。配方如下:苏木素1 g 溶于10 mL 无水乙醇中,加饱和硫酸铝铵100 mL,倒入棕色瓶中,瓶口用两层纱布扎紧,日光下氧化2~4周。将上述氧化后的混合液过滤,加甘油25 mL、甲醇25 mL 混合后再静置数日,再过滤,然后放置约2个月,待液体呈暗红色即可使用,用时稀释10倍。将溶血后并固定好的厚血膜置于戴氏苏木素染液内2~6 h 或过夜,用清水冲去染液,用0.5%盐酸分色至虫体内部结构清晰(约15 s~2 min),蒸馏水洗涤1~5 min,血膜呈蓝色,晾干后加中性树胶,覆以盖玻片封片。

3. 活微丝蚴浓集法

① 将新鲜血液10滴左右加入有半管蒸馏水的离心管中,再加生理盐水混匀,3000 rpm 离心3 min,取沉渣检查。

② 或取静脉血1 mL,加入盛有0.1 mL 3.8%枸橼酸钠的试管中摇匀,加水9 mL,待红细胞破裂后,离心2 min,倾去上清液,再加水离心,取沉渣镜检。采血的玻片一定要洁净,无油污。新玻片在使用前用自来水或蒸馏水冲洗后,在95%乙醇溶液中浸泡,擦干或烤干后使用。重复使用的玻片先用洗洁净或洗衣粉清洗干净,再用洗涤液浸泡过夜后,用清水冲洗干净,擦干或烤干后使用。

第三节　排泄物与分泌物的检查

一、痰液检查

在痰液中可能查到卫氏并殖吸虫卵、溶组织内阿米巴滋养体、棘球蚴的原头蚴、粪类圆线虫幼虫、蛔虫幼虫、钩虫幼虫和尘螨等。

1. 直接涂片法

为常规检查方法，在洁净载玻片上先加1~2滴生理盐水，最好选带铁锈色的痰液，挑取痰液少许，涂成痰膜，加盖片镜检。如欲检查溶组织内阿米巴滋养体必须取新鲜痰液，天冷时应注意对镜台上载玻片保温。如有阿米巴滋养体，可见其伸出伪足并做定向运动。如见有夏科雷登结晶，提示可能是肺吸虫感染，未见虫卵者可改用浓集法集卵。

2. 浓集法

主要用于肺吸虫卵的检查，也可用于蠕虫幼虫的检查。收集受检者24 h痰液，置于小烧杯中，加入等体积的10% NaOH溶液，搅匀后放入37 ℃温箱，并多次搅拌，数小时后痰液被消化，以1500 rpm离心5 min，弃去上清液，吸取沉渣涂片镜检。

二、支气管肺泡灌洗液检查

主要用于检查耶氏肺孢子虫包囊。将气管肺泡灌洗液用黏液溶解剂(2% N-乙酰半胱氨酸)在37 ℃下搅拌消化30 min，3000 rpm离心20 min，取沉渣涂片，晾干后用甲醇固定，姬氏染色液染色2~3 h。油镜下观察结果，包囊壁不着色，囊内小体染成紫红色。

三、十二指肠液和胆汁检查

主要用于检查蓝氏贾第鞭毛虫滋养体、华支睾吸虫卵和肝片形吸虫卵。用十二指肠引流管收集引流液，可直接涂片镜检，但最好是2000 rpm离心10 min，取沉渣涂片镜检。若引流液较黏稠，则先用10% NaOH消化后再离心，取沉渣镜检。也可选用胶囊拉线法，取约70 cm长的细尼龙线，一端连接24 cm长的棉线(中间对折成一股)，消毒后装入药用胶囊，尼龙线一端置在胶囊外面。受检者于晚上睡觉前将尼龙线一端用胶布固定在嘴角外，用温开水吞服胶囊。次日晨缓慢抽出，刮取棉线的黏附物涂片镜检。

四、尿液检查

尿液检查多用于检查丝虫微丝蚴，亦用于检查阴道毛滴虫、埃及血吸虫卵、艾氏小杆线虫幼虫或虫卵、肾膨结线虫卵等。将受检者的尿液置2000 rpm离心3~5 min，取沉渣镜检。如为乳糜尿，需加等量乙醚摇动混匀，使脂肪溶解，再离心取沉渣镜检。

五、鞘膜积液检查

主要检查班氏微丝蚴。阴囊皮肤经消毒后，用注射器抽取鞘膜积液，直接涂片检查或离心取沉渣镜检。

六、阴道分泌物检查

阴道分泌物检查主要用于检查阴道毛滴虫。对受检者外阴皮肤黏膜消毒后，扩开阴道，用消毒棉签从阴道后穹隆、宫颈及阴道壁等部位蘸取分泌物，生理盐水涂片镜检。阴道毛滴虫呈旋转波动状运动，气温低时，应注意保温。涂片可用瑞氏染色液或姬氏染色液染色后镜检。也可用姬－瑞氏染液混合染色法：取姬氏染液原液 1 mL 放入染色缸内，接着加入 pH 6.0～7.0（根据不同批次的染液试染后，选取最佳的 pH）的磷酸盐缓冲液 15 mL 稀释，再加入瑞氏染液原液 2 mL 充分混匀。用巴氏滴管吸取混合染液滴于阴道分泌物的涂片上，使染液完全覆盖涂片，染 40 min 后，用水缓冲，晾干镜检或保存。此法染色效果优于单纯姬氏或瑞氏染色法。

第四节　活组织检查

一、骨髓穿刺检查

骨髓穿刺主要用于检查杜氏利什曼原虫无鞭毛体。穿刺部位多为髂前上棘，抽取少许骨髓液，将之滴于洁净载玻片上，制成涂片，干燥后经甲醇固定，染色方法同薄血膜染色，油镜下观察。阳性者可在巨噬细胞内见多个点状的无鞭毛体。如细胞破裂，也可见散在的利什曼原虫无鞭毛体。

二、淋巴结穿刺检查

淋巴结穿刺可用于利什曼原虫无鞭毛体的检查。虽然其检出率低于骨髓穿刺，但其简便安全，其内原虫消失较慢，对治疗后患者的考核仍有价值。穿刺部位一般选腹股沟部，先将局部皮肤消毒，选取较大淋巴结穿刺，将淋巴组织液滴于载玻片上，涂片染色，油镜下检查。淋巴结穿刺检查也可用于丝虫成虫的检查。

三、肌肉组织检查

可用于旋毛虫幼虫、猪囊尾蚴、并殖吸虫童虫、裂头蚴的检查。检查旋毛虫幼虫应从患者腓肠肌、肱二头肌或股四头肌取米粒大小肌肉一块，置于载玻片上 50% 甘油 1 滴，另盖载玻片一张，均匀用力压紧，低倍镜下观察，阳性者可见呈梭形的幼虫囊包。取下肌肉后应立即检查，避免幼虫死亡变性结构模糊。如检查并殖吸虫童虫、裂头蚴或猪囊尾蚴，摘取肌肉内的结节，剥除外层纤维膜，置两张载玻片间压平镜检。以上肌肉组织也可固定后切片染色检查。

四、皮肤及皮下组织检查

检查囊尾蚴、裂头蚴、并殖吸虫童虫方法同肌肉检查。如检查利什曼原虫病的皮肤病变，则应选择皮肤病变明显处，局部消毒后，用注射器刺破皮损处抽取组织液涂片，或从皮肤病变表面剪取一小片皮肤组织，以其切面做涂片，也可切开一小口，刮取皮肤组织涂片。涂片用瑞氏或姬氏染液染色，油镜下观察。亦可从丘疹或结节处取一小块组织，固定后做组织切片染色检查。

五、直肠黏膜检查

肠黏膜活检用于检查日本血吸虫卵或溶组织内阿米巴滋养体。

1. 检查日本血吸虫卵

对粪检阴性又高度怀疑为血吸虫病的患者,可考虑进行直肠黏膜活检。检查前应做出凝血时间等有关测定。嘱病人排空粪便,在直肠镜下选择病变部位,钳取米粒大小黏膜组织,置两张载玻片间,轻压后显微镜下观察。组织中的血吸虫卵可有活卵、近期变性卵和远期变性卵,应结合虫卵情况、病史和临床表现等进行综合判断。在未染色的情况下,活卵轮廓清楚,淡黄至黄褐色,卵壳较薄,可见卵黄细胞、胚团或毛蚴;近期变性卵轮廓清楚,灰白至略黄色,卵壳薄或不均匀,卵内有浅灰色或黑色小点,或折光均匀的颗粒,或是萎缩的毛蚴;远期变性卵(钙化卵),轮廓不清楚,灰褐至棕红色,卵壳厚而不均匀,两极可有密集的黑点,有网状或块状结构物。也可通过碘液染色法鉴定是否为活卵。该法简便实用,对活卵和近期变性虫卵染色敏感。所用试剂为:碘液(碘 3 g,碘化钾 6 g,蒸馏水 100 mL);脱水剂为 75%的乙醇;透明液为 50%的甘油水溶液。将镜检虫卵阳性的肠组织摊平并压薄,滴加碘液 2～3 滴,染色 5 min 后,倾去碘液,换以 75%乙醇脱色,直至肠组织呈淡黄色或洗下的乙醇无色为止。待乙醇挥发后,滴加甘油一滴,加盖玻片镜检。远期变性卵不着色;近期变性卵呈深浅不一的黄色,内容物萎缩并部分变黑;成熟活卵呈深黄色、橙褐色或棕红色。

2. 检查溶组织内阿米巴滋养体

通过纤维结肠镜观察肠黏膜的病变,取溃疡边缘组织或刮拭物,生理盐水直接涂片或涂片后染色镜检。钳取的黏膜组织也可进行病理切片,以观察组织中的虫体。

六、肺组织检查

主要用于检查肺孢子虫包囊。取一小块肺组织作印片,自然干燥,甲醇固定,用姬氏染色法、改良银染色法染色或改良果氏四胺银染色。

改良银染色法的染色:将肺涂片置于 5%铬酸中,20 ℃氧化 15 min,流水冲洗数秒;在 2.1%亚硫酸氢钠中浸 1 min,先用自来水冲洗,再用蒸馏水洗涤 3～4 次;放入四胺银工作液内,60 ℃孵育 90 min,至标本转至黄褐色,用流水和蒸馏水各洗 5 min;在 1%氯化金浸 2～5 min,蒸馏水洗 4～5 次;在 2%硫代硫酸钠中浸 5 min,流水冲洗 10～15 min;亮绿复染 45 s 后,乙醇逐级脱水,最后用二甲苯透明 3 次,树胶封片干后用油镜检查。耶氏肺孢子虫包囊圆形、卵圆形或不规则的多角形,囊壁淡褐色或深褐色。红细胞为淡黄色,背景呈淡绿色。

改良果氏四胺银染色:先在已经固定的肺印片上滴加 5%铬酸溶液数滴,覆盖印片。在酒精灯上加热约 30 s,以出现小气泡为止。流水冲洗。再将印片浸入 1%酸性硫酸钠中 30 s,流水冲洗。将染色液(3%六亚甲四胺 10 mL,5%硝酸银 0.5 mL,5%四硼酸钠 0.85 mL,蒸馏水 105 mL,现配现用)滴于载玻片上,覆盖标本,酒精灯上加热至标本呈现淡褐色为止(约 30 s),流水冲洗。将玻片再浸入 1%硫代硫酸钠中 1 min,流水冲洗后晾干,用油镜观察。包囊呈圆形、椭圆形或不规则形,囊壁染成深褐色或黑色,部分包囊中可见括弧样结构,或可见核状物,囊内小体不着色。

七、脑脊液检查

嗜酸粒细胞增多性脑膜炎患者,如有生食螺、蛙等病史,则有可能是感染了广州管圆线虫,在进行脑脊液检查时,应注意在脑脊液中查找广州管圆线虫的幼虫或发育期的雌性成虫或雄性成虫,但查出率一般不高。如在脑脊液中发现白色线形虫体,应将虫体放在载玻片上,滴加少量生理盐水,盖上盖玻片立即镜下观察虫体头、尾等形态特征。

第五节 寄生虫体外培养和动物接种

体外培养是寄生虫病病原学检查方法的重要组成部分,在感染度低或因标本取材等原因不能查出病原体时,通过培养或动物接种,使虫体大量增殖,虫体数量增加,有助于获得阳性结果,明确诊断。

一、阴道毛滴虫的培养

常用培养基为肝浸液培养基。

(1) 培养基制备 培养基配方:15%肝浸液 100 mL,蛋白胨 2 g,葡萄糖 0.5 g。肝浸液制备:称取牛肝或兔肝 15 g,洗净剪碎,加蒸馏水 100 mL,4 ℃浸泡过夜。次日煮沸 1 h,4 层纱布过滤,补加蒸馏水至 100 mL,4 ℃保存备用。将肝浸液、蛋白胨和葡萄糖混合,加热溶解,调节 pH 至 5.5~6.0,以 5 mL 量分装于培养管中,高压灭菌 20 min,冷却后置 4 ℃冰箱中备用。使用前每管加灭活无菌牛血清 0.75 mL、5 万 U/mL 青霉素和 1 mg/mL 链霉素各 0.2 mL。

(2) 培养方法 无菌条件下用棉拭子从阴道后穹隆部采样,接种于培养基中,37 ℃培养 48 h,取培养液涂片或涂片染色后镜检。

二、杜氏利什曼原虫前鞭毛体培养

常用 3N 培养基培养。

(1) 培养基制备 培养基配方:琼脂 14 g,氯化钠 0.6 g,无菌的去纤维素兔血。将琼脂和氯化钠置烧杯内,加入 90 mL 双蒸水,加热溶解,以每管 4 mL 的量分装于试管中,高压灭菌 15 min,冷却至 45 ℃左右时,每管加入约 0.6 mL 去纤维蛋白无菌兔血,混合后置 4 ℃放置,使之成为斜面备用。用前在培养基斜面上加入少量含青霉素 5000 U/mL 和链霉素 1 mg/mL 的双蒸水。

(2) 培养方法 取受检者骨髓、淋巴结或皮肤活检标本,接种入培养基,置 20~25 ℃培养,隔天吸取少量培养液涂片镜检,阳性者可见前鞭毛体。如有虫体,应从原管内取少量培养液转入新管。

三、杜氏利什曼原虫动物接种

常用的动物模型为 BALB/c 鼠、仓鼠、金黄地鼠等易感动物。取受检者骨髓穿刺液少许,用无菌生理盐水稀释至 0.5 mL,注入实验动物腹腔,饲养 1 个月后,处死动物,取肝、脾等组织印片或涂片,染色后油镜检查,发现无鞭毛体者为阳性。

四、刚地弓形虫动物接种

常用动物模型为昆明鼠、BALB/c鼠等易感动物。取受检者组织穿刺液少许,注入实验小鼠腹腔,饲养2~3周后,抽取腹腔液涂片染色镜检,阳性者可见弓形虫滋养体寄生在巨噬细胞或中性粒细胞内,或游离于腹腔液中。如未见虫体,应继续盲传2~3代。

(夏惠,胡守锋)

参考文献

[1] 诸欣平,苏川.人体寄生虫学[M].8版.北京:人民卫生出版社,2014.
[2] 吴观陵.人体寄生虫学[M].4版.北京:人民卫生出版社,2012.
[3] 李朝品,高兴政.医学寄生虫学图鉴[M].北京:人民卫生出版社,2014.
[4] 张进顺,高兴政.临床寄生虫检验学[M].北京:人民卫生出版社,2009.
[5] 段义农,等.现代寄生虫病学[M].2版.北京:人民卫生出版社,2015.
[6] 曹雪涛,熊思东,姚智.医学免疫学[M].3版.北京:人民卫生出版社.
[7] 安云庆,姚智.医学免疫学[M].3版.北京:北京大学医学出版社.
[8] 张振强,李业亮.医学免疫学[M].6版.西安:第四军医大学出版社.
[9] 李凡,徐志凯.医学微生物学[M].8版.北京:人民卫生出版社.
[10] 李明远,徐志凯.医学微生物学[M].3版.北京:人民卫生出版社.
[11] 张凤民,肖纯凌.医学微生物学[M].3版.北京:北京大学医学出版社.
[12] 严杰.医学微生物学[M].3版.北京:高等教育出版社.
[13] 罗恩杰.病原生物学[M].5版.北京:科学出版社.
[14] 龚卫娟.病原生物学与免疫学[M].北京:科学出版社有限责任公司.
[15] 中华人民共和国国务院令424号.病原微生物实验室生物安全管理条例[S].2004.
[16] 中华人民共和国卫生部.人间传染病的病原微生物名录[S].2006.